国家卫生健康委员会"十四五"规划教材
全国中医药高职高专教育教材

供中医学、针灸推拿、中医骨伤、护理等专业用

# 中医内科学

## 第5版

主　编　陈建章
副主编　高　征　王晓戎　徐　慧　王大伟

编　委　（按姓氏笔画排序）

王大伟（山东中医药高等专科学校）
王晓戎（安徽中医药高等专科学校）
叶　菁（江西中医药大学）
杨　昆（重庆三峡医药高等专科学校）
杨　琪（四川中医药高等专科学校）
杨　琦（大连医科大学附属第二医院）
陆　慧（肇庆医学高等专科学校）
陈建章（江西中医药高等专科学校）
徐　慧（湖南中医药高等专科学校）
徐步海（浙江中医药大学附属第二医院）
高　征（南阳医学高等专科学校）
傅　斌（江西中医药高等专科学校）

人民卫生出版社
·北　京·

图书在版编目（CIP）数据

中医内科学 / 陈建章主编. —5 版. —北京：人民卫生出版社，2023.8（2024.11重印）
ISBN 978-7-117-34947-5

Ⅰ. ①中… Ⅱ. ①陈… Ⅲ. ①中医内科学－高等职业教育－教材 Ⅳ. ①R25

中国国家版本馆 CIP 数据核字（2023）第 143957 号

| 人卫智网 | www.ipmph.com | 医学教育、学术、考试、健康，购书智慧智能综合服务平台 |
| 人卫官网 | www.pmph.com | 人卫官方资讯发布平台 |

中医内科学

Zhongyi Neikexue

第 5 版

主　　编：陈建章
出版发行：人民卫生出版社（中继线 010-59780011）
地　　址：北京市朝阳区潘家园南里 19 号
邮　　编：100021
E - mail：pmph @ pmph.com
购书热线：010-59787592　010-59787584　010-65264830
印　　刷：人卫印务（北京）有限公司
经　　销：新华书店
开　　本：850×1168　1/16　印张：20
字　　数：564 千字
版　　次：2005 年 6 月第 1 版　2023 年 8 月第 5 版
印　　次：2024 年 11 月第 4 次印刷
标准书号：ISBN 978-7-117-34947-5
定　　价：65.00 元

打击盗版举报电话：010-59787491　E-mail：WQ @ pmph.com
质量问题联系电话：010-59787234　E-mail：zhiliang @ pmph.com
数字融合服务电话：4001118166　E-mail：zengzhi @ pmph.com

# 《中医内科学》
# 数字增值服务编委会

**主　　编**　陈建章

**副主编**　高　征　王晓戎　徐　慧　王大伟

**编　　委**（按姓氏笔画排序）

王大伟（山东中医药高等专科学校）

王晓戎（安徽中医药高等专科学校）

叶　菁（江西中医药大学）

杨　昆（重庆三峡医药高等专科学校）

杨　琪（四川中医药高等专科学校）

杨　琦（大连医科大学附属第二医院）

陆　慧（肇庆医学高等专科学校）

陈建章（江西中医药高等专科学校）

徐　慧（湖南中医药高等专科学校）

徐步海（浙江中医药大学附属第二医院）

高　征（南阳医学高等专科学校）

傅　斌（江西中医药高等专科学校）

# 修订说明

为了做好新一轮中医药职业教育教材建设工作,贯彻落实党的二十大精神和《中医药发展战略规划纲要(2016—2030年)》《教育部 国家卫生健康委 国家中医药管理局关于深化医教协同进一步推动中医药教育改革与高质量发展的实施意见》《教育部等八部门关于加快构建高校思想政治工作体系的意见》《职业教育提质培优行动计划(2020—2023年)》《职业院校教材管理办法》的要求,适应当前我国中医药职业教育教学改革发展的形势与中医药健康服务技术技能人才培养的需要,人民卫生出版社在教育部、国家卫生健康委员会、国家中医药管理局的领导下,组织和规划了第五轮全国中医药高职高专教育教材、国家卫生健康委员会"十四五"规划教材的编写和修订工作。

为做好第五轮教材的出版工作,我们成立了第五届全国中医药高职高专教育教材建设指导委员会和各专业教材评审委员会,以指导和组织教材的编写与评审工作;按照公开、公平、公正的原则,在全国1 800余位专家和学者申报的基础上,经中医药高职高专教育教材建设指导委员会审定批准,聘任了教材主编、副主编和编委;确立了本轮教材的指导思想和编写要求,全面修订全国中医药高职高专教育第四轮规划教材,即中医学、中药学、针灸推拿、护理、医疗美容技术、康复治疗技术6个专业共89种教材。

党的二十大报告指出,统筹职业教育、高等教育、继续教育协同创新,推进职普融通、产教融合、科教融汇,优化职业教育类型定位,再次明确了职业教育的发展方向。在二十大精神指引下,我们明确了教材修订编写的指导思想和基本原则,并及时推出了本轮教材。

**第五轮全国中医药高职高专教育教材具有以下特色:**

**1. 立德树人,课程思政** 教材以习近平新时代中国特色社会主义思想为引领,坚守"为党育人、为国育才"的初心和使命,培根铸魂、启智增慧,深化"三全育人"综合改革,落实"五育并举"的要求,充分发挥思想政治理论课立德树人的关键作用。根据不同专业人才培养特点和专业能力素质要求,科学合理地设计思政教育内容。教材中有机融入中医药文化元素和思想政治教育元素,形成专业课教学与思政理论教育、课程思政与专业思政紧密结合的教材建设格局。

**2. 传承创新,突出特色** 教材建设遵循中医药发展规律,传承精华,守正创新。本套教材是在中西医结合、中西药并用抗击新型冠状病毒感染疫情取得决定性胜利的时候,党的二十大报告指出促进中医药传承创新发展要求的背景下启动编写的,所以本套教材充分体现了中医药特色,将中医药领域成熟的新理论、新知识、新技术、新成果根据需要吸收到教材中来,在传承的基础上发展,在守正的基础上创新。

**3. 目标明确,注重三基** 教材的深度和广度符合各专业培养目标的要求和特定学制、特定对象、特定层次的培养目标,力求体现"专科特色、技能特点、时代特征",强调各教材编写大纲一定要符合高职高专相关专业的培养目标与要求,注重基本理论、基本知识和基本技能的培养和全面素质的提高。

**4.能力为先,需求为本**　教材编写以学生为中心,一方面提高学生的岗位适应能力,培养发展型、复合型、创新型技术技能人才;另一方面,培养支撑学生发展、适应时代需求的认知能力、合作能力、创新能力和职业能力,使学生得到全面、可持续发展。同时,以职业技能的培养为根本,满足岗位需要、学教需要、社会需要。

**5.规划科学,详略得当**　全套教材严格界定职业教育教材与本科教育教材、毕业后教育教材的知识范畴,严格把握教材内容的深度、广度和侧重点,既体现职业性,又体现其高等教育性,突出应用型、技能型教育内容。基础课教材内容服务于专业课教材,以"必需、够用"为原则,强调基本技能的培养;专业课教材紧密围绕专业培养目标的需要进行选材。

**6.强调实用,避免脱节**　教材贯彻现代职业教育理念,体现"以就业为导向,以能力为本位,以职业素养为核心"的职业教育理念。突出技能培养,提倡"做中学、学中做"的"理实一体化"思想,突出应用型、技能型教育内容。避免理论与实际脱节、教育与实践脱节、人才培养与社会需求脱节的倾向。

**7.针对岗位,学考结合**　本套教材编写按照职业教育培养目标,将国家职业技能的相关标准和要求融入教材中,充分考虑学生考取相关职业资格证书、岗位证书的需要。与职业岗位证书相关的教材,其内容和实训项目的选取涵盖相关的考试内容,做到学考结合、教考融合,体现了职业教育的特点。

**8.纸数融合,坚持创新**　新版教材进一步丰富了纸质教材和数字增值服务融合的教材服务体系。书中设有自主学习二维码,通过扫码,学生可对本套教材的数字增值服务内容进行自主学习,实现与教学要求匹配、与岗位需求对接、与执业考试接轨,打造优质、生动、立体的学习内容。教材编写充分体现与时代融合、与现代科技融合、与西医学融合的特色和理念,适度增加新进展、新技术、新方法,充分培养学生的探索精神、创新精神、人文素养;同时,将移动互联、网络增值、慕课、翻转课堂等新的教学理念、教学技术和学习方式融入教材建设之中,开发多媒体教材、数字教材等新媒体形式教材。

人民卫生出版社成立70年来,构建了中国特色的教材建设机制和模式,其规范的出版流程,成熟的出版经验和优良传统在本轮修订中得到了很好的传承。我们在中医药高职高专教育教材建设指导委员会和各专业教材评审委员会指导下,通过召开调研会议、论证会议、主编人会议、编写会议、审定稿会议等,确保了教材的科学性、先进性和适用性。参编本套教材的1 000余位专家来自全国50余所院校,希望在大家的共同努力下,本套教材能够担当全面推进中医药高职高专教育教材建设,切实服务于提升中医药教育质量、服务于中医药卫生人才培养的使命。谨此,向有关单位和个人表示衷心的感谢!为了保持教材内容的先进性,在本版教材使用过程中,我们力争做到教材纸质版内容不断勘误,数字内容与时俱进,实时更新。希望各院校在教材使用中及时提出宝贵意见或建议,以便不断修订和完善,为下一轮教材的修订工作奠定坚实的基础。

人民卫生出版社有限公司
2023年4月

# 前　言

中医内科学是中医类专业的主干课程之一，是运用中医学理论和临证思维方法阐述内科病证的病因病机、辨证论治及预防康复规律的一门临床学科。学习并掌握好中医内科学的基本知识与技能，将为学好中医其他临床课程，形成中医类专业综合职业能力，尤其为提高中医临床能力打下坚实的基础。

根据全国中医药高职高专第五轮规划教材编写要求和主编人会、编写会、审定稿会的会议精神，以及高职高专人才培养目标和教学大纲的规定，第 5 版《中医内科学》教材在汲取前 4 版编写经验的基础上，以"必须、够用"为度把握中医内科基本理论、基本知识和基本技能；在保证教材科学性的基础上，特别注意教材的思想性、适用性、先进性和启发性，以满足 3 年制中医类专业学生学习的需要；突出立德树人，培养社会主义的建设者和接班人；牢固树立精品意识，充分体现中医药职业教育特点；强化中医思维，努力提高中医临床能力；围绕岗位需求，接轨中医执业助理医师资格考试，兼顾中医执业医师资格考试，以临床常见病、多发病为重点进行编写。

本教材分为绪论、各论和附录三部分。绪论主要介绍中医内科学的定义、性质及范围、中医内科学发展简史、中医内科疾病的分类与命名、中医内科疾病的辨证论治概要、中医内科临证方法、中医内科学的学习要求与方法等。各论分为九章，按肺系病证、心系病证、脑系病证、脾胃病证、肝胆病证、肾系病证、气血津液病证、肢体经络病证、中医病历书写顺序排列。其中前八章首先简要介绍本章所属病证的学习目标、共同的证候特征、基本病机、常见证型、治疗特点和注意事项，然后选取中医执业助理医师考试要求的，也是临床常见与多发的 41 个病证，分设概述、病因病机、诊断要点、鉴别诊断、辨证论治、其他疗法、转归预后、预防调护、结语、临证参考、案例分析，以及思政元素或知识链接、课堂互动模块，章末设有复习思考题。在相关常见病和多发病证后，附有 12 个病证简介。基于病历书写既是中医类专业学生的基本功，也是中医内科临床的基本技能，故将中医病历书写单列为第九章介绍。教材最后附录方剂汇编，《中医内科学》实践技能考核内容、要求和方法，以及《中医内科学》教学大纲，主要参考书目等，既有利于学生实践技能的培养，又有助于学生学习时查阅。

本次修订的主要内容：一是调整编写体例和学习的病证；二是增加思政元素和课堂互动内容；三是精简病因病机与辨证论治中的内容；四是优化病证中的案例分析；五是更新知识链接与中医病历书写及《中医内科学》实践技能考核内容；六是增加数字教材中的思维导图与拓展阅读内容。

本教材的编写分工：绪论、胃痛、胃痞、泄泻、《中医内科学》实践技能考核内容等由陈建章编写；感冒、哮病、喘证、肺痨由傅斌编写；咳嗽、肺痈、水肿、淋证由高征编写；肺胀、头痛、中风由杨琪编写；心悸、胸痹、不寐、痫病由徐慧编写；眩晕、痴呆、中医病历书写由杨琦编写；呕吐、噎膈、腹痛、癃闭由叶菁编写；呃逆、痢疾、便秘由徐步海编写；胁痛、黄疸、积证、内伤发热由王大伟编写；郁证、血证、痰饮、虚劳由王晓戎编写；消渴、癌病、腰痛由陆慧编写；痹证、痿证、颤证由杨昆编写。傅斌编委协助主编做了很多工作,最后由主编陈建章教授统稿、审修、定稿。

在本书编写过程中,编者参考了其他相关教材、著作中的资料,得到了各编写单位的大力支持,在此致以衷心的感谢。

由于编者水平有限,多个院校人员参编,不足之处在所难免,祈望各院校师生和广大读者提出宝贵意见,以便进一步修订完善。

《中医内科学》编委会

2023 年 4 月

# 目　录

# 绪　论

绪论知识导览

绪论课件

## 一、中医内科学的定义、性质及范围

中医内科学是运用中医学理论和临证思维方法,阐述内科病证的病因病机、辨证论治及预防康复规律的一门临床学科,也是学习和研究中医其他临床学科的基础。它以脏腑、经络、气血津液等中医生理、病理学说为基础,系统反映了中医辨证论治的特点,继承了历代医家的学术思想及临床实践经验,吸收了现代中医内科临床研究发展的新技术、新成果。中医内科学的水平在很大程度上反映了中医临床医学的发展水平。所以,中医内科学在中医临床学科体系中占有重要的地位,成为中医学学科的主干课程,是务必要学好的一门临床专业课。

中医内科学的定义、性质及范围

中医内科疾病范围很广,可分为外感病和内伤杂病两大类。外感病一般是指感受外邪所导致的一类疾病,如《伤寒论》《温病学》所说的伤寒、温病等,它们主要以六经辨证、卫气营血辨证和三焦辨证的理论指导临床诊治。内伤杂病多由内伤引起,包括《金匮要略》与后世内科专著论述的脏腑经络病和气血津液疾病等,它们主要以脏腑辨证、经络辨证、气血津液辨证的理论指导临床诊治。随着学科的分化与发展,中医内科学已分化为急诊学、热病、脑病、心病、肺病、脾胃病、肝胆病、肾病、老年病、肿瘤等诸多学科。本教材所讨论的内容以临床常见内伤杂病为主,涉及少数外感病。

## 二、中医内科学发展简史

中医内科学的形成与发展源远流长,经历了漫长的历史过程。三千多年来,在不断与疾病作斗争的探索实践中,积累了丰富的经验,使中医内科得到了不断丰富和发展,逐步形成了相对独立的临床学科体系。中医内科学的形成与发展大致可分为以下几个阶段。

### (一)奠基阶段(殷周至秦汉)

春秋战国以前的历史时期,我们远古的祖先在与饥饿、寒冷、伤痛和疾病的斗争中,逐渐学会了制造工具、人工取火、制衣盖房、种植五谷等生存本领,学会了使用砭石和野草等治疗疾病,并进而对内科疾病有了初步的认识和相应的治疗。早在殷商的甲骨文中,已有关于疾病方面的记载,开始认识"疾首""疾腹""疾言""疟疾""蛊"等内科疾病,并采用按摩和药物等治疗方法。传说由商代伊尹创制的"汤液",就是中医内科治疗疾病的主要方法。西周时期则有"食医""疾医""疡医""兽医"的分科,其中疾医可谓最早的内科医生。

春秋战国时期,出现了《脉法》《五十二病方》《治百病方》《足臂十一脉灸经》《阴阳十一脉灸经》

等医学著作。成书于春秋战国时期的《黄帝内经》是一部划时代的医学巨著,它在中国古代哲学文化之源《周易》的哲学思想指导下,沿用当时盛行的阴阳、五行学说作为说理工具,采用取类比象的方法,全面总结秦汉以前的医学理论和经验,阐述中医关于解剖、生理、病理、诊法、治疗、调摄及阴阳五行、人与自然等一系列重要观点,奠定了中医学理论基础,成为中医内科学术理论发展的渊源。东汉张仲景总结前人的经验,并结合自己的临床体会,著成《伤寒杂病论》,一部分以六经分证阐释,认识外感热病;另一部分则以脏腑病机来分类概括,认识内伤杂病,创造性地建立了包括理、法、方、药在内的六经辨证论治理论体系和脏腑辨证论治理论体系,为中医内科学的形成奠定了基础。

### (二)形成阶段(魏晋至金元)

晋代王叔和著《脉经》汇集了晋以前脉学的成就,成为我国第一部脉学专著,丰富了切诊的内容。葛洪《肘后备急方》、陶弘景《本草经集注》、雷敩《雷公炮炙论》等方药专著的问世,促进了药物的合理运用。隋代巢元方《诸病源候论》是我国最早的病因病理学专著,主要论述多种疾病的病因和症状,并包括诊断和预后。该书共记载内科病候 1 061 个,书中对繁多的内科病证阐释了发生机理,不仅把病因证候学提高到一个新的水平,而且为中医内科病因病机理论发展奠定了基础。唐代孙思邈的《千金方》,包括《千金要方》和《千金翼方》两部著作,对内科病证等的描述,对病因病机的认识,以及治法、方药、调护与疾病预防等,均有很多精辟的见解。王焘《外台秘要》对内科病证的症状表现、诊断方法、治法方药等,都作了细致的描述,具有较好的临床参考价值。在病证治疗方面,有些在当时已经达到非常先进的水平。如葛洪《肘后备急方》用海藻、昆布治疗瘿病,用青蒿治疗疟疾;继《伤寒杂病论》之后提出用白头翁、苦参治疗痢疾,用槟榔治疗寸白虫病,用谷皮煎汤煮粥治疗脚气病等,一直为后世所沿用。宋代《太平圣惠方》《圣济总录》则是国家颁行的大型方书,收载了大量的内科方药。陈言(字无择)《三因极一病证方论》,对病因学说有所发展,在病因方面首分内因、外因、不内外因三类。

金元时期,在内科学术方面有很多独到之处,出现了四大医学流派,这四大医学流派代表被后世称为“金元四大家”。如刘完素倡火热而主寒凉;张从正治病力主攻邪,善用汗吐下三法;李杲论内伤而重脾胃,首创脾胃内伤学说;朱震亨创“阳常有余,阴常不足”之说,而主张滋阴降火为常。他们在各个不同方面都有所创新,丰富了中医内科学的理论和实践。至此,中医内科学术体系已初步形成。

### (三)系统完善阶段(明清时期)

明清以来,中医内科学日益充实、发展、成熟。如明代薛己的《内科摘要》是首先用“内科”命名的著作,王纶在《明医杂著》中指出“外感法仲景,内伤法东垣,热病用完素,杂病用丹溪”,对当时内科学术思想进行了较好的概括。王肯堂《证治准绳》、张介宾《景岳全书》、秦景明《症因脉治》、李中梓《医宗必读》等著作,对内科许多疾病都有深刻的认识。例如《景岳全书》的阴阳互补学说和《医宗必读》的治泻九法等,对内科的辨证论治直至今天仍具有重要的指导意义。

清代,丛书的编著甚丰,以内科为主体的著述有《古今图书集成·医部全录》《医宗金鉴》《张氏医通》《沈氏尊生书》《辨证录》《临证指南医案》《杂病源流犀烛》等。此外,简明实用的还有《证治汇补》《医学心悟》《类证治裁》《医林改错》《血证论》等,对中医内科学的发展,均起到了较大的促进作用。这一时期内科学的突出成就,是温病学说的发展。继明代吴又可《温疫论》提出戾气致病的病因学说之后,清代叶天士著《温热论》,首创卫气营血辨证,成为后世诊治温病的准绳;薛生白著《湿热条辨》对湿热病证治的发挥,充实了温病学说的内容;吴鞠通著《温病条辨》,创立三焦辨证,完善了内科热病学术体系,丰富了温病辨证论治的内容;王孟英撰《温热经纬》是对温病学说的总结和普及,也是集温病诸家之大成,他的《霍乱论》对霍乱病卓有新见。由此,温病学的理论体系愈趋系统与完整,形成了一个与伤寒不同的外感热病体系,成为中医内科学术体系中的重要组成部分,使中医内科学理论体系更臻成熟与完备。

### (四)传承创新阶段(中华人民共和国成立以后)

中华人民共和国成立以后,在党和政府的重视与支持下,中医内科学进入了一个崭新的历史发展时期。全国各省市先后建立中医药的医疗、教学和科研机构，培养一大批中医内科学人才。对中医内科文献进行整理和研究，新的注释书、语译书不断涌现，大批有价值的医学典籍得以重现。同时，注重总结前人中医内科学的理论和实践，出版了《实用中医内科学》《中医内科常见病诊疗指南》等一批中医内科专著；开展名老中医学术经验继承工作，鼓励诸多当代中医名家著书立说，编写了《中国百年百名中医临床家丛书》。在中医内科临床诊治和治未病方面更加科学规范，国家中医药管理局等部门先后制定并颁布了《中医病案规范》《中医体质分类与判定》等国家和行业标准。在保持中医特色，发挥中医优势思想指导下，积极开展中医内科辨证论治的研究。如围绕辨证思路与方法，方药中教授提出"辨证论治七步法"，周仲瑛国医大师创建"病机十三条"病机辨证新体系，沈自尹院士等提出"微观辨证""辨证微观化"，王永炎院士提出"证候要素，应证组合"理论，王琦国医大师提出辨体质、辨证、辨病相结合的辨证思路，仝小林院士提出"态靶辨治"思路；在中医内科理论传承与创新及中药复方临床新药的研制方面，研究了毒邪致病、湿热内蕴、痰热相搏、痰瘀互结等病机理论，陈可冀院士开展血瘀证及活血化瘀法的系列研究，吴以岭院士构建了系统的"络病证治"体系，张伯礼院士推动经典名方的研发，促进了重大中药新药创新的步伐；中医内科临床则以现代难治病为重点，通过对胸痹、心痛、中风、疟疾、肾病、肝病、脾胃病、肿瘤等疾病的研究，取得了令人瞩目的成就。对中医内科急症如高热、中风、厥证、血证、急腹症等治法和剂型改革进行研究，肯定了通里攻下、活血化瘀、清热解毒、扶正祛邪等治法对急症救治的疗效，研制出了一批高效、速效、低毒、安全的急救中成药。在新型冠状病毒感染的疫情防控中，中医药更是全程深度参与，筛选出了"三药三方"。中医内科的国际学术交流日益频繁，中医内科的一些临床有效方药也走向世界各地，受到了广泛的欢迎，产生了较大的影响，标志着中医内科学的发展进入新的阶段。

综上所述，中医内科学是随着历史的进程和医学实践的发展而逐步形成、完善和不断创新的。我们坚信，只要继承好、发展好、利用好中医药这个中华民族的瑰宝，中医内科学也就一定会在建设健康中国，实现中国梦的伟大征程中谱写出新的篇章。

**课堂互动**

1. 举例说明中华人民共和国成立后，中医内科学取得的成就。
2. 在新型冠状病毒感染中发挥了重要救治作用的"三药三方"是哪些？

### 三、中医内科疾病的分类与命名

#### （一）中医内科疾病的分类

内科疾病的病种多、范围广，历代医家从不同的角度，用不同的方法对内科疾病的分类作了尝试。最早对内科病证进行分类的是《黄帝内经》，如其中"病机十九条"就是典型的按病机、病位分类。《伤寒杂病论》按病因病机把疾病分为两类，一类是外感热病，统称伤寒；另一类是非外感热病，即所谓内伤杂病。在此基础上，又按太阳、阳明、少阳、太阴、少阴、厥阴六经把伤寒划分为六大类；按脏腑病机将杂病进一步分类等。《诸病源候论》把各种疾病分门别类。《千金要方》按病机将全身性疾病分为风病、伤寒、脚气、消渴、水肿等，除此之外的其他疾病都分别归入互为表里的五脏六腑十一门类中。张从正著《三法六门》也按病因病机把疾病分为风、寒、暑、湿、燥、火六类。这些分类方法，既阐述了不同医家的学术思想，同时也反映了它们对内科疾病本质的认识，为内科疾病分类奠定了基础。近年来，疾病分类日益受到重视，国家有关部门制订并发布了中华人民共和国国家标准《中医病证分类与代码》，对包括中医内科在内的临床医学的发展起到了积极的促进作用。

从指导临床实际来看，常用的中医内科疾病分类法主要有病因分类、病机分类、脏腑分类等。

以病因作为分类的依据，将内科疾病分为外感疾病和内伤疾病两大类。外感疾病是外感六淫和疫疠之邪所致的疾病，内伤疾病是由七情、饮食、劳倦内伤、气血津液输布失常及其病理产物所致的疾病。病因分类突出了病因的重要性，便于临床辨证求因，审因论治。

病机分类是在病因分类的基础上进行的，是病因分类的补充。以病机作为分类依据，将内科疾病分为热病和杂病两大类。热病包括伤寒六经病证、温病卫气营血病证、三焦病证，分别按六经、卫气营血、三焦的病理变化进行证候归类；杂病包括脏腑经络病证、气血津液病证，分别以脏腑、经络、气血津液病理变化进行证候归类。病机分类反映了各类疾病病理变化的一般特点，有助于掌握疾病的证候特征。

病因分类和病机分类两种分类方法均以疾病的某种本质属性为依据，都能在一定程度上反映疾病的某些共同规律。因此，临床上常把这两种方法结合起来使用，如外感热病、内伤杂病即是，但这样分类仍显得比较笼统。另外，杂病也包括两类：一类是内伤所致，另一类是外感所致。外感病起病较急，变化较快，多有明显的传染性、流行性和季节性，如感冒、痢疾、霍乱、疟疾等；也有起病缓慢，隐匿而不自觉，病情发展缓慢者，如肺痨、虫证等；有的主要临床表现与某些内伤病证相似，如外邪引起的咳嗽、泄泻、淋证等。由于中医学的特点和历史条件的限制，兼之这些病证都有相应的主要病损脏腑，习惯上都将它们归入相应的内伤病类研究，而不列入外感疾病。

脏腑分类是将内科疾病按脏腑病位进行系统分类。这种分类在病机分类基础上进行，其理论依据为藏象学说，主要是根据脏腑、经络、气血津液的生理功能和病理变化来进行归类。例如肺主气、司呼吸，故凡肺失宣肃、呼吸功能异常的疾病，如咳嗽、哮病、喘证等归类于肺系病证；如痹证，系经络受邪，病在肢节，故归属于肢体经络病证类。又如虚劳，乃因气血津液阴阳亏虚所致，涉及脏腑较多，不能归入单一脏腑者，则归入气血津液病证类。这样，以五脏为主，以脏统腑，辅以经络、气血津液，就可将除外感热病以外的大部分内伤杂病分为八大类，即肺系病证、心系病证、脑系病证、脾胃病证、肝胆病证、肾系病证、气血津液病证和肢体经络病证。本教材所述疾病即采用脏腑分类法，较病因病机分类更能具体地指导疾病的诊断、辨证和治疗。当然，无论是病因分类、病机分类，还是脏腑分类，都是对疾病某种本质属性的一般分类，对于某一种疾病来说，其归类也不是一成不变的。

**（二）中医内科疾病的命名**

历代内科疾病的命名方法很多。就外感病而言，温病命名大致有三种：一是根据四时节气，如春温、冬温；二是根据时令气候，如风温、暑温、湿温、秋燥等；三是根据其特殊临床表现，如温疟、温疫。伤寒（广义）则以六经命名，如太阳病、阳明病、少阳病、太阴病、少阴病、厥阴病。就内伤杂病而论，主要有以下10种命名方法：一是根据病因命名，如伤风、虫证等；二是根据主要症状命名，如咳嗽、呕吐、泄泻、便秘、眩晕、不寐、遗精、失音等；三是以特殊临床表现命名，如消渴、哮证、癫狂等；四是以临床主要特征命名，如黄疸、水肿、鼓胀、积聚等；五是以病机命名，如饮证、厥证、郁证等；六是以病位结合病机命名，如肺痈、肺痿、胸痹等；七是以病位结合主症命名，如胃痛、胁痛、腰痛、心悸等；八是以病因与病机结合命名，如痰饮、瘀血等；九是以疾病的传变性命名，如疫痢、传尸痨等；十是综合病证命名，如虚劳、中风等。

这些疾病名称虽然与西医疾病名称不尽相同，有的还尚属笼统，但长期以来中医一直把它们当作具体疾病来看待，同时在长期医疗实践中积累了丰富的经验，逐步形成了有关它们的病因病机、临床特点、类证鉴别、发展演变、转归预后的系统认识，以及辨证论治的具体方法与预防调护等，至今仍有效地指导临床。中医内科学宝贵的临床经验和丰富的学术理论，正是通过对这些具体疾病的认识来体现的。

## 四、中医内科疾病的辨证论治概要

### （一）病、症、证的含义与关系

ER-0-4

病、症、证的含义
与关系

中医内科学中常有"病""症""证"之论，它们三者之中，既有联系，又有区别，掌握三者的关系与区别，具有十分重要的临床意义。

病，即疾病。是指在特定的病因作用下，机体邪正交争，阴阳失调，出现特定的发病形式、病机、发展规律和转归的一种完整的病理过程。如感冒、痢疾、哮喘和疟疾等。症，包括症状与体征。症是疾病的临床表现，即患者主观的异常感觉或某些病态变化，如发热、咳嗽、呕吐、头痛等；而能被觉察到的客观表现则称为体征，如面黄、目赤、皮下结节、舌红、脉数等。证，即证候。是机体在疾病发展过程中的某一阶段或某一类型的病理概括。这种病理变化本质又称为病机，是确定治法、处方遣药的依据。如气血两虚、风热犯肺、肝肾阴虚、卫分证等，均是证的概念。

症是构成疾病和证候的基本要素，疾病和证候都是由症状和体征所组成。内在联系的症状和体征组合在一起，即构成了证候，成为疾病过程中的一个环节或横断面。各阶段或类型的证候贯串并叠合起来，便是疾病的全过程。每一个病有不同阶段的病理变化，因而可以出现不同的证。病与证都是对疾病本质的认识，病的本质揭示的是疾病全过程的基本矛盾，而证的本质揭示的是现阶段的主要矛盾，因而证比病更具体、更贴切、更具有操作性。病和证是病理本质反映，而症仅仅是疾病的个别表面现象，三者均统一在人体病理变化的基础上。

### （二）中医内科疾病的辨证原则与方法

#### 1. 中医内科疾病的辨证原则

（1）全面动态分析病情：首先要全面、认真、细致地收集"四诊"资料，备好相关理化检查结果，取得对疾病客观情况的完整认识，然后将中医的整体观念运用到内科的临床辨证。就是说在辨证时，不仅要看到当前的病证，还必须重视患者整体和不同患者特点，既要诊察局部，也要审察全身，还须了解病史、体质、家庭、社会环境和自然环境、时令、气候等对疾病的影响。只有从整体观念出发，全面考虑问题、分析问题，才能取得符合客观实际的辨证结果。

同时，疾病不是静止和一成不变的，而是不断变化的。由于体质、病邪、情志、行为、时间、地域等因素影响，即使同一种疾病的不同患者或者同一患者在不同的病理阶段，疾病的临床表现也不同，一些急重病证患者，其病情变化更是瞬息万变。所以，在进行临床辨证时必须以发展、动态的眼光去观察和分析病情，要随着病情的发展变化，及时改变或调整辨证和施治方法。

（2）掌握病证病机特点：病和证是人体阴阳平衡失调在临床的反映，是对疾病的病因、病位、病性、病势及邪正消长变化的高度概括。病机，就是疾病发生发展变化的机理，是对证的病因、病位、病性、病势的归纳综合，是对疾病本质的完整认识。掌握了证的病机，就抓住了疾病当前某个阶段的本质。在临床辨证论治中，证、理、法、方、药是一个完整的系统。理，就是病机。掌握病证的病机，就能为确立治法提供依据。我们常说的"据证立法"，实质是根据证的病机而确定治疗方法。虽然临床疾病种类繁多，表现的证候千变万化，且证又有单一证、兼夹证、复合证等的不同，但不论是疾病不同还是证候相异，其最基本的病理改变就是疾病的基本病机。掌握了疾病的基本病机，就掌握了疾病过程中的本质，就能为疾病治疗提供基本原则和方向，就能根据证的病机确定治疗方法。

#### 2. 中医内科疾病的辨证方法

根据中医内科疾病的临床特点，中医内科疾病的辨证方法以脏腑辨证、气血津液辨证应用广泛。同时，风、寒、暑、湿、燥、火六淫之邪亦可影响脏腑功能和气血津液的生成与运行，六经辨证、卫气营血辨证和三焦辨证也离不开气血津液和脏腑阴阳，因此，风寒暑湿燥火辨证、六经辨证、卫气营血辨证和三焦辨证在中医内科临床中亦较为常用。

（1）脏腑辨证：人体是一个以五脏为中心，通过经络系统，将六腑、五体、五官、九窍、四肢百骸等全身组织器官联系而成的有机整体。当内外病理因素影响人体时，脏腑最易受累。因此，脏腑辨证是中医内科疾病辨证最主要的方法。

1）肺系病证辨证：肺主气、司呼吸，主宣发肃降，通调水道，朝百脉而主治节，因此，肺系病变主要反应在呼吸功能障碍，水液输布代谢失常，以及卫外功能失职等方面。其常见症状有咳嗽、气喘、咳痰、胸痛、咯血等。

2）心系病证辨证：心主血脉，又主神明，因此，心之病变常见血脉运行障碍和情志思维活动等异常表现。其常见症状有心悸、心痛、不寐等。

3）脑系病证辨证：脑主藏髓、主元神，司知觉运动，为诸阳之会，主管精神、意识、思维活动，主司人的视、听、言、嗅、动等感觉运动。脑系常见病证有头痛、眩晕、中风、痫病、痴呆等。

4）脾胃病证辨证：脾胃病证包括大肠病证。脾主运化、升清和统摄血液，因此，脾病以运化、升清功能失职，水谷、水湿不运，消化功能减退，气血化源不足，以及脾不统血，清阳不升等为主要病理改变。脾病常见症状有腹胀、腹痛、纳少、便溏、浮肿、内脏下垂、出血等。胃主要是受纳、腐熟水谷，胃的病证以受纳腐熟功能障碍及胃失和降，胃气上逆为主要病变。胃病常见症状有脘痛、脘痞、烧心、嘈杂、呕吐、嗳气、呃逆等。大肠主传导糟粕和主津，其病主要表现在大便的异常，如下痢、泄泻与便秘。

5）肝胆病证辨证：肝主疏泄，主藏血；胆附于肝，主贮藏排泄胆汁，以助消化，肝胆的病变主要反应在肝失疏泄和肝不藏血等方面。其常见症状为胸胁少腹胀满疼痛、烦躁易怒、头晕胀痛、肢体震颤、手足抽搐，或口苦发黄、惊恐失眠、耳鸣耳聋等。

6）肾系病证辨证：肾藏精，主生长发育与生殖，主水，并主纳气，其病以人体生长、发育和生殖功能障碍，水液代谢失常，呼吸功能减退和脑、髓、骨、发、耳及二便异常为主要病理变化。肾系病证常见症状有腰膝酸软而痛、耳鸣耳聋、齿摇发脱；男子阳痿遗精、早泄、精少不育；女子经少经闭、不孕；水肿、气喘、二便异常等。膀胱主要具有贮藏和排泄尿液功能，其病主要表现在排尿异常，如尿频、尿急、尿闭，以及遗尿、失禁等。

（2）气血津液辨证：气血津液是脏腑功能活动的物质基础，它们的生成和运行有赖于脏腑的功能活动。因此，脏腑病变可影响气血津液的变化，而气血津液的病变也势必影响脏腑的功能活动，其病变与脏腑功能失调密切相关。

1）气病辨证：气是人体的根本，主要具有推动、温煦、防御、固摄、气化等生理功能，其病可导致多种病证的发生。临床以气虚证、气陷证、气不固摄证、气脱证、气滞证、气逆证、气闭证为多见。

2）血病辨证：血液主要是营养和滋润全身，血液的生成运行与脏腑，尤其是与心、肝、脾三脏关系密切。若邪气干扰，或脏腑失调，可导致血的生理功能失调，出现血虚证、血脱证、血瘀证、血热证和血寒证。

3）津液病辨证：津液有滋养脏腑、润滑关节、濡养肌肤的作用。其生成、运行与脏腑，尤其是与肺、脾、肾三脏关系密切。津液的病变常见痰证、饮证、水停证和津液不足证。

（3）风寒暑湿燥火辨证：外感风、寒、暑、湿、燥、火称之为"六淫"。其中风性轻扬，善行数变，四时均可致病，故有"风为百病之长"之说。风性主动，致病具有游走、动摇不定的特点。寒为阴邪，易伤阳气，且性收引、凝滞，故易出现筋脉拘急和气血阻滞疼痛症状。暑从外来，系火热所化，夏季致病，且易夹湿。湿为阴邪，其性趋下；湿性重浊、黏滞，其疾病缠绵留着，不易速去。燥邪为病，最易伤津，出现人体皮肤干燥皲裂、口鼻干燥、咽干口渴等症；燥邪又易伤肺，出现干咳少痰或痰中带血之症。火为阳邪，其性炎上，易出现耗气伤津、生风动血诸证。

临床还有一些因脏腑功能活动失调所产生的，类似风、寒、湿、燥、火致病特点的邪气，称之为"内生五邪"，其辨证可参照相关脏腑病证辨证。

（4）六经辨证、卫气营血辨证和三焦辨证

1）六经辨证：六经辨证由东汉张仲景创立，以阴、阳为纲，经、腑为目，对外感疾病的不同阶段进行辨证。六经病证分为太阳病经证（伤寒证、中风证）和腑证（蓄水证、蓄血证），阳明病经证和腑证，少阳病，太阴病，少阴病（寒化证、热化证）及厥阴病。仲景《金匮要略》对内伤杂病之辨证，将脏腑辨证与六经辨证结合起来，无论外感、内伤，只要病机相同，均予相同的治法方药。

2）卫气营血辨证和三焦辨证：卫气营血辨证由清代叶天士所创立，揭示了温热病发生发展的病机演变规律，按病变深浅轻重而划分为卫分证、气分证、营分证和血分证4个阶段病证；三焦辨证是清代吴鞠通在卫气营血辨证理论的基础上，将外感温热病，尤其是湿温病的病理变化，归纳为上焦病证（邪袭肺卫、邪陷心包），中焦病证（阳明燥热、太阴湿热），下焦病证（肾精耗损、虚风内动）。

总而言之，中医内科疾病的辨证方法，是以脏腑辨证为核心，结合气血津液辨证等多种辨证方法，辨明疾病的病因、病位、病性、病势、病机，从而揭示疾病本质，为正确治疗疾病提供可靠的依据。

### （三）中医内科疾病的治疗原则

中医内科疾病治疗是在辨证论治原则指导下制定的，对疾病治疗的立法、处方、用药等具有指导意义。

**1. 先期治疗未病**　先期治疗未病包括两个方面。其一是早期治疗，轻病重防。即在疾病早期及时予以治疗，防止病情发展。一般情况下，因疾病早期邪浅证轻，及时治疗，可早期治愈。其二是先期而治，既病防变。即在疾病传变过程中，当证候尚未显露或微露端倪之时，给予预防性治疗，截断疾病传变途径，防止并病或变证的发生，即"治未病"的思想。疾病传变一般是有规律的，先期而治，就是要求医务人员根据疾病发生发展规律，采取预防性的治疗措施，阻断和防止病变的转移、扩大和传变，把病变尽可能控制在较小的范围内，以利于病变的最终治愈。如《金匮要略》"见肝之病，知肝传脾，当先实脾"的治法，即体现了这一治疗思想。

**2. 分清标本，权衡缓急**　标和本是一个相对的概念，主要说明病变过程中矛盾的主次关系。如正气与邪气，则正气为本，邪气为标；病因与症状，则病因为本，症状为标；先病与后病，则先病为本，后病为标；病情的缓急，则缓者为本，急者为标。一般按照"急则治其标，缓则治其本"或"标本兼治"原则进行治疗。

（1）急则治其标：指在疾病发展过程中，直接影响患者安危的危急重证，必须先行解决，诸如大小便不利、大出血患者、原有宿疾又复感外邪等病重而证急者，应先治其标，后治其本。

（2）缓则治其本：指对一般病情变化比较平稳，或慢性病，或急性病恢复期的治疗原则。如脾虚泄泻，则泄泻为标，脾虚为本，在泄泻不甚剧烈，无阴津、阳气亡失的严重情况，当益气健脾以止泻，脾虚之本得治，则泄泻之标自除。

（3）标本兼治：是指在标本俱急的情况下，应标本同治，以及标急则治标，本急则治本的原则。如患者症见恶寒、喘咳、胸满、腰痛、小便少、全身浮肿者，其病本为肾虚水泛，病机为风寒束肺，为标本俱急之候，故必采用发汗、利小便的治法，表里双解。若标证较急，见恶寒、咳喘、胸满，而二便通利，则应宣肺散寒先治其标；如仅见腰痛、二便不利，无风寒外束而咳嗽甚微，则当以补肾通利治本为急务。

**3. 整体论治，调理阴阳**

（1）整体论治：所谓整体论治，即治疗中不仅注意人体的统一性，还要注意人与自然之间的统一。若从人体而论，由于脏腑之间是相互影响、相互制约的，因此，一脏有病，可以累及他脏，治疗时既要治疗本脏，又要治疗受累脏器，才能使疾病痊愈。就人与自然而言，因为天时和地理等对疾病的性质、转归均有重要影响，因此，治疗时必须全面考虑。例如，同感风邪，病在春季，因多夹温邪，治疗多用辛凉；如病在冬季，因多夹寒邪，治疗多用辛温。若地域不同，北方寒凉，治疗多辛散；南方潮湿，治疗多用轻宣。只有掌握人、时、地的不同情况，进行整体论治，才能提高疗效。

（2）调理阴阳：人体正常生理活动，是阴阳保持相对平衡的结果，而阴阳相对平衡的破坏，是一切疾病总的病理反映。所以调理阴阳，使其恢复平衡，是治疗疾病的重要原则。而调理阴阳之法，主要是"补不足、损有余"。在阴阳过盛中，阴盛则寒，阴盛还可以化生为水湿、痰饮、瘀血；阳盛则热,阳盛还可以化生为燥结、热毒,所以去其有余,则有温、清、利、下、消之不同。对于阴阳之偏衰,阴虚则热,阳虚则寒。但由于阴阳偏虚所生之寒热皆因虚所致,因此治当补益,可分清补与温补,属于正治法。倘若阴阳盛衰发展到严重阶段,就会出现寒热之假象。如阳衰阴盛,虚阳外浮,出现真寒假热者,治宜温热;如阳热炽盛,邪热内闭,出现真热假寒者,治宜苦寒。这种以热治热、以寒治寒的治法,则属于反治法。正治、反治或补或泻的治则,其意均在调理阴阳,勿使偏盛偏衰。

**4. 审证求机论治**　审证求机亦称为审证求因,其实质就是要从整体和动态去分析疾病的各种复杂的临床表现,综合归纳推论出疾病发生发展的原因、病变的机理。这种病因观点,实际是和病机融为一体的,其本质仍在于求机。证与病机,都是疾病本质的反映,是疾病的主要矛盾,治疗疾病应遵从审证求机论治的原则,从疾病的本质入手。"同病异治"与"异病同治"是审证求机论治在临证中的应用,"证同治亦同,证异治亦异",说明"证"是决定治法方药的依据。

同病异治,是指同一种疾病,由于病因、禀赋、体质或病变阶段不同,其病机不同,所表现的证候不同,因而治法也不相同。例如,同是感冒病证,病因有风寒、风热、暑湿区分,体质有气虚、阳虚、血虚、阴虚之别。风寒感冒,宜辛温解表;风热感冒,宜辛凉解表;暑湿感冒,宜清暑祛湿解表等,此属病因不同则治法不同。气虚感冒,宜益气解表;阳虚感冒,宜温阳解表;阴虚感冒,宜滋阴解表;血虚感冒,宜养血解表,此属禀赋、体质不同则治法不同。而异病同治,是指不同的疾病,若出现相同的病理变化,即形成相同的证候时,可以采取相同的治法。如癃闭和遗尿虽系两种临床表现截然不同的疾病,但皆可因肾阳亏虚引起。癃闭病机为肾阳亏虚,膀胱气化无权;遗尿病机为肾阳亏虚,肾失固摄,膀胱失约。两者皆可用《金匮》肾气丸温肾助阳。癃闭病借《金匮》肾气丸恢复膀胱气化功能,遗尿病则以《金匮》肾气丸恢复肾气的固摄作用。异病同治的异中求同,正是因病机相同,其治法才相同。

**5. 三因制宜,因势利导**　三因制宜,即因时、因人、因地制宜,又称"异法方宜",是指治疗疾病要根据季节、患者体质与年龄及地域等不同,制定适宜的治疗方案。

(1)因时制宜:指根据不同季节的时令特点以考虑治疗用药的原则。如春夏阳气升发,人体腠理开泄,即使外感风寒,亦不宜过用辛温,以免过汗耗气伤阴;而秋冬阴盛阳衰,人体腠理致密,阳气潜藏,此时若非大热,就应慎用寒凉,以免苦寒伤阳。

(2)因地制宜:指根据不同地区的地理环境特点来考虑治疗用药的原则。如我国西北地区,地居高寒而少雨,其病多燥寒,故治宜辛润;东南地势低而温热多雨,其病多湿热,故治宜清化。

(3)因人制宜:指根据患者之性别、年龄、体质等的不同来考虑治疗用药的原则。性别方面,如妇女有月经、妊娠、产后诸情况,治疗用药必须加以考虑。年龄方面,不同的年龄其生理功能及病变特点亦不同,老人常气血衰少,生理功能减退,患病多虚证或虚实夹杂,虚则宜补,但邪实须攻者亦应慎重,以免伐伤正气。体质方面,由于人体禀赋和后天调养不同,个体素质之强弱有差异,治疗时亦应具体分析,区别对待。

因势利导,就是要求顺其病势,驱邪治病。同一疾病可以有不同的治疗方案,如何制定最佳治疗方案,应该遵循因势利导原则。如饮食积滞,在膈下者(食已入肠),用泻法;若食尚在胃,当用探吐法或用消食法,才能获得较佳疗效。

**6. 动态观察,分段论治**　疾病的过程是邪正斗争,此消彼长,是由不断变化发展和相对稳定的阶段组成。疾病的每一个阶段都有不同的病理特点,因此必须把握其动态变化,分阶段进行治疗。在临证时,应随病情的发展变化进行方药乃至治法的变动,不应在治疗中用一法一方固守到底。

如外感病证,初期阶段邪气未盛,正气未衰,病较轻浅,可解表祛邪;进入中期,病邪深入,病情加重,当重在祛邪,减其病势;迨至后期,邪气渐衰,正气未复,既要继续祛除余邪又要扶正以祛邪,使邪祛正复。这是把握动态变化治疗原则在外感病证方面的应用。内伤病证,初病之时,一般不宜用峻猛药物;进入中期,大多正气渐虚,治当轻补;或有因气、血、痰、火郁结而成实证，需用峻剂而治者，亦只宜暂用；及至末期，久虚成损，则宜调气血，养五脏，兼顾其实。如癥瘕，病之初起，其积未坚，治宜消散之；进入中期，所积渐坚，治宜软化之；转入后期，正气已虚，则宜攻补兼施，审其主次处理。

**7. 知常达变，圆机活法**　疾病在发展过程中，一般均有发展和变化规律可循，但疾病的发展变化是受诸多因素影响的，既有其一般规律性，又有其特殊性。一般规律性称之为常变，当采取一般治疗方法，也即为常法。而其特殊性，则称为异变，当采取不循常法的特殊治疗方法，又称之为变法。以饮证为例，一般而论，其病之性质属于阳虚阴盛，饮邪内聚，故治当以"温药和之"。如苓桂术甘汤、《金匮》肾气丸等温化痰饮之方，皆属常法用药范围。若饮证聚结于胸胁，引起喘息气短，不能平卧，其势颇急，若采用一般的温阳化饮常法治之，则往往无济于事，而必须采取攻逐水饮之法，常用葶苈大枣泻肺汤、十枣汤等方，这属于特殊疗法，即变法。可见在处理复杂多变的疾病中，既要熟练地运用常治法，亦须掌握特殊的变治法，做到圆机活法，方能提高诊治水平。

**8. 重视调摄护理**　适当的调摄和护理，是促进人体正气恢复，邪气祛除和促进患者康复的重要保障。忽视调摄护理，不仅会延误康复时间，还会出现"食复""劳复"等，导致病情反复。因此，必须重视调摄护理。

调摄护理的范围很广，如饮食护理、生活护理、情志护理、服药护理等。这些护理措施同样应在辨证论治的原则指导下进行，即辨证施护。如风寒表证，在应用解表发汗时，护理上应避免患者再感风寒，注意保暖，酌加衣被，给予热汤、热粥，促进发汗。若属里实热证，在调护上则应多喝清凉冷饮，保持室内通风，衣着宜薄；对壮热不退者，甚至可以冷敷降温等。另外，还应重视情志精神护理，使患者保持心情舒畅；在饮食护理方面要注意辨证施食；在药物治疗的同时，可根据病情选用艾灸、推拿、拔火罐、熏洗、熨法等其他中医适宜技术，以增强治疗效果。

## 五、中医内科临证方法

临证方法，就是运用中医药理论知识，对疾病进行诊断和治疗的方法。中医内科的临证方法，一般概括为四诊、辨病与辨证、论治三个阶段和四诊、识病、定性、定位、探因、求本、立法、选方、遣药、医嘱等十个方面。它贯穿于诊治患者的全过程，既包括医生诊治过程中的全部思维活动，也包括医生书写病历的每一项内容，是医生理论知识与临床实践结合能力的真实反映。

### （一）中医内科临证方法的三个阶段

**1. 四诊**　即望、闻、问、切。医生通过四诊，收集病史等辨证所需的全部资料。资料内容包括患者的一般情况，如姓名、性别、年龄、民族、婚况、职业、出生地等。为辨证需要，还应该了解患者性格、工作、生活和居住条件等。对就诊者，要通过问诊深入了解患者本次发病的时间、地点、起病缓急、前驱症状、可能病因和诱因、主要症状特征及其发展变化情况，伴随症状、诊疗经过和效果等病症情况。同时，还应了解既往病史、家族史、个人史、婚育史、妇女的经带胎产史、药物过敏史等。然后通过望、闻、切诊进行查体以发现阳性体征。随着科学的发展，中医的望、闻、切的方法和内容，也逐步丰富和发展。如将胃镜所看到的胃黏膜变化，作为望诊的延伸；其他如心电图、X线、B超、生化检验等现代诊察手段，都可为中医辨病和临证提供参考。

查体，按体格检查规定进行，要求操作规范、熟练。要反复训练，以中医望、闻、切诊为主，西医的视、触、叩、听为辅，西医查体为中医诊断提供参考。

采集病史，务必要全面、规范、真实、简明。所谓全面，就是认真细致地了解疾病发生、发展的全过程，如起病时间、地点、原因、最初症状、诊治经过、用药情况、治疗效果等，就诊时最突出的症状和体征，以及既往患病情况等。所谓规范，就是将四诊收集的资料，按病历书写格式进行归纳、整理，如一般项目、主诉、现病史、既往史、个人史、婚育史及体格检查、辅助检查等逐项书写。所谓真实，就是要实事求是，要求患者如实介绍病情，同时医生要防止主观臆测，引导患者叙述病情。所谓简明，就是把患者的没有条理的叙述，经过医生的思索、整理，将有意义的资料进行记录，为下一步辨病与辨证奠定基础。

**2. 辨病结合辨证**　辨病，实质是诊断，包括中医诊断和西医诊断。中医诊断包括中医病名的诊断和证候名或证型名的诊断。如中医诊断为胃痛（肝气犯胃），前者为中医病名，后者为证型名。中医病名的诊断，是根据四诊收集的资料，在中医理论指导下，以临床特征、病史（含诱因）为主，参考辅助检查进行和完成的。西医病名诊断是在西医的理论指导下，依据诊断要点或诊断依据进行确诊，其临床表现、病史、辅助检查，对诊断均具有重要的意义。

所谓辨证，就是运用中医的基本理论，从整体观出发，将四诊所收集的病史、症状、体征等资料，通过分析综合，辨清疾病原因、性质、部位、病势及邪正之间的关系，概括、判断出某种证候的过程。辨证是中医诊断疾病的重要原则与方法，是中医内科学术特点和精华所在。辨证的过程即是诊断的过程。

辨病和辨证，是分别从纵向和横向的角度对人体一系列的病理变化进行分析和概括。疾病的本质属性，往往通过证的形式表现于临床。证能突出反映疾病某一阶段的主要矛盾和病机属性，是立法、遣方、用药的主要依据；病则偏重于系统地反映人体病理变化的发生、发展、临床特点及转归、预后等规律的基本矛盾。病和证是属于同一层次的病理概念。可以以病统证，即一个病可以有不同的证，叫同病异证；也可以以证统病，即同一种证可以见于不同的病，叫异病同证。辨证，抓住了疾病过程中的主要矛盾；辨病，抓住了疾病发生、发展过程中的基本矛盾。只有辨病和辨证相结合，才能全面准确地掌握疾病的本质特征，制定最为有效的治疗措施。

辨病不单是指辨中医的病名，还包括辨识西医的疾病。在医疗实践中强调中医辨病和辨证与西医辨病相结合，是当代中医、西医同时应用于临床的产物。随着科学技术的发展，利用现代先进的仪器设备与理化检测手段，使中医的"四诊"手段得以延伸，使建立在整体观和辨证论治基础上的中医学对疾病的认识从宏观认识到微观认识，从肉眼对人体外部的望诊，深入到用现代科技手段对人体内部的检测，有利于疾病的早期诊断和鉴别诊断，以及对疗效和疾病发展的预后判断。如甲型肝炎的黄疸病热重于湿证与胆囊炎胆石症中的胁痛病肝胆湿热证，临床均可出现黄疸、胁肋胀痛、苔黄腻等，由于黄疸与胁痛两病的基本矛盾不尽一致，治疗方法和用药必然有差异。如能结合超声检查和肝功能等检查，对辨别（诊断）甲型肝炎和胆囊炎胆石症引起的黄疸有重要的鉴别意义。

借用现代理化检测手段，有助于中医对疾病的诊断和辨证。在一些疾病早期，患者症状不突出或自我感觉无症状而西医一些检查指标异常时，如临床常见的"转氨酶升高""蛋白尿""血脂增高"等，虽无"症"可辨，但结合检查辨证，可从中医对疾病的基本病机认识着手。如糖尿病血糖升高属中医消渴范畴，基本病机多为阴虚燥热与肝郁、脾虚、湿浊、血瘀，临床可依此病机进行辨证，以达降低血糖的目的。又如肾小球肾炎的蛋白尿，中医认为是精气外泄，由于中医理论认为脾主统摄升清，肾主藏精，故临床首先考虑从脾肾两虚去辨证。同样，对那些经过治疗已无临床症状但检测结果阳性的疾病，仍应结合检查情况坚持治疗。

　知识链接

### 辨病与辨证

1. 辨病与辨证相结合是中医辨证论治重要的基本原则，辨病不单是指辨中医的病名，也指辨识西医的病。

2. 随着现代科学对中医研究的深入，辨病与辨证不仅包括常规的宏观辨病与辨证，也包含微观的辨病与辨证，即结合现代诊断技术进行辨病与辨证。

3. 辨病与辨证相结合也是国家对中医病历书写规范的基本要求。

**3. 论治**　论治，是根据辨证结果（病证病机），确定治疗方案、治疗原则和具体治法，依据治法选择主治方或基础方，再明确药物组成、剂量、煎法、服法、调养宜忌等。

治疗方案是论治的总体设计，如采用单一的中药，或中药配合针灸、按摩、食疗等综合治疗；或用单一的攻法，或用单一的补法，或先攻后补，或先补后攻，或攻补兼施，同时还可以分段进行安排等。治则即治疗原则，包括正治反治、标本缓急、调理阴阳、脏腑补泻、三因制宜等。在治则的指导下，根据辨证的结果（病机），选择和确定针对病机的具体治疗方法。在此基础上，选用经典方或自拟方，然后根据患者的具体情况进行加减，使其更加符合患者的病情。对于药物剂量，也需根据病情、体质等来调整，针对性才更强。煎法、服法及调养宜忌对治疗效果也非常重要，也是论治的组成部分，不可遗漏或疏忽。论治要做到据证立法，以法选方，按方遣药，灵活变通。

**（二）中医内科临证方法的十个方面**

**1. 四诊**　通过望、闻、问、切四诊，全面系统、重点地采集病史和体征，以此作为辨证论治的客观依据，这是第一步。

**2. 识病**　即辨识病证。辨识中医的病和西医的病，一般可根据其临床特征和诊断要点而辨识。在认识疾病的基本矛盾时，还应该根据疾病某一阶段的主要矛盾——“证”，即辨病与辨证相结合。但辨证还须结合定性、定位、探因、求本等步骤和方法，这是认识和确定病证的重要环节。

**3. 定性**　即确定病证的性质。寒热虚实是病证中最基本的性质，主要根据证候（包括症状和体征）来确定，这是论治的前提。

**4. 定位**　即判断病变部位。如表里定位，多用于外感病；脏腑、经络定位，多用于杂病；温病则是以卫气营血和三焦定位。定位是辨证论治的重要内容之一。

**5. 探因**　即探求病因，审证求因。是根据患者的病史、发病原因、自觉症状、客观体征及某些检查结果，加以综合分析而得知。它是辨证的进一步深化。

**6. 求本**　即治病必求其本，实质是探求证的病机。是在分析证的病因、病位、病性、病势基础上，进行归纳综合，探求起主导作用的病理变化，从而为治病求本提供先决条件，这是确定治法的直接依据。

**7. 立法**　即根据辨证结果（病证病机）确立治疗原则和方法。

**8. 选方**　根据治疗原则和方法选择最贴切的治疗主方，即基础方剂。

**9. 遣药**　根据患者的具体情况进行药物加减，使用药更适合患者的病情，这是对方剂的灵活应用。

**10. 医嘱**　即在处方之后，医生应嘱咐患者的有关注意事项，以便消除不利于治疗的因素，从而更好地发挥治疗效果。

## 六、中医内科学的学习要求与方法

按照高职高专中医类专业的教学大纲要求，中医内科学是通过运用中医的基本理论和知识技能，熟悉中医内科疾病的临证方法，掌握中医内科各个常见病和多发病的辨证论治，了解转归预后和预防调护，逐步形成对内科临床常见病和多发病进行诊断和辨证论治的技能和能力。

中医内科学课程分为理论学习和临床实习两个阶段。理论学习包括教学大纲所规定的课堂理论学习、病例讨论等；临床实习是在带教医师指导下的诊疗实践，直接为患者服务，通过实践提高防治疾病能力，巩固已学的理论知识。

在理论学习阶段，要善于结合中医内科学的前期课程学习，包括中医基础理论、中医诊断学、中药学、方剂学等，它们是中医内科学的基础。在学习过程中，要求重点掌握内科疾病的病证概念、诊断要点、常见证型的证候特征和辨证论治，同时探究其病因、发病机制等。应注意重视利用案例示教、案例分析讨论的机会，增加感性认识，了解中医内科疾病诊治的过程和方法，理论知识与临床实践相结合,为临床实习阶段的学习打下良好的基础。

临床实习,是中医内科学的重要学习阶段。此阶段学习主要有两个方面:一是通过临床实习,巩固和加深理解已学的理论知识;二是通过临床实习,奠定良好的中医内科临床基本功,即四诊运用、辨证分析、立法处方、病历书写。

临床实习方法一般有四种,即视诊、侍诊、助诊、试诊。视诊,是观看老师接诊患者,了解诊治疾病的过程与方法;侍诊,是在老师接诊过程中,由老师口述,同学记录病案及处方等;助诊又称襄诊,是协助老师接诊患者及书写病案等;试诊,是在老师指导下独立接诊患者及书写病案。在实习中,逐步掌握中医临床基本功,才能不断提高处理内科常见病、多发病的能力。

## 思政元素

### 严谨治学的中医学家

蒲辅周(1888—1975)是我国现代著名的中医学家,从事中医70余年,精通中医内科、妇科、儿科,尤其擅治热病。在几次传染病流行时,他辨证论治,独辟蹊径,救治了大量危重患者,为丰富、发展中医临床医学作出了宝贵的贡献。他独具风格的医学成就深为中医药界所敬仰,他的严谨治学精神也是中医药人学习的典范。

第一,注意一个"勤"字。他每日学习四五个小时从未间断,主张读书要真正读通弄懂,要认真思考,学会去粗取精,博览兼收。并且勤学还要勤问,若只学不问,则无以启思。

第二,坚持一个"恒"字。他认为,中医理论深奥,没有坚韧不拔、锲而不舍的毅力,没有持之以恒的顽强意志,是不易掌握和领会的。

第三,要求一个"严"字。治学严谨与否,不仅是科学态度问题,而且是重要的方法问题。他好读书,必求甚解;谨授课,必有准备;慎临证,必不粗疏。

第四,落实一个"用"字。学以致用,学用结合。只学不用,不过是埋在故纸堆中发些议论,作古人的注脚而已。他积极倡导学理论,是为了用理论和发展理论,也是他做学问的精到之处。

在整个学习过程中,还应注意坚定中医自信,培养勤奋好学、认真负责、严谨求实的学习态度,树立良好的医德医风。只有具有高尚的人格、品德和精湛医术的人,才能成为一名优秀的医务工作者。

(陈建章)

扫一扫,测一测

### ❓ 复习思考题

1. 中医内科学是一门什么样的课程?其发展大致经历了哪几个阶段?
2. 中医内科疾病常用的分类和命名方法有哪几种?
3. 中医内科疾病的临证方法包括哪几个方面?
4. 中医内科疾病的治疗原则有哪些?
5. 结合实际,谈一谈学习中医内科学的方法。

# 第一章 肺系病证

肺系病证 知识
导览

## 学习目标

1. 掌握感冒、咳嗽、哮病、喘证、肺痈、肺痨、肺胀各病证的含义与临床特征、诊断要点与鉴别诊断，以及临床常见证型的证候特征、治法和方药。

2. 熟悉上述各病证的病因和基本病机、病位、病性，以及辨证要点和治则治法。

3. 了解上述各病证的转归预后和预防调护。

肺居胸中，其位最高，下覆诸脏，故有"华盖"之称。肺主气，司呼吸，肺朝百脉，主宣发肃降，主通调水道。肺为娇脏，不耐寒热，在液为涕，在志为悲，其经脉属肺络大肠。

肺之本脏病多因外感六淫、饮食不当、情志所伤、久病体虚所致。其证候类型主要分为虚实两大类。实者由风、寒、热、燥、火、痰饮上干于肺，肺失宣肃，升降不利；虚者多由肺脏气阴不足，肺不主气以致宣肃无权。实证包括风寒束肺证、风热袭肺证、风燥伤肺证、痰湿蕴肺证、痰热郁肺证、寒饮伏肺证、痰瘀阻肺证，虚证包括肺气亏虚证、肺阴亏耗证、气阴两虚证。

"肺为气之主"，可助心行血，并且肺能通调水道，下输膀胱，与大肠相表里，而脾土为肺金之母，肝肺升降相因，金水相生，因此，肺系病证可涉及心、脾、肝、肾、膀胱、大肠等脏腑，从而出现脏腑相兼为病。如肺脾气虚证、肝火犯肺证、肺肾阴虚证、水气凌心证等。

肺系病证常见感冒、咳嗽、哮病、喘证、肺痈、肺痨等病证。如六淫外感，肺卫受邪则为感冒；内外之邪干肺，则肺气上逆为咳嗽；痰邪蕴肺，肺失宣降则为哮病、喘证；热壅血瘀肺叶生疮则为肺痈；痨虫蚀肺则病肺痨等。此外，肺与心、脾、肝、肾、大肠均有密切关系，临证时应予以全面考虑。

肺系病证的治疗应遵循"治上焦如羽，非轻不举"的原则。肺为娇脏，多气少血，清旷而位高，故用药多选清轻而忌重浊。肺为娇脏，不耐寒热而恶燥，所以用药又宜甘润，润则肺气清肃自降。治肺不唯肺，尚需注意五脏之间生克有序，相互影响，临床常用培土生金法、滋肾养阴法、平肝泻木法、通腑泻肺法及益气活血法等。

## 思政元素

### 为事业奋斗一生的铁杆中医

2003年，严重急性呼吸综合征（以下简称"非典"）疫情突发，年近九旬的他心系苍生，主动"参战"，争当抗击"非典"的中医先锋。他上书请求中医介入"非典"治疗，被国家中医药管理局任命为抗击"非典"专家顾问组组长；撰写中医防治"非典"文章，为抗击"非典"疫情提供中医方案；采取中医辨证论治方法对73位"非典"患者进行诊治，取得了患者"零转院""零死亡"、医护人员"零感染"的优异战绩。使中医抗击"非典"经验被推广到全国，也赢得了世界卫生组织的认可。他就是一生为缓解百姓病痛，为振兴中医药事业奋斗，为培育岐黄后人殚精竭虑的"全国优秀共产党员"、首届国医大师——邓铁涛。

邓铁涛不仅用"仁术"医治患者，他还以"仁心"给予患者经济上的帮助和精神上的鼓励；他关心学子成长，支持青年发展，先后设立"邓铁涛奖学金""邓铁涛基金"，以奖励优秀学子和资助中医科研课题研究。即使在病重之际，他仍以发展中医事业为念，把北京中医药大学岐黄奖百万元奖金全部捐献给医院，用于医学研究。为事业奋斗一生的铁杆中医邓铁涛最后立下的遗嘱也只有这短短的几行字："我能留给儿孙最大的遗产为仁心仁术、全心全意为人民服务……"

# 第一节　感　冒

感冒课件

感冒思维导图

感冒概述

感冒是感受触冒风邪或时行疫毒，导致肺卫功能失调，临床以鼻塞、流涕、喷嚏、咳嗽、头痛、恶寒、发热、全身不适等为主要特征的常见外感病证。

本病四季均可发生，尤以冬、春季多发。其发病有轻重之分，轻者俗称"伤风"，或"冒风""冒寒"；重者俗称"重伤风"。如由时行疫毒引起，发病急，病情较重，全身症状显著，症状多相类似，可发生传变，继发或合并他病，具有传染性、流行性者，称为"时行感冒"。

对于感冒的病因，《黄帝内经》认为主要是感受风邪所致。如《素问·骨空论》云："风从外入，令人振寒，汗出头痛，身重恶寒。"张仲景在其《伤寒论·辨太阳病脉证并治》中提出太阳伤寒证用麻黄汤、太阳中风证用桂枝汤的具体治疗方法。"时行感冒"具有较强传染性，正如《诸病源候论·时气病诸候》所说："因岁时不和，温凉失节，人感乖戾之气而生，病者多相染易。"并指出"非其时而有其气，是以一岁之中，病无长少，率相似者，此则时行之气也。"北宋医家杨士瀛在《仁斋直指方·诸风》首提感冒之名，记载了参苏饮治"感冒风邪，发热头痛，咳嗽声重，涕唾稠黏"。元代《丹溪心法·伤风》提出辛温、辛凉两大治法，明确病位在肺。此后医家又提出虚人感冒扶正祛邪的治法，至此对感冒有了比较系统而全面的认识。

西医学中的普通感冒、流行性感冒、上呼吸道感染、新型冠状病毒感染表现为本病特征者，均可参照本节辨证论治。

【病因病机】感冒的病因主要是风邪和时行疫毒。六淫之中，以风邪为主，常兼夹他邪，常有风寒、风热、风燥、暑湿之别。而时行感冒的主要病因是时行疫毒，属疠气致病的范畴，常在体质虚弱的条件下感邪发病。

## （一）病因

**1. 风为主因，常兼夹他邪**　六淫之中，"风为百病之长"常为"百病之始"，故风邪为先导，易兼夹他邪侵袭人体，如冬多风寒，春多风热，夏多风（暑）湿，秋多风燥。

**2. 非时之气，时行疫毒**　非时之气是指四时六气失常，正如《诸病源候论·时气病诸候》中说："春时应暖而反寒，夏时应热而反冷，秋时应凉而反热，冬时应寒而反温。"所谓当至不至或至之太过。时行疫毒暴虐伤人，发病迅速，症状较重，流行性强，且不受季节局限。

**3. 体质因素**　至于感邪之后发病与否，正气的强弱是关键，与感邪轻重也有一定关系。在同一时间，同一环境，正气强者可不发病；而卫外不固者，则易感邪发病。不同的体质，感邪后也有不同的病理变化。如阳虚之人易感风寒，阴虚之体易感风热、燥邪，脾虚湿盛者易感外湿等。起居不适，劳倦过度，贪凉饮冷，寒温失调，感凉露宿，冒雨涉水均可成为卫外不固的感邪诱因。再如肺有宿痰，肺卫功能失常，又复感风邪，每易引动宿痰而发病。

## （二）病机

**1. 基本病机**　外邪袭表，肺卫失和。

**2. 病位**　主要在肺卫。

**3. 病理性质**　本病以实证居多。如体虚感邪，则可见虚实夹杂，本虚标实证。

**4. 病机转化**　一般感冒,全身症状不重,少有传变;时行感冒,年老、婴幼儿及体质虚弱者,可变生他病。初起为外邪袭表,表邪不解,入里化热,则为肺热证;若表寒未解,发为表寒里热证(即寒包火);或时行病毒,入里化热较速,热邪充斥内外,而为热毒炽盛证。若反复感邪,正气耗损,由实转虚,或体虚感邪,正气愈亏,则转化为本虚标实。

【诊断要点】

**1. 临床特征**　初起多见鼻塞,流涕,喷嚏,咽痒,声重,恶风,继则恶寒发热,咳嗽,咽痛,头痛,肢体酸楚等。

**2. 病史**　本病四季均可发生,但尤以冬春为多见,常见气候骤变、劳倦、淋雨而发病,起病多急,病程3~7日。时行感冒呈流行性,症状较重。

**3. 辅助检查**　白细胞计数多正常或减少,中性粒细胞减少,淋巴细胞相对增加,单核细胞增加。

FR-1-5

感冒的诊断要点

【鉴别诊断】感冒应与鼻渊、风温初期等病证相鉴别。

**1. 鼻渊**　两者均可见鼻塞流涕或伴头痛等症。鼻渊多流腥臭浊涕但无恶寒发热等表证,感冒多为清涕并无腥臭。鼻渊病程长,反复发作,不易治愈;感冒病程短,治愈快。

**2. 风温初期**　风温初起类似风热感冒,在各温热病流行时期,应特别警惕。风温病势急骤,多表现高热、壮热,表证持续时间短暂,服解表药出汗后热势虽降,但脉数不静,身热旋即复起,且多见传变入里的证候,由卫入气,进而入营入血,甚者神昏、谵妄、惊厥等。普通感冒则始终停留在表证阶段,少有传变,发热多不高或不发热,其身热服解表药后汗出热退,身凉脉静。

【辨证论治】

**（一）辨证要点**

**1. 辨寒热**　表寒证与表热证主要应从涕与痰之色质、舌脉之象、寒热的轻重及有无汗出辨别。一般来说,寒证流清涕,咳痰清稀;热证流黄涕,痰黄稠。风寒苔薄白,脉浮紧;风热苔薄黄,脉浮数。风寒者,恶寒重,发热轻,多无汗;风热者,发热重,恶寒轻,多有汗。

**2. 辨兼夹**　风邪常兼夹他邪。兼暑有季节性,必为夏季;兼湿可外感,也可内生,有困重感及湿象表现;兼燥多为秋季,且有口、鼻、咽、皮肤的干燥症状。

**3. 辨虚实**　一般而言,发热,无汗,恶寒,身痛者,属表实;发热,汗出,恶风者,属表虚。而气虚、血虚、阴虚、阳虚的感冒为虚体感冒,往往反复发作,虚实相兼,病程缠绵。其中以气虚感冒、阴虚感冒为多见。

**4. 辨普通感冒与时行感冒**　普通感冒以风邪为主因,冬春季节气候多变时发病率升高,常呈散发性,病情较轻,多无传变。时行感冒以时行疫毒为主因,发病不限季节,有传染性、流行性,起病急骤,病情较重,全身症状显著,且可发生传变,合并他病。

---

**知识链接**

**《新型冠状病毒感染诊疗方案》（试行第十版）**

　　2023年1月5日,国家卫生健康委办公厅和国家中医药管理局综合司《关于印发新型冠状病毒感染诊疗方案(试行第十版)的通知》(国卫办医急函[2023]4号)中,认为新型冠状病毒感染属于中医"疫"病范畴,病因为感受"疫戾"之气,可以积极应用中药汤剂、中药协定方或中成药治疗新型冠状病毒感染。

　　方案中提出,对于轻型、中型、重型、危重型病例,结合患者情况,规范使用基础方剂清肺排毒汤或清肺排毒颗粒(由《伤寒杂病论》中麻黄杏仁甘草石膏汤、射干麻黄汤、小柴胡汤和五苓散等方剂化裁而成)。轻型分为疫毒束表、寒湿郁肺与湿热蕴肺证,中型分为湿毒郁肺、寒湿阻肺与疫毒夹燥证,重型分为疫毒闭肺、气营两燔、阳气虚衰并疫毒侵肺证,危重证分为内闭外脱证随证加减,恢复期按肺脾气虚、气阴两虚和寒饮郁肺证等治疗。

## （二）治则治法

本病邪在肺卫，多为实证，治取《黄帝内经》"其在皮者，汗而发之"之旨，以解表达邪为原则。风寒治以辛温发汗，风热治以辛凉解表，暑湿又当清暑祛湿解表，体虚感冒则应扶正解表，不可专行发散，重伤肺气。至于时行感冒，因其发热，易传变，故清热解毒法常用。

## （三）分证论治

### 实　证

**1. 风寒证**

证候：恶寒发热（恶寒重，发热轻），无汗，头痛，肢体酸楚，鼻塞，时流清涕，喉痒，咳嗽，痰稀白，口不渴。舌苔薄白而润，脉浮或浮紧。

证候分析：风寒束表，邪正相争，卫表不和，卫阳被郁，故恶寒发热（恶寒重，发热轻）；寒性收引，腠理闭塞，则无汗；风寒束表，经脉郁滞，故头痛，肢体酸楚；肺开窍于鼻，外合皮毛，风寒犯表，肺气不宣，故鼻塞，时流清涕，喉痒，咳嗽；寒为阴邪，津液未伤，故痰清稀而色白，口不渴；苔薄，脉浮主表，苔白而润，脉紧为寒，故脉证均为外感风寒之征象。本证主要病机为风寒束肺，卫表失和，肺气失宣。以恶寒重，发热轻，流清涕，痰清稀，舌苔薄白，脉浮紧为审证要点。

治法：辛温解表，宣肺散寒。

方药：荆防达表汤加减。方中荆芥、防风、紫苏叶、白芷、葱白、生姜解表散寒；橘红、杏仁宣肃肺气而止咳；食滞不显，可减神曲、茯苓。兼见头重痛如裹、肢体困重者为风寒夹湿，加羌活、独活，或可用荆防败毒散；兼见脘痞食少，或大便溏烂，舌苔白腻，为湿邪蕴中，加藿香、苍术、厚朴、法半夏；若外寒较重，又见咽痛、痰黄、便秘，为寒包火，可用防风通圣散。

**2. 风热证**

证候：身热较重，汗出，微恶风寒，头胀痛，鼻塞流黄浊涕，咽喉红肿疼痛，或有乳蛾肿大，咳嗽，痰黄黏稠，口渴欲饮。舌苔薄黄，脉浮数。

证候分析：风热阳邪袭表，热迫津泄，腠理开，卫表不和，故发热重，微恶风寒，汗出；风热上扰清空，则头胀痛；热甚津伤，故口渴欲饮；风热上壅，肺失清肃，故鼻塞流黄浊涕，咳痰黄稠，咽喉红肿疼痛或乳蛾肿大；苔薄黄，脉浮数为风热在表之征。本证主要病机为风热袭表，肺失清肃。以发热重，恶寒轻，口渴或咽痛，苔薄黄，脉浮数为审证要点。

治法：辛凉解表，宣肺清热。

方药：银翘散加减。方中金银花、连翘辛凉解表，清热解毒为主药，用量宜重；配荆芥、薄荷、淡豆豉助金银花和连翘解表达邪；桔梗、牛蒡子、甘草清热益肺，化痰利咽。头胀痛甚者，加桑叶、菊花以清利头目；痰黄稠，加知母、黄芩、瓜蒌皮清化痰热；咽喉红肿疼痛，加板蓝根、马勃、射干解毒利咽；若风寒入里化热，或肺热素盛，风寒外束，热为寒遏，烦热恶寒，少汗，咳逆气急，痰稠，可用麻杏石甘汤清宣肺热。若时行感冒，症见高热寒战，咳痰黄稠，胸闷气急，头痛，咳嗽，舌红，苔黄而干，脉浮洪数，为热毒炽盛，气分热盛，治仍以辛凉解表、宣肺清热为法，加重清热解毒药，可选用大青叶、板蓝根、蚤休、鱼腥草、蒲公英、贯众等。

**3. 暑湿证**

证候：身热恶风，无汗或少汗，肢体酸重或疼痛，头昏重胀痛，咳嗽痰黏，鼻流浊涕，心烦口渴，或口中黏腻，渴不多饮，胸闷泛恶，小便短赤。舌苔薄黄而腻，脉濡数。

证候分析：夏季感冒，暑多夹湿，暑湿伤表，卫表不和，故身热恶风，无汗或者少汗，肢体酸重或疼痛；暑湿上犯清空，气机不展，则头昏重胀痛；暑热犯肺，肺气不利，故咳嗽痰黏，鼻流浊涕；暑热内扰，热灼津伤，则心烦口渴，小便短赤；若湿热并重，内蕴脾胃，则胸闷泛恶，口中黏腻，渴不多饮；舌苔薄黄而腻，脉濡数皆为暑热夹湿之征。本证主要病机为暑湿伤表，肺卫失和。以暑湿和表证并见为审证要点。

治法：清暑祛湿解表。

方药:新加香薷饮加减。方中香薷发汗解表,祛暑化湿,为夏令感冒解表之要药;金银花、连翘清解暑热;鲜扁豆花、厚朴化湿和中。若暑热偏盛,可加黄连、芦根、荷叶清泄暑热;若湿困卫表偏重,则加藿香、佩兰、石菖蒲以助芳化透表;里湿偏重,加苍术、白豆蔻、半夏、陈皮化湿和中;小便短赤,加六一散、赤茯苓清热利湿。

### 正虚邪实证

**1. 阴虚感冒**

证候:发热微恶风寒,无汗或少汗,或寐中盗汗,头痛心烦,手足心热,干咳少痰,或痰中带血。舌红,苔少,脉细数。

证候分析:阴虚之体,易生内热,复感外邪,易从热化,故见风热表证;发热汗出,重伤阴液,则阴虚益甚;风热外袭,卫表不和,则身热微恶风寒;阴虚之体,汗源不足,则无汗或少汗;肺失肃降,阴液亏损,则干咳少痰;热伤血络,则痰中带血;阴虚内热上扰,逼迫津液外泄,可见头痛心烦,寐中盗汗,手足心热;舌质红,脉细数均为阴虚之征。本证主要病机为阴虚感邪,肺失宣降,卫表不和。以阴虚内热兼表证为审证要点。

治法:滋阴解表。

方药:加减葳蕤汤加减。方中玉竹滋阴生津而资汗源,淡豆豉、葱白、薄荷、桔梗解表宣肺;白薇凉血而清虚热;甘草、大枣甘润和中。心烦口渴明显,加北沙参、麦冬、花粉、竹叶以养阴生津而除烦;干咳或咳痰不爽,加牛蒡子、射干、瓜蒌皮以利咽化痰;痰中带血,加鲜白茅根、藕节、生地黄凉血止血。

如素体血虚,复感外邪,证见头痛,身热,恶寒,无汗或少汗的表证,又见面色少华,唇甲色淡,心悸头晕等血虚之象,舌淡苔白,脉浮而细弱者,以葱白七味饮加减治疗。

**2. 气虚感冒**

证候:恶寒甚,发热轻,无汗或自汗,头身疼痛,鼻塞,咳嗽,痰白,声低息短,倦怠乏力。舌质淡,苔白,脉浮无力。

证候分析:气虚之体,易感风寒外邪,风寒外袭,卫表不和,故恶寒甚,发热轻,无汗,头身疼痛;肺虚表卫不固,则汗出;肺气不宣,则鼻塞,咳嗽,痰白;肺气亏虚,则声低息短,倦怠乏力;舌脉之象皆为气虚外感之征。本证主要病机为表虚卫弱,风寒乘袭,气虚无力达邪。以风寒表证伴气虚见症为审证要点。

治法:益气解表。

方药:参苏饮加减。方中紫苏叶、前胡宣肺解表;葛根解肌退热,以治卫表不和之证;桔梗、半夏、前胡祛痰止咳;陈皮、枳壳、木香理气祛痰;人参、茯苓、甘草益气扶正。若表虚自汗,易感冒者,可常服玉屏风散益气固表,预防感冒;若见恶寒重,发热轻,四肢欠温,汗出恶寒更甚,头痛骨节酸痛,面白,语声低微,舌质淡胖,苔白,脉沉细无力或浮大无根,为阳虚外感,治宜助阳解表。卫表不和为主,表虚有汗者,宜桂枝加附子汤;表里俱寒,寒甚无汗,用麻黄附子细辛汤。

【其他疗法】

**1. 中成药**　　正柴胡饮(冲剂、液)、午时茶适用于风寒感冒初期;银翘解毒丸(片)、羚翘解毒丸(片)、感冒冲剂、桑菊感冒冲剂(片)适用于风热感冒;藿香正气水(软胶囊、液)适用于外感风寒,内伤湿滞者;防风通圣散(胶囊)适用于感冒外寒里热者;板蓝根冲剂(注射液)、蓝芩口服液、连花清瘟胶囊、感冒退热冲剂、柴胡注射液、双黄连口服液适用于风热感冒热较甚和时行感冒。

**2. 单方验方**

(1)葱豉汤:葱白7～12根,豆豉10～15g,鲜生姜5～10g,陈皮5～10g。水煎后加红糖30g调服。主治风寒感冒初期轻证。

(2)板蓝根15～30g,大青叶10～15g,贯众10g,荆芥10g,金银花10～30g,甘草3g。水煎服,每日1剂。适用于时行感冒预防和早期治疗。

**3. 刮痧疗法**　用铜钱、瓷匙、水牛角等钝缘光滑的硬物器具,蘸植物油刮项背。项部自风池穴而下,刮背部从脊柱两旁自上而下。刮时用力均匀,不要太重,防止刮破皮肤,至皮肤出现紫红色渗血点为止。对风寒、风热、暑湿感冒均适用。

【转归预后】感冒的预后大多良好,且多以表证为主,很少传变,病程短而易治愈。若年老、婴幼儿及时行感冒,体质虚弱者,外邪也可由表入里,或变生他病。

【预防调护】感冒的预防关键在于增强体质,平时要注意加强体育锻炼。适当进行室外活动,从而提高抗病能力。同时要注意天气变化,防寒保暖,避免淋雨及过度疲劳。在感冒流行期间要采取必要的防护措施。

感冒也可药物预防。冬春季可服贯众汤:贯众、紫苏、荆芥各 10g,甘草 3g。水煎服,连服 3日。夏月暑湿当令可服藿佩汤:藿香、佩兰各 10g,薄荷 3g,水煎频服。如流行性感冒大流行,可用贯众 12g,板蓝根 15g,大青叶 15g,鸭跖草 10g,甘草 5g,煎汤服用。在流行期间不去或少去公共场所,避免相互感染。

治感冒的汤药不宜久煎,药应温服,服后加衣被取汗,或吃热粥、热米汤以助药力,冀其汗出,均以微汗为度。饮食宜清淡,忌食生冷油腻之品。

【结语】感冒是感受风邪或时行疫毒,导致肺卫功能失调,临床以鼻塞,流涕,喷嚏,咳嗽,头痛,恶寒,发热,全身不适等为主要特征的常见外感病证。其病机主要是外邪袭表,卫表失和,肺失宣肃。一般多属于表实证,体虚感冒者为本虚标实。治疗原则为解表达邪,又当区别风寒、风热、暑湿之不同。体虚感邪则有阳虚、阴虚、气虚、血虚之分,当扶正解表,不可强发其汗。发汗则易伤阳气,汗出则伤阴液,使正气更虚,病体难愈。时行感冒传染力强,症状重者,为热毒炽盛,应重用清热解毒之品。老人、婴幼患者及感邪重证,病情易发生传变,化热入里,当与温病互参。若原有宿疾,或因感冒诱发者,当根据标本先后和轻重主次进行治疗,以求标本兼治。

【临证参考】

**1. 注意辨清感邪性质**　若风寒之证误用辛凉,不但汗不易出,邪难以外达,而且易发生变证;而风热之证误用辛温,则有助热燥液动血之弊,而生传变。

**2. 寒热不显,辛平轻剂;寒热夹杂,温凉并用**　感冒轻证,或初起寒热不显,仅有恶风微热,头胀鼻塞者,可用桑叶、薄荷、防风、荆芥等微辛轻清透邪。若风寒未解,内郁化热,或肺有蕴热,复感风寒,又属寒热夹杂,治当温凉合用,解表清里,宣肺清热,方如麻杏石甘汤、大青龙汤等。

**3. 注意并发症和夹杂症**　感冒病在卫表,一般不传,但老人、婴幼儿、体虚或感受时邪较重者,病情易发生传变,化热入里犯肺,逆传心包(如并发肺炎,流行性感冒的肺炎型、中毒型)的过程,当以温病辨证施治处理。原有宿疾,再加新感,当据其标本主次,标本兼治。婴幼儿感冒易夹惊夹食。夹惊者,应加钩藤、蝉蜕等息风止痉;夹食者,需加神曲、山楂、莱菔子、谷芽、麦芽等消食导滞。

**4. 适当参考中药药理**　现代中药药理研究表明,某些中草药具有抑制病毒复制、调节免疫功能、解热、镇痛、抗炎等综合功效。其中对流行性感冒病毒有明显抑制作用的中草药,如金银花、连翘、板蓝根、大青叶、黄芪、黄连、黄芩、柴胡、鱼腥草、鹅不食草、葛根、防风等;促进机体免疫功能的中药,如黄芪、鱼腥草、板蓝根、葛根等。一部分古方,如银翘散、小柴胡汤、柴葛解肌汤、新加香薷饮、玉屏风散等也分别被证实有以上作用。

**5. 名医经验**　任继学治疗时行感冒,认为不能单纯解表,也不能单纯清里,初则以表里通解为法;邪气内陷者,必以清热解毒为主,以缩短其病程,促使机体阴阳恢复平衡。岳美中认为感冒发热,治疗当分四时。春宜用平,可选桑叶、菊花、金银花、连翘之类;夏宜用凉,可选薄荷、石膏、青蒿、藿香之类;秋宜用温,可选紫苏叶、荆芥、防风、羌活之类;冬宜用热,可选麻黄、桂枝、细辛、生姜之类。

## 案例分析

宋某,男,55岁,1960年4月20日初诊。

初诊:患者本体素弱,平时易罹感冒,此次感冒持续月余,服药不愈,头痛,畏风,自汗出,身倦乏力,关节不利,二便正常,舌淡无苔,脉象沉迟无力。此属阳虚感冒,营卫不固,治宜温阳益气,宗玉屏风散加味。处方:黄芪15g,防风3g,白术9g,川熟附子9g,先煎附子30分钟,再纳余药同煎,去滓取汁,分2次温服。复诊:畏风消失,恶寒亦减,头痛见轻,仍时汗出,脉弦缓右沉迟,左沉弱,舌苔白腻。属卫阳既虚,内湿渐露,改用温阳利湿为治。处方:生黄芪12g,白术9g,川熟附子6g,薏苡仁15g,山茵陈9g,桑枝30g(炒)。再诊:诸症大减,气机舒畅,尚微感恶凉,脉缓有力,前方去桑枝,加干姜6g,以温胃阳。末诊:服药后已不畏冷,脉右沉迟,左弦缓,继宜温阳补中,改用丸剂缓调以善其后,早服附子理中丸6g,晚服补中益气丸6g,逐渐恢复而获痊愈。

分析:本体素弱,阳虚卫外不足,故平时易患感冒。此次感冒月余,汗出不解,腠理空虚,玄府洞开,卫阳不固,故先以玉屏风散加附子,温阳益气固表,使营卫得偕,继以温阳利湿,终以温阳补中而获痊愈。素体虚弱,泛用一般治疗感冒通剂,则表气愈疏卫愈不固,病必不解。病随体异,用药亦有所不同。(中国中医研究院.蒲辅周医案[M].北京:人民卫生出版社,2005)

# 第二节 咳 嗽

咳嗽是指由于外感或内伤等多种因素,导致肺失宣降,肺气上逆,以咳嗽,或伴有咳痰为主要表现的一类病证。古代曾将有声无痰称为咳,有痰无声称为嗽,临床上多表现为痰声并见,难以截然分开,故合称咳嗽。

咳嗽课件

咳嗽 思维导图

咳嗽 概述

咳嗽病名始见于《黄帝内经》,该书对咳嗽在病因、症状、证候分类、病机转归及治疗诸方面作了较系统的论述。在病因方面,《素问·咳论》认为是由于"皮毛先受邪气"所致;《黄帝内经》在病位方面,强调"五气所病……肺为咳",又说"五脏皆令人咳,非独肺也",说明咳为肺病,而其他脏腑功能失调,病及于肺,均能导致咳嗽。对于咳嗽的分类,历代论述甚多,《素问·咳论》以脏腑命名分为肺咳、心咳、肝咳、脾咳、肾咳等,并描述了各类不同证候;隋代《诸病源候论·咳嗽病诸候·咳嗽候》又有十咳之称,除五脏咳外,尚有风咳、寒咳、久咳、胆咳、厥阴咳等。明代张介宾执简驭繁地将其分为外感、内伤两大类,《景岳全书·杂证谟·咳嗽》曰:"咳嗽之要,止惟二证,何为二证?一曰外感,一曰内伤,而尽之矣。"此种分类方法,切合临床实用,故沿用至今。

咳嗽的治法方药历代均有论述。如汉代张仲景以麦门冬汤治疗虚火咳逆;明代张介宾《景岳全书·杂证谟·咳嗽》提出外感咳嗽宜"辛温"发散为主,内伤咳嗽宜"甘平养阴"为主的治疗原则;明代王纶《名医杂著·论咳嗽证治》曰:"治法须分新久虚实,新病风寒则散之,火热则清之,湿热则泻之;久病便属虚、属郁,气虚则补气,血虚则补血,兼郁则开郁,滋之、润之、敛之,则治虚治法也。"清代喻昌在《医门法律》中,针对燥邪伤肺致咳的病机,创立了温润、凉润治咳之法等。这些论述至今对临床仍有参考价值。

西医学中的急性支气管炎、慢性支气管炎、部分支气管扩张症、上呼吸道感染、肺炎、慢性咽炎等,以咳嗽为主症者,均可参照本节辨证论治。其他疾病兼见咳嗽者,可与本节联系互参。

【病因病机】咳嗽病因有外感、内伤两大类。外感为六淫邪气侵犯肺系;内伤为脏腑功能失调,内干于肺,导致肺失宣降,肺气上逆而咳嗽。

### （一）病因

**1. 外感六淫**  多因起居不慎，寒温失宜，或过度疲劳，卫外功能减退或失调，以及天气冷暖失常或气候骤变时，六淫外邪从口鼻或皮毛而入，侵袭肺系，致肺失清肃，肺气上逆而咳嗽。六淫之邪，常以风为先导，或夹有寒、热、燥等邪，表现为风寒、风热、风燥相合为病。其他如吸入烟尘、秽浊之气亦可伤肺，致肺失宣肃，肺气上逆为咳。

**2. 内邪干肺**  内伤咳嗽，总因脏腑功能失调，内干于肺所致，可分为肺脏自病及他脏病变影响两个方面。

（1）肺脏自病：多由于肺系疾病，迁延日久，耗气伤阴，肺气虚弱，主气、肃降无权，或肺阴亏虚，肺失润降，肺气上逆而咳。

（2）他脏干肺：情志失调，肝失条达，气机不畅，日久气郁化火，气火循经犯肺致咳；饮食不节，如嗜烟好酒，辛温燥烈，熏灼肺胃；或过食辛辣肥甘炙煿等，致脾失健运，聚湿生痰，上渍于肺，乃发咳嗽。若脾病日久，气血不足，肺气虚弱，也可致咳。亦可因心病、肾病，发为咳嗽。但无论何脏有病，都必须影响于肺，方能致咳。正如《景岳全书·杂证谟·咳嗽》曰："咳证虽多，无非肺病。"

### （二）病机

**1. 基本病机**  外邪侵袭，或脏腑功能失调，导致肺失宣降，肺气上逆。

**2. 病位**  主要在肺，与肝、脾、肾关系密切。

**3. 病理性质**  外感咳嗽属邪实，但外感邪气不同，有风寒、风热、风燥之分；内伤咳嗽则多属邪实与正虚并见，或以邪实为主。病理因素主要为"痰"与"火"。而痰有寒热之别，火有虚实之分。痰火可互为因果，痰可郁而化火（热），火则能灼炼津液为痰。

**4. 病机转化**  主要是寒热及虚实转化两方面。外感咳嗽如治不及时，邪不外达，风寒郁久化热，或风热灼津化燥，或肺热酿液成痰热，或变为客寒包火，寒热错杂。外感咳嗽若迁延失治，邪伤肺气，可转为内伤咳嗽，又因久咳伤肺，病则由实转虚。内伤咳嗽，他脏及肺者，可因实致虚，如肝火犯肺，灼肺伤津而致肺阴亏虚；肺脏自病者，可因虚致实，如肺阴亏虚每致阴虚火旺，灼津为痰，而致痰热蕴肺，或肺气亏虚，气不化津，津聚为痰，而致痰湿蕴肺。故临床上咳嗽虽有外感、内伤之分，但有时两者又可互为因果。

【诊断要点】

**1. 临床特征**  以咳嗽，或伴有咳痰为主要临床表现。

**2. 病史**  外感咳嗽起病急，病程短，初起咽痒，多伴有恶寒，发热，鼻塞流涕等外感表证；内伤咳嗽病势缓，病程长，常因外感诱发而反复发作，以经常咳嗽、咳痰为主，常伴见相应脏腑功能失调的证候。

**3. 辅助检查**  肺部听诊、X线检查、白细胞分类及计数等，有助于本病的诊断及鉴别。

【鉴别诊断】咳嗽应与感冒、肺痨、肺胀、哮病、喘证等病证相鉴别。

**1. 感冒**  外感咳嗽与感冒均可有表证与咳嗽。但感冒表证明显，咳嗽较轻。咳嗽则以咳嗽为主症，而表证较轻。

**2. 肺痨**  肺痨的病因为感染痨虫，以咳嗽、咯血、胸痛、潮热、盗汗、消瘦等为临床特征，必要时可结合痰液涂片、红细胞沉降率、结核菌素试验及X线肺部检查，以助诊断。咳嗽仅以咳嗽、咳痰为主症，外感咳嗽可兼表证。

**3. 肺胀**  肺胀以咳、喘、痰、胀、肿、悸为特征，病史长，多有桶状胸，甚或面色晦暗，唇舌发绀。咳嗽仅以咳嗽、咳痰为主要表现，可兼表证。咳嗽长期不愈，可转为肺胀。

**4. 哮病、喘证**  哮病与喘证虽然也会兼见咳嗽，但哮、喘各有其主要临床特征。哮病以喉中哮鸣有声，呼吸急促困难，甚则喘息不能平卧为临床特征。喘证是以呼吸困难，短促急迫，甚至张口抬肩，鼻翼煽动，不能平卧为临床特征。

【辨证论治】

## （一）辨证要点

**1. 辨外感与内伤**　外感咳嗽起病急，病程短，伴恶寒发热等肺卫表证；内伤咳嗽病势缓，病程长，常反复发作，以经常性咳嗽、咳痰为主，可伴有脏腑功能失调见症。

**2. 辨痰**　对痰液色、质、量、味的辨识，有助于判断病因、病性，是咳嗽的辨证重点。

（1）痰色：色白属风、寒、湿；色黄属热；色灰为痰浊；色白质稀属虚寒；色黄质稠属肺热；痰少质黏或夹血丝者属阴虚；脓血相兼为痰热蕴结成痈之候。

（2）痰质：痰液稀薄属风寒、虚寒；痰液浊厚为湿痰；痰黏稠属热、燥、阴虚。

（3）痰量：量少属燥、阴虚；量多为湿为饮。

（4）痰味：有热腥味或腥臭味为痰热；味甜属脾；味咸属肾。

**3. 辨虚实**　暴咳以风寒、风热、风燥为主，均属实证；而久咳中的痰热、痰湿、肝火多为邪实正虚；肺阴亏耗，肺脾气虚则属虚或虚中夹实之证。

## （二）治则治法

咳嗽的治疗应分清邪正虚实，辨别标本缓急。外感咳嗽多为实证，应祛邪宣肺，使邪祛正安。内伤咳嗽多属邪实正虚，故邪实为主者，治以祛邪止咳；以正虚为主者，治以扶正补虚；虚实夹杂者，则虚实兼顾。咳嗽的治疗，除直接治肺外，还应注意治脾、治肝、治肾等。

### 知识链接

#### 喉源性咳嗽

喉源性咳嗽，是指咽喉部疾病所引起的咳嗽，之前多将其列入内科"咳嗽"范畴加以论述，至20世纪80年代才作为单独的病名而出现。

喉源性咳嗽的病位在咽喉，咳点在声门以上。与西医学"上呼吸道感染"或"慢性咽炎"相似，中医则称"咽痒""风热喉痹""虚火喉痹"等。

喉源性咳嗽的诊断要点：咽喉作痒即咳，干咳无痰或少痰，咳嗽呈连续性或痉挛性，全身症状不明显。病程可长可短。咽喉部检查可见咽喉黏膜不同程度充血，黏膜增厚或变薄，咽喉壁淋巴滤泡增生等。肺部及实验室检查无异常。

喉源性咳嗽现列为耳鼻喉的常见病、多发病，各年龄段人群均可发生。中医认为多因外邪侵袭，内伤肺系，肺胃蕴热；或气阴两虚，虚火上炎，甚或夹痰夹瘀而成。中医药治疗具有较好的疗效。

## （三）分证论治

### 外 感 咳 嗽

**1. 风寒袭肺**

证候：咳嗽声重，咳痰稀薄色白，咽痒，常伴鼻塞、流清涕，或兼恶寒，发热，无汗，头身酸楚等。舌苔薄白，脉浮紧。

证候分析：风寒袭肺，肺气郁闭不宣，鼻窍不利，故咳嗽声重，咽痒，鼻塞，流清涕；寒邪郁肺，气不布津，凝聚为痰，故咳痰稀薄色白；风寒外束肌表，卫表失和，故恶寒，发热，无汗，头身酸楚；舌苔薄白，脉浮紧为风寒在表之征。本证主要病机为风寒袭肺，肺卫失宣。以咳嗽，咳痰清稀色白，伴风寒表证为审证要点。

治法：疏风散寒，宣肺止咳。

方药：三拗汤合止嗽散加减。前方用麻黄、杏仁、甘草，重在宣肺散寒，适用风寒闭肺初起之证。后方用紫菀、百部润肺止咳；荆芥、桔梗、甘草、陈皮祛风宣肺，化痰利咽；白前降气祛痰，适用于外感咳嗽迁延不愈，表邪未净，或愈而复发喉痒而咳痰不畅者。若痰多胸闷，苔腻者，加厚朴、苍术、半夏以燥湿化痰；鼻塞声重者，加苍耳子、辛夷花以宣通鼻窍；若外寒内热，症见咳嗽声重音哑，痰稠不易咯出，气急似喘，口渴心烦，或有身热，舌苔白腻中有黄苔者，为"寒包火"，用止嗽散去紫菀、白前，加生石膏、桑白皮、黄芩、鱼腥草以解表清里。

### 2. 风热犯肺

证候：咳嗽气粗，或咳声嘶哑，喉燥咽痛，咳痰不爽，痰黏稠或黄稠，常伴鼻流黄涕，或有发热，微恶风寒，有汗，口渴。舌苔薄黄，脉浮数。

证候分析：风热犯肺，肺失清肃，故见咳嗽气粗，或咳声嘶哑；热灼肺津，故口渴，喉燥咽痛；肺热内郁，灼津成痰，故咳痰不爽，黏稠色黄，鼻流黄涕；风热犯表，卫表不和，可见发热，微恶风寒，汗出；苔薄黄，脉浮数均为风热在表之征。本证主要病机为风热犯肺，肺失清肃。以咳嗽，痰黄，伴风热表证为审证要点。

治法：疏风清热，宣肺止咳。

方药：桑菊饮加减。方中桑叶、菊花、薄荷、连翘辛凉解表以疏风清热；桔梗、杏仁、甘草、芦根宣肺止咳，清热生津。咳甚者，加浙贝母、前胡、枇杷叶以清宣肺气，化痰止咳；肺热甚者，加鱼腥草、黄芩、桑白皮以清泄肺热；咽痛，声哑者，加牛蒡子、射干以清热利咽；热伤肺津，口干渴饮者，加北沙参、天花粉以清热生津；夏令夹暑，咳嗽胸闷，心烦口渴者，加六一散、鲜荷叶以清解暑热。

### 3. 风燥伤肺

证候：干咳无痰或痰少而黏，不易咳出，甚或痰中带血丝，咽干鼻燥，咳甚则胸痛，初起或伴恶寒发热，头痛。舌尖红，苔薄黄而干，脉浮数或小数。

证候分析：燥热犯肺，肺失清润，故干咳无痰，或痰少而黏，不易咳出；燥热灼津，则咽干鼻燥；肺络受损，则痰中带血，咳甚胸痛；风燥外袭，卫表不和，故见恶寒发热，头痛等表证；舌尖红，苔薄黄而干，脉浮数或小数均属燥热之征。本证主要病机为风燥伤肺，燥热灼津，肺失润降。以干咳无痰及干燥少津为审证要点。

治法：疏风清肺，润燥止咳。

方药：温燥者用桑杏汤加减，凉燥者用杏苏散加减。桑杏汤清宣凉润，药用桑叶、淡豆豉疏风解表；杏仁、浙贝母化痰止咳；北沙参、梨皮、栀子皮生津润燥清热。若津伤较甚，配麦冬、玉竹滋阴养肺；热重者，加生石膏、知母清肺泄热；痰中带血者，加白茅根、藕节、茜草凉血止血；若系燥热伤肺之重证，可用清燥救肺汤。杏苏散温宣而润，药用紫苏叶、杏仁、前胡辛以宣散，桔梗、枳壳、陈皮、半夏、茯苓、甘草等温肺止咳化痰。可加紫菀、款冬花、百部以润肺止咳。若恶寒甚，无汗，可加荆芥、防风散寒解表。

## 内 伤 咳 嗽

### 1. 痰湿蕴肺

证候：咳嗽痰多，痰黏腻或浊厚成块，色白或带灰色，因痰而咳，痰出咳平，每于晨间或食后咳甚痰多，进食甘甜油腻食物加重，胸闷，脘痞，呕恶，食少，体倦，大便时溏。舌苔白腻，脉濡滑。

证候分析：脾湿生痰，上渍于肺，壅遏肺气，故咳嗽痰多，痰黏腻或浊厚成块；脾运不健，痰湿壅肺，进食甘甜肥腻食物反助湿生痰，则咳、痰加重；痰湿困阻中焦，则胸闷，脘痞，呕恶；脾虚不运，故食少，便溏，体倦等；舌苔白腻，脉濡滑皆为痰湿之征。本证主要病机为脾运失健，痰湿壅肺。以咳嗽痰多与脾运失健见症为审证要点。

治法：燥湿化痰，理气止咳。

方药：二陈平胃散合三子养亲汤加减。前方用半夏、茯苓、苍术燥湿健脾；厚朴、甘草、陈皮理气和中。后方以紫苏子、白芥子、莱菔子降气化痰止咳。若寒痰较重，痰黏白如沫，怕冷，加干姜、细辛温肺化痰；脾虚明显，加党参、白术、炙甘草益气健脾；痰液咳吐不爽，加瓜蒌皮、浙贝母、桔梗化痰利肺。病情稳定后，服香砂六君子汤以资调理。

**2. 痰热郁肺**

证候：咳嗽，气息粗促，痰多质稠色黄，难以咳出，或喉间有腥味，或痰中带有血丝，胸胁胀满，咳时引痛，或兼身热，面赤。舌红苔黄腻，脉滑数。

证候分析：痰热壅阻肺气，肺失清肃，故咳嗽气息粗促；热邪灼津成痰，故痰黄稠难以咳出；痰热郁阻，气机不畅，故胸胁胀满，咳时引痛；若热伤肺络，则痰中带有血丝，喉间有腥味；肺热内郁，则身热，面赤；舌红苔黄腻，脉滑数，皆为痰热之征。本证主要病机为痰热壅肺，肺失清肃。以咳嗽，痰黄及肺热证为审证要点。

治法：清热化痰，肃肺止咳。

方药：清金化痰汤加减。方中桑白皮、黄芩、栀子、知母清泄肺热；贝母、桔梗、瓜蒌仁清肺止咳；麦冬、橘红、茯苓、甘草养阴化痰。若肺热较甚，症见咳而胸满，壮热口渴者，去陈皮、桔梗，加生石膏、金银花、大青叶以加强清肺之力；痰黄如脓或腥臭者，加鱼腥草、金荞麦根、薏苡仁、冬瓜子以清肺化痰；胸满咳逆，痰涌便秘者，加大黄、葶苈子通腑泻肺；痰热伤津者，加北沙参、天冬、天花粉养阴生津。

**3. 肝火犯肺**

证候：气逆而咳，呛咳连声，痰滞难出，或干咳少痰，咳时面红目赤，胸胁胀痛，咳时引痛，性情急躁易怒，情绪激动则咳嗽加剧，甚则痰中带血，或咳吐鲜血。舌质红或舌边尖红，苔薄黄少津，脉弦数。

证候分析：肝郁化火，上侮肺金，肺失清肃，故咳嗽气逆，呛咳连声，面红目赤；热灼津伤，故痰少或痰滞难出；肝肺络气不和，故胸胁胀痛，咳时引痛；性情急躁，怒则气上，故咳嗽加剧；木火刑金，肺络受损，故咳痰带血，甚或咳吐鲜血；舌边尖红，苔薄黄，脉弦数均为肝火之征。本证主要病机为肝火犯肺，肺失清肃。以咳嗽气逆，胸胁引痛，性急易怒为审证要点。

治法：清肺泻肝，顺气降火。

方药：黛蛤散合加减泻白散。前方用青黛、海蛤壳清肝化痰。后方桑白皮、地骨皮、知母、黄芩清肺泻火；甘草和胃气，泻肺而不伤胃；桔梗、陈皮、青皮利气。亦可酌加丹皮、栀子清泻肝火，紫苏子、竹茹、枇杷叶化痰降气。胸痛甚者，加郁金、丝瓜络理气和络止痛；痰稠难咯者，加海浮石、川贝母清肺化痰；咯血者，加白茅根、紫草、茜草以凉血止血；火郁伤津者，加北沙参、麦冬、天花粉、诃子肉养阴生津敛肺。

**4. 肺阴亏耗**

证候：干咳无痰，或痰少而黏，甚或痰中带血，口干咽燥，或午后潮热，手足心热，颧红盗汗，形体消瘦，神疲乏力。舌红少苔，脉细数。

证候分析：肺阴亏耗，虚火内灼，肺失润降，故干咳无痰；虚火灼津为痰，肺络受损，故痰少而黏，痰中带血；阴虚肺燥，津液不能濡润上承，则口干咽燥；阴虚火旺，故午后潮热，手足心热，颧红盗汗；阴精不能充养形体，故消瘦，神疲乏力；舌红少苔，脉细数为阴虚内热之征。本证主要病机为阴虚肺燥，肺失润降。以干咳无痰或少痰及阴虚内热证为审证要点。

治法：滋阴清热，润肺止咳。

方药：沙参麦冬汤加减。方中北沙参、麦冬、天花粉、玉竹滋阴清热而润肺燥；桑叶清散肺热；白扁豆、甘草甘缓和中而生胃津。咳甚者，加川贝母、杏仁、百部、紫菀以增强化痰止咳之功；久咳不愈者，加五味子、诃子肉敛肺止咳；潮热明显者，加银柴胡、青蒿、胡黄连、十大功劳叶以清虚热；盗汗明显者，加浮小麦、糯稻根、乌梅以收涩止汗；痰中带血者，加丹皮、白茅根、仙鹤草以清热凉血。

**5. 肺气亏虚**

证候：久咳不愈，咳声低弱无力，痰液清稀色白量多，伴神疲懒言，倦怠乏力，动则气短，食少,面色无华,自汗,恶风,易感冒。舌淡苔白,脉细弱。

证候分析:久咳伤肺,肺气亏虚,肃降无权,故久咳不愈,咳声低弱无力;肺气不足,气不布津,津聚为痰,故痰多;阳气不足,运化无权,故痰液清稀色白;肺气亏虚,主气无力,宗气不足,故神疲懒言,倦怠乏力,动则气短;肺虚及脾,子盗母气,则食少,面色少华;肺气亏虚,卫外不固,故自汗,恶风,易感冒;舌淡苔白,脉细弱为肺气虚弱之征。本证主要病机为肺气亏虚,肃降无权。以咳声低弱及气虚证为审证要点。

治法:补肺益气,止咳化痰。

方药:补肺汤加减。药用人参、黄芪补肺益气健脾;熟地黄、五味子收敛肺气;紫菀、桑白皮降气止咳。若兼脾虚,食少便溏者,加六君子汤以增强健脾益气,燥湿化痰之功;若平素自汗,恶风,易感冒者,可常服玉屏风散以益气固卫。

【其他疗法】

**1. 中成药**　风寒咳嗽,可服通宣理肺丸、杏苏止咳糖浆;风热咳嗽,可服川贝清肺糖浆、急支糖浆;风燥咳嗽,可服雪梨膏、蜜炼川贝枇杷膏、川贝雪梨膏;风邪咳嗽或感冒后咳嗽,可服苏黄止咳胶囊;痰湿咳嗽,可服半夏露;痰热咳嗽,可服蛇胆川贝液、肺宁冲剂;久咳无痰者,可服咳特灵胶囊、痰咳净;肺气虚咳嗽,可服肺宝冲剂、金水宝胶囊等。

**2. 单方验方**

(1) 白芥子 5g,麻黄 5g,细辛 3g,共研末,生姜汁调成糊状,等分为二,分敷两肺俞穴,纱布、胶布固定。每日 1 次,7 日 1 疗程。适用于咳嗽咯白痰者。

(2) 鲜竹一截,装红糖填满,在蒸饭锅汽化,饮汁。治痰热咳嗽。

(3) 川贝母 10g,梨子 1 个,煮汁饮服。适用于干咳少痰者。

【转归预后】一般而言,外感咳嗽预后良好,大多可在较短时间内治愈。内伤咳嗽,治疗难取速效。痰湿咳嗽日久反复,肺脾两伤,可转化为痰饮;内伤咳嗽日久不愈,可累及他脏,常演变成喘证、哮证、肺胀、虚劳等,则预后较差。

【预防调护】本病预防重点在于提高机体卫外功能,因此,要加强身体锻炼,注意气候变化,适寒温,畅情志,戒烟酒,忌辛辣,避粉尘。在调护上,对咳嗽痰多者,应鼓励患者将痰排出;咳而无力者,可翻身拍背以助痰排出。

【结语】咳嗽是指因外感或内伤等多种因素导致肺失宣降,肺气上逆,以咳嗽,或伴咳痰为主要表现的病证。有外感暴咳和内伤久咳之分。其病机主要是肺失宣降,肺气上逆。辨证当首辨外感与内伤,再辨痰液色、质、量、味,分清寒热虚实。外感新病属邪实,治宜祛邪利肺;内伤久病属邪实正虚,治宜祛邪扶正兼顾,并注意分辨邪正虚实之主次,还应注意调理肝、脾、肾。

【临证参考】

**1. 外感咳嗽注意风寒、风热、风燥的兼夹及转化**　对于风寒咳嗽,治疗以宣肺止咳为主,药物以麻黄首选,对外风夹痰的以止嗽散为优。若表寒未解,入里化热,形成"寒包火",可用麻杏石甘汤治疗,酌加黄芩、鱼腥草、葶苈子、地龙等,以达外散风寒内清里热之功。对于风热咳嗽,治疗以清热肃肺为主。对于风燥咳嗽,临证重点以有无汗出及痰的颜色来辨温燥、凉燥,治疗以"润"降为主;对温燥咳嗽,以清润为主,川贝母为首选药;对凉燥咳嗽,川贝母亦可用,但还可加百部、款冬花。总之,要掌握好宣、清、润三法的运用。

**2. 内伤咳嗽以痰、火、虚为辨证重点**　痰可从色、质、量、味四方面辨其性质之寒热虚实;火主要是肺热、肝火;虚则主要是肺气虚、肺阴虚,对于久咳还应考虑瘀血为病。治疗时,治痰应从杜绝生痰之源(益气健脾)和祛痰(温化寒痰、清化热痰、祛风化痰等)两方面着手;治火当清肺热、泻肝火;治虚即补益,以补益肺气与滋阴润肺为重点;对气阴两虚者又宜气阴双补。

**3. 把握外感咳嗽与内伤咳嗽的关系及其治疗禁忌**　外感咳嗽久治不愈可成内伤咳嗽,其中夹湿、夹燥者较为缠绵;内伤咳嗽每因感受外邪而发病或加重,当权标本,急则治标,缓则治本。

外感咳嗽忌用收敛镇咳之品，否则，易致邪气久恋不去，日久伤正；内伤咳嗽要慎用宣肺散邪之法，注意顾护正气。对实证及虚实夹杂，切不可"见咳止咳"。

**4. 名医经验** 黎炳南经验方"黛麦养肺止咳汤"。组成：青黛 5g，海蛤粉 30g，人参 10g（或党参 20g），麦冬 15g，五味子 10g，细辛 3g，炙甘草 10g（小儿用量酌减）。功效：益气生津，清咽止咳。主治：气阴亏虚咳嗽（外感后咳嗽、慢性咽喉炎、气管炎等）。用法：水 3 碗煎取 1 碗，药渣重煎 1 次，共分 2～3 次服，每日 1 剂。

### 案例分析

易某，男，1958 年 2 月 9 日初诊。

患者患气管炎三四年，咳嗽冬天尤甚，只能睡三四个小时。纳少，便溏日 4～5 次。脉缓滑，舌苔白腻。属阳虚脾湿，治宜温脾除湿，拟六君子汤合苓桂术甘汤加味。处方：党参 9g，白术 6g，茯苓 9g，炙甘草 3g，法半夏 9g，化橘红 6g，桂枝 4.5g，五味子 1.5g，淡干姜 3g，大枣四枚。二诊：咳嗽减轻，睡眠较好，能安睡五六个小时再咳，痰量减少而易咯，饮食稍增，大便 2～3 次，尚不成形，脉两寸微，两关弦，两尺沉；腻苔减退。属阳虚湿盛。治宜温阳化湿。原方加附子 9g（先煎）。后用丸药调理巩固。处方：吉林参（或党参）15g，白术 15g，干姜 9g，炙甘草 15g，附子 30g，煨肉豆蔻 15g，煨诃子肉 15g，五味子 15g，补骨脂 30g，化橘红 15g，山药 30g，芡实 30g，砂仁 15g。共为细末，炼蜜为丸，如梧子大，每服 6g，温水送下。

分析：本例属内伤咳嗽。根据痰多色白，纳少，便溏，舌苔白腻，脉缓滑，说明阳虚脾湿，故用六君子汤合苓桂术甘汤加味，健脾除湿，温化寒痰。二诊加附子以增强温阳之力，阳气振奋，则痰浊自除。诸症好转后，再用附子理中汤合四神丸加味，调理脾肾，用丸缓图，以资巩固。（中国中医研究院.蒲辅周医疗经验[M].北京：人民卫生出版社，2005）

哮病课件

哮病思维导图

哮病概述

# 第三节 哮 病

哮病是由于宿痰伏肺，遇诱因引触，导致痰阻气逆，痰气搏击，壅塞气道，肺失宣降所致的发作性痰鸣气喘疾患。临床以发作时喉中哮鸣有声，呼吸急促困难，甚则喘息不能平卧为特征。哮以声响名，喘以气息言，由于哮必兼喘，所以哮病又称哮喘，历代医籍有"呷嗽""哮吼""齁䶎"之称。

《黄帝内经》虽无哮证之名，但有"喘鸣"的记载，其临床特征与本病发作特点相似，如《素问·阴阳别论》说："起则熏肺，使人喘鸣。"《金匮要略·肺痿肺痈咳嗽上气病脉证治》将本病称为上气，如"咳而上气，喉中水鸡声，射干麻黄汤主之。"即指哮病发作的证治。《金匮要略·痰饮咳嗽病脉证并治》指出："膈上病痰，满喘咳吐、发则寒热，背痛，腰疼，目泣自出，其人振振身瞤剧，必有伏饮。"在病理上将哮病归于痰饮范畴，称为伏饮，为后世哮病宿痰学说奠定了理论基础。元代朱震亨首创哮喘病名，阐明病机专主于痰，提出"未发宜扶正气为主，既发用攻邪气为主"的治疗原则。明代虞抟进一步对哮与喘作了明确的区别，后世医家鉴于哮必兼喘，故一般通称哮喘，但为了与喘证区别，而定名"哮病"。

西医学中的支气管哮喘、喘息性支气管炎、嗜酸性粒细胞增多症，或其他肺部过敏疾患所致以哮喘为主要表现者，均可参照本节辨证论治。

【病因病机】哮病的发生，为宿痰内伏于肺，复因外感、饮食、情志、劳倦等诱因引动触发，以致痰阻气道，肺气上逆所致。

## （一）病因

**1. 主因**　哮病发生的主因是宿痰内停于肺，其产生原因有三。

（1）外邪侵袭：外感风寒或风热之邪，失于表散，邪蕴于肺，气不布津，聚液生痰，或因吸入花粉、烟尘、刺激性气体，影响肺气的宣发，津液凝聚，痰浊内阻而致哮病。

（2）饮食不当：过食生冷，脾阳受损，津液凝聚，寒饮内停，或嗜食酸咸甘肥、积痰酿热，或因进食海鲜发物，而致脾失健运，痰浊内生，上干于肺，壅塞气道，发为哮病。故古代医籍有"食哮""鱼腥哮""卤哮""糖哮""醋哮"等名。

（3）体虚病后：素体薄弱或病后体虚，如婴幼儿时期患麻疹、顿咳或反复感冒、久咳以致肺气耗损，气不化津，痰饮内生；或阴虚火旺，热蒸液聚，灼津为痰，痰热胶瘤。素体薄弱多以肾为主，多见于幼儿，故有"幼稚天哮"之名；病后所致多以肺脾为主。

**2. 诱因**　外邪侵袭、饮食不当、情志失调、劳倦失养均可触动伏痰，尤以气候变化关系密切。

## （二）病机

**1. 基本病机**　本病的基本病机为诱因引触伏痰，痰随气升，气因痰阻，痰气搏击，壅塞气道，肺管狭窄，通畅不利，肺失宣降，发为哮病。

**2. 病位**　病位在肺，涉及脾、肾，甚则累及于心。

**3. 病理性质**　哮病有虚实、寒热之不同。发作期以邪实为主，因痰邪壅肺，痰阻气闭，邪气盛则实。缓解期以正虚为主，哮病久发，气阴两伤，子盗母气而脾弱，母病及子而肾虚，肺、脾、肾三脏俱衰，故现三脏虚损之候。三脏之间，又可相互影响，常表现为肺脾气虚或肺肾两虚。

**4. 病机转化**　哮证的病机转化常取决于感邪的性质，体质的阴阳盛衰及病程长短三个方面。如同为寒邪，素体阳虚者，发为冷哮；阳盛、阴虚者，则邪从热化发为热哮。

若长期反复发作，寒邪伤及脾肾之阳，痰热灼伤肺肾之阴，则可由实转虚。缓解期虽以肺、脾、肾虚为主，但宿痰未除，变为虚中夹实，一旦发作，易致持续不解，可表现为上盛下虚的错杂证候。严重者，因肺不能治理、调节心血运行，命门之火不能上济于心，或痰饮凌心，则心阳受累，甚至发生喘脱危候，可参照喘证危象辨治。

【诊断要点】

**1. 临床特征**　发无定时，常突然发作。发作时心胸憋闷，呼吸困难，不能平卧，喉间哮鸣有声，甚则张口抬肩，唇甲紫暗，额汗，烦躁不宁。缓解期可无明显症状，或感乏力，纳差。

**2. 病史**　呈反复发作，有过敏史或家族史。常因气候变化、饮食劳倦、情志失调而诱发，发作前多有鼻痒、喷嚏、胸闷等先兆症状。

**3. 辅助检查**　发作时两肺可闻及哮鸣音或伴湿性啰音。外周血嗜酸性粒细胞可增高，痰液涂片可见嗜酸性粒细胞、晶体及黏液栓。

【鉴别诊断】哮病应与喘证、支饮、肺胀等病证相鉴别。

**1. 喘证**　哮病与喘证都有呼吸急促困难，但哮必兼喘，而喘未必兼哮。哮指声响言，喉中有哮鸣声，是一种反复发作的独立性疾病。喘指气息言，为呼吸气促困难，是多种肺系急慢性疾病的一个症状。

**2. 支饮**　支饮虽然也有痰鸣气喘的症状，但多系慢性咳嗽经久不愈，逐渐加重而成，病势时轻时重，发作期与缓解期界限不清，咳与喘重于哮鸣。哮病多为间歇发作，突然发病，迅速缓解，哮吼声重而咳轻或不咳，两者显著不同。

**3. 肺胀**　肺胀为多种慢性肺部疾病长期反复发作，肺、脾、肾三脏虚损，痰瘀互结，致使肺气壅滞，肺体胀满，肺不敛降而成，以喘促、咳嗽、咳痰、胸部膨满、憋闷如塞等为临床特征。哮病为诱因引触宿痰，痰阻气道，气道挛急，肺失肃降而成，痰鸣气喘呈发作性。哮病长期反复发作，可向肺胀转化。

## 【辨证论治】

### （一）辨证要点

**1. 辨虚实**　本病属邪实正虚，发作时以邪实为主，缓解期以正虚为主，并可从病程新久及全身症状辨别虚实。实证多为新病，喘哮气粗声高，呼吸深长，呼出为快，脉象有力，体质不虚；虚证多为久病，喘哮气怯声低，呼吸短促难续，呼气不利，脉沉细或细数，体质虚弱。

**2. 辨寒热**　在分清虚实的基础上，实证需辨寒痰、热痰及兼证寒热的不同。寒痰痰液稀白，面色晦滞兼风寒表证；热痰痰液黄稠，胸膈烦闷，面赤口渴兼风热表证或里热证。

**3. 辨病位**　肺虚者，自汗，恶风，易感冒；脾虚者，食少便溏，痰多；肾虚者，短气息促，动则尤甚，伴腰膝酸软。

### （二）治则治法

发时治标，平时治本为本病治疗的基本原则。发作时攻邪治标，以豁痰祛邪利气为主，寒痰宜温化宣肺，热痰当清化肃肺。缓解期扶正治本，阳气虚者应予温补，阴虚者则予滋养，分别采用补肺、健脾、益肾等法，以冀减轻、减少或控制其发作。反复发作，邪实正虚者，又不可拘泥于攻邪。至于病深日久，还应审其虚实程度及寒热错杂而兼以治之。

### （三）分证论治

## 发　作　期

**1. 寒哮**

证候：呼吸急促，喉中哮鸣有声，胸膈满闷如窒，咳不甚，痰少咳吐不爽，面色晦滞，口不渴；或渴喜热饮，背冷，天冷或受寒易发，形寒怕冷；或兼恶寒发热，头痛无汗等。舌质淡，苔白滑，脉浮紧或弦紧。

证候分析：寒痰留伏于肺，为诱因所触发，以至痰升气阻，搏击气道，故呼吸急促而喉中哮鸣有声；肺气郁闭，不得宣畅，则见胸膈满闷如窒，咳反不甚而咳痰量少；背有腧穴与肺相通，阴盛于内，阳气不能宣达，故背冷，面色晦滞带青，形寒怕冷；病因于寒，津液未伤，故口不渴，喜热饮；外寒每易引动内饮，故天冷或受寒易发；风寒束表，故兼有恶寒发热，头痛无汗之卫表不和证；舌淡，苔白滑，脉弦紧或浮紧皆为寒痰之征。本证主要病机为寒痰伏肺，痰气搏击，肺失宣降。以喉中哮鸣，口不渴及寒痰征象为审证要点。

治法：温肺散寒，化痰平喘。

方药：射干麻黄汤。药用射干、麻黄宣肺平喘，豁痰利咽；细辛、生姜、半夏温肺蠲饮降逆；紫菀、款冬花、甘草化痰止咳；五味子收敛肺气；大枣和中。若痰壅喘逆不得卧者，加用三子养亲汤，酌配葶苈子、杏仁；若表寒里饮、寒象较甚者，用小青龙汤；兼浮肿者，加车前子、茯苓利水消肿。若病久，阴盛阳虚，发作频繁，证见痰鸣如鼾，声低，气短不足以息，咳痰清稀，面色苍白，汗出肢冷，舌苔淡白，脉沉细者，当标本同治，温阳补虚，降气化痰，用苏子降气汤，酌配党参、核桃仁、紫石英、沉香、诃子之类补肾摄纳；阳虚明显，加附子、补骨脂、钟乳石等温补肾阳。

**2. 热哮**

证候：气粗息涌，喉中痰鸣如吼，胸高胁胀，呛咳阵作，痰黄黏稠，咳吐不利，烦闷不安，口干喜饮；或大便秘结；或兼发热，头痛，有汗等表证。舌质红，苔黄腻，脉滑数或弦滑。

证候分析：痰热壅肺，肺失清肃，肺气上逆，故喘而气粗息涌，痰鸣如吼，胸高胁胀；邪热灼津成痰，痰热胶结，故咳痰黄稠，咳吐不利；痰火郁蒸，则烦闷，有汗；热灼津伤，故口干，大便秘结；若为外感风热引动，则兼风热表证；舌质红，苔黄腻，脉滑数，均为痰热壅实之征。本证主要病机为痰热壅肺，肺失清肃，肺气上逆。以喘而气粗息涌，痰黄黏稠及痰热征象为审证要点。

治法：清热宣肺，化痰平喘。

方药：定喘汤。方中麻黄宣肺平喘，杏仁、紫苏子、半夏、款冬花降气平喘，止咳化痰；黄芩、桑白皮、石膏清泄肺热，兼制麻黄之温；白果敛肺气，化痰浊，防麻黄之辛散太过；甘草调和诸药。

若痰鸣息涌不得卧,加葶苈子、地龙泻肺祛痰;表热重者,加连翘、薄荷清热解表;肺与大肠相表里,内热壅盛,舌苔黄燥,便秘者,加大黄、枳实通腑泄热,以利肺气肃降;痰吐黄稠胶结,酌配知母、海蛤粉、射干、鱼腥草以清热化痰。痰多色黄,胸痛,加桃仁、薏苡仁、冬瓜子、芦根以化痰通络。

### 3. 寒包热哮

证候:呼吸急促,喉中哮鸣有声,胸膈烦闷,喘咳气逆,咳痰不爽,痰黏色黄,或黄白相兼,发热,恶寒,无汗,身痛,口干欲饮,大便偏干。舌苔白腻罩黄,舌尖边红,脉弦紧。

证候分析:肺热内盛,痰热内郁,复感外寒,寒束卫表,则发热,恶寒,无汗,身痛;痰热内郁于肺,风寒束于表,肺失宣降,故呼吸急促,喉中哮鸣有声,胸膈烦闷;肺气郁闭,痰热阻肺,则喘咳气逆,咳痰不爽,痰黏色黄;表寒内热,故痰黄白相间;客寒包火,痰热扰心,故烦躁;痰热内郁,邪热伤津,故口干欲饮,大便偏干;舌苔白腻罩黄,舌尖边红,脉弦紧,均为风寒外束,痰热内郁之征。本证主要病机为风寒外束,痰热内郁,肺失宣降。以喉中哮鸣有声,发热恶寒,无汗,痰黏色黄为审证要点。

治法:解表散寒,清化痰热。

方药:小青龙加石膏汤。方用麻黄、桂枝散寒解表,宣肺平喘;半夏、干姜、细辛、甘草温中化饮;芍药、五味子益阴敛气;石膏清泻肺热。本病亦可用厚朴麻黄汤加减治疗。喘哮,痰鸣气逆甚,加射干、葶苈子、紫苏子祛痰降气平喘;痰黄稠黏,加黄芩、前胡、瓜蒌皮清热化痰。

### 4. 风痰哮

证候:喉中痰涎壅盛,声如拽锯,或鸣声如吹哨笛,喘息胸满,但坐不得卧,咳痰黏腻难出,或为白色泡沫痰液,无明显寒热倾向,面色青暗,起病多急,常倏忽来去,发前自觉眼、耳、鼻、咽发痒,喷嚏,鼻塞,流涕,胸部憋塞,随之迅即发作。舌苔厚浊,脉滑实。

证候分析:痰浊伏肺,外感风邪引动,升降失职,故喉中痰涎壅盛,声如拽锯,喘息胸满,但坐不得卧;痰浊为病,胶黏厚浊,故咳痰黏腻难出;若风邪偏盛,则喉中鸣声如吹哨笛,咯白色泡沫痰液;痰浊蕴肺,气机郁闭,故面色青暗,胸部憋塞;风邪触发故自觉眼、耳、鼻、咽发痒,喷嚏,鼻塞,流涕;舌苔厚浊,脉滑实,为痰浊内盛之征。本证主要病机为痰浊伏肺,风邪引触,肺失宣降。以发病急,喉中痰涎壅盛,声如拽锯,无明显寒热倾向及风痰征象并见为审证要点。

治法:祛风涤痰,降气平喘。

方药:三子养亲汤加味。方中白芥子温肺涤痰利气;莱菔子降气祛痰;紫苏子降气化痰,止咳平喘。方中宜加麻黄宣肺平喘,杏仁、僵蚕祛风化痰,厚朴、半夏、陈皮降气化痰,茯苓健脾化痰。若痰壅喘急,不能平卧,加用葶苈子、猪牙皂泻肺涤痰;若感受风邪而发者,加用防风、紫苏叶、蝉蜕、地龙等祛风化痰。

### 5. 虚哮

证候:喉中哮鸣如鼾,声低,气短息促,动则喘甚,发作频繁,甚则持续哮喘,口唇、爪甲青紫,咳痰无力,痰涎清稀或质黏起沫,面色苍白或颧红唇紫,口不渴或咽干口渴,形寒肢冷或烦热。舌质淡或偏红,或紫暗,脉沉细或细数。

证候分析:哮病久发,痰气瘀阻,肺肾两虚,摄纳失常,喉中哮鸣如鼾,声低,气短息促,动则喘甚;正气亏虚,痰浊内生,外邪易干,故发作频繁,甚则持续哮喘;肺虚治节失职,心血瘀阻,故口唇、爪甲青紫;肺肾气虚,痰涎壅盛,无力达邪,则咳痰无力,痰涎清稀或质黏起沫;气虚及阳,则面色苍白,口不渴,形寒肢冷;肺肾阴虚,则颧红唇紫,咽干口渴,或烦热;舌质淡红或偏红,或紫暗,脉沉细或细数,为气虚阴伤,血瘀内阻之征。本证主要病机为肺肾两虚,痰气瘀阻,摄纳失常。以喉间哮鸣有声,气短息促,咳痰无力,痰涎清稀及肺肾亏虚征象并见为审证要点。

治法:补肺纳肾,降气化痰。

方药：平喘固本汤加减。方中党参补益肺气；冬虫夏草、核桃仁、五味子、沉香、紫河车补肾纳气；法半夏、橘红、款冬花化痰降气。若肾阳虚，加附子、鹿角片、补骨脂、钟乳石；肺肾阴虚，加沙参、麦冬、生地黄；痰瘀气阻，口唇青紫，加桃仁、苏木；气逆于上，动则气喘，加磁石、紫石英镇纳肾气。

## 缓　解　期

### 1. 肺脾气虚

证候：自汗，恶风，易作感冒，常因气候变化而诱发哮喘，喉间时有轻度哮鸣，气短息弱，咳痰清稀色白，倦怠无力，面白无华，食少便溏。舌质淡，苔薄白，脉濡软。

证候分析：肺气虚弱，卫气不固，腠理疏松，外邪易侵，故自汗，恶风，易作感冒，常因气候变化而诱发；肺虚主气无力，气不化津，故咳痰清稀色白，气短息弱，面白无华；脾虚中气不足，健运无权，故倦怠无力，食少便溏；舌质淡，苔白，脉濡软，为肺脾气虚之征。本证主要病机为肺脾气虚，痰饮蕴肺，肺气上逆。以喉间轻度哮鸣，自汗恶风，体倦易感，食少便溏及肺脾气虚表现并见为审证要点。

治法：健脾益气，补土生金。

方药：六君子汤加味。方中以四君子汤（人参、白术、茯苓、炙甘草）益气健脾；半夏、陈皮燥湿化痰。方中宜加山药、薏苡仁健脾化湿；五味子敛肺气。若表虚自汗，加麻黄根、浮小麦、大枣敛肺止汗；怕冷畏风，易感冒，可加桂枝、制附子温阳；痰多者，加浙贝母、杏仁化痰。

### 2. 肺肾两虚

证候：短气息促，动则尤甚，吸气不利，咳痰质黏起沫，脑转耳鸣，腰膝酸软，劳累后哮喘易发。或畏寒肢冷，面色苍白，夜尿频多，小便清长，舌质胖，苔淡白，脉沉细；或五心烦热，口干，颧红，潮热盗汗，舌红少苔，脉细数。

证候分析：肺肾两虚，摄纳失常，气不归元，则气短息促，动则为甚，吸气不利；精气亏乏，不能充养，气不布津，津凝为痰，故咳痰质黏起沫。若肾阳亏虚，不能温煦，则腰膝酸软，畏寒肢冷，面色苍白，夜尿频多，小便清长，舌质胖，苔淡白，脉沉细；若肾阴亏损，虚热内生，故五心烦热，颧红，口干，舌红少苔，脉细数。本证主要病机为肺肾精气亏乏，摄纳失常，气不归原，津凝为痰。以短气息促，动则尤甚，吸气不利，伴肺肾两虚征象为审证要点。

治法：补肺益肾。

方药：生脉地黄汤合金水六君煎加减。前方以六味地黄丸（熟地黄、山茱萸、山药、茯苓、丹皮、泽泻）补肾；人参、麦冬、五味子补益肺之气阴。后方以熟地黄、当归养肾阴；茯苓、炙甘草益气健脾；半夏、陈皮理气化痰。若肺气阴两虚为主者，加黄芪、北沙参、核桃仁、百合益气养阴；肾阳虚为主者，酌加补骨脂、淫羊藿、鹿角片、制附子、肉桂温补肾阳；肾阴虚为主者，加生地黄、冬虫夏草滋补肾阴。

肺虚、脾虚和肾虚，乃哮病虚损之本，虽各具特征，但临床上每多互见，表现为兼病形式，如肺脾气虚，肺肾阴虚，脾肾阳虚等，治疗既应区别主次，又要适当兼顾。

## 【其他疗法】

### 1. 中成药

（1）复方川贝精片、降气定喘颗粒适用于寒哮；艾叶油胶丸、牡荆油滴丸（含服）适用于支气管哮喘、喘息性支气管炎；蛤蚧定喘丸、咳喘顺气丸适用于热哮。

（2）止喘灵注射液用于支气管哮喘、喘息性支气管炎而见有上述症状者。

### 2. 单方验方

（1）紫金丹，米粒大小5～10粒（少于150mg），冷茶送下。用于哮病急救。

（2）干地龙粉，每次3g，每日2次，装胶囊开水吞服。用于热哮治疗。

（3）曼陀罗叶卷成烟状，发作时点燃吸入，可缓解发作。

### 3. 敷贴法

（1）白芥子涂法：白芥子 30g，延胡索 30g，甘遂 15g，细辛 15g，共为细末，姜汁捣如泥状，捏成小圆饼 6 块，各撒麝香少许，分别贴两侧肺俞、膏肓、百劳穴上，纱布覆盖，绷带固定约 2 小时取下，小儿及妇人皮肤嫩薄者，时间酌减，以局部充血、潮红为度。每年夏季初伏日敷 1 次，10 日、20 日各敷 1 次，可减少发作。

（2）三建膏：天雄、附子、川乌、桂心、官桂、桂枝、细辛、花椒、干姜各等分，麻油调熬，加黄丹收膏，摊贴肺俞穴。

---

**知识链接**

## 冬 病 夏 治

"冬病夏治"理论长期指导着哮病的治疗，其来源于《素问·四气调神大论》"夫四时阴阳者，万物之根本也，所以圣人春夏养阳，秋冬养阴，以从其根"。夏季是大多数哮病患者的相对缓解期，三伏天自然界阳气旺盛，人体阳气亦呈升发之势。予患者补虚助阳药或温里散寒药后，可有效恢复人体的阳气，促进气血流通，使药物直达病所；同时，药物随气血输布周身，反过来进一步激发人体阳气，调节人体相应脏腑功能，使脏腑协调，机体阴阳平衡。

天灸疗法以"冬病夏治"为理论基础，在哮喘治疗中应用广泛。天灸又称药物灸、发泡灸，是用对皮肤有刺激性的药物，涂敷于穴位或患处，使局部充血、起泡，犹如灸疮，故名天灸。主要应用的药物以白芥子、麻黄、细辛、甘遂、延胡索为主，加用一些止咳平喘、祛湿化痰药物如桂枝、肉桂、半夏、洋金花等，用姜汁调制。多选取足太阳膀胱经上的背俞穴，如：肺俞、脾俞、膈俞、肾俞，常配合大椎、定喘、天突、百劳、膻中、丰隆、足三里、涌泉等穴位。

---

【转归预后】本病较为顽固，易于反复发作，迁延难愈。部分儿童、青少年至成年时，肾气日盛，正气渐充，辅以药物治疗，可以终止发作；中老年或体弱病久，肾气渐衰，发作频繁者，则不易根除。痰伤阳气，热痰耗伤阴津，疾病后期易出现阴液耗竭、阳气衰弱或者阴阳俱虚的局面。肺肾两虚，痰浊壅盛，上实下虚，哮喘持续发作者，可出现喘脱危候。本病长期反复发作，使肺脏受损，肺燥津伤，或肺气虚冷，可转化为肺痿；若肺、脾、肾受损，可演变为肺胀。

【预防调护】气候变化，受凉感冒是本病最常见的诱发因素。因此，要注意气候变化，做好防寒保暖。饮食以清淡为主，忌食肥甘厚腻，忌辛辣海腥发物，防止生痰生火。戒除烟酒，避免接触刺激性气体、花粉、烟尘等，避免过度劳累及不良情志刺激。鼓励患者根据身体状况，选择太极拳、八段锦、慢跑、呼吸体操等方法长期锻炼，以增强体质，减少发作。

寒哮药汤宜温服，热哮药汤宜凉服，痰多或痰黏难咯者，用拍背、雾化吸入等法助痰排出。心中悸动，喘息哮鸣，应及时给氧，限制活动，防止喘脱。

【结语】哮病是因宿痰伏肺，遇诱因引触伏痰，以致痰阻气逆，痰气搏击，壅塞气道，肺失宣降。临床以发作时喉中哮鸣有声，呼吸急促困难，甚则喘息不能平卧为特征。哮病是一种发作性痰鸣气喘疾患，病理因素以痰为主，因宿痰伏肺，遇感诱发。发时痰阻气道，肺失肃降，表现为邪实之证。如反复发作，气阴耗损，肺、脾、肾渐虚，则在平时表现为以正虚为主。当大发作时，正虚与邪实常错杂出现。若累及心阳，则有喘脱之变。辨治原则应根据已发、未发分虚实论治。发作时以邪实为主，治当攻邪治标，分清寒热，予以温化宣肺或清化肃肺；久病者多虚实夹杂，又当标本兼顾。平时以正虚为主，当扶正治本，审察阴阳，分别脏腑病位，采用补肺、健脾、益肾等法。

临证必须注意寒热的相兼、转化，如寒包热证、寒痰热化、热痰寒化等情况。了解邪实与正虚的错杂为患，一般病史不长者，发作时以邪实为主；久病可兼虚象，平时则表现为下虚为主。治当根据病的新久、发作与否，区别邪正缓急，虚实主次，加以处理。

**【临证参考】**

**1. 审证取舍，治标治本**　哮证发作，本为邪实，虽为邪气触发伏痰，但痰浊久伏，必有肺、脾、肾阳气虚弱之征。所以治标之时，亦当温阳，特别是一旦发生喘脱，更应回阳固脱，急固其本。平时治本，应区别肺、脾、肾的主次，在抓住重点的基础上，适当兼顾，其中尤以补肾更为重要，因肾为先天之本，五脏之根，肾精充足则根本得固。

**2. 外感风邪触发哮病**　哮病乃痰伏于肺，为外感风邪触发，具有起病快，病情多变等风邪特性，治当祛风解痉，药用麻黄、紫苏叶、防风、苍耳草等。尤其是虫类祛风痰药擅长于入经搜邪，如僵蚕、蝉蜕、地龙等，此类药物又能缓解平滑肌痉挛，故为临床常用之药。

**3. 注意应用活血通腑法**　根据"久病多瘀""久病入络""肺与大肠相表里"理论，有研究哮病的病理机制，发现除有"宿痰"伏肺外，还兼有血液壅滞，肺络瘀阻；对其血液流变学、微循环观察，也证实有血瘀存在。肺气肃降，则肠腑之气通畅；肠腑得通，则肺气易降，从而提出治哮当活血通腑。

**4. 适当参考中药药理**　有研究表明哮喘急性发作期病理变化以气道炎症为主，治疗使用抗炎症介质药物。缓解期患者免疫功能低下，多表现为肺、脾、肾等脏气虚弱之候，兼有宿痰、瘀血和余邪，治疗采取"健脾益气为重点，补肾固本为根本，活血化瘀贯始终，驱除余邪兼豁痰"的治疗原则。现代药理研究证实麻黄、细辛、五味子具有舒张支气管作用；丹参、川芎、地龙可抑制其释放有关介质，改善微循环，可解除支气管平滑肌痉挛，降低血管通透性，纠正缺氧等。

**5. 名医经验**　姜春华经验方"截喘汤"。组成：佛耳草 15g，碧桃干 15g，老鹳草 15g，旋覆花 10g，全瓜蒌 10g，姜半夏 10g，防风 10g，五味子 6g。功效：降逆纳气，化痰截喘。主治：气逆喘促，咳嗽痰多（慢性支气管炎，肺气肿，哮喘），适用于各种类型的发作期患者。

## 案例分析

王某，女，7 岁，学生，2005 年 4 月 18 日初诊。

患者屡次发作哮喘，经西医治疗未见明显好转，时轻时重。刻下症见：胸闷憋气，不得平卧，夜间喘甚，伴见咳嗽，吐痰稀白，多汗，胃纳欠佳，二便尚可，望之面色苍白带青，唇舌略暗，苔白厚，脉浮滑。双肺听诊满布哮鸣音。中医诊断：哮病（寒哮）。治以温肺化痰，止咳平喘。方用小青龙汤加减。处方：麻黄 6g，葶苈子 6g，当归 6g，桂枝 9g，紫苏子 9g，五味子 9g，法半夏 6g，龙骨 15g，白芍 15g，丹参 10g，炙甘草 6g。3 剂。水煎服，温分四服，日 1 剂。嘱避风寒，清淡饮食。二诊：服上药后喘作逐日减轻，昨晚晨起前闻少许喘声，无须起坐，精神、胃纳明显好转，出汗稍多，苔白略厚，脉滑，双肺闻及少许哮鸣音。药中病机，仍按前方加减调治。即上方去桂枝、丹参，加山茱萸 6g，细辛 3g。4 剂。水煎服，日 1 剂，服法同前。三诊：喘咳止，出汗稍多，手足欠温，舌淡苔白，脉沉稍缓，两肺未闻及哮鸣音。此为邪祛正虚之象，治宜补肺健脾，方用六君子汤加减。处方：党参 6g，炒白术 9g，茯苓 10g，五味子 4g，麦冬 6g，乌梅 3g，陈皮 4g，姜半夏 4g，炒麦芽 9g，焦山楂 9g，炙甘草 4g。6 剂。水煎服，日 1 剂，服法同前。

分析：本案证每因感触外邪而起，所以反复发作时轻时重。外为时邪所犯，内因痰饮所伏，肺气不宣，痰气交阻，则呼吸不利，气促而喘，在早期主以疏散外邪为常用之法，而喘发则肺气为之耗散，故治疗上必须兼顾，应配酸收之品，以防肺气之耗散，使散邪而不损肺气，敛肺又不碍散邪，使用得宜，每获良效。仲景之小青龙汤即寓此意。后期肺脾气虚当以六君子汤调理收功。（国家中医药管理局.经典传承临证录[M].北京：中国中医药出版社，2008）

嘴证课件

喘证思维导图

# 第四节　喘　证

喘证是指由于外感或内伤，导致肺气升降出纳失常，以呼吸困难，气息迫促，甚至张口抬肩，鼻翼煽动，难以平卧为主要临床表现的一种病证。

喘既是一种临床常见病证，又是多种急、慢性疾病中的一种症状，轻者仅有呼吸困难，不能平卧；重者稍动则喘息不已，甚则张口抬肩，鼻翼煽动；严重者喘促持续不解，烦躁不安，面唇青紫，肢冷，汗出如珠，脉浮大无根，谓之喘脱。

喘证在历代文献中也称"鼻息""肩息""上气""逆气""喘促"等。《黄帝内经》对其临床表现、病因病机已有论述。如《灵枢·五阅五使》云"故肺病者，喘息鼻张"；《灵枢·本脏》云"肺高则上气，肩息咳"，指出喘以呼吸急促，鼻煽，抬肩为特征。对于喘证的病因病机，《灵枢·五邪》云"邪在肺，则病皮肤痛，寒热，上气喘，汗出，咳动肩背"；《素问·举痛论》又云"劳则喘息汗出"。可见《黄帝内经》已经认识到喘证之因有外感、内伤之分。"邪在肺"即外感，"劳则喘"即内伤。汉代张仲景已经认识到许多疾病，如肺痿、肺痈、水气、黄疸、虚劳等都可导致喘证，并创立了许多具体的方药来治疗。如《金匮要略·肺痿肺痈咳嗽上气病脉证治》将喘证称为"上气"，创射干麻黄汤、越婢汤、小青龙加石膏汤等方进行治疗。金元以后，诸多医家充实了内伤因素导致喘证的证治。如《丹溪心法·喘》说："亦有脾肾俱虚体弱之人，皆能发喘。"《景岳全书·杂证谟·喘促》云："实喘者有邪，邪气实也；虚喘者无邪，元气虚也。"将喘证以虚实分类，至今仍作为喘证的辨证纲领。《临证指南医案·喘》说："在肺为实，在肾为虚。"《类证治裁·喘症论治》认为"喘由外感者治肺，由内伤者治肾"。这些论点，对指导临床实践具有重要意义。

喘证虽是一个独立的病证，但可见于西医学中的各种急慢性疾病过程中，主要见于西医的喘息性支气管炎、肺部感染、肺气肿、心源性哮喘、肺结核、硅沉着病，以及癔病等疾病中。当这些疾病出现喘证的临床表现时，均可参照本节辨证论治。

【病因病机】喘证涉及的疾病虽多，但在病因上不外外感和内伤两个方面。外感为外邪侵袭，内伤可由饮食、情志、劳倦及久病体虚所致。病理性质分虚实两方面，邪盛为实，实邪壅肺，宣降失司；虚者病在肺、肾，肺不主气，肾失摄纳，气机失常。

## （一）病因

**1. 外邪侵袭**　外感风寒或风热之邪，侵袭肺卫，未能及时表散，内蕴于肺，肺气壅阻，宣降失司，上逆作喘。

**2. 饮食不当**　过食生冷、肥甘厚味，或嗜食酒酪，损伤脾胃，健运失司，聚湿生痰，上渍于肺，肺气壅阻，气逆而喘。

**3. 情志所伤**　忧思气结，肺气不得宣发；或郁怒伤肝，肝气上逆犯肺；或惊恐伤及心肾，气机逆乱，致使肺气升降失常，气逆作喘。

**4. 劳欲久病**　久咳损伤肺气，气无所主则短气而喘；劳欲过度，损伤肾气，肾失摄纳，主气无根，呼多吸少，气逆于上而作喘。另则肾阳虚衰，寒水不化，凌心射肺，心阳不振，肺气上逆亦可致喘。

## （二）病机

**1. 基本病机**　喘证的基本病机为肺气升降出纳失常。实证为邪气壅塞，肺气不利；虚证则为气无所主，肾失摄纳，气机上逆而喘。

**2. 病位**　主要在肺、肾两脏，与肝、脾、心有关。

肺为气之主，肾为气之根，故肾元不固，摄纳失常则气不归元，气逆于上而为喘。另外，脾虚痰浊上扰，或肝气上逆侮肺，升多降少，皆可使肺气上逆而为喘。喘证的严重阶段，不但肺肾俱虚,孤阳欲脱时,多影响到心。因此,喘之病变虽主要在肺肾,但与五脏均有关联。

**3. 病理性质** 喘证的病理性质有虚实之分。实喘在肺,为外邪、痰浊、肝郁气逆,邪壅肺气,宣降失常所致;虚喘在肺、肾,为本虚,因精气不足,气阴两伤,而致肺肾出纳失常,尤以气虚为主。在病程中亦可出现虚中夹实者,多为慢性咳喘。肺肾虚弱,又复感外邪,邪夹痰浊壅阻肺气,而成"上盛",与肾不纳气之"下虚"并存,形成上盛下虚、虚实夹杂之候。

**4. 病机转化** 实喘因外邪所致者,失于表散,可由表及里;因痰浊、肝郁所致者,可化热化火;虚喘因肺虚所致者,反复发作,可累及脾肾二脏;因肾虚所致者,复感外邪,可转化为上盛下虚之证。若长期迁延,反复发作,可造成肺、脾、肾虚损严重,最后可累及于心,导致心气、心阳衰惫,血行瘀滞,出现面青,唇绀,指甲青紫,甚至喘脱之亡阴、亡阳危证。

【诊断要点】

**1. 临床特征** 以呼吸困难,气息迫促,甚至张口抬肩、鼻翼煽动,不能平卧,口唇发绀为特征。

**2. 病史** 多有久咳、哮病、肺痨、心悸等病史,每遇外感或劳累而诱发。

**3. 辅助检查** 体格检查两肺可闻及干、湿性啰音或哮鸣音。胸片 X 线及 CT 检查、心电图检查,有助于肺源性或心源性哮喘的鉴别诊断。可配合血常规检测、痰培养、血气分析、肺功能测定等检查也有助诊断。

喘证的鉴别诊断

【鉴别诊断】喘证应与气短、哮病、肺胀等病证相鉴别。

**1. 气短** 两者同有呼吸异常。但喘证是以呼吸困难,张口抬肩,甚则不能平卧为特征,实证气粗声高,虚证气弱声低;气短亦即少气,呼吸微弱而浅促,或短气不足以息,似喘而无声,尚可平卧,亦不抬肩撷肚。气短不若喘证呼吸困难之甚,但气短进一步加重可呈虚喘表现。

**2. 哮病** 两者均有呼吸困难,呼吸急促,均由肺失宣降,肺气上逆引起。哮以声响言,呼吸困难伴喉中有哮鸣音,是一种反复发作的独立疾病。喘指气息言,为呼吸气促困难,多是慢性疾病的一个症状。一般来说,哮必兼喘,喘未必兼哮。

**3. 肺胀** 肺胀为多种慢性肺部疾病长期反复发作,肺、脾、肾三脏虚损,痰瘀互结,致使肺气壅滞,肺体胀满,肺不敛降而成,以喘促,咳嗽,咳痰,胸部膨满,憋闷如塞等为临床特征。喘促是肺胀的一个症状,喘证日久可致肺、脾、肾三脏虚损,发展为肺胀。

【辨证论治】

**(一)辨证要点**

**1. 辨病位** 凡外邪、痰浊、肝郁气逆等致邪壅肺气,宣降不利而喘者,病位在肺;久病劳欲,肺肾出纳失常,呼多吸少,其病位在肺肾。因情志诱发者涉及肝,与饮食相关者涉及脾,伴心悸者,涉及心。

**2. 辨虚实** 实喘者呼吸深长有余,呼出为快,气粗声高,伴痰鸣咳嗽,起病急骤,脉数有力;虚喘者呼吸短促难续,深吸为快,气怯声低,少有痰鸣咳嗽,起病较缓,时轻时重,反复发作,脉来微弱或浮大中空。

**3. 辨外感内伤** 外感者起病急,病程短,多有表证;内伤者病程长,反复发作,无表证。外感者多为实证,内伤者多为虚证或虚实错杂证。

**(二)治则治法**

对于喘证的治疗,当分清虚实。实喘治肺,以祛邪利气为主,区别寒热、痰浊、气郁之不同,采用温宣、清肃、化痰、降气等法;虚喘治在肺肾,以培补摄纳为主,当分清脏腑阴阳虚衰之不同,采用补肺、固肾、益气、养阴、温阳等法。虚实夹杂、下虚上实、寒热错杂者,又当分清主次,权衡标本,分别处治。由于喘证多继发于各种急慢性疾病中,所以应积极治疗原发病,不能见喘治喘。

喘证治则治法

## （三）分证论治

**实　喘**

### 1. 风寒壅肺

证候：喘咳气促，胸部胀闷，痰多色白而清稀，口不渴，初起多兼恶寒发热，头痛无汗。舌苔薄白而滑，脉浮紧。

证候分析：风寒袭人肌表，外伤皮毛，内壅肺气，肺气不宣，肺气上逆，故喘咳气促；寒性收引，肺气被郁，气机不利，故胸部胀闷；寒邪伤肺，气不布津，凝津成痰，故咳痰清稀色白；风寒袭表，卫表不和，则见恶寒发热等风寒表证；舌苔薄白，脉浮紧皆为表寒之征。本证主要病机为风寒壅肺，肺失宣降。以咳喘痰液清稀色白，兼风寒表证为审证要点。

治法：疏风散寒，宣肺平喘。

方药：麻黄汤合华盖散加减。前方用麻黄、桂枝宣肺平喘，散寒解表；杏仁助麻黄降肺气而平喘，且能宣散外邪；炙甘草调和诸药。后方以麻黄宣肺平喘；杏仁、紫苏子、桑白皮降气化痰；陈皮、茯苓健脾化痰。痰多者，可酌加半夏、川贝以加强化痰之力。如表证不重，去桂枝名三拗汤，长于宣肺平喘；若得汗而喘不平，可用桂枝加厚朴杏子汤和营卫，宣肺气；若属支饮复感外寒而喘咳，痰多泡沫清稀，可用小青龙汤外散表寒，内化痰饮。

### 2. 表寒肺热

证候：喘逆上气，息粗鼻煽，咳痰黏稠不爽，胸胀或痛，伴恶寒身热，烦闷身痛，口渴，有汗或无汗。舌质红，苔薄白或黄，脉浮数或滑。

证候分析：邪热郁肺，肺失宣降，气逆于上，故见喘逆上气，息粗，鼻煽；痰热内蕴，肺气不利，故吐痰稠黏，咳而不爽；热伤肺络，故见胸胀或痛；风寒在表，故见恶寒，身热，无汗，苔薄白；肺热伤津，故见口渴；里热炽盛，则见身热，汗出，烦闷，苔黄，脉浮数或滑。本证主要病机为寒邪束表，热郁于肺，肺气上逆。以喘咳气逆，痰黄黏稠与表证共见为审证要点。

治法：解表清里，宣肺平喘。

方药：麻杏石甘汤加味。方中麻黄宣肺解表；石膏清泄里热；杏仁降气化痰；甘草调和诸药。一般表寒无汗者，麻黄用量大于石膏；热重有汗者，石膏大于麻黄。可酌加黄芩、桑白皮、鱼腥草、川贝以清肺泄热化痰平喘。表寒重，加桂枝解表散寒；痰热重，加瓜蒌、贝母清化痰热；痰鸣息涌，加葶苈子、射干泻肺消痰。

### 3. 痰热郁肺

证候：喘咳气涌，胸中胀闷，痰黄黏稠不易咯出，甚或夹有血色，伴胸中烦闷，身热有汗，渴喜冷饮，面赤，咽干，尿赤，大便秘结。舌红，苔黄腻，脉滑数。

证候分析：邪热壅肺，炼津成痰，阻遏肺气，肃降无权，故喘咳气涌而胸闷，痰黄黏稠不易咯出；热伤肺络，则痰带血色；痰热郁蒸于肺，故胸中烦闷，面赤；痰热伤津，故渴喜冷饮，咽干，尿赤，便秘；舌红，苔黄腻，脉滑数皆为痰热之征。本证主要病机为痰热壅肺，肺失清肃。以喘咳气涌，痰黄黏稠及里热证为审证要点。

治法：清热化痰，泻肺平喘。

方药：桑白皮汤加减。本方清热肃肺化痰，药用桑白皮、黄芩、黄连、栀子清泄肺热；浙贝母、杏仁、紫苏子、半夏降气化痰。身有壮热，加石膏、知母清气；痰多黏稠，加海蛤粉、鱼腥草、冬瓜子、薏苡仁清热化痰泄浊；喘不能卧，大便秘结，加大黄、葶苈子通腑泻肺；痰有血色或带腥味，加鱼腥草、金荞麦根、芦根以清热解毒排痰。

### 4. 痰浊阻肺

证候：喘而胸满闷窒，甚则胸盈仰息，咳嗽，痰多黏腻色白，咳吐不爽，呕恶纳呆，口黏不渴。舌苔白厚而腻，脉滑。

证候分析：脾为生痰之源，肺为贮痰之器，饮食伤脾，脾失健运，聚湿生痰，上壅于肺，肺气上逆，则喘咳痰多，咳吐不爽；痰阻于肺，气机不畅，故喘而胸满闷窒，甚则胸盈仰息；痰浊中阻，胃失和降，则呕恶纳呆；苔腻、脉滑均为痰湿之征。本证主要病机为脾虚生痰，痰浊阻肺，肺气上逆。以咳喘痰多与苔腻为审证要点。

治法：祛痰降逆，宣肺平喘。

方药：二陈汤合三子养亲汤加减。前方用半夏、陈皮化痰降气；茯苓健脾利湿，以绝生痰之源；甘草和中。后方用紫苏子降气化痰；白芥子畅膈涤痰；莱菔子消食化痰。二方合用顺气消痰，止咳平喘。痰湿较重，舌苔厚腻，加苍术、厚朴燥湿醒脾，化痰利气；痰多喘甚，酌加胆南星、竹沥、天竺黄、葶苈子泻肺涤痰。若痰从寒化，色白清稀，畏寒，加干姜、细辛；痰转黄稠，为痰已化热，可加入竹茹、黄芩、桑白皮，或按痰热郁肺论治。

**5. 肺气郁痹**

证候：每因情志刺激而诱发，发时突然呼吸短促，息粗气憋，但咳嗽痰鸣不著，喘后如常人，胸闷胁胀，咽中如窒，常伴精神抑郁，失眠，心悸。苔薄，脉弦。

证候分析：忧思恼怒，情志过极伤肝，肝郁气逆犯肺，肺气郁闭，肺失肃降，则因情志刺激突然呼吸短促，息粗气憋；因病位在肝，气郁为主，素无痰湿蕴肺，故咳嗽痰鸣不著，喘后如常人；肝肺络脉不和，则胸闷胁胀，咽中如窒；气郁则心肝失调，故见精神抑郁，失眠，心悸；苔薄，脉弦为肝郁之征。本证主要病机为肝郁气逆，肺气郁闭。以每因情志刺激而诱发气喘，气憋，胁胀为审证要点。

治法：开郁降气平喘。

方药：五磨饮子加减。方中用沉香降气平喘；木香、枳实、乌药疏肝理气；槟榔破气降逆。可加郁金、青皮、柴胡加强疏肝解郁之力。气逆喘剧，加旋覆花、代赭石降气镇逆；气郁夹痰，加杏仁、厚朴花开郁降气化痰；伴心悸，失眠，加夜交藤、合欢皮、酸枣仁以宁心安神；气滞腹胀，大便秘结，加用大黄以降气通腑，即六磨汤之意。

## 虚　喘

**1. 肺虚**

证候：喘促短气，气怯声低，咳声低弱，痰吐稀薄，自汗，恶风。舌淡，脉虚弱。

证候分析：肺虚主气无力，故喘促短气，气怯声低；气不化津，停津成痰，则痰吐稀薄；肺虚卫外不固，则自汗，恶风；舌淡，脉虚弱均为气虚之征。本证主要病机为肺气虚弱，肃降无权。以喘促气短声低，自汗恶风为审证要点。

治法：补肺益气，敛肺平喘。

方药：补肺汤加减。方中用黄芪、人参补肺益气；熟地黄、五味子养肾敛肺纳气；桑白皮、紫菀化痰止咳平喘。临证酌加白术、茯苓、紫苏子培土生金，降逆平喘。若兼见呛咳，痰少质黏，烦热口渴，咽喉不利，面色潮红，舌红，苔剥，脉细数，为气阴两虚，宜用生脉散加北沙参、玉竹、百合、熟地黄以益气养阴，敛肺定喘；若兼肾虚喘促不已，动则尤甚，加山茱萸、核桃仁等补肾纳气。

**2. 肾虚**

证候：喘促日久，呼多吸少，气不得续，动则尤甚，腰膝酸软，跗肿便溏，汗出肢冷，面青唇紫。舌质淡苔白，或黑而嫩滑，脉微细或沉弱。

证候分析：久病肺虚及肾，肾不纳气，气不归元，气逆于上，则喘促，呼多吸少，气不得续；动则耗气，故动则喘甚；腰为肾之府，肾虚肾府失养，故腰膝酸软；肾阳虚不能温暖脾土，水湿内生，故跗肿便溏；肾阳虚衰，卫阳不固，津液外泄，则汗出；肾阳衰极，真阳衰微，不能温养四肢、肌肤，则肢冷，面青唇紫；舌质淡，脉微细或沉弱均为肾阳虚之征。本证主要病机为肾阳亏虚，摄纳无权。以喘促，动则尤甚，呼多吸少，与肾阳亏虚表现并见为审证要点。

治法：补肾纳气。

方药：《金匮》肾气丸合参蛤散加减。前方以熟地黄、山药、山茱萸滋补肾精；茯苓、泽泻健脾利湿；丹皮清泻肝火，配少量桂枝、附子温补肾中之阳，意在微微生长少火以生肾中阳气，体现了阴中求阳的法则。后方以人参大补元气；蛤蚧纳气平喘。可加入五味子、补骨脂、核桃仁以加强补肾纳气之功；肾阳虚甚，寒象明显者，加淫羊藿、仙茅。

若肾阴虚者，症见喘咳，面红烦躁，口咽干燥，足冷汗出如油，舌红少津，脉微细数，为阴不敛阳，气失摄纳，可改用七味都气丸合生脉散以滋阴纳气；若肾阳不温心阳，血脉瘀阻，症见面唇、爪甲、舌质青紫者，酌加川芎、丹参、桃仁、红花等活血化瘀。若肾阳亏虚，水饮不得温化，致喘咳气逆，倚息难以平卧，心悸，肢体浮肿，尿少者，为水凌心肺证，用真武汤合葶苈大枣泻肺汤再加桂枝、椒目、车前子、泽泻、紫石英、紫苏子、葶苈子、枳实、北五加皮等温阳化气行水，降逆平喘。

### 3. 喘脱

证候：喘逆甚剧，张口抬肩，鼻翼煽动，端坐而不能平卧，稍动则咳喘欲绝，或有痰鸣，心悸，烦躁不安，面青唇紫，汗出如珠。舌质淡白无华或干瘦枯萎，少苔或无苔，脉浮大无根或结代，或见歇止、模糊不清。

证候分析：肺肾衰竭，气失所主，气不归根，则喘逆甚剧，张口抬肩，鼻翼煽动，端坐不能平卧，稍动则咳喘欲绝；心阳欲脱，虚阳躁动，则心悸，烦躁不安；阳脱血脉失于温运，则面青唇紫。阳脱阴液外泄则汗出如珠；舌质淡而无华或干瘦枯萎，少苔或者无苔，脉浮大无根，或见歇止，或模糊不清，皆为阳脱阴竭之征。本证主要病机为肺肾虚极，累及心阳，阳气外脱。以喘逆甚剧，稍动则咳喘欲绝，汗出如珠，脉浮大无根或模糊不清为审证要点。

治法：扶阳固脱，镇摄肾气。

方药：参附汤加紫石英、灵磁石、沉香、蛤蚧等。方中人参、附子扶助正气，回阳固脱；紫石英、灵磁石、沉香镇摄肾气，纳气平喘；蛤蚧温肾阳，散阴寒，降逆气，定虚喘。若伴烦躁内热，颧红，汗出黏手，为气阴衰竭之喘脱危候，宜急用生脉散加蛤蚧，扶元救阴固脱；阴竭阳脱者，宜回阳救阴，益气固脱，用参附汤合生脉散救治；汗出气逆，加龙骨、牡蛎敛汗固脱。因喘脱病情危急，临床可用参附注射液、参附青注射液、生脉注射液等静脉推注、滴注抢救。

**知识链接**

**张锡纯治喘**

张锡纯（1860—1933），字寿甫，籍山东诸城，河北省盐山县人，中西医汇通学派的代表人物之一。1916年在沈阳创办我国第一间中医医院——立达中医院。1928年定居天津，创办国医函授学校。医术精湛，医名显赫。

张锡纯在《医学衷中参西录》中对喘证的病因、病机、治法、用药阐述甚详，并独具见解。历代论喘之病机，其虚者多责之于肺肾两脏。然张锡纯论喘之虚证，多重肝肾两脏。由其创制的参赭镇气汤、薯蓣纳气汤等治喘方剂，至今仍为许多医家临床所用。

### 【其他疗法】

**1. 中成药**　鱼腥草注射液、双黄连注射液、清开灵注射液适用于痰热郁肺者；痰黏稠难以咯出者，可配伍鲜竹沥口服液；肾不纳气者，偏于肾阴虚选六味地黄丸，偏于肾阳虚选《金匮》肾气丸常服调理。

**2. 单方验方**

（1）鱼腥草30～60g，水煎代茶饮。可用于肺热咳喘。

（2）人参6g，核桃仁2枚（去壳不去皮），生姜5片，大枣2枚，水煎服。用于虚喘。

【转归预后】喘证的预后与病程的长短、患者体质的强弱、病位的深浅、治疗是否妥当有关。一般而言，实喘者，由于肺气壅塞，如能及时祛邪利气，治疗较易，预后良好；虚喘者，为气衰不足以息，根本不固，补难速效，且体虚卫外不固，每易复感外邪而发作，较难治愈，预后较差。如反复发作，累及心阳，而致喘脱，则预后不良；喘证日久不愈，反复发作者，可致肺燥津伤或肺气虚冷而成肺痿；亦可因肺、脾、肾受损而成为肺胀。

【预防调护】本病预防，平时宜慎风寒，适寒温，饮食应清淡而富有营养，室内空气要新鲜，避免烟尘刺激。积极参加体育锻炼，以增强体质，提高抗病能力。已病则应早期治疗，卧床休息或取半卧位休息，充分给氧。因情志致喘者，需怡情悦志，避免不良刺激。有吸烟嗜好者应坚决戒烟，注意活动量适度，避免过度劳累。病情严重者应密切观察病情的变化，防止喘脱。痰多者应注意及时排痰，以保持呼吸通畅。

【结语】喘证是指由于外感或内伤，导致肺气升降出纳失常，以呼吸困难，气息迫促，甚至张口抬肩，鼻翼煽动，难以平卧为主要临床表现的一种病证。病因为外邪侵袭，内伤饮食，情志失调，劳欲久病所致。病位主要在肺、肾，亦与肝、脾有关，严重者可涉及心。病机主要是肺气升降出纳失常。病理性质有虚实之分，实喘为邪气壅肺，肺失宣降；虚喘为精气不足，肺肾出纳失常。辨证治疗以虚实为纲。实喘治应祛邪利气，虚喘治宜培补摄纳，虚实夹杂者，当虚实兼治。严重时可出现喘脱危候，预后凶险应积极救治。

临证首先需要注意寒热的转化互见，根据兼夹情况予以治疗。在反复发作过程中，每见邪气实而正气已虚，表现为肺实肾虚的"上盛下虚"证，治当疏泄其上，培补其下。其次当分清脏腑主次及气虚、阳虚、阴虚的不同而分别施治。虚喘有补肺、补肾的不同，其中尤当重视治肾。如出现喘脱危候，治宜扶正固脱，潜镇摄纳，积极抢救。

【临证参考】

**1. 喘证当辨新久虚实** 新病实喘多与肺系感染有关，应使用清热化痰，宣肺平喘法治疗，常用金银花、连翘、黄芩、蒲公英、野荞麦根、七叶一枝花等；对于久病喘证的患者，宜加补骨脂、枸杞子平补肾之阴阳。

**2. 重视活血化瘀** 喘证日久，可因气虚、痰阻、气郁等原因而见瘀血。瘀血既是病理产物，又是哮喘发生、发展的重要病理基础，治疗时配用活血化瘀药物，如川芎、丹参、桃仁、红花、当归、地龙、蜈蚣、全蝎、水蛭等，可以从不同环节提高临床疗效。

**3. 据时辨证、择时服药和冬病夏治** 喘证的发作与时间相关，一年中冬春多发，一日中夜晚频作。因此，可采用据时辨证、择时服药和冬病夏治法进行治疗。如根据卯时气血注于大肠，又为阳明燥金当令之时，以小承气汤合小陷胸汤治疗卯时咳喘患者；基于亥时为三焦主时，辨证为三焦气化不利，以四磨饮加减治疗亥时咳喘；治肺、脾、肾三虚之五更咳喘，用四君子汤加黄芪、桂枝、蜈蚣，每日于晨5时、晚5时分服头、二煎，择肺、肾气血运行时辰服药；以春夏养阳、冬病夏治法，采用从春至夏服当归四逆汤，自夏至秋服附子汤治疗入冬咳喘等。

**4. 注意心理调节** 肺气郁痹型喘证与心理因素有关，诱发或加剧喘证的心理障碍以愤怒、抑郁、恐惧和焦虑等情志因素为多见。因其受精神因素调控，所以除药物治疗以外，宜劝慰患者心情开朗，配合治疗。

**5. 名医经验** ①董建华经验方"宿喘验方"。组成：生熟地各12g，山茱萸10g，冬虫夏草5g，紫石英15g，沉香粉0.9g，川芎6g，全蝎3g，五味子6g，杏仁10g，砂仁3g。功效：益肾填精，纳气归原。主治：肾虚失纳，气浮游于上，动则喘甚。②陆芷青经验方"四子平喘汤"。组成：葶苈子12g，紫苏子9g，莱菔子9g，白芥子2g，苦杏仁9g，浙贝母12g，制半夏9g，陈皮5g，沉香5g（后下），生地黄12g，当归5g，丹参15g。功效：化痰止咳，纳气平喘。主治：肾虚失纳，痰饮停肺之咳喘。

案例分析

崔某,男,70岁,2006年12月5日初诊。

主诉:咳喘12年,加重2日。患者有咳喘病史12年,于3年前诊断为肺气肿,2日前感受外邪,致咳喘加重。证见咳嗽,气喘,胸闷,吐痰清稀色白,动则喘甚,恶寒发热,身痛,头痛。舌质淡,苔薄润,脉浮缓,重按无力。实验室检查:X线示慢性支气管炎合并肺气肿。中医诊断:喘证(寒邪束表,肺气失宣)。处方:桂枝10g,白芍10g,甘草6g,厚朴10g,杏仁10g,桔梗10g,枳壳10g,生姜3片,大枣6枚。5剂。水煎服,1日2次。服药后温覆取微汗,避风寒。二诊:恶寒发热,身痛,头痛诸症皆除,咳嗽,气喘,胸闷等症亦减,仍动则喘甚,甚则汗出,心悸,舌质淡,苔薄白。处方:人参6g,麦冬10g,五味子5g,淫羊藿10g,巴戟天10g,仙茅10g,菟丝子10g,丹参30g,当归10g,茯苓30g,黄芪30g,陈皮10g。7剂。水煎服,1日2次。三诊:喘促,汗出,心悸等症均减,咽喉微痛,舌质淡红,苔薄白。二诊方加黄芩10g,地骨皮10g。7剂。煎煮服用一如前法。四诊:喘促,汗出,心悸等症已除,活动时略感气短,乏力,舌质淡红,苔薄白。处方:守二诊方,去巴戟天,加白术10g,杏仁10g,桃仁10g。15剂。上药共为细末,蜜和为丸,每丸10g,每次2丸,1日2次,以善其后。

分析:本证初起为新感引动宿疾,本为心肺气虚,肾不纳气,标为风寒束表,肺气失宣。所以先解其表而治标,以桂枝加厚朴杏子汤加减治疗。表解之后,理当治本,患者病喘疾12年之久,且年已古稀,肺肾之气既衰于先,心脾之气复损于后,且喘疾日久,病久入络;又"气为血之帅",气虚行血无力亦致血瘀脉络。故以生脉饮合二仙汤加减治之以复肺肾心脾之气,是方毕竟偏于温补,有伤阴之虞,是以三诊时加黄芩、地骨皮清肺热以防温阳太过。终以生脉饮合当归补血汤合二仁汤加温补命门之品,又变汤为丸,意在缓图以复肺肾心脾之气。(国家中医药管理局.经典传承临证录[M].北京:中国中医药出版社,2008)

肺痈 课件

肺痈 思维导图

肺痈 概述

# 第五节　肺　痈

肺痈是指因感受外邪或痰热素盛,导致热毒壅肺,热壅血瘀,血败肉腐,以致肺叶生疮,形成脓疡的一种病证,属于内痈之一。临床以咳嗽,胸痛,发热,咳吐腥臭浊痰,甚则脓血相兼为主要特征。

肺痈病名始见于《金匮要略·肺痿肺痈咳嗽上气病脉证治》,指出"咳而胸满振寒,脉数,咽干不渴,时出浊唾腥臭,久久吐脓如米粥者,为肺痈",且制定了该病的治法与方药。如未成脓时,治以泻肺,用葶苈大枣泻肺汤;已成脓时,治以排脓解毒,用桔梗汤,并提出"始萌可救,脓成则死"的预后判断及强调早期治疗的重要性。唐代孙思邈在其《备急千金要方》中创用苇茎汤以清肺排脓,活血消痈,此方成为治疗本病的要方,沿用至今。《外科正宗·肺痈论》则系统提出了初起在表者,宜散风清肺;已有里热者,宜降火益阴;成脓者,宜平肺排脓;脓溃正虚者,宜补肺健脾的治法,首创肺痈分期论治,对后世产生较大影响。

肺痈与西医学之肺脓疡基本相同。其他如化脓性肺炎、肺坏疽及支气管扩张、支气管囊肿等疾病继发感染,出现肺痈临床证候者,均可参照本节辨证论治。

【病因病机】本病主要由感受外邪,内犯于肺,或痰热素盛,蒸灼肺脏,以致热壅血瘀,蕴酿成痈,血败肉腐而成。

## (一)病因

**1. 感受外邪**　多为外感风热之邪,自口鼻或皮毛犯肺;或因感受风寒,表散不及时,内蕴不解，郁而化热。肺受邪热熏灼，肺失清肃，热壅血瘀而成。

**2. 痰热素盛**　平素嗜饮酒酪，或嗜食辛辣肥甘厚腻、煎炸炙煿之品，酿湿蒸痰化热，熏灼于肺；或肺脏宿有痰热，或由他脏痰浊瘀热，蕴结日久，上干于肺，形成肺痈。若宿有痰热蕴肺，复加外感风热，内外合邪，则更易引发本病。劳倦过度，正气不足，则卫外不固，外邪乘虚侵袭，亦是致病的重要内因。

**（二）病机**

**1. 基本病机**　热毒壅肺，热壅血瘀，酝酿成痈，血败肉腐而成。

**2. 病位**　主要在肺。

**3. 病理性质**　属实热证。邪热蕴肺是其特点，并贯穿于病程的始终。但邪热易耗伤气阴，故在后期可出现正虚邪恋之证。

**4. 病机转化**　本病病理演变过程，可随着病情的发展、邪正的消长，表现为初期、成痈期、溃脓期、恢复期等四个不同阶段。初期（表证期）因风热（寒）侵袭卫表，内郁于肺，或内外合邪，肺卫同病，邪热客肺，肺失清肃，出现恶寒、发热、咳嗽等肺卫表证；成痈期为邪热壅肺，蒸液成痰，热壅血瘀，蕴酿成痈，表现出高热、振寒、咳嗽、气急、胸痛等气分实热证；溃脓期是痰热与瘀血壅阻肺络，血败肉腐化脓，继而肺络损伤，脓疡内溃外泄，表现为咳吐大量腥臭脓痰或脓血痰；恢复期乃脓疡溃泄，邪毒渐尽，病趋好转，但因肺体受损，可见邪祛正虚，阴伤气耗的病理过程。随着正气渐复，病灶趋向愈合。若溃后脓毒不尽，邪恋正虚，每致病情迁延，日久不愈，病势时轻时重，而转为慢性。

【诊断要点】

**1. 临床特征**　常突然寒战高热，咳嗽，胸痛，咳痰，呼吸气粗，10日左右咯出大量脓痰，气味腥臭，甚至脓血相兼；随着脓血排出，热退症减，病情好转，经数周逐渐恢复。若脓毒不净，持续咳嗽，咳吐脓血臭痰，低热，消瘦，则为转入慢性过程。

**2. 病史**　有外感或口腔手术、昏迷呕吐、异物吸入、皮肤疮疖痈疡等病史，起病多急骤，病情较重。青壮年多见，男多于女。

**3. 辅助检查**　脓肿接近胸壁部位时叩诊呈浊音，听诊呼吸音减弱或闻及湿啰音，语颤增强，X线摄片可见大片浓密炎症阴影，或见透亮区及液平面。实验室检查白细胞计数及中性粒细胞显著增高，痰培养有致病菌。溃后迁延之慢性患者可见甲紫而带弯，指端形如鼓槌（即杵状指）。

【鉴别诊断】　肺痈应与风温、其他肺实热证及肺痿相鉴别。

**1. 风温**　两者均属实热证，初起均可见风热表证，故肺痈初期与风温极为相似。但风温起病多急，以发热、咳嗽、烦渴或伴气急胸痛为特征。肺痈以高热振寒、咳吐浊痰、喉中有腥味是其特点，特别是风温经正确治疗后多在气分而解，1周内多能身热渐退，病情渐愈，若病经1周身热不退或更盛，或退而复升，咳吐浊痰，喉中腥味明显，则应考虑肺痈之可能。

**2. 痰热蕴肺证**　肺系其他疾患表现为痰热蕴肺时，亦可出现发热，咳嗽，胸痛，咳痰带血的症状。但一般痰热证为痰热蕴肺，伤及血络，病情较轻，以咳吐黄稠浓痰，夹有血丝或鲜血为主。肺痈则为热壅血瘀，蕴酿成痈，进而痰热与瘀血壅阻肺络，肉腐血败，化脓溃破，病情较重，表现为振寒，高热，咳吐大量腥臭脓痰或脓血浊痰。

**3. 肺痿**　两者同属肺脏疾患，症状也有相似之处，但病因病机不同。肺痿为气阴耗损，虚热内灼，或肺气虚冷，肺叶痿弱不用，以形体消瘦、咳吐浊唾涎沫为表现特征。肺痈为热毒蕴肺，热壅血瘀，肉腐血败，肺叶生疮，形成脓疡的一种病证，以发热、咳嗽、胸痛及咳吐腥臭脓痰或脓血痰为特征。两者虚实有别。

【辨证论治】

**（一）辨证要点**

**1. 辨病期**　本病有明显的四期演变过程，且以辨痰为重点。可根据病程先后不同阶段和相应临床表现，分辨为初期、成痈期、溃脓期、恢复期四个阶段，作为分证论治的依据。如初期兼表证，咯白色黏沫痰；成痈期为咳黄稠痰或黄绿色浊痰，喉间有腥味；溃脓期则咯大量腥臭脓痰或脓血痰；恢复期见热退，咳减，痰由浓变稀者为顺。

**2. 辨虚实**　本病为热毒壅肺，热壅血瘀，血败肉腐，而成痈脓，可根据临床分期来分辨虚实。初期、成脓期、溃脓期，属邪盛正实，以实热证候为主要表现；恢复期为正虚邪恋，气阴两伤，多属虚实夹杂证。

### （二）治则治法

本病总以祛邪为基本治疗原则，以清热解毒，化瘀排脓为主要治法。因热毒为本病基本病理因素，故清热解毒宜贯穿病程始终；血瘀是成痈的病变基础，故凉血散瘀有助于痈脓的消散；若脓已成，则有脓必排，排脓务尽，是治疗本病的关键。要针对不同病期，分别采取相应治法。初期宜清肺散邪；成痈期宜清热解毒，化瘀消痈；溃脓期宜排脓解毒；恢复期宜养阴益气。若久病邪恋正虚，治当扶正祛邪。

治肺痈有三忌：一忌发汗，免伤肺气；二忌温补，免助邪气；三忌早涩，以免"闭门留寇"。

### （三）分证论治

#### 1. 初期

证候：发热微恶寒，咳嗽，咯白色黏痰，痰量日渐增多，胸痛，咳时痛甚，呼吸不利，口干鼻燥。舌苔薄黄，脉浮数而滑。

证候分析：风热客表，正邪交争，卫表不和，故发热微恶寒；邪热蕴肺，肺失清肃，络脉痹阻，故见咳嗽，胸痛，咳则痛甚，呼吸不利；邪热蒸灼，炼津成痰，则见痰白而黏稠，痰量日渐增多；舌苔薄黄，脉浮数而滑为风热在表且内有痰浊之征。本证主要病机为风热犯肺，卫表失和，肺失清肃。以咳嗽，胸痛与风热表证并见为审证要点。

治法：疏风散热，清肺化痰。

方药：银翘散加减。方中用金银花、连翘、竹叶、芦根疏风清热解毒；薄荷、牛蒡子、荆芥、淡豆豉疏风散热宣肺；桔梗、甘草宣肺利咽化痰。热势较甚者，加鱼腥草、黄芩以清热解毒；咳甚痰多者，加杏仁、川贝母、前胡、冬瓜子以化痰止咳；胸痛甚者，加郁金、瓜蒌皮、桃仁以化瘀宽胸，利气止痛。

#### 2. 成痈期

证候：身热转甚，时时振寒，继则壮热，汗出烦躁，咳嗽气急，咳黄绿色浊痰，自觉喉间有腥味，胸满作痛，转侧不利，口干咽燥。舌苔黄腻，脉滑数。

证候分析：邪热由表入里，气分热炽，故壮热振寒，汗出烦躁；热毒蕴肺，肺气上逆，故咳嗽气急，胸痛；痰浊瘀热，郁蒸成痈，则咳黄绿色浊痰，喉间有腥味；热灼津伤，故咽干口燥；舌苔黄腻，脉滑数为痰热内盛之征。本证主要病机为邪热壅肺，热壅血瘀成痈。以壮热振寒，咳吐黄绿色痰，喉间腥味为审证要点。

治法：清肺解毒，化瘀消痈。

方药：《千金》苇茎汤合如金解毒散加减。前方用苇茎、薏苡仁、冬瓜子清肺泄浊排脓；桃仁通瘀散结。后方桔梗、甘草宣肺排脓；黄芩、黄连、栀子、黄柏清肺解毒消痈。可酌加鱼腥草、蒲公英、金银花、紫花地丁等以助其清热解毒之功。若高热、口渴、尿赤，脉洪数有力者，加石膏、知母以增清热泻火之力；肺伤络损而胸痛者，加乳香、没药、郁金、丝瓜络以通瘀活络；咳痰黄稠者，加桑白皮、瓜蒌皮、浙贝母、海蛤壳以清热化痰；热毒瘀结，咯脓浊痰，腥臭味严重者，可合犀黄丸以解毒化瘀。

#### 3. 溃脓期

证候：咳吐大量脓血痰，或如米粥，腥臭异常，有时咯血或痰中带血，胸中烦满而痛，甚则气喘不得卧，身热面赤，烦渴喜饮。舌红苔黄腻，脉滑数或数实。

证候分析：血败肉腐，痈脓内溃外泄，故咳吐大量脓血痰，或如米粥而腥臭；热伤肺络，故咯血或脓血相兼；脓毒蕴肺，肺气不利，则胸中烦满而痛，气喘不得卧；热毒充斥气分，故身热，面赤，烦渴；舌红苔黄腻，脉滑数，乃痰浊热毒壅盛之象。本证主要病机为热壅血瘀，血败肉腐，痈肿内溃外泄。以咳吐大量腥臭脓痰或脓血痰，胸中烦满而痛为审证要点。

治法：排脓解毒。

方药：加味桔梗汤加减。方中桔梗为排脓之主药，宣肺祛痰，排脓散结，用量宜大；薏苡仁、贝母、橘红化痰散结排脓；金银花、甘草清热解毒；白及消痈止血；葶苈子泻肺祛痰。可酌加鱼腥草、金荞麦根、败酱草、蒲公英、冬瓜子等以加强清热解毒排脓之力。若咯血量多者，配丹皮、炒栀子、藕节、白茅根、三七粉（冲服）以凉血止血；津伤明显，口干咽燥者，加南沙参、麦冬、天花粉以养阴生津；脓液溃泄不畅，量少难出者，加皂角刺以溃痈排脓；如属气虚无力排脓而见气短、自汗、排脓不畅者，可加生黄芪以托毒排脓。

**4. 恢复期**

证候：身热渐退，咳嗽减轻，咳吐脓痰渐少，臭味亦淡，痰转清稀，食欲渐佳，或有胸胁隐痛，难以久卧，气短，自汗，或午后潮热，心烦，盗汗，口燥咽干，形体消瘦，精神萎顿，面色不华。舌质红或淡红，苔白，脉细或细数无力。

证候分析：痈溃脓泄，邪毒已去，故热退咳减，脓血日少，痰转清稀；正气渐复，故食欲渐佳；肺络受损，溃处未敛，故胸胁隐痛，难以久卧；肺气虚弱，则气短，自汗；肺阴耗伤，虚热内蒸，则潮热，心烦，盗汗，口燥咽干；气阴耗伤，形神失养，则面色不华，形瘦神疲；舌脉均为气阴两虚之征。本证主要病机为气阴两虚，邪热留恋。以咳减热退，伴肺之气阴两虚证候为审证要点。

治法：益气养阴清肺。

方药：沙参清肺汤或桔梗杏仁煎加减。前方用北沙参养阴清肺；白及、合欢皮祛腐消痈止血；生黄芪、太子参益气生肌；桔梗、薏苡仁、甘草、冬瓜子解毒排脓。后方以阿胶、麦冬、百合养阴润肺；杏仁、贝母、枳壳化痰降气；桔梗、金银花、红藤、夏枯草、连翘、甘草清热解毒排脓。若低热不退者，加十大功劳叶、银柴胡、青蒿、地骨皮以清退虚热；食少便溏者，加白术、白扁豆、山药以培土生金；若邪恋正虚，脓毒不尽，咳吐脓血迁延不已，或痰液一度清稀而复转臭浊，可配伍鱼腥草、金荞麦根、败酱草、黄芪以清热解毒，托脓外出。

【其他疗法】

**1. 体位引流**　将痈肿的部位处于高位，多作侧身动作，同时在患处的背部轻拍，每日 2～3 次，有助于排脓及防止阻塞气道。

**2. 中药针剂**　双黄连注射液，每次 40～60ml，加入 5% 葡萄糖注射液中静脉滴注，每日 1 次，可用于肺痈各期；或双黄连注射液，每次 40～60ml，超声雾化吸入。

**3. 单方验方**

（1）鲜鱼腥草 100～300g，煮沸约 1～2 分钟；或干品 60～90g，先用水泡 0.5～1 小时，煮沸 1～2 分钟即可，久煎则有效成分易挥发。适用于肺痈各期。

（2）金荞麦根茎（洗净晒干，去根须、切碎）250g，用瓦罐，加清水或黄酒 1 250ml，罐口用竹箸密封，隔水文火煮 3 小时，得净汁约 1 000ml，加防腐剂备用。成人每服 30～40ml，每日 3 次，小儿酌减。或从金荞麦根中提取主要成分黄烷醇的浸膏片，每服 5 片，每日 3 次。

ER-1-19

鱼腥草的现代药
理研究 拓展阅读

**课堂互动**

1. 肺痈四期应如何分辨？

2. 肺系其他病证的痰热蕴肺证，为何患者无咳吐腥臭脓痰或脓血痰？

【转归预后】本病的转归和预后，与热毒的轻重，体质的强弱，诊治是否及时、得当等因素有关。如在初期即能作出正确诊断，及时清热疏散，或在成痈期即化瘀解毒及在溃脓期即逐瘀排脓，预后多良好。如在溃脓期排脓不畅，壮热不退，气喘胸痛，烦躁不安，脉象弦急，则为肺叶腐败之恶候。病情转折的关键在于溃脓后排脓能否通畅。凡脓得畅泄，症状减轻为顺；脓臭异常，经久不净，症状加重为逆。

【预防调护】加强身体锻炼，提高抗病能力；平素体虚或肺有宿疾者应积极治疗，并做到寒温适宜，起居有时，以防受邪；素体肺蕴痰热者，饮食宜清淡，勿食肥甘辛辣、醇酒炙煿之品，以免燥热伤肺；口腔、腹腔手术者，应做好术前术后护理，保持呼吸道清洁通畅，防止呼吸道感染。

在护理方面，患者应卧床休息，注意观察体温、脉象、呼吸的变化，特别是痰液的色、质、量、味的变化。注意室温调节，防寒保温，以免复感。在溃脓期应采用体位引流。若大量咯血，应警惕阻塞气道或出现气随血脱的危证。饮食宜清淡，多食蔬菜及有润肺生津化痰作用的水果，如橘子、梨、枇杷等，忌食油腻厚味及辛辣、海腥发物等，并戒烟酒。高热期间应给予半流质饮食。壮热不退者可用酒精擦浴等。

【结语】肺痈是因感受外邪或痰热素盛，导致热毒壅肺，热壅血瘀，血败肉腐，以致肺叶生疮，形成脓疡的一种病证，属内痈之一。临床以咳嗽，胸痛，发热，咳吐腥臭浊痰，甚则脓血相兼为主要特征。以感受外邪，或痰热素盛为病因；多内外合邪而致热壅血瘀，血败肉腐而发病。病位在肺，多属热证、实证。其病理演变分为初期、成痈期、溃脓期、恢复期。应审病程，分阶段施治。总以祛邪为基本治疗原则，清热解毒之法贯穿始终，结合凉血化瘀。脓未成时着重清热消痈，脓已成时需排脓解毒，且排脓务尽。脓毒消除后，多有正气不足，在补虚基础上佐以解毒排脓之品，以防死灰复燃。如治疗及时，则预后良好；但若正虚邪恋，病情反复，则可转为慢性，治当扶正祛邪。此外，如迁延为慢性，有手术指征者，可施外科手术治疗。

【临证参考】

**1. 把握肺痈分期的治疗**　肺痈初期治疗得当，收效甚速，金银花、连翘用量宜大，金银花可用30～50g，连翘可用15～30g；若气分热甚，可用白虎汤加蒲公英、鱼腥草、金荞麦根、芦根、冬瓜子、薏苡仁等。成痈期须攻其壅塞，可大剂量应用苇茎、冬瓜子等，苇茎可用60～90g，冬瓜子用30～60g。溃脓期以桔梗为排脓主药，用量宜大，可用15～20g。恢复期应以清养、补肺为主，扶正以托邪，适当佐以解毒排脓之品。清热解毒应贯穿治疗的始终，每期均可选用金银花、连翘、鱼腥草、金荞麦根、芦根等。

**2. 明确治疗肺痈"三忌"**　一忌发汗，免伤肺气；二忌温补，免助邪气；三忌早涩，以免"闭门留寇"。

**3. 防止发生大咯血**　患者在溃脓时，肺络受损较重时，可出现大量咳血、咯血，应警惕血块阻塞气道，或气随血脱的危象。当按"血证"急救处理。

**4. 注意保持大便通畅**　保持患者大便通畅，有利于肺气肃降，使邪热易解，以达"上病下取"之功，可适量加入通腑泄热之品。

**5. 加强肺痈溃脓观察**　少数患者溃脓后，因脓排不畅，脓液流入胸腔，形成脓胸，表现为持续高热，呼吸困难，气促胸痛，面色苍白或青紫，甚则神志昏迷，当引起高度重视，必要时可作胸腔穿刺引流。若病情迁延至3个月以上，则转为慢性，经内科治疗，肺部脓腔仍在，有手术指征者，可转外科治疗。

**6. 名医经验**　施今墨经验方：鲜芦根24g，桑白皮6g，鲜白茅根24g，仙鹤草18g，旋覆花6g（包），代赭石12g，地骨皮6g，生薏苡仁18g，陈橘红5g，炒桃仁6g，冬瓜子18g，陈橘络5g，炒杏仁6g，北沙参10g，苦桔梗6g，粉甘草5g。适用于肺痈溃脓期。

案例分析

　　左某，女，21岁。

　　患者间歇性寒热，咳嗽已1个月。开始突发寒热，无汗，鼻塞，咳嗽，痰吐黏白，此后寒热断续不清，入暮为甚，至晨热平，延至两旬左右，左胸剧痛如刺，舌苔薄白，质偏红，脉象细滑。辨证施治：风寒袭肺，郁而化热，蒸液成痰，热壅血瘀，势趋成痈之候。治拟清热解毒，散结消痈，仿苇茎汤合桔梗汤意。处方：桃仁9g，生薏苡仁15g，冬瓜子15g，芦根30g，鱼腥草18g，合欢皮12g，桔梗6g，甘草3g，银花12g，连翘9g，天花粉9g，知母6g。治疗结果：上药日服1帖，3日后热平，吐出脓血痰10多口，咳嗽渐止，胸痛缓解。继续服药巩固，住院共15日出院。

　　分析：患者发热、咳嗽、咳痰、左胸剧痛，当诊断为肺痈（成痈期）。病机为风寒袭肺，郁而化热，蒸液成痰，热壅血瘀。治以清热解毒，散结消痈，用苇茎汤合桔梗汤化裁，收效显著。
（周仲瑛.周仲瑛临床经验辑要[M].北京：中国医药科技出版社，1998）

# 第六节　肺　痨

　　肺痨是因正气不足，感染痨虫，侵蚀肺脏所致，以咳嗽、咯血、潮热、盗汗及身体逐渐消瘦为主要特征，具有传染性的慢性虚弱性疾病。病轻者仅出现部分症状，病重者则每多兼见。

　　痨，义同劳，指劳损。本病劳损在肺，故称肺痨。历代关于本病的名称不一，主要有两类。一是以其具有传染性而命名，如"尸注""鬼注""痨疰""虫疰""毒疰""传尸""飞尸"等；二是根据其症状特点命名，如"骨蒸""劳嗽""伏连""肺痿疾""急痨"等。自宋代《三因极一病证方论》开始，以"劳瘵"统诸称，沿用至晚清。东汉以前医籍中无肺痨的病名，多将其归于"虚损""虚劳"等病证中。如《素问·玉机真脏论》云"大骨枯槁，大肉陷下，胸中气满，喘息不便，内痛引肩项，身热，脱肉……肩髓内消"；《灵枢·玉版》云"咳，脱形，身热，脉小以疾"，描述了肺痨的主症和慢性、消耗性的特点。《金匮要略·血痹虚劳病脉证并治》篇叙述了本病的表现及其合并症，"男子平人，脉虚弱细微者，善盗汗也……若肠鸣、马刀、侠瘿，皆为劳得之"。《中藏经·传尸论》认识到本病具有传染性，谓："人之血气衰弱，脏腑虚羸……或因酒食而遇……或问病吊丧而得……钟此病死之气，染而为疾。"《肘后备急方》进一步说明了本病的危害："死后复传之旁人，乃至灭门。"到唐宋以后，明确了本病的病位、病机和治则。《外台秘要·传尸》说明了本病的危害，"传尸之候……莫问老少男女，皆有斯疾……不解疗者，乃至灭门"。《千金要方》把"尸注"列入肺脏病篇，明确病位主要在肺。《普济本事方·诸虫尸鬼疰》说本病是由"肺虫"引起，"肺虫居肺叶之内，蚀人肺系，故成瘵疾，咯血声嘶"。《济生方》列"劳瘵"专篇，将肺痨与一般的虚劳区别开来，并认识到本病具有"传变不一，积年染疰，甚至灭门"的特殊性。《丹溪心法·劳瘵》倡"劳瘵主乎阴虚"之说，突出了病理特点，确立了滋阴降火的治疗大法。《十药神书》收载了十方，是我国现存治疗肺痨的第一部专著。《医学正传·劳极》确立了"杀虫"与"补虚"的两大治疗原则。

　　总之，历代中医对肺痨的认识，大约可分为三个时期，汉以前统属于慢性劳损性疾患；汉唐时认识到有传染性；唐宋以后对病因病理及治疗方药的认识日趋系统全面。

　　肺痨相当于西医学的肺结核。肺外结核与本病症状相似者，也可参照本节辨证论治。

　　【病因病机】肺痨病因主要有外感和内伤两个方面，外因为痨虫侵袭，内因为正气虚弱，痨虫与正虚常互为因果。

## （一）病因

　　肺痨的致病因素主要是感染痨虫和正气虚弱，在肺痨的发病中两种病因缺一不可。感染痨虫是发病的重要条件,正气虚弱是发病的重要基础。

**1. 感染痨虫**　古人所称的痨虫即西医学所称的结核分枝杆菌,其传染能力很强,危害性极大,甚至可以"灭门"。痨虫传染是本病发生的必要条件,主要因为直接接触本病患者而发病,如问病吊丧,看护患者,与患者朝夕相处等,致痨虫由口鼻侵入人体而发病。也可因为母婴等其他途径染病。

**2. 正气虚弱**

(1)禀赋不足:由于先天禀赋不足,或小儿发育未充,"痨虫"入侵而致病。王焘《外台秘要》云:"婴孺之流,传注更苦。"

(2)酒色劳倦:醉酒入房,损伤脾肾,耗损精血,正虚受损,痨虫入侵。若劳倦过度,忧思伤脾,脾虚肺弱,正气亏虚,痨虫亦易入侵。

(3)病后失调:大病久病,如麻疹、哮喘等,失于调治;外感咳嗽,经久不愈;胎产之后失于调养等,致痨虫乘虚而入。

(4)营养不良:贫困窘迫,营养不充,精血不足,体虚不能抗邪,痨虫入侵。

上述病因,均能导致正气虚弱,成为痨虫入侵的诱因。也有在感染痨虫后开始无明显症状,由于上述种种因素,诱使病情发作或加重。

**(二)病机**

**1. 基本病机**　肺痨的基本病机为正气虚弱,感染痨虫,侵蚀肺脏,耗损肺阴。以阴虚为主,发展则导致阴虚火旺,气阴两虚,甚则阴损及阳,以致阴阳两虚。

**2. 病位**　主要在肺,日久可累及脾肾,甚则传遍五脏。

**3. 病理性质**　以本虚为主,亦可见标实。本虚以阴虚火旺为主,可兼见气虚、阳虚,甚则阴阳两虚;标实为痰浊、瘀血。

**4. 病机转化**　痨虫犯肺,耗伤肺阴,继则阴虚生内热,而致阴虚火旺,病位由肺及肾;虚火耗气,或阴虚不能化气,导致气阴两虚;后期阴损及阳,而见阴阳两虚之候。

【诊断要点】

**1. 临床特征**　咳嗽,咯血,潮热,盗汗,消瘦被称为肺痨的"五大主症"。初期仅觉倦怠乏力,干咳,食欲不振,形体逐渐消瘦。病重者可出现呛咳,咯血,潮热,盗汗,两颧发红,形体明显消瘦。

**2. 病史**　有与肺痨患者密切接触史,一般起病比较缓慢,逐渐加重,个别患者可急性起病,而且病情迅速恶化。

**3. 辅助检查**　X线摄片有浸润、干酪样变和空洞形成,属于活动性病变;条索状、结节状病变,经一定时期观察,稳定不变或已纤维硬结,痰培养结核分枝杆菌阴性者,属于非活动性病灶。活动性肺结核痰涂片或痰培养结核菌多呈阳性,红细胞沉降率增快,结核菌素皮试呈强阳性。病灶部位呼吸音减弱或可闻及支气管呼吸音、湿性啰音。

【鉴别诊断】肺痨应与虚劳、肺痿等病证相鉴别

**1. 虚劳**　肺痨为正虚复感痨虫所致,具有传染性,病理特点以阴虚火旺为主,主要病变在肺,以咳嗽、咯血、潮热、盗汗、消瘦为主要临床症状的一种独立的疾病。虚劳由多种原因所致,一般不传染,病理特点以正虚为主,病变涉及五脏,主要病变在脾肾,以五脏气血阴阳亏虚的多种虚损症状为主要表现,是多种慢性虚损证候的总称。

**2. 肺痿**　肺痨与肺痿病位均在肺。但肺痿是由肺系多种慢性疾患后期转归而成,如肺痈、肺痨、久咳等导致肺叶痿弱不用,均可成痿,临床以咳吐浊唾涎沫为主证。肺痨则是由正虚复感痨虫所致的具有传染性的慢性虚弱性疾病,以咳嗽,咯血,潮热,盗汗为特征。但肺痨后期可以转成肺痿。

【辨证论治】

**(一)辨证要点**

**1. 辨主症**

(1)咳嗽:干咳少痰,咳声轻微短促,或痰少质黏多为阴虚;咳而气短声低,痰清稀,常为气

虚；呛咳息促，提示肺体受伤，病情严重。

（2）咯血：多为痰中带血，少数为血痰，提示阴虚肺燥，血络受伤；亦有大量咯血者，血色鲜红，夹泡沫痰者，多为虚火炽盛，损伤肺络，需提高警惕，防止气随血脱。

（3）潮热：多为低热，有时但觉手心热。发热每在午后开始，暮夜为盛，晨起热退。热势的增减，反映阴津耗损的程度，热势愈高，阴虚愈重。

（4）盗汗：本病盗汗乃是虚热逼蒸，津液外泄所致。因此，观察盗汗的多少、有无，可了解病势的进退。

（5）消瘦：本病消瘦往往是进行性加重，不似急性热病之迅速，一般为四肢先行瘦削，渐见颈部纤细，两颧高突，肋骨暴露，精神萎靡。有先消瘦而后发现肺痨，亦有先发现肺痨而后消瘦者。

**2. 辨病位**　肺痨表现为咳嗽，痰中带血，口干咽燥，病位在肺；伴气短乏力，食少便溏，病位在肺脾；伴潮热盗汗，五心烦热，病位在肺肾；伴性情急躁易怒，胸胁掣痛，梦遗失精，病位在肺、肝、肾；伴面浮肢肿，五更泄泻，心悸气短，则病位在肺、脾、心、肾。

**3. 辨病性**　肺痨病理性质以本虚为主，亦可见标实。本虚以阴虚为主，可兼气虚、阳虚；标实为痰浊、瘀血。干咳，口干咽燥，骨蒸盗汗，手足心热，舌红，少苔，属阴虚；咳而气短，发热不著，恶风自汗，神疲乏力，活动后诸症加剧，舌淡，脉虚，属气虚；面白无华，唇舌色淡，肢冷便溏，五更泄泻，阳痿精冷，属阳虚；咳喘胸闷，咳声不扬，痰色黄或白，舌苔白腻或黄腻，脉滑，属痰浊；胸痛如针刺，咯血色紫暗，面色黧黑，肌肤甲错，舌质紫暗或见瘀斑，属瘀血。

### （二）治则治法

治疗当以补虚培元，抗痨杀虫为原则。如《医学正传·劳极》云："一则杀其虫，以绝其根本；一则补其虚，以复其真元。"根据体质强弱分别主次，但尤需重视补虚培元，增强正气，以提高抗病能力。调补脏器重点在肺，同时兼顾补益脾肾。治疗大法应根据"劳瘵主乎阴虚"的病理特点，以滋阴为主，火旺的兼以降火，如合并气虚、阳虚见症者，则当同时兼顾。杀虫主要是针对病因治疗。在药物治疗的同时，尚需重视休养、食疗、体疗，方能提高疗效。

ER-1-22

肺痨治则治法

### （三）分证论治

#### 1. 肺阴亏损

证候：干咳痰少，或痰少质黏，或痰中带血，如丝如点，血色鲜红，午后手足心热，口干咽燥，或有少量盗汗，胸闷隐痛。舌边尖红，苔薄少津，脉细或数。

证候分析：痨虫蚀肺，阴津受伤，肺失清润，故干咳痰少，或痰少质黏；咳伤肺络，故痰中时夹鲜红血丝血点，胸闷隐痛；阴虚生热，虚热内灼，故手足心热；肺阴耗伤，津不上承，故口干咽燥；舌边尖红，苔薄少津，脉细或数均为阴虚内热之象。本证主要病机为阴虚肺燥，肺失滋润，肺络损伤。以干咳痰少和阴虚内热见症为审证要点。

治法：滋阴润肺，清热杀虫。

方药：月华丸加减。方用北沙参、麦冬、天冬、生地黄、熟地黄滋阴润肺；百部、獭肝、川贝母润肺止嗽，兼能杀虫；桑叶、白菊花清肺止咳；阿胶、三七止血和营；茯苓、山药健脾补气，以资生化之源。原方中水獭肝可去，另可加入百合、玉竹以增强滋补肺阴之力。若痰中带血，宜加白及、白茅根、仙鹤草和络止血；低热不退，宜加银柴胡、十大功劳叶、青蒿、地骨皮清退虚热；神疲食少，宜加太子参、山药益气养阴；盗汗多，加煅龙骨、煅牡蛎；声音嘶哑，加诃子皮、木蝴蝶、凤凰衣；胸痛，加郁金、丝瓜络。

#### 2. 虚火灼肺

证候：咳呛气急，痰少质黏，或吐痰黄稠，反复咯血，量多色鲜，午后潮热，骨蒸颧红，五心烦热，盗汗量多，心烦口渴，急躁易怒，胸胁掣痛，失眠多梦，男子遗精，女子月经不调，身体日瘦。舌质红绛而干，苔薄黄或剥，脉细数。

证候分析：肺虚及肾，肾阴亏耗，肺肾阴伤，虚火灼津，炼液成痰，故痰少质黏黄稠，呛咳气急；虚火灼伤肺络，故反复咯血，血色鲜红量多；阴虚火旺，则午后潮热，骨蒸颧红，五心烦热；虚火迫津外泄，故盗汗；肾阴不足，心肝火旺，故心烦口渴，急躁易怒，失眠多梦；肝肺脉络失和，以致胸胁掣痛；相火偏亢，扰动精室，则梦遗；阴血亏耗，冲任失养，则月经不调；阴精耗损，不能充养形体，则身体日瘦；舌苔薄黄而剥，脉细数，为阴虚火旺之象。本证主要病机为肺肾阴虚，虚火内灼，络损血溢。以咳嗽，反复咯血和肺肾阴虚火旺见症为审证要点。

治法：补益肺肾，滋阴降火。

方药：百合固金汤合秦艽鳖甲散加减。前方用百合、麦冬、生地黄、玄参、熟地黄滋阴润肺生津，当归、白芍柔润养血；桔梗、贝母、甘草清热止咳。后方以秦艽、鳖甲、地骨皮、青蒿、柴胡退热除蒸；当归、知母、乌梅滋阴清热。可酌加百部、白及、葎草补肺止血，抗痨杀虫；龟板、阿胶、五味子、冬虫夏草滋养肺肾之阴，培其本元。若咳痰量多黄稠，宜加桑白皮、海蛤壳、鱼腥草清化痰热；反复咳血不止者，宜加紫珠草、栀子、大黄炭或十灰散凉血止血；盗汗严重者，宜加乌梅、煅牡蛎、煅龙骨、浮小麦敛阴止汗；胸胁掣痛者，宜加瓜蒌、延胡索、郁金和络止痛；烦躁失眠者，宜加酸枣仁、夜交藤、珍珠母宁心安神。服本方易腻胃碍脾，酌加砂仁、白豆蔻、陈皮等醒脾理气之品，以除滋腻碍脾之弊。

### 3. 气阴耗伤

证候：咳嗽无力，痰中偶夹有血，血色淡红，潮热，颧红，常伴畏风，自汗与盗汗并见，气短声低，神疲倦怠，身体消瘦，食欲不振。舌质嫩红，边有齿痕，苔薄，脉细数无力。

证候分析：肺阴亏虚，阴虚内热，故午后潮热，颧红盗汗；气虚卫外不固，则自汗，畏风；肺虚及脾，脾气受损，以致气阴两虚，故咳嗽无力，痰中夹血，血色淡红；肺脾气弱，故气短声低；脾虚失运，故食欲不振；舌质嫩红有齿痕、苔薄，脉细数无力，均为气阴两虚之证。本证主要病机为气阴两伤，肺脾两虚，肺气不清，脾虚不健。以咳嗽无力，咯血色淡与气阴两虚表现并见为审证要点。

治法：养阴润肺，益气健脾。

方药：保真汤或参苓白术散加减。前方用人参、黄芪、白术、茯苓、甘草、大枣益气健脾，培土生金；天冬、麦冬、生地黄养阴退热；当归、白芍滋阴养血；地骨皮、黄柏、知母、柴胡清热除蒸；厚朴、陈皮、生姜助运化；五味子敛肺，莲心清心除烦，熟地黄滋肾固精。后方以人参、白术、茯苓、甘草健脾益气；砂仁、桔梗、白扁豆、山药、莲子肉、薏苡仁理气健脾化湿。可加北沙参、白及、百部以补肺杀虫。咳嗽痰稀，加紫菀、款冬花、紫苏子温润止嗽；夹有湿痰，加半夏、陈皮燥湿化痰；咯血量多者，可酌加花蕊石、蒲黄、仙鹤草、三七，配合补气药止血摄血；纳少腹胀、大便溏薄等脾虚症状明显，酌加白扁豆、莲子肉、山药等甘淡健脾，并慎用地黄、阿胶、麦冬等滋腻碍脾之品。

### 4. 阴阳虚损

证候：咳逆喘息，少气，咳痰色白有沫，或痰中夹血，血色暗淡，潮热形寒，自汗盗汗，形体羸瘦，面浮肢肿，声嘶失音，心悸唇紫，肢冷泄泻，男子滑精、阳痿，女子经少闭经。舌光红少津，或舌淡胖有齿痕，脉微细而数，或虚大无力。

证候分析：本证为痨久不愈，阴损及阳，肺、脾、肾三脏俱损之重症。肺气耗伤，气无所主，故咳逆喘息，少气；肺气亏虚，气不布津，故咳痰色白有沫；肺阴耗伤，声道失润，故声嘶失音；气阴耗伤，肺络失荣，络损血溢，则痰中带血，血色暗淡；阴虚内热，则潮热盗汗；阳虚卫弱，则形寒自汗；脾肾阳虚，水湿不化，故面浮肢肿，肢冷泄泻；精气内竭，无以充养形体，则身形羸瘦；阴损及阳，心脉失荣，故心悸唇紫；命门火衰，故男子滑精、阳痿；精血空虚，冲任不盈，故女子月经不调或经闭；舌光红少津，脉微细而数为阴虚；舌淡胖有齿痕，脉虚大无力为阳虚。本证主要病机为阴损及阳，阴阳两虚，肺、脾、肾三脏俱损。以肺痨日久，咳喘少气，肺肾阴虚和脾肾阳虚共见为审证要点。

治法：滋阴补阳。

方药：补天大造丸加减。方中用人参、黄芪、白术、山药、茯苓以补肺脾之气；白芍、熟地黄、当归、枸杞子、龟板培补阴精，以滋养阴血；鹿角、紫河车助真阳而填精髓；酸枣仁、远志敛阴止汗，宁心安神。若咳喘气短,动则加剧者,宜加冬虫夏草、钟乳石、核桃仁、蛤蚧摄纳肾气;心悸者,可加紫石英、丹参宁心安神;五更泄泻,可加煨肉豆蔻、补骨脂补火暖土,并去熟地黄、龟板以防滋腻碍脾。

 **知识链接**

### 培土生金法治疗肺痨

《石室秘录·正医法》云:"治肺之法,正治甚难,当转治以脾。脾气有养,则土自生金。"培土生金法的理论依据是五行学说。生理上,脾属土,主运化,为气血生化之源;肺属金,主气司呼吸。土能生金,脾胃所化生的气血,首先上归于肺,为肺脏生理活动提供物质源泉。因此,肺气的盛衰在很大程度上取决于脾气的强弱,即补脾有助于益肺气。病理上,肺痨因痨虫侵蚀肺叶,导致肺阴受损,肺失宣降,从而引发咳嗽,耗伤肺气,久则子耗母气,导致脾胃虚弱;或因肺脏受损,津液不布,五脏失于濡润,脾胃虚弱。临床肺痨病久羸瘦,肌肉不充。明代王肯堂提出"患肺金病者,尝令脾土调和,勿使损坏可也",认为当从脾论治,即培土以生金。

【其他疗法】

**1. 中成药** 养阴清肺糖浆、贝母梨膏糖浆适用于阴虚肺燥干咳痰少者;生脉饮适用于自汗畏风,乏力倦怠,自汗盗汗明显的气阴两虚者;知柏地黄丸适用于五心烦热,颧红如妆,甚则骨蒸的阴虚火旺者;金锁固精丸适用于肺痨遗精甚者。

**2. 单方验方**

(1)壁虎粉胶囊:壁虎,又名守宫、天龙,放瓦上焙干研细末,装胶囊每次服3~4粒(每粒含生药1g)。适用于肺、肺门淋巴结核及胸、腰椎结核。

(2)葎草1 500g,百部、白及各500g,夏枯草250g,白糖2 000g。反复加水蒸馏浓缩至5 000ml,每日50ml,分3次服。用于各型肺结核。

【转归预后】本病的预后受三方面因素的制约:一是体质的强弱,二是病情的轻重,三是治疗的早迟。一般而言,正气比较旺盛,病情轻浅,病发短暂,早期及时正确治疗,多可逐渐康复。若正虚邪盛,迁延日久,病情进行性加重,由肺虚逐渐损及脾、肾、心、肝,形成五脏亏损,则预后不良。若正气较虚,正邪相持,病势起伏,病情慢性迁延,亦属难治。所以增强体质,早期诊断,早期治疗,是阻止病情恶化,影响肺痨预后的关键。

若出现大骨枯槁,大肉尽脱,肌肤甲错;咯血浅红,似肉似肺;久泻不能自止,腹部冷痛;猝然胸痛,喘息声高,不能平卧;喘促短气,面浮足肿,面色青晦;内热不退,或时寒时热,汗出如水均为凶险恶候。

本病多为慢性,少数患者急性起病,出现剧烈咳嗽,喘促倚息,吐大量鲜血等严重症状,俗称"百日痨""急痨",预后较差。

【预防调护】肺痨防重于治,接触患者时,要注意做好防护。应教育患者掌握防治知识,不要随地吐痰,做好隔离预防,避免传染他人。本病正虚是发病的重要条件,也是影响病情轻重和预后吉凶的重要因素,因此在药物治疗的同时,调节饮食,加强营养,运用适宜的食疗方案,对恢复正气,改善病情,提高疗效具有积极的作用。患病后应及时治疗,饮食宜清淡,增加牛奶、禽蛋、甲鱼、豆浆、水果等有营养的食物,多食补肺生津之品,忌辛辣刺激食物,以防动火劫液。注意精神调养,保持乐观情绪。适当进行体育锻炼,树立战胜疾病的信心。并慎起居,避风寒,禁烟酒,慎房事,劳逸适度。本病是一种难以速效的传染性疾病,要做好患者的思想工作,积极配合治疗,并规范用药,疗程足够,避免症状稍有减轻即放弃治疗,致使病情反复发作,越来越重。

【结语】肺痨是因正气不足,感染痨虫,侵蚀肺脏所致,以咳嗽、咯血、潮热、盗汗及身体逐渐消瘦为主要特征，具有传染性的慢性虚弱性疾病。肺痨的外因是痨虫感染，内因责之于正气虚弱。病机为正气虚弱，感染痨虫，侵蚀肺脏，耗损肺阴。病位主要在肺，并与脾、肾等脏密切有关。病理性质主要是以本虚为主，亦可见标实。本虚以阴虚火旺为主，可兼见气虚、阳虚，甚则阴阳两虚；标实为痰浊、瘀血。治疗应以补虚培元和抗痨杀虫为原则，调补脏器重点在肺，兼顾补益脾肾。根据"劳瘵主乎阴虚"的病理特点，以滋阴为主要治法，火旺者兼以清火，合并气虚、阳虚见症者，应同时兼顾。肺痨的预后受三方面因素的制约，即：体质的强弱、病情的轻重、治疗的早迟，所以临床应注意早期诊断，早期治疗。经规范治疗，本病一般预后良好。

【临证参考】

**1. 辨证结合辨病**　本病虽属慢性虚弱疾病，但因感染"痨虫"致病，属于"外损"范围，故不可拘泥于补虚，要根据"补虚不忘治实"的原则，在辨证的基础上适当选用抗痨杀虫中药。根据现代药理研究，黄连、黄芩、黄柏、百部、白及、守宫、大蓟、大蒜、葎草、紫菀、冬花、白芍、冬虫夏草、黄精、十大功劳叶等，均有一定的抗痨杀虫的作用。

**2. 重视补脾培土生金，用药当防苦燥寒凉太过**　脾为肺之母，痨虫伤肺，子盗母气，脾气亦虚；脾虚又会导致"土不生金"加重肺虚。因此，治疗当重视补脾助肺，采用培土生金法，常选参苓白术散加减。但本病终究是以阴虚为本，所以选择健脾药物又要注意不宜过于香燥，以免耗气、伤阴、动血。而针对火旺之候，治疗又当以甘寒养阴为主，适当佐以清火，更不宜单独使用清火之剂。苦燥伤阴，寒凉败胃，若用药过量或过久，阴伤脾败，反使加重病情。

**3. 适当伍用活血化瘀药**　《医林改错》通窍活血汤所治症目中，有"男子痨病"一节，指出"所见之症，皆是血瘀之症"。在血府逐瘀汤所治症目下，有"天亮出汗""心里热""急躁""不眠""夜不安""晚发一阵热"等症状，与肺痨表现颇为相似，并且指出"血化下行不作劳"，因此，治疗肺痨当配伍应用活血化瘀药临床可参考应用。

**4. 肺痨后期当防变证**　肺痨后期常常出现阴阳虚损证，此时，肺、脾、肾三脏已亏，气血阴阳皆有不足，选方用药尤须谨慎，防止出现"虚不受补"或"过补致壅"的变证。此时，补剂既要持平，又要有所侧重。阴虚为主者补阳药宜减，以防虚火上浮；阳虚为主者，滋阴药应减，以免阴气虚陷而洞泄。同时，应积极治疗肺痨的并发症，如泄泻、遗精、盗汗、咯血等，防止因为津液精血的丢失而造成阴虚加重或气随血（液）脱。

**5. 名医经验**　蒲辅周治疗肺结核咳血验方：生龙骨粉 100g，生牡蛎粉 100g，生三七粉 50g，生鸡内金粉 100g，生白及粉 50g，生百部粉 50g。六味捣细末和匀，以瓷器收贮。早晚各 5g，加入调熟的藕粉或山药内服。沈炎南创立治疗肺结核的七法：①清金保肺法，用于肺阴虚证；②培土生金法，用于脾气虚、脾阴虚证；③滋肾固精法，用于肾阴虚证；④养阴柔肝法，用于肝阴虚证；⑤养心安神法，用于心阴虚心神不安证；⑥滋阴降火法，用于阴虚火旺证；⑦宁络止血法，用于咳血、咯血之证。其中前三法为基本法，后四法为辅助法，七法既可单独使用，又可相互合用。

## 📋 案例分析

　　魏某，女，49岁，农民。

　　患者患慢性纤维空洞型肺结核已八载，迭经中西医药物治疗，迄今未效。面色晦滞，形体消瘦，呛咳气促，痰多而浊，偶尔带血，胸痛隐隐，盗汗失眠，纳呆，饮食不馨。苔腻而紫，脉弦细而数。证属肺痨重候，乃肺体久损，痰瘀凝滞，邪稽不去，正虚难复之征。治以开瘀解凝，培正补肺并进，予"抗痨保肺丸"一料。药后精神较振，呛咳、咳痰均减轻，活动已不气促，盗汗失眠亦见好转，饮食渐香。胸透复查：病灶明显吸收，空洞略见缩小。上方继服两料，诸症悉退，体重增加。摄片：空洞闭合，炎症吸收。已能从事一般轻工作。

分析："抗痨保肺丸"是国医大师朱良春先生的经验方,由土鳖虫、制首乌、白及、蒸百部、紫河车、生地榆、葎草、黄精组成。其中土鳖虫活血散瘀,推陈致新,促使病灶吸收,空洞闭合;白及补肺泄热,敛肺止血,增强体质,加速恢复;制首乌、河车滋养肺肾,补益气血,增强体质,加速恢复;百部、地榆、葎草、黄精均有抗结核及清热滋阴的功效。(朱良春.中国现代百名中医临床家丛书·朱良春[M].北京:中国中医药出版社,2001)

肺胀 课件

肺胀 思维导图

肺胀 概述

# 第七节 肺 胀

肺胀是多种慢性肺系疾患反复发作,迁延不愈,导致肺气胀满,不能敛降,以胸部膨满,憋闷如塞,气短喘促,咳嗽,痰多,甚则面色晦暗,唇甲发绀,脘腹胀满,心悸浮肿等为主要表现的一种病证。

肺胀病名首见于《黄帝内经》,如《灵枢·胀论》曰:"肺胀者,虚满而喘咳。"《灵枢·经脉》曰:"肺手太阴之脉……是动则病肺胀满,膨膨而喘咳。"均指出了本病虚满的基本性质和典型症状。东汉张仲景《金匮要略》记载"咳而上气,此为肺胀,其人喘,目如脱状","咳逆倚息,短气不得卧,其形如肿",运用越婢加半夏汤、小青龙加石膏汤等方药进行治疗。隋代巢元方《诸病源候论》记载肺胀的发病机制是由于"肺虚为微寒所伤,则咳嗽,嗽则气还于肺间,则肺胀,肺胀则气逆,而肺本虚,气为不足,复为邪所乘,壅痞不能宣畅,故咳逆短气也",提出肺胀是由久病肺虚,又感外邪所致。《丹溪心法·咳嗽》云:"肺胀而嗽,或左或右不得眠,此痰夹瘀血碍气而病。"在病理上充实了痰瘀阻碍肺气的理论。《张氏医通·肺痿》云:"盖肺胀实证居多。"清代李用粹《证治汇补·咳嗽》认为肺胀:"气散而胀者,宜补肺,气逆而胀者,宜降气,当参虚实而施治。"提示肺胀应当分虚实辨证论治,更加完善了肺胀的辨证理论。

西医学中的慢性阻塞性肺疾病、慢性肺源性心脏病、肺气肿、肺性脑病等疾病,出现肺胀的临床表现时,可参照本节辨证论治。

【病因病机】肺胀的发生,多因久病肺虚,痰瘀潴留,而致肺不敛降,气还肺间,肺气胀满,每因复感外邪诱使病情发作或加剧。

## (一)病因

**1. 久病肺虚** 内伤久咳、久喘、久哮、肺痨等慢性肺系疾患,迁延失治,病久伤肺,以致肺不布津而成痰,气不行血而成瘀。痰瘀互结,滞留于心肺,壅阻肺气,气之出纳失常,还于肺间,日久导致肺虚,成为肺胀的发病基础。

**2. 感受外邪** 卫外不固,六淫外邪反复乘袭,诱使本病发作,病情日益加重。另外,长期吸烟,吸入粉尘,也是损伤肺脏,肺失宣降,肺气出纳失常的重要因素。

**3. 年老体虚** 肺胀病以高龄者居多。年老体虚,肺肾俱亏,体虚不能卫外是六淫邪气反复乘袭的基础,感邪后正不胜邪而病情益重,反复罹病则正气更虚,终致肺胀形成。

## (二)病机

**1. 基本病机** 久病肺虚,六淫侵袭,以致痰饮瘀血,结于肺间,肺气胀满,不能敛降。

**2. 病位** 本病的病位首先在肺,继则影响脾、肾,后期病及于心。

**3. 病理性质** 多属标实本虚,但有偏实、偏虚的不同,且多以标实为急。外感诱发时则偏于邪实,平时偏于本虚。早期由肺及脾、肾,多属气虚、气阴两虚;晚期以肺、肾、心为主,气虚及阳,或阴阳两虚,纯阴虚者罕见。本病的病理因素为痰浊、水饮、血瘀,且相互影响,兼见同病。

**4. 病机转化** 病程中由于肺虚卫外不固,尤易感受外邪而诱发或加重病情。若复感风寒,则可成为外寒里饮之证。感受风热或痰郁化热,可表现为痰热证。若痰浊壅盛,或痰热内扰,闭阻气道，蒙蔽神窍，则可发生烦躁、嗜睡、昏迷等变证。若痰热内郁，热动肝风，可见肉瞤、震颤，甚则抽搐，或因动血而致出血。

**【诊断要点】**

**1. 临床特征**　胸部膨满，胀闷如塞，喘咳气促，动则加剧，痰多烦躁，心悸不安等，日久可见面色晦暗，唇甲发绀，脘腹胀满，肢体浮肿，甚或喘脱等。以喘、咳、痰、胀、瘀为主要特征。

**2. 病史**　有慢性肺系疾患病史，反复发作，时轻时重，经久难愈，多见于老年人。常因外感而诱发，其他如劳倦过度、情志刺激等也可诱发本病。

**3. 辅助检查**　肺功能检查，胸部 X 线检查等检查有助于本病的诊断。

**【鉴别诊断】**肺胀应与哮病、喘证等病证相鉴别。

**1. 哮病**　哮病是一种反复发作的痰鸣气喘疾患，常突然发病，迅速缓解，且以夜间发作为多见，以喉中哮鸣有声为特征，是一种独立的疾病。肺胀是多种慢性肺系疾病，长期反复发作，迁延不愈发展而来，以喘促、咳嗽、咳痰、胸部膨满、憋闷如塞等为临床特征，是多种肺系疾病后期的危重阶段。哮病日久不愈可以发展为肺胀。

**2. 喘证**　喘证是肺系多种急慢性疾病的一个症状，以呼吸困难甚至张口抬肩，鼻翼煽动，不能平卧为特征。肺胀是多种慢性肺系疾病迁延不愈发展而来，除呼吸困难、喘促外，以胸部膨满、憋闷如塞等为主要临床特征。肺胀隶属于喘证的范畴，喘证久病不愈可发展为肺胀。

**【辨证论治】**

**（一）辨证要点**

**1. 辨标本虚实**　肺胀总属本虚标实，但有偏实偏虚的不同。一般感邪发作时偏于标实，平时偏于本虚。标实为痰浊、瘀血。早期以痰浊为主，渐而痰瘀并重，并可兼见气滞、水饮错杂为患。后期痰、瘀、水壅盛，正气虚衰，本虚标实并重。

**2. 辨阴阳脏腑**　肺胀早期以气虚或气阴两虚为主，病位在肺、脾、肾；后期气虚及阳或阴阳两虚，病位主要在肺、肾、心。

**3. 辨痰饮气血**　咳逆上气，面浮肢肿，心悸尿少，属水饮；咳逆上气，痰涎壅盛，属痰浊；咳逆上气，肺中膨隆胀满，不能平卧，属气滞；咳逆上气，面色晦暗，唇舌发绀，属瘀血。

**（二）治则治法**

肺胀为本虚标实，虚实错杂之证，扶正祛邪为其治疗大法，依其标本缓急，有所侧重。标实者，根据病邪性质，分别采取祛邪宣肺、降气化痰、温阳利水，甚或开窍、息风、止血等法。本虚者，当以补养心肺，益肾健脾为主，或气阴兼调，或阴阳兼顾，正气欲脱时则应扶正固脱，救阴回阳。

 **知识链接**

**《证治汇补》论肺胀**

清代医家李用粹在总结前人经验的基础上，提出对肺胀的辨证施治当分虚实两端，并列举了治法。《证治汇补·咳嗽》曰："肺胀者，动则喘满，气急息重，或左或右，不得眠者是也。如痰挟瘀血碍气，宜养血以流动乎气，降火以清利其痰，用四物汤加桃仁、枳壳、陈皮、栝蒌、竹沥。又风寒郁于肺中，不得发越，喘嗽胀闷者，宜发汗以祛邪，利肺以顺气，用麻黄越婢加半夏汤。有停水不化，肺气不得下降者，其症水入即吐，宜四苓散加葶苈、桔梗、桑皮、石膏。有肾虚水枯，肺金不敢下降而胀者，其症干咳烦冤，宜六味丸加麦冬、五味。又有气散而胀者，宜补肺，气逆而胀者，宜降气，当参虚实而施治。若肺胀壅遏，不得眠卧，喘急鼻煽者，难治。"

#### （三）分证论治

##### 1. 外寒里饮

证候：咳逆喘满不得卧，气短气急，咳痰白稀，呈泡沫状，胸部膨满，恶寒，周身酸楚，或有口干不欲饮，面色青暗。舌体胖大，舌质暗淡，苔白滑，脉浮紧。

证候分析：脾肺虚寒，寒饮内生，上逆于肺，壅塞气道，故咳逆喘满不得卧，胸部膨满；肺脾虚寒，饮从寒化，故咳痰白稀，呈泡沫状，口干不欲饮，面色青暗；寒邪束表，故恶寒，周身酸楚；舌体胖大，舌质暗淡，舌苔白滑，脉浮紧，为外寒里饮之候。本证主要病机为寒邪束表，痰饮阻遏，气机壅滞，肺气上逆。以咳逆喘满，痰白稀，恶寒，舌质暗淡，苔白滑为审证要点。

治法：温肺散寒，化痰降逆。

方药：小青龙汤加减。方中麻黄、桂枝发汗散寒以解表邪；干姜、细辛温肺化饮；五味子敛肺止咳，白芍和养营血；半夏燥湿化痰，和胃降逆；炙甘草可益气和中，又能调和辛散酸收之品。若咳而上气，喉中如有水鸡声，表寒不著者，可用射干麻黄汤。若饮郁化热，烦躁而喘，脉浮，用小青龙加石膏汤。

##### 2. 痰浊壅肺

证候：咳嗽胸满闷胀，痰多色白黏腻，或呈泡沫状，短气喘息，不能平卧，稍劳即甚，怕风易汗，脘腹痞满，食纳减少，倦怠乏力。舌质偏淡，苔浊腻，脉滑。

证候分析：脾肺气虚，痰浊内生，上逆于肺，壅塞气道，气因痰阻，失于敛降，故短气胸满而闷胀，喘咳上逆，不能平卧；肺脾气虚，痰从寒化，故痰多色白黏腻，呈泡沫状，稍劳即甚；肺气虚弱，卫表不固，故怕风易汗；脾虚气弱，故脘痞纳少，倦怠乏力；舌质淡，苔浊腻，脉小滑，为肺脾气虚，痰浊内盛之候。本证主要病机为肺脾虚弱，痰浊内生，肺失宣降。以胸满闷胀，短气喘息，痰多色白，脘闷纳少，苔浊腻为审证要点。

治法：化痰降气，健脾益肺。

方药：苏子降气汤合三子养亲汤加减。前方以半夏、陈皮、厚朴、前胡燥湿化痰，理气降逆；当归养血行血；肉桂温肾纳气，生姜散寒宣肺；甘草和中调和诸药。后方用紫苏子、白芥子、莱菔子以治痰浊壅盛肺实喘满。若肺脾气虚，自汗，短气乏力，痰量不多者，可用六君子汤加黄芪、防风健脾益气，补肺固表，亦可作病情稳定时调治之方。

##### 3. 痰热郁肺

证候：咳逆喘息气粗，胸满烦躁，痰黄或黏稠难咯，或发热微恶寒，溲黄便干，口渴欲饮。舌暗红，苔黄或黄腻，脉滑数。

证候分析：痰浊内蕴化热，痰热壅肺，故痰黄或黏白难咯；肺热内郁，清肃失司，肺气上逆，则咳逆喘息气粗，胸满；痰热上扰心神，故烦躁；热邪伤津，则便干，溲黄，口渴；若复感风热，风热犯肺，表卫失和，故发热微恶寒；舌暗红，苔黄或黄腻，脉滑数，均为痰热内郁之征。本证主要病机为痰热壅肺，清肃失司，肺气上逆。以喘息气粗，痰黄黏稠与表（里）实热的表现为审证要点。

治法：清肺化痰，降逆平喘。

方药：越婢加半夏汤或桑白皮汤加减。前方用麻黄、石膏辛凉配伍，辛能宣散，凉能清泄内热；生姜、半夏散饮化痰以降逆；甘草、大枣安内攘外，以扶正祛邪。后方用桑白皮、黄芩、黄连、栀子清泄肺热；浙贝母、半夏、紫苏子、杏仁降气化痰平喘。若痰热内盛，痰黄稠黏不易咳出者，加鱼腥草、黄芩、瓜蒌皮、浙贝母等以清热化痰利肺；痰鸣喘息，不得平卧者，加射干、葶苈子泻肺平喘；痰热壅结，便秘腹满者，加大黄通腑泄热以降肺气；痰热伤津口舌干燥，加天花粉、知母、芦根以生津润燥。

##### 4. 痰蒙神窍

证候：神志恍惚，烦躁，撮空理线，表情淡漠，嗜睡或昏迷，肢体瞤动，抽搐，咳逆喘促，咳痰不爽。舌质暗红或淡紫，舌苔白腻或淡黄腻，脉滑数。

证候分析：痰涎壅盛，浊邪逆窜，闭心蒙脑，则神志恍惚，烦躁，撮空理线，表情淡漠；肝风内动，则肢体瞤动，抽搐；肺虚痰蕴，则咳逆喘促，咳痰不爽；舌苔白腻或淡黄腻，脉滑数，均为痰浊内蕴之征；舌质暗红或淡紫乃心血瘀阻之征。本证主要病机为痰蒙神窍，引动肝风。以神志恍惚，嗜睡，烦躁不安，苔白腻或淡黄腻为审证要点。

治法：涤痰，开窍，息风。

方药：涤痰汤加减。方中用半夏、茯苓、陈皮、胆南星涤痰息风；竹茹、枳实、甘草清热化痰；石菖蒲开窍化痰；人参扶正防脱。痰浊蒙窍，加至宝丹芳香辟秽；痰热闭窍，加安宫牛黄丸清热解毒。

### 5. 阳虚水泛

证候：面浮，下肢浮肿，甚则一身悉肿，腹部胀满有水，心悸，喘咳，咳痰清稀，脘痞，纳差，尿少，怕冷，面唇青紫。舌胖质暗，苔白滑，脉沉细或结代。

证候分析：肺、脾、肾阳气衰微，气不化水，水饮泛滥，则面浮，肢体尽肿；水饮凌心射肺，故心悸，喘咳，咳痰清稀；脾阳虚衰，健运失常，则脘痞纳少；寒水内盛，故怕冷，尿少；心阳不振，气血不畅，则面唇青紫，舌质暗；脉沉细或结代，舌胖、苔白滑为阳虚水停或血行不畅之证。本证主要病机为心肾阳虚，气不化水，水饮内停。以面浮肢肿，尿少怕冷，心悸喘咳，面唇青紫等表现为审证要点。

治法：温肾健脾，化饮利水。

方药：真武汤合五苓散加减。两方合用，附子、桂枝温肾通阳，茯苓、白术、猪苓、泽泻、生姜健脾利水，白芍敛阴和营。可加红花、赤芍、泽兰、益母草、五加皮行瘀利水。若水肿势剧，上凌心肺，见心悸喘满，倚息不得卧者，加沉香、葶苈子、椒目、牵牛子行气逐水；阳虚寒盛，四肢不温，重用附子，加肉桂温肾助阳；痰涎清稀量多，加干姜、细辛温阳化饮。

### 6. 肺肾气虚

证候：呼吸表浅，短促难续，声低气怯，甚则张口抬肩，倚息不能平卧，咳嗽，痰白如沫，咳吐不利，胸闷心悸，形寒汗出。舌淡或暗紫，脉沉细无力，或有结代。

证候分析：肺肾两虚，不能主气，纳气，故呼吸浅短，声低气怯，张口抬肩，不能平卧；寒饮伏肺，肾虚水泛，则胸闷，痰白如沫，咳吐不利；肺病及心，心气亏虚，阳不外达，表卫不固，故心悸，形寒汗出；肺病及心，血行涩滞，则见舌淡或暗紫，脉沉细或结代。本证主要病机为肺肾两虚，气失摄纳。以呼吸浅短难续，倚息不能平卧与肺肾气虚的表现为审证要点。

治法：补肺纳肾，降气平喘。

方药：平喘固本汤合补肺汤加减。前方用党参、五味子、冬虫夏草补益肺肾之气；核桃仁、紫河车、沉香、磁石纳气归肾；紫苏子、款冬花、法半夏、橘红燥湿化痰，降气平喘。后方以人参、黄芪、五味子补气敛肺；熟地黄滋阴补肾；紫菀、桑白皮止咳化痰平喘。若肺虚有寒，怕冷，舌质淡，加桂枝、细辛温阳散寒；兼阴伤，低热，舌红苔少，加麦冬、玉竹、知母养阴清热。如见面色苍白，冷汗淋漓，四肢厥冷，脉微欲绝等喘脱危象者，急用参附汤，送服蛤蚧粉或黑锡丹补气纳肾，回阳固脱。

【其他疗法】

**1. 中成药**　双黄连注射液、清开灵注射液适用于痰热郁肺者；鲜竹沥口服液适用于痰黏稠难以咯出者；醒脑静注射液、石菖蒲注射液等可用于痰蒙神窍，意识障碍者；气管炎咳嗽痰喘丸（施今墨处方）、橘红丸、痰咳净口服液、消咳喘口服液适用于痰浊阻肺证；至宝丹、安宫牛黄丸、苏合香丸可用于痰蒙神窍证；参蛤散，蛤蚧定喘丸适用于肺肾气虚证。

**2. 单方验方**

（1）小米 50g，羊胎 1 具。先煮羊胎至半熟，后入小米熬成粥，粥肉同食，日服 2 次。能补肾益气，止咳纳气，主治肾虚之肺胀。

（2）百合、枸杞子、核桃仁各 250g，共研细末，加入蜂蜜，做成蜜丸，日服 3 次。适用于肺肾阴虚而肺胀者。

【转归预后】肺胀多属积渐而成，病程缠绵，经常反复发作，难期根治。尤其是老年患者，发病后若不及时控制，极易发生变端。如气不摄血，则见咳吐泡沫血痰，或吐血，便血；若痰迷心窍，肝风内动，则谵妄昏迷，震颤，抽搐；如见喘脱，神昧，汗出，肢冷，脉微欲绝者，乃阴阳消亡危重之候。如医患密切配合，规范治疗，可达减轻症状，延缓病情进展，提高生活质量之目的。

【预防调护】肺胀由多种慢性肺系疾病的后期转归而成，因此在预防方面应重视原发病的治疗，防止因为经常感冒或内伤咳嗽迁延不愈发展成为慢性咳喘。既病之后，宜适寒温，防感邪，避免接触烟尘，以免诱发加重本病。如因外感诱发，立即治疗，以免加重。

肺胀患者，应根据体质情况调整饮食。虚证患者应加强饮食营养，肺气虚当忌寒凉之品。同时患者应正确面对此疾病，保持乐观开朗的情绪，避免忧思恼怒对人体的不利影响。

【结语】肺胀是指多种慢性肺系疾患反复发作，迁延不愈，导致肺气胀满，不能敛降，以胸部膨满，憋闷如塞，气短喘促，咳嗽，痰多，甚则面色晦暗，唇甲发绀，脘腹胀满，心悸浮肿等为主要表现的一种肺系病证。肺胀病因以久病肺虚为主，由于反复感邪，而使病情进行性加重，最终出现虚实错杂，多脏腑受病的复杂局面。病变首先在肺，继则影响脾肾，后期及心。标实本虚为本病病理性质特点。本虚多为气虚、气阴两虚，发展为阳虚、阴阳两虚；标实多为痰浊、水饮、瘀血互为兼夹。气虚、血瘀、痰阻贯穿于肺胀的始终；最后因邪盛正虚，而致发生出血、昏蒙，或喘脱等严重变端。一般而言，感邪时偏于邪实，平时偏于正虚，治疗当有侧重地分别选用扶正与祛邪的不同治法。但急则治标，缓则治本应贯穿于本病治疗的全过程。如出现痰蒙神窍的重症，应密切注意病情变化，必要时可采取中西医结合的方法救治。

【临证参考】

**1. 久病体虚的辨治** 因久病体虚，正气虚衰，抗邪无力，故久病、老年患者，每因感邪发病致使病情恶化，应嘱咐患者慎起居，避风寒，防止感邪。久病体虚患者感邪时，正邪交争之象可不显著，反现一系列脏腑功能减弱之象，故凡近期咳喘加剧，或全身情况突然变差者，虽无发热表证，也应结合全身情况综合判断其表证的有无。

**2. 兼夹转化** 临证除注意掌握肺胀各证型的辨证常规外，特别要注意各证型之间的相互兼夹转化，应根据夹杂表现灵活施治，方能控制病情，中止或延缓发展。

**3. 名医经验** 奚凤霖认为的临床表现均属本虚标实之证。肺肾本虚，脾胃留饮，所以一触外邪，乃喘息奔逆。特别是"浓痰咳吐不利"，是由"一触外邪"的感染所致。在这种"无表热见症"下，易被医者所忽视。故对喘咳频作、畏寒、发热，或不发热、胸闷、咳痰不爽，甚至面青、唇紫、苔白、脉紧等，常用参苏饮加减；若阴虚血少感冒、头痛、头昏、身热，或发热不扬，微恶风寒，舌淡红，脉细或虚浮，用葱白七味饮加减；如果体质较强者，内寒外饮，用小青龙汤或射干麻黄汤加减；如支饮痹阻，咳嗽痰喘，胸满复作，用苓甘五味姜辛汤主之；呕者加半夏，以去其水；表气未宣，可再加杏仁，以宣利肺气；如面热如醉，胃热上冲，同时前症悉具，乃饮邪夹热，于上方中复加大黄，以苦寒泄热。冉品珍治疗本病，如气逆肺中不下降者，以苏子降气汤为主；热郁肺中而胀者，以葶苈大枣泻肺汤为主；水停肺中者，以白矾3g，化冷开水服；如肾气上冲，气不归根者，以黑锡丹为主；若痰郁肺中者，以三子养亲汤为主。

## 案例分析

吴某，女，63岁，2001年3月5日初诊。

患者既往有"慢性肺源性心脏病"病史。2周前因气温骤降而咳喘加重，时咳吐白色泡沫痰，气紧，1周前出现面目浮肿，手背及膝以下肿，按之凹陷。询知：口干苦，大便秘结，小便少，舌质红，舌体胖，边有齿痕，苔白水滑，脉浮滑。以小青龙加石膏汤加味治之：麻黄10g，桂枝10g，北细辛5g，半夏15g，干姜10g，白芍15g，石膏20g，白术20g，五味子10g，炙甘草10g，泽泻30g。上方3剂而肿消，再进2剂，咳喘悉止，二便亦正常。

分析：本案系患者素有停饮，因受凉而外寒引动内饮，内外相引，发为咳喘。饮邪阻肺，肺气不降反升，故见咳喘；肺气闭郁，肃降失常，大肠传导失司，肠道气机阻滞，遂大便秘结；饮邪外溢于头面四肢，则见溢饮之水肿；水饮外溢于肌表，不能正常到达膀胱，膀胱气化失常，而见小便少。口干是津液不能正常敷布所致，口苦乃饮郁化热的表现。故治疗当以小青龙汤温肺散饮，宣肺平喘。加石膏可解其郁热，再加白术，泽泻合桂枝温阳化气行水，既可治疗小便不利，又可淡渗利水，使水从小便去。诸药相伍，则"发汗，利小便"二法兼备，治肺治水兼顾，则喘平肿消。陈老认为小青龙汤中有散有收，有泻有补，气津兼顾，开合相宜，配伍精当，应用于咳喘，效果不可忽视。尤其病程长之咳喘，一般肺气闭郁较重，非若小青龙之宣肺良剂，效不可达。（贾波，沈涛.陈潮祖医案精解［M］.北京：人民卫生出版社，2010）

附：肺痿

肺痿，又名肺萎。是指肺叶痿弱不用，临床以咳吐浊唾涎沫为主症，系肺脏的慢性虚损性疾患。肺痿一名，首见于张仲景《金匮要略·肺痿肺痈咳嗽上气病脉证治》，言"问曰：热在上焦者，因咳为肺痿，肺痿之病，何从得之？师曰：或从汗出，或从呕吐，或从消渴，小便利数，或从便难，又被快药下利，重亡津液，故得之"。热在上焦，肺燥津伤，或肺气虚冷，气不化津，以致津气亏损，肺失濡养，肺叶枯萎是其基本病机。其临床证型有虚寒和虚热之分。虚寒证常见上不制下，小便频数或遗尿；虚热证易于火逆上气，常伴咳逆喘息。虚寒者治宜温肺益气而摄涎沫；虚热者治宜清热生津，以润其枯。其分证论治如下：

**1. 虚寒证**

证候：咳吐涎沫，其质清稀量多，口不渴，短气不足以息，头眩，神疲乏力，食少，形寒肢冷，面白虚浮，小便数，或遗尿。舌质淡，脉虚弱。

治法：温肺益气。

主方：甘草干姜汤或生姜甘草汤加减。肺虚失约，唾沫多而尿频者，加益智仁；肾虚不能纳气，喘息短气者，加钟乳石、五味子、蛤蚧粉（吞服）。

**2. 虚热证**

证候：咳吐浊唾涎沫，其质较黏稠，或咳痰带血，咳声不扬，甚则音哑，气息喘促，口渴咽干，午后潮热，皮毛干枯。舌红而干，脉虚数。

治法：滋阴清热，润肺生津。

主方：麦门冬汤合清燥救肺汤加减。如火盛而虚烦，咳呛，呕逆，去大枣，加竹茹、竹叶；咳吐浊黏痰，口干欲饮，加天花粉、知母、浙贝母；津伤甚者，加南沙参、玉竹；潮热，加银柴胡、地骨皮。

**（傅斌　高征　杨琪）**

**？　复习思考题**

1. 感冒的定义是什么？感冒与温病早期如何鉴别？试述常见的可用于治疗感冒的中成药。
2. 外感咳嗽与内伤咳嗽的辨证要点是什么？谈一下如何理解"见咳不止咳"？
3. 试述哮病的病因病机及哮病和喘证如何鉴别？
4. 试述肺痈的治则治法与肺痿的病机转化。
5. 如何理解肺胀的标本虚实，其预后转归调护的要点如何？

ER-1-26

扫一扫，测一测

# 第二章　心系病证

**学习目标**

1. 掌握心悸、胸痹、不寐各病证的含义与临床特征、诊断要点与鉴别诊断，以及临床常见证型的证候特征、治法和方药。

2. 熟悉上述各病证的病因和基本病机、病位、病性，以及辨证要点和治则治法。

3. 了解上述各病证的转归预后和预防调护。

心为君主之官，位于胸中，两肺之间，膈膜之上。心是人体生命活动的主宰，为五脏六腑之大主，在五脏六腑中居于首要地位，统摄、协调其他脏腑的生理活动。心主血脉，又主神明，在体合脉，其华在面，开窍于舌，在液为汗，在志为喜，其经脉属心络小肠。心的主要生理功能：一是主血脉，具有推动血液在脉道中运行不息的作用；二是主神明，主司人体精神意识思维活动。

心的病理表现主要是血脉运行的障碍和情志思维活动的异常。心系病证的病因主要有年老体虚、情志失调、饮食劳倦、外邪侵袭等，心的病理性质主要有虚、实两方面，虚证为气血阴阳的亏损，实证为瘀、痰、饮、火、寒等阻滞。气血阴阳亏虚，心失所养，或痰饮、瘀血阻滞心脉，邪扰心神，心神不宁，则为心悸；心脉痹阻，胸阳不展，则为胸痹；阳盛阴衰，阴阳失交，阳不入阴，则为不寐。

心系病证的辨治当分清虚实、标本、缓急，应根据不同的原因，分别采用不同的治法。实证，当损其有余，活血化瘀、化痰涤饮、清热泻火、辛温散寒；虚证，应补其不足，益气、养血、滋阴、温阳；虚实夹杂者治当补虚泻实。

## 第一节　心　悸

心悸是因气血阴阳亏虚，心失所养，或痰饮瘀血阻滞心脉，邪扰心神，心神不宁所致，以患者自觉心中悸动，惊惕不安，甚则不能自主为主要表现的病证。临床一般多呈发作性，常伴胸闷气短，心烦不寐，神疲乏力，头晕耳鸣，甚至喘促，不能平卧，汗出肢冷，严重者可出现晕厥。心悸包括惊悸和怔忡，其中因惊恐、劳累而发，时发时止，不发如常人，其证较轻者为惊悸；怔忡为心悸的重证，即终日悸动，稍劳尤甚，全身情况较差。

《黄帝内经》虽无心悸或惊悸、怔忡之病名，但已有类似的记载，如"心下鼓""心怵惕"等，《素问·痹论》云："心痹者，脉不通，烦则心下鼓"，并认识到心悸的病因有宗气外泄、心脉不通、突受惊恐、复感外邪等；同时观察到心悸脉象的变化与疾病预后的关系。《素问·平人气象论》云："脉绝不至曰死，乍疏乍数曰死。"心悸的病名，首见于汉代张仲景《伤寒杂病论》，称本病为"惊悸""心动悸""心下悸"，提出心悸的基本治则，并以炙甘草汤等为治疗心悸的常用方剂。元代朱震亨提出心悸当"责之虚与痰"。《丹溪心法·惊悸怔忡》言"惊悸者血虚，惊悸有时，以朱砂安神丸"；"怔忡者血虚，怔忡无时，血少者多；有思虑便动，属虚；时作时止者，痰因火动"。明代张介宾《景岳全书·杂证谟·怔忡惊恐》认为怔忡由阴虚劳损所致,在治疗与护理上主张"速宜节欲节劳,切戒酒色""宜养气养精,滋培根本"。

西医学中各种原因引起的心律失常,如心动过速、心动过缓、期前收缩、心房颤动或扑动、房室传导阻滞、病态窦房结综合征、预激综合征及心功能不全、神经官能症等,凡以心悸为主要临床表现的,均可参照本节辨证论治。

---

### 知识链接

**重视相关病理因素"虚、痰、饮、瘀、毒"对心悸的影响**

《黄帝内经》提到心悸的病因有宗气外泄,突受惊恐,复感外邪等。《伤寒论》《金匮要略》认识到本病病因有惊扰、水饮、虚损及汗后受邪等。《诸病源候论》提出"风邪搏于心"可致惊悸。《济生方》认为惊悸乃"心虚胆怯之所致"。《丹溪心法》提出"责之虚与痰"理论。《医林改错》则补充了瘀血亦可导致心悸。近代医家经过努力,在传统理论基础上,对病理因素又有了进一步的认识,概括为虚、痰、饮、瘀、毒。虚主要是指脏腑亏损,包括气虚、血虚、阴虚、阳虚;痰饮所致心悸是由水液代谢失调所引起;瘀致心悸是由脉络瘀阻所引起;毒致心悸是由邪毒、药毒等(邪毒不单指风寒湿,还应包括春温、风温、暑湿、白喉、梅毒等病)内扰心神而发为心悸。近年认为,药物过量或毒性较剧,损及于心,可致心悸,如附子、乌头,或西药洋地黄、奎尼丁、肾上腺素、阿托品等用药过量或不当,均可致心动悸、脉结代一类证候。

【病因病机】心悸的发生,多因体虚劳倦、七情所伤、感受外邪、药食不当等,导致气血阴阳亏虚,心失所养,或痰饮瘀血阻滞心脉,邪扰心神所致。

**(一)病因**

**1.体虚劳倦** 禀赋不足,素体虚弱,或久病失养,劳欲过度等,皆可使气血阴阳亏虚,心失所养,发为心悸。

**2.七情所伤** 平素心虚胆怯,突遇惊恐,忤犯心神而动摇,不能自主致心悸;或长期忧思不解,心气郁结,郁久化火生痰,痰火扰心,心神不宁而心悸。此外如大怒伤肝,大恐伤肾,怒则气逆,恐则精却,阴虚于下,火逆于上,动撼心神,亦可发惊悸。

**3.感受外邪** 风寒湿三气杂至,合而为痹,痹证日久,复感外邪,内舍于心,痹阻心脉,心血运行受阻,发为心悸;或风寒湿热之邪,由血脉内侵于心,耗伤心气心阴,亦可引起心悸。温热、疫毒之邪均可耗伤营阴,或邪毒内扰心神,引起心悸。

**4.药食不当** 嗜食膏粱厚味,煎炸炙煿,蕴热化火生痰,痰火扰心,心神不宁而致心悸;或饮食不节,损伤脾阳,阳虚不能温运水液,水饮内停,上凌于心而致心悸。或因某些药物过量或使用不当或毒性较剧,损及于心,耗伤心气,损伤心阴,引起心悸。如中药的附子、乌头、麻黄等,西药的洋地黄、奎尼丁、肾上腺素、阿托品等,或补液过快、过多等。

**(二)病机**

**1.基本病机** 气血阴阳亏虚,心失所养,或痰饮、瘀血阻滞心脉,邪扰心神,心神不宁。

**2.病位** 在心,与肝、脾、肾、肺四脏密切相关。

**3.病理性质** 为本虚标实证。本虚为气血阴阳亏损,心失所养;标实为水饮凌心、瘀阻心脉、痰火扰心,气血运行不畅。临床表现多为虚实夹杂。

**4.病机转化** 心悸的病机虚实之间可以相互夹杂或转化。实证日久,病邪伤正,可分别兼见气、血、阴、阳之亏损;虚证也可因虚致实,兼见实证表现。如阴虚者常兼火盛或痰热;阳虚者易夹水饮、痰湿;气血不足者,易兼气血瘀滞;心气虚还可进一步发展为心阳虚,心血虚又可进一步发展为心阴虚,心阴虚日久可致心肾阴虚,心阳虚日久可致心肾阳虚等。

【诊断要点】

**1. 临床特征**　自觉心中悸动，惊惕不安，不能自主，心搏或快，或慢，或忽跳忽止，呈阵发性或持续不止；可伴有胸闷胸痛，心烦不寐，神疲乏力，头晕耳鸣等，甚至喘促，唇甲青紫，肢冷汗出，晕厥；脉象可见数、疾、促、结、代、沉、迟等变化。

**2. 病史**　中老年常见，发作常由情志刺激（如惊恐、紧张）、劳倦过度、饮酒饱食等因素而诱发。

**3. 辅助检查**　心电图、动态心电图、胸部 X 线摄片、心脏超声等检查有助于明确诊断。

【鉴别诊断】心悸应与奔豚相鉴别。

**奔豚**　奔豚是一种发作性的疾病，发作时自觉有气从下向上冲逆，痛苦异常，气复还则如常人，乃冲气上逆，发自少腹。《金匮要略·奔豚气病脉证治》云："奔豚病，从少腹起，上冲咽喉，发作欲死，复还止，皆从惊恐得之。"心悸但见心中剧烈跳动，发自于心，两者不难鉴别。

【辨证论治】

## （一）辨证要点

**1. 辨惊悸与怔忡**　惊悸为心悸的轻症，多为功能性，发病多与情绪因素有关，可由骤遇惊恐，忧思恼怒，悲哀过极或过度紧张而诱发，多呈阵发性，病来虽速，病情较轻，实证居多，可自行缓解，不发时如常人。怔忡为心悸的重症，多为器质性，常由久病体虚、心脏受损所致，无明显诱因亦可发生，常呈持续性，心中惕惕，不能自控，活动后加重，病来虽渐，病情较重，多属虚证，或虚中夹实。惊悸日久不愈，亦可渐成怔忡。

**2. 分清虚实**　虚者系指气血阴阳亏虚，实者多指水饮凌心、瘀阻心脉、痰火扰心。

## （二）治则治法

心悸由脏腑气血阴阳亏虚、心神失养所致者，治当补气、养血、滋阴、温阳，配合养心安神之品，促进脏腑功能的恢复，使心神得养。心悸因于痰饮、瘀血等邪实所致者，治当化痰、涤饮、活血化瘀，配合重镇安神之品，以求邪祛正安，心神得宁。临床上心悸表现为虚实夹杂时，当根据虚实的主次、缓急的不同，而有所兼顾。

## （三）分证论治

**1. 心虚胆怯**

证候：心悸不宁，善惊易恐，稍惊即发，劳则加重，坐卧不安，少寐多梦而易惊醒，恶闻声响。苔薄白，脉细略数或细弦。

证候分析：心主神志，心虚则心神无主，故心悸不宁，坐卧不安；胆气怯弱，则善惊易恐；心胆俱虚，则恶闻声响，稍惊即发；劳则耗气，心气更虚，故劳则加重；心不藏神，则少寐多梦而易惊醒；脉细略数或细弦为心神不安，气血逆乱之征。本证主要病机为心虚胆怯，心神不宁。以心悸不宁，善惊易恐为审证要点。

治法：镇惊定志，养心安神。

方药：安神定志丸加减。方中人参补益心气；龙齿镇惊安神；茯苓、茯神健脾养心安神；石菖蒲化痰开窍，醒神健脑；远志交通心肾。宜加磁石、龙骨、牡蛎以增镇惊安神之功。兼气虚者，重用人参，可加黄芪、白术以益气；夹瘀者，加丹参、桃仁、红花活血化瘀；兼心血不足，加熟地黄、阿胶补养心血；若肝气郁结，心悸烦闷，精神抑郁，加柴胡、郁金、合欢皮、绿萼梅疏肝理气。

**2. 心血不足**

证候：心悸气短，头晕目眩，面色无华，神疲乏力，少寐多梦，健忘，纳呆食少。舌淡红，脉细弱。

证候分析：心血不足，不能养心，故心悸，少寐多梦，健忘；心血亏损不能上荣，故头晕目眩；心主血，血不荣面，故面色无华；气虚不能振奋精神，故神疲乏力，气短；舌为心苗，心血不足，故舌淡红，脉象细弱。本证主要病机为心血亏虚，心神失养。以心悸，失眠多梦及血虚表现为审证要点。

治法：补血养心，益气安神。

方药：归脾汤加减。方中当归、龙眼肉补养心血；黄芪、人参、白术、炙甘草益气以生血；茯神、远志、酸枣仁宁心安神；生姜、大枣和胃健脾；木香理气醒脾，使补而不滞。若心悸气短，神疲乏力，心烦失眠，五心烦热，自汗盗汗，舌淡红少津，苔少或无，脉细数或结代，为气阴两虚，用炙甘草汤加减；若失眠多梦，加合欢皮、夜交藤、五味子、柏子仁等；若热病后期，损及心阴而致心悸者，用生脉散加减以益气养阴。

### 3. 阴虚火旺

证候：心悸易惊，心烦失眠，多梦，五心烦热，口干，盗汗，耳鸣，腰酸，头晕目眩。舌红少津，苔少或无苔，脉象细数。

证候分析：心肾阴不足，阴虚火旺，火扰心神，故心悸易惊，心烦失眠；阴亏于下，腰失所养，则见腰酸；肾阴不足，髓海失充，则眩晕耳鸣；五心烦热，口干，盗汗，舌红少津，苔少或无苔，脉细数为阴虚火旺之征象。本证主要病机为心肾阴虚，虚火妄动，心神不宁。以心悸而烦，失眠多梦及阴虚证为审证要点。

治法：滋阴清火，养心安神。

方药：天王补心丹合朱砂安神丸加减。前方用生地黄、玄参、麦冬、天冬滋阴清热；当归、丹参补血养心；茯苓、人参益心气；朱砂、远志、酸枣仁、柏子仁养心安神；五味子收敛心气；桔梗引药上行，以通心气。后方以朱砂重镇安神；生地黄、当归补血滋阴；黄连清心泻火除烦；炙甘草调和诸药。若心肾不交，可合用黄连阿胶汤以交通心肾，滋阴补肾，清心降火；若阴虚夹有瘀热者，可加丹参、赤芍、丹皮清热凉血，活血化瘀。

### 4. 心阳不振

证候：心悸不安，胸闷气短，动则尤甚，面色苍白，形寒肢冷。舌淡苔白，脉虚弱，或沉细无力。

证候分析：心阳不足，心失温养，故心悸不安；阳气不足，胸阳不布，故胸闷气短；心阳虚衰，血液运行迟缓，肢体失于温煦，故形寒肢冷，面色苍白；舌淡苔白，脉虚弱或沉细无力，均为心阳不足，鼓动无力之征。本证主要病机为心阳虚衰，无以温养心神。以心悸不安，胸闷气短及阳虚证为审证要点。

治法：温补心阳，安神定悸。

方药：桂枝甘草龙骨牡蛎汤合参附汤加减。前方用桂枝、炙甘草温补心阳；龙骨、牡蛎安神定悸。后方以人参大补元气，益气助阳；附子温振心阳。形寒肢冷者，加黄芪，重用人参；大汗出者，重用人参、龙骨、牡蛎，加黄芪、山茱萸；兼见水饮内停者，加葶苈子、车前子、五加皮、泽泻；夹有瘀血者，加丹参、红花、桃仁等；若心阳不振，以致心动过缓者，重用桂枝以温通心阳，酌加炙麻黄、补骨脂。

### 5. 水饮凌心

证候：心悸，眩晕，胸闷痞满，渴不欲饮，小便短少，下肢浮肿，形寒肢冷，恶心吐涎。舌淡胖，苔白滑，脉弦滑或沉细而滑。

证候分析：水邪内停，上凌于心，故见心悸；饮阻于中，清阳不升，则见眩晕；气机不利，故胸闷痞满；气化不利，水液内停，则渴不欲饮，小便短少或下肢浮肿；阳气不能达于四肢，充于肌表，故形寒肢冷；饮邪上逆，则恶心吐涎；舌淡胖，苔白滑，脉弦滑或沉细而滑，均为水饮内停之象。本证主要病机为脾肾阳虚，水饮内停，上凌于心。以心悸眩晕，舌淡胖，苔白滑及虚寒之象为审证要点。

治法：振奋心阳，化气利水。

方药：苓桂术甘汤加减。方中茯苓淡渗利水；桂枝、炙甘草通阳化气；白术健脾祛湿。兼恶心呕吐，加姜半夏、生姜；尿少肢肿，加泽泻、猪苓；肺气不宣咳喘者，加杏仁、前胡、葶苈子以宣肺利水；瘀血者，加当归、川芎、泽兰、益母草；若肾阳虚衰，不能制水，水气凌心，症见心悸，咳喘，不能平卧，尿少浮肿，可用真武汤。

**6. 瘀阻心脉**

证候：心悸，胸闷不适，心痛时作，痛如针刺，唇甲青紫。舌质紫暗或有瘀斑，脉涩或结或代。

证候分析：心主血脉，心脉瘀阻，心失所养，故心悸不安；血瘀气滞，心阳被遏，则胸闷不适；心络挛急，则心痛时作；痛如针刺，唇甲青紫及舌脉均为瘀血阻滞之象。本证主要病机为瘀阻心脉，心阳被遏。以心悸，心痛时作，舌脉瘀象为审证要点。

治法：活血化瘀，理气通络。

方药：桃仁红花煎合桂枝甘草龙骨牡蛎汤加减。两方合用，其中桃仁、红花、丹参、赤芍、川芎活血化瘀；延胡索、香附、青皮理气通脉；生地黄、当归养血和血；桂枝、炙甘草通心阳；龙骨、牡蛎镇心神。气滞甚者，加柴胡、枳壳、瓜蒌理气宽胸；胸痛甚者，加乳香、没药、失笑散、三七等祛瘀止痛。

**7. 痰火扰心**

证候：心悸时发时止，受惊易作，胸闷烦躁，失眠多梦，口干苦，大便秘结，小便短赤。舌质红，苔黄腻，脉弦滑。

证候分析：痰火扰心，心神不宁，故心悸时发时止，受惊易作，烦躁，失眠多梦；痰浊阻滞胸阳，则胸闷；口干苦，大便秘结，小便短赤，为痰火灼伤津液之象；舌红苔黄腻，脉弦滑，均为痰热内蕴之征。本证主要病机为痰火扰心，心神不宁。以心悸，胸闷烦躁，苔黄腻为审证要点。

治法：清热化痰，宁心安神。

方药：黄连温胆汤加味。方中黄连苦寒泻火，清心除烦；半夏辛温，和胃降逆，燥湿化痰；陈皮理气和胃，化湿祛痰；茯苓健脾利湿；生姜祛痰和胃；竹茹甘寒，涤痰开郁，清热化痰；枳实下气行痰；甘草、大枣和中。痰火互结，大便秘结者，加生大黄泻火通便；心悸重者，加远志、石菖蒲、珍珠母、石决明镇心宁神；火郁伤阴，加北沙参、麦冬、生地黄滋阴清热。

【其他疗法】

**1. 中成药**　丹七片、银杏叶片适用于瘀阻心脉的心悸；补心气口服液适用于心气不足的心悸；生脉胶囊适用于气阴两虚的心悸；滋心阴口服液适用于心阴虚的心悸；参松养心胶囊适用于气阴两虚、心络瘀阻的心悸；心宝丸适用于心肾阳虚、心脉瘀阻的心悸。

**2. 单方验方**

（1）酸枣仁粥（《饮膳正要》）：酸枣仁末15g，粳米100g，先将粳米熬粥，在将熟之时放入酸枣仁末，继续煮至米熟粥成，宜趁温热时食之。药粥具有宁心安神的功效，可用于心虚胆怯心悸。

（2）小麦红枣粥（《本草纲目》）：小麦60g，粳米100g，红枣6枚，龙眼肉15g，先将上述四物洗净，放入砂锅煮成粥，起锅时放入20g白糖，搅匀趁温热时食之。本方具有养心安神、健脾益气的功效，可用于心气不足的心悸。

【转归预后】心悸的预后转归主要取决于本虚的程度，邪实的轻重，治疗是否及时、得当及脉象变化等情况。心悸如为偶发、短暂者，一般易治；反复发作或长时间持续发作者，较为难治。如患者气血阴阳虚损程度较轻，无瘀血、痰饮之标证，病变脏腑单一，治疗得当，脉象变化不大者，病证多能痊愈。反之，脉象过数、过迟、频繁结代或乍疏乍数者，加之失治、误治，预后较差，甚至出现喘促、水肿、胸痹心痛、厥证、脱证等变证、坏病，若不及时抢救，预后极差，甚至导致死亡。

【预防调护】平时应保持精神乐观，情绪稳定，避免惊恐刺激及忧思恼怒等。轻证可从事适当体力活动，以不觉劳累，不加重症状为度，避免剧烈活动。对重证心悸，应嘱其卧床休息，保持一定生活规律。饮食宜营养丰富而易消化吸收的食物，忌过饥、过饱、烟酒、浓茶，宜低脂、低盐饮食。心悸病势缠绵，应坚持长期治疗，及早发现变证、坏病先兆症状，做好急救准备。

【结语】心悸是因气血阴阳亏虚，心失所养，或痰饮瘀血阻滞心脉，邪扰心神，以心中悸动，惊悸不安，甚至不能自主为主要表现的病证。其致病因素主要有体虚劳倦、七情所伤、感受外邪、药食不当等。心悸实证的主要病机是痰饮瘀血阻滞心脉，邪扰心神；虚证是气血阴阳亏虚，心失所养。病位在心，与肝、脾、肾、肺四脏密切相关。病理性质为本虚标实，本虚为气血阴阳亏损，心失所养；标实为水饮凌心、瘀阻心脉、痰火扰心，气血运行不畅。临床表现多虚实夹杂或相互转化。心悸的辨证应以虚实为纲，辨明惊悸怔忡，细审脉象变化，临床治疗应分清标本虚实，根据虚实之轻重多少，灵活应用益气养血，滋阴温阳，化痰涤饮，活血化瘀，养心安神，重镇安神之法。

**【临证参考】**

**1. 辨证结合辨病**　功能性心律失常多由自主神经功能失常所致，临床以快速型多见，辨证多为气阴两虚，心神不安，肝气郁结，治疗以益气养阴，重镇安神，疏肝解郁为法。器质性心律失常，临床以病毒性心肌炎、冠状动脉粥样硬化性心脏病（简称冠心病）、风湿性心脏病为多见。病毒性心肌炎伴心律失常者，多属热毒犯心，气阴两虚，治宜清热解毒，益气养阴，可用生脉散配合清热解毒药治疗；冠心病伴心律失常者，多为心气不足，痰瘀交阻，治宜益气活血，化痰通脉；风湿性心脏病伴心律失常者，以"通"为主要治则，常用活血化瘀通络之品；病态窦房结综合征的主要病机为阳虚，尤以心肾阳虚突出，临床可采用麻黄附子细辛汤加减进行治疗；对自主神经功能失调引起的心悸，以调养心神为主，可用生脉散合甘麦大枣汤加减治疗。

**2. 辨证选用抗心律失常中药**　基于辨证论治，酌情加用经现代药理研究有抗心律失常作用的中草药。如快速型心律失常，加用苦参、莲子心、益母草、延胡索；缓慢型心律失常，加用麻黄、细辛、桂枝等。

**3. 注意脉象辨证**　在心悸辨证时，应特别注意脉象的变化，心悸之脉是判断病情预后转归的重要依据。若在病变过程中，脉象变化不大者，一般预后较好；脉象过数、过迟、频繁结代，或乍疏乍数，或忽强忽弱者，一般预后较差。若体虚而脉象弦滑搏指为逆，病情重笃而脉象散乱模糊者为病危之象。

**4. 名医经验**　颜正华认为心悸病位主要在心，与脾、肾、肺、肝功能失调有关。基本治疗原则可概括为两个方面。①益气养阴：方选生脉散加减，佐以黄芪补气升阳，炒酸枣仁、远志养心安神，龙骨、牡蛎镇定安神，丹参活血养血、通心络。心阴不足较甚者，可酌加南沙参、北沙参等补阴之品；兼痰浊阻滞心络者，可酌加郁金、石菖蒲化痰通络之品；兼瘀血阻络者，酌加红花、降香活血通络之品。②活血化痰：活血常用药为红花、降香、丹参；化痰常用药为郁金、瓜蒌、石菖蒲、薤白；伴气滞者，酌情配伍陈皮、枳壳、香附、川芎、白芍理气通络定惊；兼寒凝则加全瓜蒌、薤白温阳通络之品。

---

### 案例分析

杨某，男，33岁，1993年9月15日初诊。

患者1年前因连续加班，过于劳累，忽觉心悸不安，少寐，周身乏力，做心电图，提示："频发性室性早搏"，经服用酒石酸美托洛尔片、肌苷等药物，心悸减轻，但停药后其症复作。现心悸频发，胸中发空，气短而不接续，动则汗出，倦怠乏力，睡眠不佳，观其舌质淡嫩，脉弦细而带有结象。刘渡舟辨为心胸阳气不足，导致水气上冲的"水心病"之证。治法：通阳化饮，补益心气。方药：桂枝14g，茯苓20g，白术10g，炙甘草10g，丹参15g，党参15g，沙参12g。服至7剂后，心悸明显减轻，胸中已不觉发空，守方又续进10余剂而病愈。

分析：本案加入"三参"之意义，因兼宗气虚弱之故。《灵枢·邪客》曰："宗气积于胸中，出于喉咙，以贯心脉，而行呼吸焉。"如果宗气虚弱，无力推动血脉运行，心脉迟缓，则必然加重"水心病"的病情。故在用苓桂术甘汤的同时，加上党参、沙参、丹参以补益心脏之气，并通心脏之脉，临床疗效佳。（陈明，刘燕华，李方.刘渡舟验案精选[M].北京：学苑出版社，2007）

胸痹 课件

胸痹 思维导图

# 第二节　胸　痹

胸痹是由于年老体虚、饮食不当、情志失调、寒邪内侵、劳倦内伤等因素导致痰浊、瘀血、气滞、寒凝痹阻心脉，以胸部闷痛，甚则胸痛彻背，喘息不得卧为主症的一种疾病。轻者仅感胸闷如窒，呼吸欠畅，重者则有胸痛，严重者心痛彻背，背痛彻心。

胸痹之名，源于《灵枢·本脏》，曰"肺大则多饮，善病胸痹"。《金匮要略》列专篇论述了胸痹的病因病机、治法和方药，张仲景认为其病机为"阳微阴弦"，即上焦阳气不足，下焦阴寒内盛，属本虚标实之证。创制瓜蒌薤白半夏汤、瓜蒌薤白白酒汤、枳实薤白桂枝汤等方剂，临床行之有效，为广大医家所宗。明清时期对本病认识进一步提高，创制了一些新的治法和方药，丰富和发展了胸痹的治疗方法，此期尤其重视活血化瘀疗法的应用，如明代王肯堂《证治准绳·诸痛门》提出用失笑散及大剂量桃仁、红花、降香等治疗死血心痛；清代陈修园《时方歌括》载丹参饮治疗心腹诸痛；清代王清任《医林改错》中用血府逐瘀汤治疗胸痹，对后世治疗该病影响深远。

本病与西医学中的冠状动脉粥样硬化性心脏病（心绞痛、心肌梗死）关系密切，其他如心包炎、心脏自主神经功能紊乱等临床表现与本病特点相符者，均可参照本节辨证论治。

【病因病机】胸痹的常见病因有年老体虚、饮食不当、情志失调、寒邪内侵、劳倦内伤等。瘀血、气滞、寒凝、痰浊痹阻胸阳，阻滞心脉；或气血阴阳亏虚导致心脉失养，血脉失畅为其基本的病机。

## （一）病因

**1. 年老体虚**　本病多见于中老年人。年过半百，肾气渐衰，若肾阳虚衰，则不能鼓动五脏之阳，导致心气不足或心阳不振，血脉失于温煦，鼓动无力而痹阻不通；若肾阴亏虚，则不能滋养五脏之阴，可导致心阴内耗，心阴亏虚，心脉失于濡养而致胸痹。

**2. 饮食不当**　嗜酒或过食肥甘厚味，损伤脾胃，脾失健运，聚湿成痰，上犯心胸，清阳不展，气机不畅，心脉痹阻，而成胸痹；或痰浊久留，痰瘀交阻，而为胸痹。

**3. 情志失调**　忧思伤脾，脾失健运，津液不布，聚而为痰，痰浊阻滞，气血不畅，心脉痹阻，发为胸痹。或郁怒伤肝，肝失疏泄，肝郁气滞，甚则气郁化火，灼津成痰，气滞痰浊痹阻心脉，而成胸痹。

**4. 寒邪内侵**　素体阳虚，胸阳不振，阴寒之邪乘虚而入，寒凝气滞，心脉痹阻，发为胸痹。

**5. 劳倦内伤**　劳倦耗气，积劳伤阳，心肾阳衰，鼓动无力，胸阳失展，阴寒凝滞，心脉痹阻而发胸痹。或由于劳倦伤脾，脾虚运化失司，气血生化乏源，无以濡养心脉，拘急而痛。

## （二）病机

**1. 基本病机**　胸痹的基本病机为心脉痹阻。

**2. 病位**　在心，与肝、脾、肾三脏功能失调有关。

**3. 病理性质**　胸痹的病理性质为本虚标实，虚实夹杂。发作期以实证为主，主要是瘀血、气滞、寒凝、痰浊痹阻心脉；缓解期以虚证为主，主要是气血阴阳亏虚，血脉失于滋养、温煦，鼓动无力而痹阻不通。

**4. 病机转化**　胸痹的病机转化可因实致虚，如痰踞心胸，病延日久，耗气伤阳，可导致心气不足或阴阳并损；或阴寒凝结，寒邪伤人阳气，可致心阳虚衰；或瘀阻脉络，瘀血不去，新血不生，日久可导致心气心血不足。亦可因虚致实，如心气不足，鼓动不力，易致气滞血瘀；或心肾阴虚，水亏火炎，炼液为痰；或心阳虚衰，阳虚生寒，寒痰凝络。

【诊断要点】

**1. 临床特征**　左侧胸膺或膻中处突发憋闷疼痛，疼痛性质为闷痛、胀痛、刺痛、绞痛、灼

胸痹的诊断要点

痛。疼痛可窜及左肩背、咽喉、胃脘部、左上臂内侧等部位，呈反复发作性，常伴有心悸、气短、汗出，甚至喘息不得卧。一般持续时间短暂，几秒至数十分钟，经休息或服药后可迅速缓解。严重者可胸痛剧烈，持续不解，汗出肢冷，面色苍白，唇甲青紫，可发生心脱、心衰、猝死等危候。

**2. 病史**　多见于中年以上，常因情志波动，感受寒冷，暴饮暴食，劳累过度等而诱发。亦有无明显诱因或安静时发病者。

**3. 辅助检查**　心电图为常规检查，动态心电图、心功能测定、活动平板运动试验、心肌损伤标志物、冠状动脉CT血管成像技术（冠状动脉CTA）、冠状动脉造影等，有助于诊断。

---

### 知识链接

### 胸痹心痛为心络之病变

　　络脉是沟通内外的桥梁，又是气血汇聚之处，故也成为外邪入侵的通路和传变途径。胸痹心痛为局部心之络脉阻滞，心失所养所致，这与西医的冠心病属于心血管疾病是一致的。心之络脉病变，可分为心络瘀阻和心络绌急两个方面。一方面，由于心气虚乏，运血无力，血流缓慢，而致气血运行不畅，或因外邪、瘀血、痰浊等因素而致，"络脉瘀痹，不通则痛"（《临证指南医案》），这是胸痹心痛的基本病机。另一方面，心络绌急也是胸痹心痛的重要病机。《灵枢·邪气脏腑病形》曰："心脉……微急为心痛引背。"《素问·举痛论》亦曰："寒气客于脉外则脉寒，脉寒则缩蜷，缩蜷则脉绌急，绌急则外引小络，故卒然而痛，得炅则痛立止。因重中于寒，则痛久矣。"因而，补益心气、活血通络、缓急止痛是胸痹心痛的有效治法。

---

【鉴别诊断】胸痹应与真心痛、胃痛、悬饮等病证相鉴别。

**1. 真心痛**　真心痛乃胸痹的进一步发展，症见心痛剧烈，甚则持续不解，伴有汗出、肢冷、面白、唇紫、手足青至节、脉微细或结代等危重证候。

**2. 胃痛**　心在脘上，脘在心下，故有胃脘当心而痛之称，以其部位相近。胸痹之不典型者，其疼痛可在胃脘，极易混淆。胸痹以闷痛为主，为时极短，虽与饮食有关，但休息、服药常可缓解。胃痛与饮食相关，以胀痛为主，局部有压痛，持续时间较长，常伴有反酸、嘈杂、嗳气、呃逆等胃部症状。

**3. 悬饮**　为胸胁胀痛，持续不解，多伴有咳唾、转侧、呼吸时疼痛加重，肋间饱满，并有咳嗽、咳痰等肺系证候。

【辨证论治】

### （一）辨证要点

**1. 辨标本虚实**　胸痹的病理性质为本虚标实，辨证首当分清标本虚实。标实应区别气滞、痰浊、瘀血、寒凝的不同，若胸闷重而疼痛轻，兼见胸胁胀满，善太息，与情绪变化有关者，多属气滞；若胸闷阴雨天加重，身胖痰多，苔腻者，多为痰浊；胸中刺痛，固定不移，入夜尤甚，舌质紫暗，或有瘀点、瘀斑，脉涩，多属血瘀；若疼痛如绞，遇寒则发，或得冷加剧，形寒，手足不温，舌淡苔白，脉沉紧，多属寒凝。本虚又应分清阴阳气血亏虚的不同，若胸中疼痛隐隐而作，劳后易发，气短神疲者，多属气虚；若见畏寒肢冷，多属阳虚；若胸中隐痛而烦，头晕耳鸣者，多属阴虚。

**2. 辨疼痛性质**　闷痛多由气滞或痰浊所致；绞痛多属寒凝；刺痛多属血瘀；隐痛多见于缓解期，常与气血阴阳亏虚有关。

**3. 辨病势轻重**　疼痛持续时间短暂，瞬间即逝者，病情较轻；疼痛持续时间长，反复发作者，病情较重。疼痛部位走窜不定者，病情较轻；疼痛部位固定不移者，病情较重。休息或服药后即能缓解者轻,服药后难以缓解者重。胸痹之轻重,还应结合全身状况综合分析,才能得出正确的结论。

### (二)治则治法

本病的病理性质为本虚标实,虚实夹杂,发作期以标实为主,缓解期以本虚为主,其治疗原则应先治其标,后治其本,必要时可根据虚实标本主次,兼顾同治。发作期治标以祛邪为主,常以活血化瘀、疏肝理气、辛温通阳、泄浊豁痰为法;缓解期以扶正固本为主,常以益气养阴、益气温阳、滋阴益肾等为法。若虚实夹杂者,可分清主次,适当兼顾,治疗上应补中寓通,通中寓补,通补兼施,当以补正而不碍邪,祛邪而不伤正为原则,不可滥补、猛攻。

### (三)分证论治

#### 1. 心血瘀阻

证候:心胸疼痛,如刺如绞,痛有定处,入夜尤甚,甚则心痛彻背,背痛彻心,或痛引肩背,伴有胸闷,心悸,常因恼怒或劳累而加重。舌质暗红,或紫暗,有瘀点、瘀斑,舌下脉络青紫迂曲,苔薄,脉弦涩或结、代、促。

证候分析:瘀血阻于心脉,络脉不通,不通则痛,故见心胸疼痛,如刺如绞,痛有定处;心脉瘀阻,胸阳不展,故胸闷;心脉瘀阻,则心神不宁,故心悸;恼怒则肝气郁结,气滞则加重血瘀,劳则气耗,气耗则运血无力亦加重血瘀,故常因恼怒或劳累而疼痛加重;舌质暗红,或紫暗,有瘀斑,舌下脉络青紫迂曲,苔薄,脉弦涩或结、代、促,皆为瘀血内停之征。本证主要病机为心血瘀阻,胸阳不展,心脉不畅。以心胸疼痛剧烈,如刺如绞,痛有定处,入夜尤甚,舌质紫暗,脉涩为审证要点。

治法:活血化瘀,通脉止痛。

方药:血府逐瘀汤加减。方中以当归、川芎、桃仁、红花、赤芍活血祛瘀而通血脉;柴胡、桔梗与枳壳、牛膝配伍,一升一降,调畅气机,行气活血;生地黄养阴而润血燥;甘草调和诸药和中。若瘀血痹阻重症,胸痛剧烈,可加乳香、没药、郁金、延胡索、降香、丹参等加强活血理气之功;若血瘀气滞并重,胸痛甚者,可加沉香、檀香、荜茇等辛香理气止痛药物;若寒凝血瘀或阳虚血瘀者,伴畏寒肢冷,脉微细或沉迟,可加人参、细辛、桂枝、制附子等温通散寒;若伴有气短乏力,自汗,脉细缓或结代,为气虚血瘀之象,可加人参、黄芪等益气。

#### 2. 气滞心胸

证候:心胸满闷不适,隐痛阵发,时欲太息,遇情志不遂时易诱发或加重,或兼有胸胁脘腹胀闷,得嗳气或矢气则舒。苔薄或薄腻,脉细弦。

证候分析:气机阻滞,则胸阳不展,心脉不通,故心胸满闷不适,隐痛阵发;肝郁气滞,则情志不舒,故时欲太息;情志不遂时肝郁更重,则容易诱发或加重心胸满闷、隐痛、太息等;肝气郁结,横逆犯脾,脾运不畅,则胸胁脘腹胀闷;得嗳气或矢气则肝气暂得疏解,证候稍缓;苔薄或薄腻,脉细弦,为气滞之征。本证主要病机为肝失疏泄,气机郁滞,心脉不和。以心胸满闷,隐痛阵发,遇情志不遂时易诱发或加重为审证要点。

治法:疏肝理气,和血舒脉。

方药:柴胡疏肝散加减。方中柴胡与枳壳相配可升降气机,白芍与炙甘草同用可缓急舒脉止痛,加香附、陈皮以增强理气解郁之功,香附为气中血药,川芎为血中气药,故可活血且能调畅气机。若气郁日久化热,心烦易怒,口干,便秘,舌红苔黄,脉数者,用丹栀逍遥散疏肝清热。如气滞兼见阴虚者,可选用佛手、香橼、合欢皮等理气而不伤阴之品;如胸闷心痛明显,可合用失笑散,以增强活血行瘀、散结止痛之作用。

#### 3. 寒凝心脉

证候:突然心痛如绞,形寒,手足不温,心悸气短,或心痛彻背,背痛彻心。多因骤遇风寒而发病或症状加重。苔薄白,脉沉紧或结、代。

证候分析：素体阳虚，寒从中生，阴寒凝滞，胸阳阻遏，复感寒邪，使心脉痹阻，可突发绞痛；胸阳痹阻，气机不畅则气短；寒凝心脉、心神不宁，则心悸；阳虚生寒，不达四肢末端，故形寒，手足不温；苔薄白，脉沉紧或结、代均为阴寒凝滞，阳气不运之候；若心痛彻背，背痛彻心，脉沉紧者，为阴寒凝滞之重症。本证主要病机为阴寒凝滞，阻遏胸阳。以突然心痛如绞，形寒，手足不温，遇寒加重为审证要点。

治法：辛温散寒，宣痹通阳。

方药：枳实薤白桂枝汤合当归四逆汤加减。前方以枳实、厚朴理气通脉；薤白、桂枝宣痹通阳；瓜蒌豁痰宽胸开结。后方以桂枝、细辛温散寒邪，通阳止痛；当归、芍药养血活血，芍药与甘草相配，有缓急止痛之功，通草入络通脉；大枣养脾和营。若胸痛剧烈，心痛彻背，背痛彻心，痛无休止，伴有身寒肢冷，气短喘息，脉沉紧或沉微者，为阴寒极盛，当予温通，用乌头赤石脂丸温阳散寒，峻逐阴邪；若痛剧而四肢不温，冷汗自出，即刻舌下含化苏合香丸或冠心苏合丸，芳香化浊，理气温通开窍。

### 4. 痰浊闭阻

证候：胸闷重而心痛轻，肥胖体沉，气短，遇阴雨天易发作或加重，伴有倦怠乏力，纳呆便溏，口黏，咳吐痰涎。舌体胖大边有齿痕，苔浊腻或白滑，脉滑。

证候分析：痰为阴邪，重浊黏滞，阻于心脉，胸阳失展，气机不畅，故胸闷重而痛；痰浊困脾，脾失健运，痰浊水湿浸渍四肢、肌肉，故肥胖体沉；痰浊属阴，阴雨天痰浊痹阻更甚，故引起发作或加重病情；痰浊困脾，脾不能振奋阳气，则倦怠乏力；脾受痰阻，纳运失司，则纳呆便溏；痰浊上泛，则口黏；痰浊阻胃，胃失和降，则咳吐痰涎；胸阳不展则气短；舌体胖大边有齿痕，苔浊腻或白滑，脉滑为痰浊内阻之征。本证主要病机为痰浊闭阻，胸阳失展。以胸闷心痛，痰多，苔浊腻为审证要点。

治法：通阳泄浊，豁痰宣痹。

方药：瓜蒌薤白半夏汤合涤痰汤加减。前方用瓜蒌豁痰下气宽胸，薤白通阳散结止痛；半夏化痰开结。后方以石菖蒲化浊开窍，陈皮、枳实行气滞而破痰结，半夏、胆南星、竹茹化痰，人参、甘草、茯苓健脾化饮，生姜辛散通阳。若痰黏稠，色黄，大便干，苔黄腻，为痰郁化热之象，用黄连温胆汤加郁金清化痰热而理气活血；若胸闷如窒，心胸隐痛或绞痛阵发，苔白腻或舌有瘀斑，为痰瘀交阻，当活血通脉、化痰散结，加丹参、桃仁、红花以活血化瘀；若痰浊闭塞心脉，猝然剧痛，可用苏合香丸。

### 5. 心肾阴虚

证候：胸闷痛或灼痛，心悸心烦，失眠盗汗，腰膝酸软，头晕耳鸣，或胸憋闷刺痛。舌质红少津，苔少或剥，脉细数，或促代。

证候分析：病延日久，阴虚而血滞，心脉痹阻，故见胸闷灼痛；肾阴虚，心失所养，神不安宁，故见心悸心烦，失眠；心肾阴虚，阴虚生内热，虚热蒸津外泄，则盗汗；阴液亏虚，不能上荣，则头晕耳鸣；肾阴亏虚，外府失养，故腰膝酸软；阴液亏少，则血行迟缓，心脉痹阻，故时有胸憋闷刺痛；舌质红少津，苔少或剥，脉细数，或促代，均为阴虚内热，瘀血阻络之征。本证主要病机为心肾阴虚，脉道失润，瘀血阻络。以胸闷痛或灼痛，心悸心烦及阴虚见症为审证要点。

治法：滋阴益肾，养心和络。

方药：天王补心丹合炙甘草汤加减。前方以生地黄、玄参、天冬、麦冬、丹参、当归滋阴养血而泻虚火；人参、茯苓、柏子仁、酸枣仁、五味子、远志补心气，养心神；朱砂重镇安神；桔梗载药上行，直达病所。后方重用生地黄，配以阿胶、麦冬、火麻仁滋阴补血，以养心阴；人参、大枣补气益胃，资脉之本源；桂枝、生姜以行心阳。诸药同用，使阴血得充，阴阳调和，心脉通畅。若胸闷且痛，可加降香、郁金以养血通络止痛；若阴不敛阳，虚火内扰心神，虚烦不寐，舌尖红少津者，可用酸枣仁汤清热除烦以养血安神。

### 6. 心肾阳虚

证候：胸闷而痛，心悸气短，遇寒加重，汗出乏力，腰膝酸冷，畏寒肢冷，面色㿠白。舌质淡胖，边有齿痕，苔白或腻，脉沉细迟。

证候分析：心肾阳虚，胸阳不振，气血不畅，心脉痹阻，故胸闷痛气短，遇寒则阳气更伤，故病情加重；心阳虚，心神不宁，故心悸；汗为心液，心阳虚，不能收敛心液，则汗出；肾阳虚，不能温运外府，则腰膝酸冷；心肾阳虚，不能振奋精神，温运肢体，故乏力，畏寒肢冷，面色㿠白；舌质淡胖，边有齿痕，苔白或腻，脉沉细迟，为心肾阳虚，胸阳不振之征。本证主要病机为心肾阳虚，胸阳不振，血行瘀滞。以胸闷痛气短，心悸及阳虚见症为审证要点。

治法：温补阳气，振奋心阳。

方药：参附汤合右归饮加减。两方合用，以人参大补元气；方中肉桂易桂枝，附子、桂枝温心肾之阳；熟地黄、山茱萸、枸杞子、杜仲、山药补益肾精。可加丹参、红花、苏木通心脉。若胸痛彻背，四肢厥冷，唇色紫暗，脉微欲绝者，可重用人参、附子，加龙骨、牡蛎以回阳救逆，同时送服冠心苏合丸，芳香温通止痛；若心肾阳虚重症，水饮凌心射肺，症见水肿、喘促、心悸者，可用真武汤加黄芪、防己、猪苓、车前子以温阳利水。

### 7. 气阴两虚

证候：胸闷隐痛，时作时止，心悸气短，动则益甚，伴心烦，神疲，或头晕，易汗出，手足心热。舌质嫩红或有齿痕，苔少，或薄白，脉细弱无力或细数，或结、代。

证候分析：心痛日久，气阴耗伤，气虚无以运血，阴虚则络脉不利，均可使血行不畅，心脉痹阻，而胸闷隐痛，时作时止；气虚则神疲，气短，易汗出；动则耗气，故动则益甚；阴血亏虚，虚火内扰，则手足心热，心悸心烦；清窍失养，则头晕；舌质嫩红或有齿痕，苔少，或薄白，脉细弱无力或细数，或结、代均为气阴两虚之象。本证主要病机为气阴两虚，血行瘀滞。以胸闷隐痛，心悸心烦及气阴两虚的见症为审证要点。

治法：益气养阴，活血通络。

方药：生脉散合人参养营汤加减。两方合用，以人参、黄芪、白术、茯苓、甘草健脾益气，以助生化之源；熟地黄、麦冬、当归、白芍滋阴养血；远志、五味子养心安神；陈皮、生姜理气醒脾。兼有气滞血瘀者，加丹参、红花、郁金、赤芍活血通络止痛。偏于气虚者，可用生脉散合保元汤，加强健脾益气之功，以补养心气，鼓动心脉；偏于阴虚者，可用生脉散合炙甘草汤以滋阴养血，益气复脉而止悸。

【其他疗法】

### 1. 中成药

（1）速效救心丸，每日 3 次，每次 4～6 粒含服，急性发作时每次 10～15 粒。功效活血理气，增加冠脉血流量，缓解心绞痛，治疗冠心病胸闷憋气，心前区疼痛。

（2）冠心苏合丸，每日 1～3 次，每次 1 丸，嚼碎服。功效理气、宽胸、止痛，治疗胸痹心痛，寒凝气滞证。

（3）地奥心血康胶囊、血府逐瘀胶囊、血栓心脉宁胶囊（片）、脉络通胶囊、复方丹参滴丸可用于心血瘀阻的胸痹心痛；补心气口服液用于心气虚的胸痹心痛；滋心阴口服液用于心阴虚的胸痹心痛；

### 2. 单方验方

（1）丹参山楂饮：丹参、山楂各 15～20g，水煎或开水冲泡，每日 1 剂，代茶饮用。能活血化瘀通络，可用于心血瘀阻的胸痹。

（2）人参三七饮：生晒参 5～10g，三七粉 3g。用生晒参煎汁，取汁送服三七粉，每日 3 次。具有益气活血之功，可用于气虚血瘀之胸痹。

ER-2-8
胸痹治疗思路
研究 拓展阅读

【转归预后】胸痹是内科急症、重症，需及时诊断处理，正确辨证论治，患者积极配合，才能控制或缓解病情。若失治、误治，或患者不遵医嘱，失于调摄，则病情进一步发展，可以变生多种疾患。如瘀血闭阻心脉，心胸猝然剧痛，发为真心痛，则预后不佳，甚至"旦发夕死，夕发旦死"。如心脉瘀阻，阳衰阴盛，阴阳离决，可发为脱证。如心脾肾阳虚，水邪泛滥，水饮凌心射肺，可出现咳喘，肢肿，尿少，心悸等重症合并症。

【预防调护】防治本病必须高度重视精神调摄，避免大喜，大怒，忧思无度，保持心情平静愉快。避免寒冷侵袭，居处保持安静、通风，注意寒温适宜。饮食调摄方面，多吃水果及富含纤维的食物，保持大便通畅，饮食宜清淡，低盐饮食，食勿过饱，勿过食肥甘、戒烟、少饮酒。发作期患者应立即卧床休息，缓解期应注意休息，保证充足的睡眠，坚持适当活动，做到动中有静。发病时应加强巡视，观察舌脉、体温、呼吸、血压及精神状态变化，准备好各种抢救设备和药物。

【结语】胸痹是由于年老体虚、饮食不当、情志失调、寒邪内侵、劳倦内伤等因素导致痰浊、瘀血、气滞、寒凝痹阻心脉，以胸部闷痛，甚则胸痛彻背，喘息不得卧为主症的一种疾病。基本病机为心脉痹阻。病位在心，与肝、脾、肾三脏相关。病理性质为本虚标实，发作期以标实为主，缓解期以本虚为主，标实为瘀血、气滞、寒凝、痰浊，本虚为气血阴阳的亏虚。治疗原则应先治其标，后治其本。发作期以祛邪为主，常以活血化瘀、疏肝理气、辛温通阳、泄浊豁痰为法；缓解期以扶正固本为主，常以益气养阴、益气温阳、滋阴益肾等为法。本病多为虚实夹杂，故临床治疗按虚实主次缓急而兼顾同治，补中寓通，通中寓补，通补兼施，当以补正而不碍邪，祛邪而不伤正为原则，不可滥补、猛攻。

【临证参考】

**1. 芳香温通法的应用**　胸痹发作期以开痹通脉为大法，使通则不痛。开痹之法，首推芳香温通类药物，其气味芳香，性善走窜，既有通脉开痹之功，又有较快的止痛之用。如肉桂心、干姜、吴茱萸、麝香、细辛、蜀椒等。近几年来，在此基础上研制的心痛舒喷雾剂、苏合香丸、麝香苏合丸、速效救心丸等速效、高效、无毒、无副作用的芳香温通制剂，显示出良好的效果。实验研究证实，芳香温通类药大多含有挥发油，具有解除冠状动脉痉挛，增加冠脉血流量，减少心肌耗氧量，改善心肌供血的作用；同时对血液流变性，心肌收缩力均有良好的影响。然而，芳香温通药物又有辛散走窜之弊，不可一味辛散寒邪，应中病而止，以防耗伤阳气。

**2. 灵活运用活血化瘀法**　胸痹的基本病机是本虚标实，其瘀血的形成，多由正气亏损而致，如气虚、阳虚或气阴两虚等，亦可因寒凝、痰浊、气滞而诱发。临床治疗应注意在活血化瘀方中伍以益气、养阴、化痰、理气之品，以加强祛瘀疗效。活血化瘀药物主要选用养血活血之品，如丹参、鸡血藤、当归、赤芍、郁金、川芎、红花、泽兰、牛膝、桃仁、三七等。破血攻伐之品，虽止痛作用明显，但易伤及正气，应慎用。另一方面，痰浊痹阻胸阳也是胸痹的一个重要因素，而且与其若干易患因素（如肥胖、高脂血症）相关，因此健脾化痰也是治疗胸痹的重要方法。

**3. 以通为主，通补结合**　胸痹属本虚标实之病证，治疗应以通为主，通补结合。"通"法有芳香温通，理气通阳，豁痰泄浊，活血化瘀；"补"法针对本虚，可补益气血，温肾阳，补肾阴等，虽名为"补"，实亦为通。"通"可用苏合香丸、麝香保心丸、瓜蒌薤白半夏汤、血府逐瘀汤、失笑散、复方丹参制剂等；"补"可用八珍汤、当归补血汤、左归丸等。

**4. 名医经验**　颜德馨认为胸痹心痛主要由于各种原因造成阳气功能虚衰，心之气血运行不畅，瘀血痰浊痹阻心胸而成。治疗着眼于"通"，但不妄投攻破，重在补益心脾，培补宗气，调畅气血而安脏腑，自拟益心汤（党参、丹参、黄芪各15g，葛根、赤芍、川芎各9g，决明子30g，石菖蒲4.5g，降香3g）益气养心，活血通络，用于治疗心绞痛、心肌梗死等，能较快地缓解症状，尤其对于老年人及心肌炎后遗症患者，属气虚血瘀者用之皆效。

**案例分析**

　　杨某,男性,72岁,干部。病案号:291403。1992年3月18日初诊。

　　主诉:发作性胸闷痛20年,加重1个月。曾因"冠心病,劳力性心绞痛"治疗好转出院。近1个月来,胸闷憋气加重,服硝苯地平、硝酸异山梨酯等药症状改善不明显前来中医诊治。现症:心前区闷胀而痛,胸闷憋气,心悸气短,头晕乏力,纳呆食差,形体肥胖,舌质暗苔白腻,舌体胖边有齿痕,脉沉细。辨证属胸阳不振、心血瘀阻。治宜宣痹通阳,活血止痛。方拟瓜蒌薤白半夏白汤合丹参饮加味。处方:瓜蒌20g,薤白12g,丹参15g,檀香10g,砂仁10g,半夏10g,川芎10g,红花10g,当归10g,香附10g,川楝子12g,延胡索10g,三七粉3g(分冲)。7剂,水煎服。二诊:服上方7剂后,胸闷憋气减轻,心前区闷疼发作次数减少,每周2～3次,头晕夜梦多,舌苔薄略腻,脉细弦。上方加佛手12g,去当归。7剂。三诊:服上方7剂诸症减轻,偶有心前区闷疼发作,胃脘不适,泛酸,舌苔薄白,脉细弦。上方加黄连9g。7剂。四诊:服上方7剂,头晕减轻,心前区闷疼未作,气压低时唯感胸闷,舌苔薄白,脉细弦。效不更方,上方继服7剂。

　　分析:本案患者年老体虚,素体肥胖,临症表现为心前区闷胀而痛,是因上焦阳气不足,胸阳不振,阴乘阳位,痰气交结,痹阻心脉,不通则痛。李介鸣以瓜蒌薤白半夏汤为主加减治疗。其中瓜蒌化痰散结,开胸顺气,专治胸痹伴痰多胸满者。现代药理研究:瓜蒌有扩张冠状动脉、降低血脂作用;合薤白、半夏宣痹通阳;川芎、红花、当归、延胡索、三七活血行瘀止痛;香附、檀香、砂仁、川楝子行气帅血,疏通血脉。全方伍用,通阳散结,豁痰化瘀,俾胸中阳气宣畅布达,则清阳升,浊阴退,痞满闷胀自散矣。(范爱平,曲家珍,李琏.李介鸣临证验案精选[M].北京:学苑出版社,1999)

### 附:心衰

　　心衰是以心悸、喘息、肢体水肿为主症的一种病证,为多种慢性心系疾病反复发展,迁延不愈,日渐加重的终末期阶段。轻者可仅表现为气短、不耐劳累,重者可见喘息心悸,不能平卧,或伴咳吐痰涎,尿少肢肿,或口唇发绀,甚至出现端坐呼吸,喘悸不休,汗出肢冷,表情淡漠或烦躁不安等厥脱危象。西医学中的冠状动脉粥样硬化性心脏病、病毒性心肌炎、肥厚型或扩张型心肌病、心脏瓣膜病、肺心病等导致的急、慢性心力衰竭,均可参照本节辨证论治。

　　心衰的发生,多因各种心系疾患,日渐加重,心气亏耗,又因复感外邪、情志刺激或劳倦过度,内外相因,心体受戕,心气、心阳渐次虚衰,行血无力,血脉瘀滞,痰浊内阻,水饮停聚而致。心衰的基本病机为心之气血阴阳亏损,血脉瘀阻,痰浊、水饮停聚。病位在心,涉及肺、脾、肾、肝。病理性质为本虚标实,虚实夹杂,以虚为主。本虚有气虚、气阴两虚及阳气亏虚;标实主要为瘀血、痰浊、水饮。慢性心衰的病机关键可用"虚""瘀""痰""水"四者概括,心气心阳亏虚是病理基础,血瘀是中心病理环节贯穿始终,痰浊和水饮是主要病理产物,整个病情是随着心之气血阴阳亏虚的程度而从代偿逐步进展到失代偿阶段,失代偿的标志往往是瘀血、痰浊、水饮的进行性加重。

　　心衰的治疗原则为补虚泻实,常以益气养阴温阳、活血化痰利水为基本治法。根据邪正关系,权衡缓急,或补或攻,或攻补兼施。临床可结合病期随证治之,心衰失代偿的急性加重期多表现为本虚不支,标实邪盛,甚至阴竭阳脱,既要积极固护气阴或气阳以治本,更需加强活血、化痰、利水、解表、清热以治标,必要时需急救回阳固脱;代偿阶段的慢性稳定期多表现为本虚明显,标实不甚,应予益气、养阴或温阳,兼以活血化瘀、化痰利水以治标。其分证论治如下:

**1. 气虚血瘀**

　　证候:胸闷气短,喘息,心悸,活动后诱发或加剧,神疲乏力,倦怠懒言,自汗,口唇发绀,或胸部闷痛，或肢肿时作，喘息不得卧。舌淡胖或淡暗有瘀斑，脉沉细或涩、结、代。

治法：益气温阳，活血祛瘀。

主方：保元汤合血府逐瘀汤加减。

**2. 气阴两虚**

证候：胸闷气短，喘息，心悸，动则加剧，神疲乏力，口干，五心烦热，两颧潮红，或胸痛，入夜尤甚，或伴腰膝酸软，头晕耳鸣，易汗。舌暗红少苔或少津，脉细数无力或结、代。

治法：益气养阴，活血通脉。

主方：生脉散合血府逐瘀汤加减。

**3. 阳虚水泛**

证候：心悸，喘息不得卧，面浮肢肿，尿少，神疲乏力，畏寒肢冷，腹胀，便溏，口唇发绀，胸部刺痛，或胁下痞块坚硬，颈脉显露。舌淡胖有齿痕，或有瘀点、瘀斑，脉沉细或结、代、促。

治法：益气温阳，活血利水。

主方：真武汤合葶苈大枣泻肺汤加减。

**4. 喘脱危证**

证候：喘悸不休，不能平卧，面色晦暗，表情淡漠，或烦躁不安，大汗淋漓，或额汗如油，四肢厥冷，尿少肢肿。舌淡苔白，脉微细欲绝或疾数无力。

治法：益气回阳固脱。

主方：四逆加人参汤。若大汗不止，加山茱萸、五味子；肢冷如冰，为阳虚暴脱危象，急用参附注射液输注。

# 第三节　不　寐

不寐课件

不寐思维导图

不寐，即"失眠"，是以经常不能获得正常睡眠为特征的一类病证。主要表现为睡眠时间、深度的不足及睡眠后不能消除疲劳、恢复体力与精力。轻者入寐困难，或寐而易醒，或醒后不能再寐，或时寐时醒等，重则彻夜不寐。临床常兼见头昏、头痛、心悸、健忘，以及心神不安等症。

《黄帝内经》称不寐为"目不瞑""不得卧"，《灵枢·大惑论》认为阳不入阴是"目不瞑"的病机，"卫气不得入于阴，常留于阳，留于阳则阳气满，阳气满则阳跷盛，不得入于阴则阴气虚，故目不瞑矣"。《难经·四十六难》最早提出不寐这一病名，论述了老人不寐的病机，"老人血气衰，肌肉不滑，荣卫之道涩，故昼日不能精，夜不得寐也。故知老人不得寐也"。汉代张仲景在《伤寒论·辨少阴病脉证并治》篇中指出"少阴病，得之二三日以上，心中烦，不得卧，黄连阿胶汤主之"，提出治疗少阴病热化伤阴后的阴虚火旺所致不寐的方剂；在《金匮要略·血痹虚劳病脉证并治》篇中指出"虚劳虚烦不得眠，酸枣汤主之"，提出治疗肝血不足，虚热烦躁的不寐证方剂，至今仍为临床所常用。《景岳全书·杂证谟·不寐》将不寐分为有邪、无邪两种类型，"不寐证虽病有不一，然惟知邪正二字则尽之矣。盖寐本乎阴，神其主也。神安则寐，神不安则不寐；其所以不安者，一由邪气之扰，一由营气之不足耳。有邪者多实证，无邪者皆虚证"。明代李中梓《医宗必读》认为不寐的病因有气虚、阴虚、痰滞、水停、胃不和五种，并分别提出了治疗方药。明代戴思恭《证治要诀·虚损门》提出了"年高人阳衰不寐"之论。

西医学中的神经官能症、更年期综合征、慢性消化不良、贫血、动脉粥样硬化症等以不寐为主要临床表现时，均可参照本节辨证论治。

【病因病机】不寐的病因主要是情志失调，饮食不节，久病年老，心虚胆怯等，导致阳盛阴衰，阴阳失交，阳不入阴，以致心神失养或心神不宁。

## （一）病因

**1. 情志失调** 情志不遂，肝气郁结，郁而化火，上扰心神；或肝气郁结，木郁土壅，痰浊内生，肝火夹痰，上扰心神；或思虑过度，劳伤心脾，心血暗耗，脾虚生化乏源，营血亏虚，心失所养；或五志过极，心火内炽，心神扰动而不寐。

**2. 饮食不节** 嗜食肥甘辛辣厚味，或暴饮暴食，损伤脾胃，宿食停滞，酿生痰热，壅滞中焦，胃气失和而夹痰热上冲，扰动心神，此即"胃不和则卧不安"所致的不寐。此外饮用浓茶、咖啡、酒类等刺激性饮品亦可造成不寐。

**3. 久病年老** 久病血虚，或产后失血，或年老体虚，营血亏乏，以致血不养心，而致不寐。或素体阴虚或因房劳过度，肾阴耗伤，不能上济于心，以致心火独亢，心肾不交，而致心神不宁。

**4. 心虚胆怯** 心虚胆怯，决断无权，遇事易惊，心神不安，常可导致不寐。亦有因暴受惊骇，终日惕惕，渐至胆怯心虚而不寐者。

## （二）病机

**1. 基本病机** 主要是阳盛阴衰，阴阳失交，阳不入阴，以致心神失养或心神不宁。

**2. 病位** 在心，与肝（胆）、肾、脾、胃有密切关系。

**3. 病理性质** 有虚有实，虚证多由心脾两虚、阴虚火旺、心虚胆怯等引起阴虚不能纳阳，以致心神失养；实证常由肝郁化火、心火炽盛、痰热内扰等引起阳盛不得入阴，以致心神不安。病久多虚中夹实。

**4. 病机转化** 不寐虽有虚实不同的证候，但各证候之间常互相转化。如肝郁化火证、心火炽盛证，火盛伤阴，可致阴虚火旺；心脾两虚证，由于脾虚不能运化水湿，湿聚成痰，痰郁化热，可致痰热上扰等。此类证候多属虚实夹杂，临床应仔细辨证。

【诊断要点】

**1. 临床特征** 轻者表现为入睡困难，或寐而不酣，时寐时醒，或醒后不能再寐，连续3周以上；严重者则彻夜难寐，常伴有头昏头痛，心悸健忘，神疲乏力，多梦等。

**2. 病史** 常因情绪波动，劳倦、思虑过度，饮食不节，病后体虚而诱发或加重。

**3. 辅助检查** 各系统检查未见有妨碍睡眠的器质性病变。可行多导睡眠图、脑电图等检查，有助于本病的诊断。

ER-2-11

不寐的诊断要点

【鉴别诊断】不寐的鉴别，首先要除外暂时性的失眠及生理性少寐。

**1. 暂时性失眠** 因一时情志刺激，如惊恐、悲伤、兴奋过度等引起；或生活环境改变，如过冷、过热、噪声、强光干扰、卧具不适等引起，不属病态。

**2. 生理性少寐** 多见于老年人，少寐早醒，睡眠时间较少，常在清晨4~5点即醒，不能再睡，但白天精神体力正常，亦无其他不适感觉者，不视为病态。

【辨证论治】

## （一）辨证要点

**1. 辨脏腑** 不寐的病位在心，但其他脏腑功能失调，也可扰动心神而致不寐。如急躁易怒而不寐，多为肝火内扰；脘闷苔腻而不寐，多为胃腑宿食，痰浊内盛；心烦不寐，五心烦热，腰膝酸软，多为阴虚火旺，心肾不交；面色少华，肢倦神疲而不寐，多为脾虚不运；多梦易惊，胆怯心悸而不寐，多为心胆气虚等。

**2. 辨虚实** 不寐的病性有虚实之分。虚证的起病缓慢，病程长，其临床特点为体质瘦弱，面色无华，神疲懒言，心悸健忘。或因脾失健运，气血生化不足，心脾两虚，心神失养而致多梦易醒，心悸健忘；或因肾阴不足，心肾不交，虚热扰神，则心烦不寐，五心烦热；或因心胆气虚，心神不宁，则不寐多梦，易于惊醒。实证的起病急，病程短，其临床特点为心烦易怒，口苦咽干，便秘溲赤。或因郁怒伤肝，气郁化火，上扰心神，则急躁易怒，不寐多梦；或因宿食停滞，痰湿化热，痰火上扰，则不寐头重，痰多胸闷。

### （二）治则治法

治疗上以补虚泻实，调整阴阳为原则，同时佐以安神之品。实证泻其有余，如清肝泻火，清心泻火，清化痰热，佐以重镇安神；虚证补其不足，如滋补肝肾，益气养血，佐以养心安神。

### （三）分证论治

#### 1. 肝郁化火

证候：不寐，急躁易怒，严重者彻夜不寐，胸闷胁痛，口渴喜饮，口苦而干，目赤耳鸣，小便黄赤，或头晕目眩，头痛欲裂，大便秘结。舌质红，苔黄，或苔黄燥，脉弦数，或弦滑数。

证候分析：肝郁化火，上扰心神，则不寐；肝火偏盛，疏泄太过，故急躁易怒；肝气郁结，气机阻滞，故胸闷胁痛；火热伤津，则口渴喜饮，大便秘结，小便黄赤；肝胆火热上扰，则口苦，目赤，耳鸣；舌质红，苔黄，脉弦数，均为肝火内扰之征。若肝火炽盛，上冲于脑，则头晕目眩，头痛欲裂，彻夜不眠；肝郁化火甚重，则舌苔黄燥，脉弦滑数。本证主要病机为肝郁化火，上扰心神。以不寐，急躁易怒及肝火表现为审证要点。

治法：清肝泻火，佐以安神。

方药：龙胆泻肝汤加味。方中龙胆草、黄芩、栀子清肝泻火；泽泻、木通、车前子清肝经湿热，导热下行，使热邪从水道而去；当归、生地黄养阴血而和肝，使邪祛而不伤正；柴胡疏肝胆之气。可加磁石、生龙骨、生牡蛎镇心安神；胸闷胁胀，善太息者，加香附、合欢皮、郁金以疏肝解郁；若彻夜不寐，头晕目眩，头痛如裂，大便秘结者，加当归龙荟丸。

#### 2. 痰热内扰

证候：心烦不寐，头重目眩，痰多胸闷，呕恶嗳气，口苦，或大便秘结，彻夜不寐。舌质红，苔黄腻，脉滑数。

证候分析：痰热内扰，心神不安，故心烦不寐；痰热郁阻，上蒙清窍，则头重目眩；痰阻气机，则痰多胸闷；痰热蕴胃，胃失和降，则呕恶嗳气；痰热熏蒸，胆汁上溢，则口苦；若痰热炽盛，心神重扰，可彻夜不寐；大便秘结，为热盛伤津所致；舌质红，苔黄腻，脉滑数，均为痰热之象。本证主要病机为痰热内阻，上扰心神。以不寐头重，痰多胸闷，苔黄腻为审证要点。

治法：清化痰热，和中安神。

方药：黄连温胆汤加味。方中黄连、竹茹清心降火，化痰除烦；半夏化痰降逆，和胃止呕；枳实、陈皮理气化痰，使气顺痰消；茯苓健脾利湿，使湿去痰消；甘草、大枣和中益脾。若彻夜不寐，大便秘结者，改用礞石滚痰丸，以泻火逐痰；若宿食积滞较甚，见有嗳腐吞酸，脘腹胀痛，可用保和丸消导和中安神。

#### 3. 心火炽盛

证候：心烦不寐，躁扰不宁，口干舌燥，小便短赤，口舌生疮。舌尖红，苔薄黄，脉数有力或细数。

证候分析：心火炽盛，扰动心神，心神不安，故心烦不寐，躁扰不宁；心火上炎，故口舌生疮；心火下移小肠，则小便短赤；舌尖红，苔薄黄，脉数有力为心火炽盛之象；脉细数为火盛伤阴的表现。本证主要病机为心火炽盛，扰动心神。以心烦不寐，躁扰不宁，舌尖红，脉数为审证要点。

治法：清心泻火，安神宁心。

方药：朱砂安神丸加味。方中黄连清心泻火；朱砂安心神；当归、炙甘草、生地黄滋阴养血。加黄芩、栀子、连翘、莲子心加强清心泻火之功。胸中懊恼，胸闷泛恶，加栀子、淡豆豉、竹茹宣通胸中郁火；便秘溲赤，加大黄、淡竹叶、琥珀引火下行以安心神。朱砂有毒，含硫化汞，不宜多服或久服。

#### 4. 阴虚火旺

证候：心烦不寐，心悸多梦，头晕耳鸣，健忘，腰膝酸软，五心烦热，口干津少，男子遗精，女子月经不调。舌质红，少苔或无苔，脉细数。

证候分析：肾阴虚于下，心火亢于上，心肾不交，心神不安，故心烦不寐，心悸多梦；肾精不足，脑髓失养，故健忘，眩晕，耳鸣；肾阴亏虚，腰失所养，故腰酸；肾阴亏虚，虚火内扰，津液不能上承，故五心烦热，口干津少；肾阴虚，相火妄动，冲任不调，故男子遗精，女子月经不调；舌质红，少苔或无苔，脉细数，均为阴虚火旺之象。本证主要病机为心肾阴虚，心肾不交，虚火扰神。以心烦不寐，心悸及阴虚火旺的现象为审证要点。

治法：滋阴降火，交通心肾。

方药：六味地黄丸合交泰丸加味。前方以熟地黄、山茱萸、山药滋补肝肾，填精益髓；泽泻、茯苓、丹皮健脾渗湿，清泄相火。后方用黄连清心降火；肉桂引火归原。若面热微红，眩晕耳鸣，彻夜不眠者，可加牡蛎、龙骨、龟板、磁石等重镇潜阳；如阴虚而火旺不甚者，亦可选用天王补心丹滋阴养血。

### 5. 心脾两虚

证候：不寐多梦，时寐时醒，心悸健忘，头晕目眩，面色少华，肢倦神疲，饮食无味，或脘闷纳呆。舌质淡，苔薄白，或苔滑腻，脉细弱，或濡滑。

证候分析：心血不足，心神失养，故不寐多梦，时寐时醒，心悸健忘；气血虚弱，不能上奉于脑，则头晕目眩；血虚不能上荣于面，故面色少华；气虚功能活动减退，故肢倦神疲；脾气不足，运化失健，故饮食无味；舌质淡，苔薄白，脉细弱，为心脾两虚，气血不足之征；若脾虚湿盛，脾阳失运，痰湿内生，则脘闷纳呆，苔滑腻，脉濡滑。本证主要病机为心脾两虚，心失所养。以多梦易醒及气血两虚的表现为审证要点。

治法：补养心脾，养血安神。

方药：归脾汤加减。方中人参、黄芪、白术、炙甘草、大枣补气健脾；当归、龙眼肉滋养营血；茯神、酸枣仁、炙远志宁心安神；木香、生姜理气醒脾，使补而不滞。可酌加养心安神药，如夜交藤、合欢花、柏子仁、五味子等。若脾失健运，痰湿内阻，而见脘闷纳呆，苔滑腻，脉濡滑者，加陈皮、半夏、茯苓等健脾燥湿，理气化痰。

### 6. 心胆气虚

证候：不寐多梦，易于惊醒，胆怯恐惧，遇事易惊，心悸气短，倦怠，小便清长。舌质淡，苔薄白，脉弦细，或弦弱。

证候分析：心胆气虚，心虚则神不内守，胆虚则决断无权，以致心神不安，则不寐多梦，易于惊醒，胆怯恐惧，遇事易惊，心悸；气衰则功能活动减退，则气短，倦怠；津液气化无权，则小便清长；舌质淡，苔薄白，脉弦细，或弦弱为心胆气虚之象。本证主要病机为心胆气虚，神不内守。以不寐多梦，易于惊醒，胆怯恐惧为审证要点。

治法：益气镇惊，安神定志。

方药：安神定志丸合酸枣仁汤加减。两方合用，人参、茯苓、甘草益心胆之气；茯神、远志、龙齿、石菖蒲化痰宁心，镇惊安神，川芎、酸枣仁调血养心；知母清热除烦；甘草调和诸药。可加合欢花、柏子仁养心安神。若心悸严重，惊惕不安者，加生龙骨、生牡蛎、磁石以重镇安神。

 **知识链接**

#### 中医时间医学与不寐

中医时间医学是在中医理论指导下，从整体上研究人体生命活动的周期性，对研究不寐的原因，指导不寐的治疗具有重要的研究价值。在治疗中根据不同时间段失眠的特点，以及时间和脏腑的关系可以选择不同的治疗方法。①子夜醒后即不能复睡：子时（23：00～1：00）血在胆，为胆经当令，此时阳气开始萌发滋生，天时之阴阳交感与人之寤寐机理一致，阴阳相抱则寐。子夜醒难以复睡，为少阳升发与枢转失常、阴阳失调，可用小柴胡汤和解少阳枢机，纠正阴阳失调。②凌晨1：00以后不能安睡，至4：00左右缓解：此时间段为1：00～3：00，乃子丑之时，此时为肝胆主气之时，阴极阳升，若发病时间与脉象、症状合斟，其属肝胆者，可投以镇肝疏胆之剂。③3：00～4：00即醒：此时间点为寅时，肺经当令，若肝血虚者，在寅时因金气盛故能乘木而发病，可用酸枣仁汤加减。

**【其他疗法】**

**1. 中成药**　安神补脑液适用于肾精不足、气血两亏所致的失眠；天王补心丹、养血安神片适用于阴虚血亏、心肾不交所致的失眠；百乐眠胶囊适用于阴虚火旺所致的失眠；归脾丸、柏子养心丸适用于心脾两虚所致的失眠；解郁安神胶囊适用于情绪不畅、肝郁气滞所致的失眠；若其他症状不明显，只以失眠为主症者可用复方酸枣仁胶囊。

**2. 单方**

(1) 酸枣仁 15g，炒香，捣为末，每晚临睡前服，温开水或淡竹叶煎汤调服。

(2) 夜交藤粥：夜交藤 60g，去残叶，用温水浸泡片刻，煎 20 分钟。去渣，加入粳米 50g，大枣 6g。同煮至米烂粥熟，再加白糖调味佐食。

**【转归预后】**本病病程较短，病情单纯者，则收效较快；若病程较长，病情复杂者，难以速愈。但如心火得降，肝火得清，痰热得除，气血得养，阴精得复，则不寐可愈。本病病程长短不一，但预后多好。治疗不当，虚实常相互转化或虚实夹杂。

**【预防调护】**首先要注意精神调摄，保持心情愉快，克服过度的紧张、兴奋、焦虑、抑郁、愤怒等不良情绪。作息有序，适当参加体力劳动，加强锻炼，增强体质。养成良好的睡眠习惯，晚餐要清淡，不宜过饱，忌烟酒，不喝浓茶，睡前避免过度兴奋，睡眠环境宜安静。按时服用药物，掌握服药时间，尤其重视睡前服药，并可配合心理治疗。

**【结语】**不寐是以经常不能获得正常睡眠为特征的一类病证。不寐的病因主要是情志失调，饮食不节，久病年老，心虚胆怯等，导致阳盛阴衰，阴阳失交，阳不入阴，以致心神失养或心神不宁。病位在心，与肝、肾、脾、胃有密切关系。病理性质有虚有实，虚证多由心脾两虚、阴虚火旺、心虚胆怯等引起阴虚不能纳阳，以致心神失养；实证常由肝郁化火、心火炽盛、痰热内扰等引起阳盛不得入阴，以致心神不安。治疗以补虚泻实，调整阴阳为原则，实证泻其有余，如清肝泻火，清心泻火，清化痰热，佐以重镇安神；虚证补其不足，如滋补肝肾，益气养血，佐以养心安神。

**【临证参考】**

**1. 注意调整脏腑气血阴阳**　不寐一病除部分病程短，病情单纯者治疗较易外，大多病程较长，病情复杂。虽虚证居多，虚实夹杂亦不少，临床上要细查病因，分清虚实的主次，灵活施治，调整脏腑气血阴阳。如补益心脾，应佐以少量醒脾运脾药，以防碍脾；滋阴降火，交通心肾，其引火归原的肉桂用量宜轻；益气镇惊，常须健脾，慎用滋阴之剂；疏肝泄热，注意养血柔肝，以示"体阴用阳"之意；"补其不足，泻其有余，调其虚实"，使气血调和，阴平阳秘，脏腑功能得以恢复正常。

**2. 辨证使用安神之法**　治疗不寐应注意安神之法的使用，根据不寐虚实之不同，加用重镇安神或养心安神之品。重镇安神常用生龙骨、生龙齿、生牡蛎、磁石、珍珠母、琥珀；养心安神常用酸枣仁、柏子仁、夜交藤、合欢皮、远志、石菖蒲、五味子、龙眼肉等。

**3. 顽疾多瘀血**　长期顽固性不寐，临床多方治疗效果不佳，伴有心烦，舌质偏暗，有瘀点者，依据古训"顽疾多瘀血"的观点，临床可从瘀论治，常选用血府逐瘀汤加减。

**4. 重视心理疏导**　不寐与情志因素关系密切，心理疏导具有特殊的作用，应消除患者的紧张情绪，保持乐观的精神状态，让患者睡前放松心情，从思想上缓解对失眠的恐惧与忧虑，否则将陷入"失眠——忧虑——失眠加重——忧虑加重——失眠"的恶性循环。其他如诱导催眠术，睡前用温水浸泡双脚、按摩等均可试用。

**5. 名医经验**　朱良春经验方：①甘麦芪仙磁石汤：甘草 6g，小麦 30g，炙黄芪 20g，淫羊藿 12g，五味子 6g，灵磁石 15g，枸杞子、丹参各 12g，远志 6g，茯苓 15g。彻夜不眠加蝉蜕 5g。此方治疗顽固失眠虚多实少，脾肾两虚或心脾两虚之失眠，似西医学所谓之神经衰弱，夜难入寐，或多梦易惊，或彻夜不眠之症。②半夏枯草煎：姜半夏、夏枯草各 12g，薏苡仁（代秫米）60g，珍珠母 30g。主治杂病中凡因胃失和降，气机逆乱，阴阳失调导致失眠者，用此方化裁亦均能取效。

肝血不足加当归、白芍、丹参；心阴不足加柏子仁、麦冬、琥珀末（吞服）；心气虚加大剂量党参；有痰热之象加黄连；脾肾阳衰，健忘头晕，肢倦纳差，或兼夹阳痿加大蜈蚣 2 条，鸡血藤 45g，有利提高疗效。

## 案例分析

李某，男，32 岁，2015 年 6 月 8 日初诊。

病史：3 年前因成立公司后压力较大出现失眠，其间间断服用安眠药，症状反复。症见：入睡困难，易醒，睡眠时间每晚总计约 1～2 小时，焦虑及紧张后加剧整夜难眠，纳可，二便调，舌淡红苔薄白，脉弦微数。证属肝郁气滞，治以疏肝理气安神为法。予"疏调安神汤"为基础酌情加减治疗。处方：柴胡 10g，赤芍 10g，茯神 15g，薄荷 6g，香附 15g，郁金 15g，佛手 6g，酸枣仁 20g，合欢花 10g，夜交藤 15g，白芍 10g，丹参 15g，生甘草 6g，炙远志 10g，五味子 10g，白术 10g。3 剂，水煎服，每日 3 次，2 日 1 剂。2015 年 6 月 15 日二诊：服上方 3 剂后，可入睡，夜间仍易醒，情绪有所缓解，舌脉同前，予上方基础上予龙骨 12g，牡蛎 12g。嘱患者服药 6 剂。2015 年 6 月 29 日三诊：睡眠有所好转，偶汗出乏力，腰酸不适，舌淡红，苔薄白，脉细。于上方基础上予浮小麦 30g 益气固表止汗，牛膝 15g 补肝肾、强筋骨，嘱患者服药 6 剂。

分析：本案患者 3 年前因成立公司后压力较大，出现失眠，乃肝失疏泄，气机失调，肝主谋虑喜条达，气机调畅，则心情开朗，夜卧得寐，肝失疏泄，气机不畅，则情志抑郁。若数谋不决，或情志不畅则肝气郁结，气枢不转则内扰神魂而致不寐，治宜从疏肝理气、解郁安神的角度改善睡眠。（普文静，张震.国医大师张震从肝论治失眠经验总结[J].云南中医中药杂志，2020，41（1）：2-4）

（徐 慧）

## 复习思考题

1. 惊悸、怔忡如何鉴别？简述心悸的治则治法。
2. 何谓胸痹？如何理解胸痹的治则治法与诊断要点？
3. 试述不寐的临床表现，如何对不寐患者进行脏腑辨证？

ER-2-12

扫一扫，测一测

# 第三章 脑系病证

1. 掌握头痛、眩晕、中风、痫病、痴呆各病证的含义与临床特征、诊断要点与鉴别诊断,以及临床常见证型的证候特征、治法和方药。
2. 熟悉上述各病证的病因和基本病机、病位、病性,以及辨证要点和治则治法。
3. 了解上述各病证的转归预后和预防调护。

脑为髓海、元神之府、清窍之所、诸阳之会,主管精神、意识、思维活动,主司人的视、听、言、嗅、动等感觉运动。脑的生理特性是"喜清而恶浊,喜盈而恶亏,喜静而恶躁,喜通而恶瘀",脑的病理特点是"诸阳之会"阳易亢,"清灵之窍"窍易闭,"元神之府"神易伤,"诸髓之海"髓易虚,"诸脉之聚"脉易损。脑脉不通或挛急,则头痛;髓海不足,气血亏虚,清窍失养,或风、火、痰、瘀扰乱清窍,则眩晕;脏腑阴阳失调,气血逆乱,上冲犯脑,或风、火、痰、瘀横窜经络,则为中风;痰浊作祟,神机受累,元神失控,则发痫病;髓海不足,神机失用,则易健忘,甚则痴呆。

脑系病证的治疗当分虚实,虚证当以补虚为主,实证当以泻实为主。补虚有补肾、健脾、益气、养血诸法,泻实有息风、化痰、清热、开窍、活血、化瘀、通络诸法,临床上可针对不同病证,辨证施用。

# 第一节 头 痛

头痛是因外感六淫、内伤杂病导致头部经脉绌急或失养,清窍不利,以头部疼痛为主要症状的一种病证。

头痛一证首载于《黄帝内经》。《素问·五脏生成》曰"头痛巅疾,下虚上实,过在足少阳、巨阳,甚则入肾";《素问·风论》称之为"首风""脑风",谓"新沐中风,则为首风","风气循风府而上,则为脑风"。张仲景在《伤寒论》中论及太阳、阳明、少阳、厥阴病头痛的见症,并列举了头痛的不同治疗方药,如厥阴头痛,"干呕,吐涎沫,头痛者,吴茱萸汤主之"。李杲在《东垣十书》将头痛分为外感头痛和内伤头痛,根据病因病机和症状的不同分为伤寒头痛、湿热头痛、偏头痛、真头痛、气虚头痛、血虚头痛、气血俱虚头痛、厥逆头痛等,并补充了太阴头痛和少阴头痛。朱震亨在《丹溪心法·头痛》论及痰厥头痛和气滞头痛,提出头痛"如不愈,各加引经药,太阳川芎,阳明白芷,少阳柴胡,太阴苍术,少阴细辛,厥阴吴茱萸",至今对临床仍有指导意义。王清任大力倡导瘀血头痛之说,在《医林改错·头痛》中论述血府逐瘀汤所治症目时说:"查患头痛者,无表症,无里症,无气虚、痰饮等症,忽犯忽好,百方不效,用此方一剂而愈。"至此,形成了头痛外感、内伤、瘀血三大主因,丰富了对头痛的认识。

头痛可见于西医学的内、外、神经、精神、五官等各科疾病中。本节所讨论主要为内科常见的头痛,如紧张性头痛、三叉神经痛、外伤后头痛、神经官能症及某些感染性疾病、五官科疾病的头痛等,均可参照本节辨证论治。

【病因病机】头痛病因不外乎外感和内伤两大类。外感六淫之邪上犯清窍,阻遏清阳,或内伤痰浊、瘀血痹阻经络,壅遏经气,或肝阴不足,肝阳偏亢,或气虚清阳不升,或血虚头窍失养,或肾精不足,髓海空虚,均可导致头痛的发生。

（一）病因

**1. 外感六淫**　多由起居不慎,感受风、寒、湿、热之邪。因风为六淫之首,"百病之长",坐卧当风,以风邪为主,风邪肇始夹杂他邪,上扰清空,经脉绌急而发病。

**2. 内伤杂病**　多因情志失调,先天不足,房事不节,饮食劳倦,久病体虚引起。因于肝者,忧郁恼怒,情志不遂,肝失条达,气郁化火,上扰清空而致头痛;因于脾者,多由饮食所伤,脾失健运,痰湿内生,阻塞气机,清阳不升,浊阴不降,清窍被蒙而致头痛;因于肾者,禀赋不足,或房劳过度,使肾精亏损,肾虚不能生髓,脑髓亏虚,清窍失养而致头痛;或病后、产后、失血之后,或生化之源不足,致气血亏虚,脑脉失养而致头痛。

**3. 瘀血阻络**　跌仆闪挫,头部外伤,导致气血涩滞,瘀血阻于脑络,不通则痛;或各种头痛迁延不愈,久病入络,又可转变为瘀血头痛。

（二）病机

**1. 基本病机**　外感头痛的病机为风寒湿热之邪外袭,上扰清窍,清窍不利。内伤头痛的病机为肝、脾、肾功能失调,风、火、痰、瘀上扰清窍,气血阴精亏损,清窍失养。

**2. 病位**　本病病位在脑,与肝、脾、肾三脏关系密切。

**3. 病理性质**　外感头痛,病程短,头痛暴起,以实证为主;内伤头痛病程长,反复发作,以虚证、虚实夹杂证为主。本虚以气血亏虚、肝肾阴精亏虚、脾虚失运为主;标实以肝阳、痰浊、瘀血、火热最为常见。风、火、痰、瘀、虚为主要致病因素。

**4. 病机转化**　一是痰浊中阻日久,脾胃受损,气血生化不足,营血亏虚,头窍失养,可转为气血亏虚头痛。二是肝阳亢,肝火盛日久,阳热伤阴,肾虚阴亏,可转为肾精亏虚头痛,或阴虚阳亢,虚实夹杂之头痛。三是各种头痛迁延不愈,病久入络,可转变为瘀血头痛。

【诊断要点】

**1. 临床特征**　以头部疼痛为主症。头痛部位可发生在前额、两颞、颠顶、枕项或全头部。疼痛性质可为跳痛、刺痛、胀痛、灼痛、重痛、空痛、昏痛、隐痛等。

**2. 病史**　多有起居不慎,感受外邪的病史;或有饮食、劳倦、房事不节、头部外伤、病后体虚等病史;或有反复发作病史。

**3. 辅助检查**　结合血压、CT或核磁共振成像（MRI）等检查,必要时可做脑脊液、脑电图、经颅多普勒等检查。须注意排除颅内出血,颅内占位性病变等急重症。

【鉴别诊断】头痛应与眩晕、真头痛等病证相鉴别。

**1. 眩晕**　头痛发病与外感六淫,饮食劳倦,情志失调,或病后体虚等有关,其主症为疼痛,以实证居多。眩晕之病因多与内伤有关,其主症为昏眩,轻者闭目自止,重者如坐车船,旋转不定。

**2. 真头痛**　表现为起病急骤,头痛剧烈,持续不解,阵发加重,手足逆冷,甚至呕吐如喷,抽搐。本病是一种特殊急重症,病情凶险,须与一般头痛相鉴别。

【辨证论治】

（一）辨证要点

**1. 辨外感与内伤**　外感头痛,一般发病较急,痛势较剧,多以跳痛、灼痛、胀痛、重痛为特点,多属实证。内伤头痛,一般起病缓慢,痛势较缓,多表现为隐痛、空痛、昏痛,痛势悠悠,遇劳加剧,时作时止,多属虚证,但亦有虚实夹杂者,如痰浊、瘀血等。

**2. 辨病因**　外感风寒者,头痛剧烈而连项背;外感风热者,头胀痛如裂;风湿者,头痛如裹;痰湿者,头重坠或胀;肝火者,头跳痛;肝阳上亢者,头胀痛;瘀血者,日轻夜重,头痛剧烈且部位固定不移;因于虚者,或隐痛,或空痛,时作时止,绵绵不休。

**3. 辨部位与脏腑经络之关系**　头为诸阳之会,手足三阳经络皆循于头面,故可根据头痛部位的不同,审因论治。太阳经头痛,多在头后部,下连于项;阳明经头痛,多在前额部及眉棱骨处;少阳经头痛,多在头之两侧,并连及耳部;厥阴经头痛,则在颠顶部位,或连于目系;督脉头痛,则纵行于项部、后头、头顶及面部。

## （二）治则治法

外感头痛属实证,以风邪为主,故治疗主以祛风,兼以散寒、清热、祛湿。内伤头痛多属虚证或虚实夹杂证,虚者以补气养血、益肾填精为主;实证当平肝、化痰、行瘀;虚实夹杂者,酌情兼顾并治。临床治疗头痛常配伍引经药,张元素在《医学启源》中曰:"头痛须用川芎,如不愈,各加引经药,太阳蔓荆,阳明白芷,少阳柴胡,太阴苍术,少阴细辛,厥阴吴茱萸。顶颠痛,用藁本,去川芎。"

### 知识链接

#### 《丹溪心法》论头痛

朱震亨,字彦修,号丹溪,元代著名医学家。其在《丹溪心法》中详尽论述了头痛的病因,证治及方药特点。《丹溪心法·头痛》云:"头痛多主于痰,痛甚者火多,有可吐者,可下者。""头痛须用川芎,如不愈,各加引经药,太阳川芎,阳明白芷,少阳柴胡,太阴苍术,少阴细辛,厥阴吴茱萸。如肥人头痛,是湿痰,宜半夏、苍术。如瘦人,是热,宜酒制黄芩、防风。如感冒头痛,宜防风、羌活、藁本、白芷。如气虚头痛,宜黄芪酒洗、生地黄、南星、秘藏安神汤。如风热在上头痛,宜天麻、蔓荆子、台芎、酒制黄芩……如顶颠痛,宜藁本、防风、柴胡。东垣云:顶颠痛须用藁本,去川芎。且如太阳头痛,恶风,脉浮紧,川芎、羌活、独活、麻黄之类为主。少阳头痛,脉弦细,往来寒热,柴胡为主。阳明头痛,自汗,发热恶寒,脉浮缓长实,升麻、葛根、石膏、白芷为主。太阴头痛,必有痰,体重,或腹痛,脉沉缓,以苍术、半夏、南星为主。少阴头痛,足寒气逆,为寒厥,其脉沉细,麻黄、附子、细辛为主。厥阴头痛,或吐痰沫,厥冷,其脉浮缓,以吴茱萸汤主之。"

## （三）分证论治

### 外 感 头 痛

**1. 风寒头痛**

证候:头痛,痛连项背,常有拘急紧束感,或伴恶风恶寒,遇风尤剧,头痛喜裹,口不渴。苔薄白,脉浮紧。

证候分析:风寒外袭,循太阳经上犯于头,清阳之气被遏,故头痛、有紧束感,遇风尤剧;太阳经主一身之表,其经脉循项背上行,故其痛连项背;风寒束于肌表,卫阳被遏,不得宣达,故恶风恶寒;寒属阴邪,得温则减,故头痛喜裹;无热则口不渴;苔薄白,脉浮紧,均为风寒在表之征。本证主要病机为风寒外袭,上犯颠顶,凝滞经脉。以头痛连项背,恶风寒为审证要点。

治法:疏风散寒止痛。

方药:川芎茶调散加减。方中川芎善行头目,祛风止痛,为治头痛之要药;荆芥、细辛、白芷、防风、羌活疏风解表,散寒止痛;薄荷清利头目,清茶上清头目,可制风药辛燥升散之性,使升中有散。若寒邪侵于厥阴经脉,以颠顶头痛为主症,方用吴茱萸汤加减,如藁本、川芎、细辛,以温散寒邪,降逆止痛;寒邪客于少阴经脉,症见头痛,足寒,方用麻黄附子细辛汤加白芷、川芎温经散寒止痛。

**2. 风热头痛**

证候:头痛而胀,甚则头痛如裂,伴发热或恶风,面红目赤,口渴喜饮,大便秘结,小便黄。舌质红,苔黄,脉浮数。

证候分析:热为阳邪,其性炎上,风热中于阳络,上扰清窍,故头痛而胀,甚则头痛如裂;热邪上炎,则面红目赤;风热之邪犯卫,故发热恶风;热盛耗津,则口渴喜饮,便秘溺黄;舌质红,苔黄,脉浮数均为风热邪盛之征。本证主要病机为风热外袭,上扰清窍,窍络失和。以头痛而胀,伴见风热表证为审证要点。

治法:疏风清热和络。

方药:芎芷石膏汤加减。方中川芎、白芷、菊花、羌活、石膏疏风清热止痛;藁本偏于辛温,热盛者不宜,可改用桑叶、菊花、薄荷、蔓荆子等辛凉清解之品。若烦热口渴,舌红少津者,可重用石膏,配知母、天花粉清热生津;若大便秘结,口鼻生疮,腑气不通者,可合用黄连上清丸苦寒降火,通腑泄热。

**3. 风湿头痛**

证候:头痛如裹,肢体困重,纳呆胸闷,大便或溏。苔白腻,脉濡。

证候分析:风湿之邪,上蒙头窍,困遏清阳,且湿性重浊,故头痛如裹,即所谓"因于湿首如裹也";脾为湿困,脾阳不达四肢,故肢体困重;湿邪困脾,健运失司,故胸闷纳呆,大便溏薄;苔白腻,脉濡滑均为湿邪内停之征。本证主要病机为风湿之邪,上蒙头窍,困遏清阳。以头痛如裹,肢体困重,苔腻为审证要点。

治法:祛风胜湿通窍。

方药:羌活胜湿汤加减。方中羌活、独活、防风、藁本、川芎、蔓荆子等辛温发散以解表,可使湿从汗解或以风胜湿使湿邪消散;甘草助诸药辛甘发散,味甘而缓,散中有补。若胸闷脘痞,腹胀便溏者,加厚朴、苍术、佩兰以燥湿宽中,理气消胀;恶心欲呕者,加法半夏、生姜、代赭石以降逆止呕。

## 内 伤 头 痛

**1. 肝阳头痛**

证候:头胀痛而眩,两侧为重,心烦易怒,夜寐不宁,或兼胁痛,面红口苦。舌红苔黄,脉弦有力。

证候分析:肝失条达,肝阳偏亢,循经上扰清窍,故头胀痛而眩;肝阳上亢,肝胆之火循少阳经上扰,故头痛两侧为重;肝火偏亢,扰乱心神,则心烦易怒,夜寐不宁;胁为肝之分野,肝胆之火内郁,故胁痛;肝胆之火上炎,故口苦面红;苔薄黄,脉弦有力,均为肝阳偏亢之征。本证主要病机为肝失条达,气郁化火,阳亢风动。以头胀痛而眩,心烦易怒,脉弦为审证要点。

治法:平肝潜阳息风。

方药:天麻钩藤饮加减。方中天麻、钩藤、石决明平肝潜阳;黄芩,栀子清肝火;牛膝、杜仲、桑寄生补益肝肾;夜交藤,茯神养心安神;牛膝,益母草行血祛瘀,引血下行。若肝郁化火,肝火上炎者,加夏枯草、野菊花、桑叶;兼肝肾亏虚,水不涵木,症见头晕目涩,视物不明者,加枸杞子、山茱萸、女贞子;头痛而目眩甚,肢体麻痹、震颤者,加牡蛎、龙骨、珍珠母、龟板等。

**2. 痰浊头痛**

证候:头痛昏蒙沉重,胸脘满闷,纳呆,呕恶痰涎。舌苔白腻,脉滑或弦滑。

证候分析:脾失健运,痰浊上蒙,清阳不展,故头痛昏蒙沉重;痰阻胸膈,故胸脘满闷;痰浊上逆,则呕恶痰涎;脾失健运,则纳呆;苔白腻,脉弦滑均为痰浊内停之征。本证主要病机为脾失健运,痰浊中阻,上蒙清窍。以头痛昏蒙而重,苔腻为审证要点。

治法:健脾燥湿,化痰降逆。

方药:半夏白术天麻汤加减。方中半夏、白术、茯苓、陈皮、生姜、大枣健脾化痰,降逆止呕,令痰浊减则疼痛轻;天麻平肝息风,为治头痛、眩晕之要药。若痰湿郁久化热,口苦便秘,舌红苔黄腻,脉滑数者,加黄芩、竹茹、枳实、胆南星;若胸闷,呕恶明显,加厚朴、枳壳、生姜和中降逆。

### 3. 瘀血头痛

证候:头痛如刺,痛处固定不移,日轻夜重,或有头部外伤史,或头痛经久不愈。舌质紫暗,或有瘀斑、瘀点,苔薄白,脉细或细涩。

证候分析:头部外伤,或气滞血瘀,瘀血内停,或久病入络,瘀阻脑络,不通则痛,故头痛经久不愈,且痛处固定不移,痛如锥刺;夜则阴气盛,气血运行不畅,故头痛日轻夜重;舌紫暗,或有瘀斑、瘀点,苔薄白,脉细或细涩为瘀血内阻之征。本证主要病机为瘀血阻窍,络脉滞涩,不通则痛。以头痛经久不愈,头痛如刺,痛处固定,舌脉瘀象为审证要点。

治法:活血化瘀,通窍止痛。

方药:通窍活血汤加减。方中赤芍、川芎行血活血,桃仁、红花活血通络,葱、姜通阳,麝香开窍,黄酒通络,佐以大枣缓和芳香辛窜药物之性。头痛甚者,可酌加白芷、细辛通窍止痛;或加全蝎、蜈蚣、僵蚕、地龙等搜风通络之品;如久病气血不足者,可加黄芪、党参、当归、鸡血藤补气血以助血行。

### 4. 肾虚头痛

证候:头痛且空,眩晕耳鸣,少寐,腰膝酸软,神疲乏力,遗精带下。舌红少苔,脉细无力。

证候分析:肾主藏精生髓,脑为髓之海,肾虚则精髓不足,故头痛且空,眩晕耳鸣;腰为肾府,肾虚不能主骨,故腰膝酸软;男子肾虚精关不固则遗精,女子带脉失束则带下;舌红少苔,脉细无力均为阴虚之征。本证主要病机为肾精亏虚,髓海不足,脑窍失养。以头痛且空,眩晕耳鸣,腰膝酸软,脉细无力为审证要点。

治法:养阴补肾,填精生髓。

方药:大补元煎加减。方中熟地黄、山茱萸、山药、枸杞子补肾填精;人参、当归、炙甘草气血双补,杜仲补益肝肾。若头痛畏寒,面色㿠白,四肢不温,腰膝无力,脉细无力,证属肾阳不足者,当温补肾阳,选用右归丸或《金匮》肾气丸加减;若头痛兼头面烘热,面颊红赤,此为肾阴亏虚,虚火上炎,可用知柏地黄丸加减。

### 5. 血虚头痛

证候:头痛隐隐,时时昏晕,心悸失眠,面色少华,神疲乏力,遇劳加剧。舌质淡,苔薄白,脉细弱。

证候分析:由于阴血不足,清窍失养,故头痛隐隐,时时昏晕;血不足则心神失养,故心悸失眠;血虚易导致气虚,则神疲乏力;劳累则耗气血,故遇劳加剧;血虚肌肤失养,则面色少华;舌质淡,脉细弱均为血虚之征。本证主要病机为营血不足,不能上荣,窍络失养。以头痛而晕,面色少华,心悸为审证要点。

治法:养血滋阴,和络止痛。

方药:加味四物汤加减。本方即四物汤加甘草、菊花、蔓荆子、黄芩。方中当归、白芍、生地黄、川芎养血补血;菊花、蔓荆子祛风清头目;甘草和中。方中黄芩苦寒,无热象则不用。若血虚气弱,兼见乏力气短,神疲懒言,汗出恶风等,可选加党参、黄芪、白术;若阴不敛阳,肝阳上扰者,可加天麻、钩藤、石决明、菊花等。

### 【其他疗法】

**1. 中成药**  正柴胡饮冲剂适用于风寒头痛;芎菊上清丸适用于风热头痛;九味羌活丸适用于风湿头痛;正天丸、血府逐瘀口服液适用于瘀血头痛;镇脑宁胶囊适用于肝阳头痛;半夏天麻丸适用于痰浊头痛;杞菊地黄丸适用于肾虚头痛;人参归脾丸适用于血虚头痛。

**2. 单方验方**

(1) 透顶止痛散(任继学方):川芎20g,白芷5g,火硝1g,雄黄0.03g。用法:共为细面,研入冰片2g,收入瓷瓶内,用时取适量,用纱布包纳鼻内。主治:诸种头痛。

(2) 菊花茶调散:川芎、荆芥、细辛、甘草、防风、白英、薄荷、羌活、菊花、僵蚕、蝉蜕。用法:为末,茶水调服。主治:风热上攻,头晕目眩,以及偏正头痛。

【转归预后】外感头痛一般病程较短,预后较好,经祛邪治疗后,多数痊愈。内伤头痛大多起病较缓,病程较长,常反复发作,病情较为复杂,大多经治疗后,可逐渐好转,甚至痊愈。若头痛进行性加重,伴颈项强直,呕吐,甚则神昏、抽搐者,病情危急凶险。若头痛进行性加重,伴肢体半身不遂者,或伴视力障碍,多预后不良。若头痛伴头晕、肢麻者,当注意中风先兆,以防中风发生。

【预防调护】外感头痛多因外邪侵袭所致,平时当顺应四时变化,寒温适宜,起居定时,参加体育锻炼,以增强体质,抵御外邪侵袭。内伤所致者,调畅情志,避免精神刺激,注意休息。各类头痛患者均应禁烟戒酒。此外,可选择合适的头部保健按摩法,以疏通经脉,调畅气血,防止头痛发生。头痛患者宜注意休息,保持环境安静,光线不宜过强。肝阳上亢者,禁食肥甘厚腻;肝火头痛者,可用冷毛巾敷头部;痰浊所致者,饮食宜清淡;精血亏虚者,应加强饮食调理,多食阿胶、牛乳、蜂乳等血肉有情之品。

【结语】头痛根据致病原因的不同,可以分为外感头痛与内伤头痛两大类。外感头痛多因风、寒、湿、热等邪气,循经上扰,壅滞清窍,而发头痛。一般起病急,病程短,病性属实,治疗多以祛风散邪为法。内伤头痛,多因情志、饮食、劳倦、房劳、体虚等原因,导致肝阳偏亢,痰浊内阻,瘀血阻窍,气血亏虚,肾精不足,以致清窍失养,或清窍被扰,而发头痛。一般病程长,起病缓,多伴肝、脾、肾三脏功能失调症状,病性复杂,有虚有实,尤易虚实夹杂,治疗多采取补虚泻实,标本兼顾的治则。切忌头痛医头,但应针对头痛部位酌情配伍引经药物。

【临证参考】

**1. 重视活血化瘀药的选用**　根据中医"不通则痛""久病入络"的理论,凡头痛日久者,无论有否其他瘀血证候,均可加用活血化瘀之品。据统计,川芎、丹参、桃仁、红花、延胡索、牛膝、赤芍、当归等活血化瘀药列在前20位,其中以川芎应用最为广泛。对部分慢性头痛,病程长,或久病入络,经年难愈,表现为头痛如锥刺,部位固定不移,面色暗滞,舌暗脉涩等,治疗时在辨证论治的基础上,选配全蝎、蜈蚣、僵蚕、地龙等虫类药,以祛瘀通络而止痛。

**2. 注意配伍风药治疗**　高巅之上,惟风可到。风药轻扬,易达病所,故临床治疗头痛,不惟外感,即使内伤头痛,亦当配伍风药,方能达到较好疗效。如白芷、细辛、防风、羌活、蔓荆子、藁本、葛根、荆芥、白蒺藜等。但风药辛散性窜,久服易耗气伤津,气血不足、阴精亏虚之人当慎用。

**3. 头痛要药川芎的应用**　中医有"治风先治血,血行风自灭"之说。川芎为血中气药,能上行头目,下达血海,通行诸经气血,为治疗头痛的要药。临床用量一般为15~30g,临证常配以细辛或牛膝。细辛具芳香通窍止痛之功,两者合用效果卓著;牛膝活血通经,引血下行,与川芎合用,使升降有序,防止川芎升散太过。川芎与生地黄、白芍配伍亦可防其辛散太过。

**4. 名医经验**　关幼波多以养血平肝、活血化瘀为法治疗顽固性头痛。基本处方:首乌藤30g,钩藤10g,生石膏30g,旋覆花10g,生赭石10g,生地黄10g,白芍10g,当归10g,川芎10g,香附10g。关幼波认为石膏治疗头痛,只要属于热证,无论虚热实热,外热内热,均可应用。头痛剧烈者,加全蝎粉、藕节、泽兰、藏红花。

案例分析

患者某，男，65岁，退休工人，2005年10月20日初诊。

患者头痛反复发作2年余。有"高血压"病史，血压波动于150～170mmHg/80～100mmHg之间，常年服用降压药物，如"得高宁""依那普利"等，近2年来头痛反复发作，遇情绪变化、劳累时尤为明显，性格急躁。现症见：头痛，颠顶尤甚，伴头晕，面色潮红，大便干结，口干口苦，失眠，舌质红苔薄黄，脉弦。测血压：150/90mmHg。西医诊断：高血压。中医诊断：头痛；证型：肝阳上亢；治则：滋补肝肾，平肝潜阳。处方：天麻止痉散加减，天麻20g，钩藤15g，石决明30g，栀子10g，杜仲10g，桑寄生10g，怀牛膝15g，茯苓15g，夜交藤15g，茯神15g，僵蚕15g，酒大黄3g，全蝎3g。连服7剂，头痛明显缓解，血压有所下降，守上方续服15剂，头痛消失。

分析：患者头痛反复发作2年不愈，可知为内伤头痛。头痛，伴头晕，面色潮红，大便干结，口干口苦，舌质红苔薄黄，脉弦，故辨为肝阳上亢之头痛。熊继柏认为，治疗肝阳上亢型头痛宜滋补肝肾、平肝潜阳，常选用天麻钩藤饮加减。对于头痛久发不愈或痛势较剧者，根据"久痛入络"的观点，常配伍虫类药物，取其钻锥搜剔之义，疏风通络而止痛，常在所选主方的基础上，配合天麻止痉散（天麻、全蝎、蜈蚣、僵蚕），倍增疗效。（姚欣艳，李点，刘朝圣，等.熊继柏教授辨治头痛经验[J].中华中医药杂志，2015，30（7）：2419-2421）

# 第二节　眩　　晕

眩晕课件

眩晕思维导图

　　眩晕是由于情志失调、病后体虚、年高肾亏、饮食不节、跌仆外伤等因素，引起风、火、痰、瘀上扰清空或精亏血少，清窍失养，临床上以头晕、眼花为主要表现的一类病证。眩即眼花，晕是头晕，两者常同时并见，故统称为"眩晕"。临床上轻重不一，轻者闭目即止，重者如坐舟车，旋转不定，不能站立，或伴有恶心、呕吐、汗出等症状。严重者可突然仆倒。

　　眩晕最早见于《黄帝内经》，称为"眩冒""眩"，认为本病属肝所主，主要与邪中、髓海不足、血虚等多种因素有关。《灵枢·大惑论》曰："故邪中于项，因逢其身之虚……入于脑则脑转。脑转则引目系急，目系急则目眩以转矣。"《灵枢·海论》云："髓海不足，则脑转耳鸣，胫酸眩冒。"《灵枢·卫气》指出："上虚则眩。"《素问·至真要大论》明确："诸风掉眩，皆属于肝。"汉代张仲景有"眩""目眩""头眩""身为振振摇""振振欲擗地"等描述。认为痰饮是眩晕发病原因之一，为后世"无痰则不作眩"提供了理论基础，并且用苓桂术甘汤、小半夏加茯苓汤、泽泻汤等治疗痰饮眩晕。严用和《济生方·眩晕门》指出："所谓眩晕者，眼花屋转，起则眩倒是也，由此观之，六淫外感，七情内伤，皆能所致。"首次提出六淫、七情所伤致眩说。《丹溪心法·头眩》提倡痰火致眩学说，提出"无痰则不作眩"及"头眩，痰挟气虚并火，治痰为主，挟补气药及降火药。无痰则不作眩，痰因火动"。《景岳全书·杂证谟·眩运》特别强调因虚致眩，认为"无虚不能作眩"，"眩运一证，虚者居其八九，而兼火兼痰者，不过十中一二耳"。同时在《黄帝内经》"上虚则眩"的理论基础上，对下虚致眩作了详尽论述，云："头眩虽属上虚，然不能无涉于下。盖上虚者，阳中之阳虚也；下虚者，阴中之阳虚也。阳中之阳虚者，宜治其气，如四君子汤……之类是也。然伐下者必枯其上，滋苗者必灌其根。所以凡治上虚者，犹当以兼补气血为最，如大补元煎、十全大补汤及诸补阴补阳等剂，俱当酌宜用之。"

　　眩晕是常见临床症状之一，可见于西医学中的多种疾病。凡耳源性眩晕，脑性眩晕，如脑动脉硬化、椎-基底动脉供血不足、高血压、低血压、贫血、神经官能症等，以眩晕为主要表现者，均可参照本节辨证论治。

【病因病机】

**（一）病因**

**1. 情志失调**　情志恼怒，肝失疏泄，肝气郁结，气郁化火，肝火上扰清空，可致眩晕，或肝火灼伤肝阴，阴不制阳，导致风阳升动，肝阳上亢，上扰清空，发为眩晕。

**2. 病后体虚**　久病不愈，耗伤气血，或失血之后，虚而不复，或他病伤脾，脾胃虚弱，气血生化乏源，以致气血两虚。气虚则清阳不升，血虚则清窍失养，均可发生眩晕。

**3. 年高肾亏**　体弱先天不足，肾精不充，或老年肾亏，或房劳过度，导致肾精亏耗，不能生髓，髓海空虚，清窍失养，发生眩晕。

**4. 饮食不节**　嗜酒肥甘，饥饱失常，伤于脾胃，健运失司，以致水谷不化精微，聚湿成痰，痰湿中阻，清阳不升，引起眩晕。

**5. 跌仆外伤**　跌仆坠损，头部外伤，瘀血停留，瘀阻脑络，导致瘀血阻窍，气血不能濡养，发为眩晕。

**（二）病机**

**1. 基本病机**　虚者为髓海不足，或气血亏虚，清窍失养；实者为风、火、痰、瘀扰乱清空。

**2. 病位**　眩晕病位在脑（清窍），与肝、脾、肾三脏关系密切。

**3. 病理性质**　眩晕的病理性质以虚者居多，如气血两虚，肝肾阴虚，髓海不足，清窍失养。眩晕实证多由肝阳上亢，风阳升动；痰浊阻遏，升降失常，或痰火气逆；或瘀血阻窍，气血不畅所致。病理性质总属于本虚标实。本虚为肝肾阴虚、气血不足；标实为风、火、痰、瘀。病理因素主要有风、火、痰、瘀、虚之别。

**4. 病机转化**　在眩晕的病变过程中，各证之间相互兼夹或转化。如脾虚聚湿生痰，致痰浊中阻，日久郁而化热，可形成痰火，甚至火盛伤阴，导致阴亏于下，痰火扰于上的复杂证候；情志失调，肝阳上亢，风阳暴升，夹痰上蒙清窍，阻滞经络，而形成中风；肾精不足，病久阴损及阳，可转为阴阳俱虚之证。

【诊断要点】

**1. 临床特征**　头晕目眩，视物旋转，轻者闭目即止，重者如坐车船，甚则仆倒。严重者可伴有恶心呕吐，眼球震颤，耳鸣耳聋，汗出，面色苍白等。

**2. 病史**　慢性起病，逐渐加重，或反复发作。多有情志失调、病后体虚、年高肾亏、饮食不节、跌仆外伤等病史。

**3. 辅助检查**　血红蛋白、红细胞计数、血压、心电图、电测听、脑干诱发电位、眼震电图、颈X线摄片、经颅多普勒等检查，有助于明确诊断。有条件者可做CT等检查。注意排除颅内肿瘤、血液病等。

【鉴别诊断】眩晕应与中风、厥证、痫病相鉴别。

**1. 中风**　中风昏仆与眩晕之仆倒相似，且眩晕多为中风先兆，但中风以猝然昏仆，不省人事，伴有口舌歪斜，半身不遂，失语；或不经昏仆，以口舌歪斜和半身不遂为特征。眩晕无半身不遂，昏仆不省人事，口舌歪斜及舌强语謇等表现。

**2. 厥证**　眩晕重者可出现昏仆与厥证昏仆相似。但厥证以突然昏仆，不省人事，或伴有四肢厥冷为特点，发作后一般在短时间逐渐苏醒，重者也可一厥不复而死亡。眩晕虽有欲仆或晕旋仆倒现象，但一般无昏迷不省人事的表现。

**3. 痫病**　痫病昏仆与眩晕甚者之仆倒相似，且两者发前多有先兆，日久常有神疲乏力、眩晕时作等症状表现。痫病昏仆必有昏迷不省人事，且伴口吐涎沫，两目上视，抽搐，猪羊叫声等症状。眩晕一般无昏迷不省人事的表现，也无口吐涎沫，两目上视，四肢抽搐等现象。

ER-3-7

眩晕的鉴别诊断

1. 眩晕的基本病机是什么？
2. 眩晕主要应与哪些疾病相鉴别？

【辨证论治】

（一）辨证要点

**1. 辨虚实**  眩晕以虚证居多，夹痰夹火亦兼有之；一般新病多实，久病多虚；体壮者多实，体弱者多虚；呕恶、面赤、头胀痛者多实，体倦乏力、耳鸣如蝉者多虚；发作期多实，缓解期多虚。病久常虚中夹实，虚实夹杂。

**2. 辨标本**  眩晕以肝肾阴虚、气血不足为本，风、火、痰、瘀为标。其中肝肾阴虚多见头眩目涩，舌红少苔，脉弦细数；气血不足则见神倦乏力，面色无华，舌淡嫩，脉细弱。风火为主者多见眩晕、面赤、烦躁、肢麻震颤，脉弦有力；痰浊者则见头重昏蒙，胸闷呕恶，苔腻脉滑；瘀血者则眩晕时作，头痛固定，唇舌紫暗、舌有瘀斑，临床需加辨识。

**3. 辨脏腑**  眩晕虽病在清窍，但与肝、脾、肾三脏功能失常关系密切。肝阳上亢的眩晕，多兼见头胀痛，面色潮红等症状。脾运不足，气血亏虚的眩晕，常有纳呆，乏力，面色苍白等；脾失健运，痰湿中阻的眩晕，常兼见纳呆，呕恶，头重，耳鸣等；肾精不足之眩晕，多兼腰酸腿软，耳鸣如蝉等。

（二）治则治法

眩晕的治疗原则是虚补实泻，调整阴阳。虚者以精气虚居多，宜填精生髓，滋补肾阴；气血虚者宜益气养血，调补心脾。实证以痰火为常见，痰湿中阻者，宜燥湿祛痰；肝阳上亢者，平肝潜阳；化火生风者，则宜清肝泻火，镇肝息风。

（三）分证论治

**1. 肝阳上亢**

证候：眩晕，耳鸣，头痛且胀，面红目赤，急躁易怒，或肢麻震颤，腰膝酸软，心悸健忘，失眠多梦，遇劳、恼怒加重。舌质红，苔薄黄，脉弦细数。

证候分析：水不涵木，肝阳偏亢，风阳升动，上扰头目，则眩晕；肝阳亢逆无制，气血上冲，则头痛且胀，面红目赤；足少阳胆经入耳中，阳亢火升，肝热移胆，循经上冲则耳鸣；肝不疏泄，情志失疏，故急躁易怒；恼怒劳累，可致气火内郁，暗耗阴液，故能加重诸症；腰为肾府，膝为筋府，肝肾阴虚，筋脉失养，故腰膝酸软，肢麻；震颤为肝风内动之征；心悸健忘，失眠多梦乃阴虚心神失养表现；舌质红，苔薄黄，脉弦细数均为阴虚阳亢之象。本证主要病机为水不涵木，肝阳上亢。以眩晕，头痛且胀，面红目赤，急躁易怒，舌红，脉弦细数为审证要点。

治法：平肝潜阳，滋养肝肾。

方药：天麻钩藤饮加味。方中天麻、钩藤、石决明平肝潜阳息风；黄芩、栀子清肝泻火；牛膝、杜仲、桑寄生补益肝肾；茯神、夜交藤养血安神；益母草活血通经。阴虚甚者，可加生地黄、何首乌、生白芍等滋补肝肾之阴；便秘者，可选加大黄、芒硝以通腑泄热；心悸，失眠多梦较甚者，加远志、炒酸枣仁以安神；眩晕欲仆，呕恶，手足麻木或震颤者，有阳动化风之势，加珍珠母、生龙骨、羚羊角（山羊角代）等镇肝息风之品。

**2. 气血亏虚**

证候：眩晕动则加剧，遇劳则发，神疲懒言，乏力自汗，面色无华，唇甲淡白，心悸少寐。舌质淡，苔薄白，脉细弱。

证候分析：气虚则清阳不展，血虚则脑失所养，发为眩晕；劳则耗气，故动则加剧，遇劳则发；气虚不能振奋精神、固摄津液，故神疲懒言，乏力自汗；血不养心，则心悸失眠；气血两虚不能上荣面舌、充盈脉络，故面色无华，唇甲淡白，舌质淡，脉细弱。本证主要病机为气血亏虚，清窍失养。以眩晕，动则加剧，遇劳则发及气血亏虚的表现为审证要点。

治法：补养气血，健运脾胃。

方药：归脾汤加减。方中黄芪益气生血；当归补血活血；人参、白术、茯苓健脾；龙眼肉补血养心；酸枣仁、茯神、远志养血安神；木香、生姜、大枣调理气机，健运脾胃。若卫阳不固，自汗者，重用黄芪，加牡蛎、浮小麦益气固表敛汗；气虚湿盛，泄泻或便溏者，加泽泻、薏苡仁、炒白扁豆；畏寒肢冷者，为气损及阳，加桂枝、干姜；心悸怔忡、不寐者，加柏子仁，重用酸枣仁等；血虚较甚，面色苍白无华，加熟地黄、阿胶等。

### 3. 肾精不足

证候：眩晕日久不愈，耳鸣如蝉，精神萎靡，健忘，两目干涩，视力减退，腰膝酸软，咽干口燥，少寐多梦。舌质红，苔少或无，脉细数。

证候分析：肾精不足，脑髓失充，头目失养，故头晕目眩，健忘；肾开窍于耳，肾精不足，耳窍失养，故耳鸣，虚证耳鸣多声细如蝉；肾精不能养肝，肝阴不足，目失滋养，故两目干涩，视力减退；腰为肾府，肾精不足，髓减骨弱，故腰酸膝软；阴虚生内热，虚热内扰，心神不安，故少寐多梦；阴津亏虚，口舌失润，故咽干口燥；舌质红，苔少或无，脉细数为阴虚之象。本证主要病机为肾精不足，脑失所养。以头晕目眩，耳鸣健忘及肾虚表现为审证要点。

治法：补肾填精。

方药：左归丸加味。方中熟地黄、山茱萸、山药滋补肾阴；枸杞子、菟丝子益肾生精补髓；鹿角胶助肾益气；牛膝强肾益精，引药入肾；龟板胶滋阴降火，补肾壮骨。若阴虚内热甚，症见五心烦热，潮热颧红，舌红少苔，脉细数者，可加炙鳖甲、知母、黄柏、丹皮、地骨皮等滋阴清热；心肾不交，失眠、多梦、健忘者，加阿胶、酸枣仁、柏子仁等交通心肾，养心安神；若阴损及阳，肾阳虚者，症见四肢不温，形寒怕冷，舌质淡白，脉沉细者，改用右归丸温肾助阳，填精补髓。

### 4. 痰浊中阻

证候：视物旋转，头重如蒙，胸闷恶心，呕吐痰涎，脘腹痞满，纳少神疲。苔白腻，脉弦滑。

证候分析：痰浊中阻，清阳不升，则眩晕；浊阴上蒙，则头重如蒙；痰浊中阻，气机不利，故脘腹痞满，胸闷；痰浊阻胃，胃失和降，胃气上逆故恶心，呕吐痰涎；痰浊内阻，中阳受困，脾气被遏，不能运化水谷、振奋阳气，故纳少神疲；苔白腻，脉弦滑均为痰湿内盛之征。本证主要病机为痰浊中阻，清阳不升，浊阴上蒙。以视物旋转，头重如蒙及痰浊困阻脾胃的表现为审证要点。

治法：燥湿祛痰，健脾和胃。

方药：半夏白术天麻汤加减。方中陈皮、半夏燥湿化痰；茯苓利水渗湿，白术燥湿健脾；天麻息风止眩；甘草、生姜、大枣健脾和胃。若呕吐频繁，加代赭石、竹茹和胃降逆止呕；脘闷、纳呆、腹胀者，加白豆蔻、砂仁等理气化湿健脾；肢体沉重，苔腻者，加藿香、佩兰等醒脾化湿；若痰浊郁而化热，痰火上犯清窍，眩晕，苔黄腻，脉弦滑，用黄连温胆汤清化痰热；若素体阳虚，痰从寒化，痰饮内停，上犯清窍者，用苓桂术甘汤合泽泻汤温化痰饮。

### 5. 瘀血阻窍

证候：眩晕时作，头痛如刺，或面色黧黑，口唇紫暗，或肌肤甲错，健忘，心悸失眠，耳鸣耳聋。舌质紫暗，有瘀点或瘀斑，脉弦涩，或细涩。

证候分析：瘀血阻窍，脑络不通，脑失所养，故眩晕时作，健忘；瘀血阻滞，耳窍不通，故耳聋耳鸣；脑络不通，不通则痛，故头痛如刺；气血不利，肌肤失养，故面色黧黑，肌肤甲错，口唇紫暗；心血瘀阻，心神失养，故心悸失眠；舌质紫暗，有瘀点或瘀斑，脉弦涩或细涩为瘀血之征。本证主要病机为瘀血阻窍，脑失所养。以眩晕时作，头痛如刺及瘀血征象为审证要点。

治法：活血化瘀，通窍活络。

方药：通窍活血汤加减。方中赤芍、川芎、桃仁、红花活血化瘀，祛瘀通络；麝香开窍散结止痛，老葱、生姜散结通阳；黄酒辛窜，以助血行；大枣甘温益气，缓和药性，防耗伤气血。若瘀血重者，加地龙、全蝎等虫类药物以化瘀通络；若神疲乏力，少气自汗等气虚证者，可加黄芪、党参以益气行血；若畏寒肢冷，感寒加重者，加附子、桂枝温经活血；如新跌仆坠损，瘀血阻络所致者，可加用苏木、血竭等活血化瘀疗伤之品。

【其他疗法】

中成药：龙胆泻肝丸适用于肝火之眩晕；脑立清丸适用于肝阳上亢之眩晕者；养血清脑颗粒可用于血虚肝亢所致之眩晕；归脾丸可用于气血不足之眩晕；血塞通可用于血瘀之眩晕；牛黄清心丸可用于心肝火旺之眩晕；六味地黄丸可用于肾精不足之眩晕。

【转归预后】眩晕病情轻者，治疗护理得当，预后多良好；病重经久不愈，发作频繁，持续时间较长，则难以获得根治，尤其是中年以上风阳上扰、肝火上炎所致的眩晕，不仅影响日常生活和工作，严重者可形成阴亏阳亢，阳化风动，血随气逆，夹痰夹火，上蒙清窍，横窜经络的局面，而发生中风，轻则致残，重则致命。肝血、肾精耗竭的眩晕，日久不愈，可致失明、耳聋重症。

【预防调护】平时要保证充足的睡眠，注意劳逸结合。保持心情愉悦，增强战胜疾病的信心。饮食以清淡易消化为宜，多吃蔬菜、水果，忌烟酒、油腻、辛辣之品，少食海腥发物。发作时应卧床休息，闭目养神，少作或不作旋转、弯腰等动作或高空作业，以免诱发或加重病情。

【结语】眩晕是以头晕、眼花为主要表现的一类病证。病因以情志失调、病后体虚、年高肾亏、饮食不节、跌仆外伤为主，病位在脑，与肝脾肾相关，虚者为髓海不足，或气血亏虚，清窍失养；实者为风、火、痰、瘀扰乱清空。眩晕的病理性质以虚者居多。眩晕的辨证要辨虚实、标本、脏腑。治疗当虚补实泻，调整阴阳。虚证以精气虚居多，宜填精生髓，滋补肾阴；气血虚者宜益气养血，调补心脾。实证以痰火为常见，痰湿中阻者，宜燥湿祛痰；肝阳上亢者，平肝潜阳；化火生风者，则宜清肝泻火，镇肝息风。

【临证参考】

**1. 分清标本虚实**　眩晕患者虚证居多，或虚实夹杂，单纯的实证较少，临床治疗应重视补法的运用，肝火、肝阳者应考虑滋阴补肾，痰湿中阻者应考虑健脾益气。而虚实证之间又可互相转化、兼夹。如肝阳上亢的眩晕，以肝阳、肝风为标，肝肾阴虚为本，此时，标实为重，治疗应以平肝潜阳为主，适当佐以滋补肝肾；而气血不足兼痰夹瘀者，又应在益气的基础上辅以化痰活血之药。

**2. 肝与眩晕**　"诸风掉眩，皆属于肝"，眩晕之病与肝关系最为密切。论治眩晕，当注重平肝、柔肝、养肝、疏肝、清肝诸法。另外，肝主疏泄，调畅气机，若眩晕因情绪因素所致，兼见肝郁不舒诸证，可配合逍遥散或小柴胡汤以疏肝解郁。

**3. "水饮"与耳源性眩晕**　耳源性眩晕是耳膜迷路积水引起的内耳前庭器官功能发生障碍时出现的——种主观症状。有人认为与中医"水饮"有关，可用《金匮要略》之泽泻汤治疗，其中泽泻宜重用，其与白术的比例多为2∶1。

**4. 眩晕当防突变**　眩晕患者应警惕"眩晕乃中风之渐"。眩晕一证因肝肾阴亏，肝阳上亢而导致者在临床较为常见。此型眩晕若肝阳暴亢，阳亢化风，可夹痰夹火，窜走经遂，患者可以出现眩晕头胀，面赤头痛，肢麻震颤，甚则昏倒等症状，此时当警惕有发生中风的可能。

**5. 名医经验**　朱建贵教授认为，眩晕辨证主要应从风、痰、虚三者出发。风主要是肝风，眩晕的病位在脑，高巅之上，惟风可到；痰饮作为浊阴之邪，必借风力始可上犯，故痰饮随肝风而升，蒙蔽清阳，发为眩晕；虚主要为肝肾阴虚，肝阴虚头目失养，则头晕、目眩；肾之阴精亏虚，上不能濡养脑髓。

患者，男，56岁，2019年3月4日初诊。

主诉：患者半个月余前无明显诱因出现头晕，伴心悸胸闷，发作时头不可摇，眼不能睁，天旋地转。经查血压正常。经颅多普勒（TCD）显示：右侧椎动脉血流速度降低；头颅CT未见明显异常。考虑为椎动脉供血不足。刻下症：头晕，站立不稳，肢体沉重，晨起恶心，痰色白量多，不能久视物，常太息不能自已，偶胸闷心悸，腹胀走窜，纳食无味，口干、不欲饮，大便黏腻不爽，小便正常，舌淡、苔白腻，脉弦滑。血压：146/85mm/Hg，头MRI未见特殊。中医诊断：眩晕；痰饮内阻证。治以温阳化饮、理气健脾，拟苓桂术甘汤加减。组成：茯苓30g，桂枝15g，清半夏15g，陈皮15g，麸炒白术15g，泽泻15g，石菖蒲15g，黄芪20g，山药20g，柴胡10g，枳壳15g，炙甘草10g。7剂。2019年3月13日二诊：患者独自前来就诊，诉服药5剂后痰明显减少，已能独自站立；7剂后眩晕大减。查看舌面腻苔已退，中间留少许白苔，减陈皮至10g，去泽泻，加当归15g，余同前方，继投14剂以维持疗效。随访3个月未复发。

分析：患者年逾五十，脏腑已衰，若饮食不节或外感寒邪则易伤及脾胃，精微物质不能上承于脑，致髓海空虚，故患者可见眩晕。重用甘淡茯苓为君，健脾宁心，渗湿化饮；以桂枝为臣，通阳化气，平冲降逆；白术归脾胃经，重在补气健脾；半夏、陈皮辛温苦燥，增强理气健脾之功；枳壳、柴胡调畅气机，气顺则痰消；黄芪可增补中气，山药通补肺、脾、肾，石菖蒲开窍化痰，醒神益智，清利脑目。二诊时患者症状改善，减陈皮，加当归，去泽泻，人年老以防温燥泻痢太过，伤及真阴，再加当归补血，使气生有源，上药齐奏，则阴水痰浊得除，脾胃升降相得，眩晕自愈。（陶积诚，曲艳津．从痰饮、血痹论治眩晕医案2则[J]．中国民间疗法，2021，29（18）：110-112）

# 第三节　中　风

中风课件

中风是因内伤积损，复因劳欲、饮食、情志或外邪等因素，导致脏腑阴阳失调，气血逆乱，上冲犯脑，脑脉痹阻或血溢脑脉之外所引起的，以猝然昏仆，不省人事，半身不遂，口眼歪斜，语言不利，或不经昏仆而仅见半身不遂，口眼歪斜为主症的一种病证。中风起病急剧，变化迅速，证见多端，与风"善行"而"数变"的特征相似，故古代医家取类比象称本病为"中风"；又因其发病突然，又名"卒中"。

中风思维导图

《黄帝内经》中无"中风"之名，但有关中风的论述较详。在病名方面，依据症状表现和发病阶段而有不同的名称，如在中风突发昏迷期间称为"仆击""大厥""薄厥"，半身不遂者则有"偏枯""偏风""身偏不用""风痱"等称谓。汉代张仲景在《金匮要略·中风历节病脉证并治》篇首创"中风"之名，确立"内虚邪中"论，指出中风的病因是"络脉空虚""风邪入气中"，并以邪中浅深与病情轻重而分中络、中经、中脏、中腑。这种分证方法对中风病的诊断、治疗、判断疾病的轻重和估计预后很有帮助；在治疗上，张仲景主张采用疏风散邪，扶助正气之法。唐宋以前，对中风的认识，基本上根据《黄帝内经》《金匮要略》的论述，以"外风"学说为主，多从"内虚邪中"立论。唐宋之后，特别是金元时期，许多医家对"中风"病因提出了新的见解，认为中风病是由"内风"而起，是中风病因学说的一大转折和突破。如火热论者刘完素主张"心火暴甚"，张从正主要认为是因"火热"，李杲强调"正气自虚"，朱震亨提出"湿痰生热"。元代王履从病因学的角度将中风分为"真中""类中"，在《医经溯洄集·中风辨》中说："因于风者，真中风也。因于火、因于气、因于湿者，类中风，而非中风也。"以冀区分"外风"致病与"内风"致病。明代张介宾认为本病与外风无

中风概述

关，而力倡"非风"论，认为"内伤积损"是中风的病机实质。李中梓明确将本病分为闭、脱二证。清代叶天士明确以"内风"立论，首创"肝阳化风"学说。王清任则以气虚血瘀为论，并创补阳还五汤治疗中风偏瘫。近代医家张伯龙、张山雷、张锡纯则总结前人经验，探讨本病的发病机制，认为肝阳化风，气血并逆，直冲犯脑是其病机实质。至此，对中风的病因病机和治法渐趋深化和完善。当代对中风的诊断、治疗、康复、预防等方面逐步形成了较为规范的方法，疗效也有了较大提高。

西医学中的急性脑血管疾病，如脑出血、脑血栓形成、脑栓塞、蛛网膜下腔出血、脑血管痉挛、面神经麻痹等病，均可参照本节辨证论治。

---

### 思政元素

#### 守正创新，德艺双馨

任继学（1926—2010）是首届国医大师、著名的中医临床家与教育家，他创中风治疗之新风，对于急性出血性中风这一凶险疾病，见血不止血，采取破血行瘀与泄热醒神联用，使中风的病死率和致残率明显下降，被中医界广为认可。他继承不泥古，创新发展了中医急症医学体系，成为中医急诊学的开拓人之一。

任继学博古通今，学贯中西，上通灵素，下及诸子百家，有着"中医活字典"的美誉。他医术精湛，屡起沉疴，医德高尚，从不以名医自居，出诊时诊室内外人满为患，他不分贵贱、职位高低，一视同仁，并定下这样一条规矩：如果外地患者没挂上号，只要凭着火车票就可以在他午休时间来看病。面对那些经济困难的患者，不但经常免费看病，而且还经常为患者垫付医药费，带头为困难的患者捐款。他教导学生们"学深终有限，德高价无穷"，先树品德后精学问，不仅在服务态度上更要在日常工作上有高度的责任心，要真正急病人之所急，想病人之所想。

任继学弘扬了大医精诚、仁心仁术、精益求精的职业精神，守正创新，德艺双馨，2004年人事部、卫生部、国家中医药管理局授予其"白求恩奖章"。

---

【病因病机】中风多是在内伤积损基础上，复因劳欲过度、情志所伤、饮食不节，或外邪等因素触发，引起脏腑阴阳失调，气血逆乱，上冲犯脑，脑脉痹阻或血溢脑脉之外，从而发生猝然昏仆，半身不遂等诸症。

**（一）病因**

**1. 内伤积损**　年老体弱、精气渐耗，或久病气血亏损，元气不足，脑脉失养，气虚血运无力，脑络瘀滞不通；或素体阴亏血虚，则阴不制阳，肝风内动，并夹痰浊、瘀血上扰清窍，突发本病。

**2. 劳欲过度**　烦劳过度，耗气伤阴，易使阳气暴张，引动风阳，内风旋动，气血上逆，壅阻清窍；或房事不节，纵欲过度，耗伤肾精，伤及肾水，水不制火，则阴虚阳亢风动，发为本病。

**3. 饮食不节**　嗜食肥甘醇酒，饥饱失宜，脾伤不运；或形盛气亏，脾虚运化无权，聚湿生痰，痰郁化热，或与肝风相合，终至风火痰热内盛，窜犯经络，蒙蔽清窍。

**4. 情志所伤**　情志失调，气机郁滞，血行不畅，瘀结脑络；或五志过极，暴怒伤肝，肝阳暴动，或心火暴盛，风火相煽，血随气逆，上冲犯脑。

**5. 气虚邪中**　气血不足，脉络空虚，风邪乘虚入中经络；或形盛气衰，痰湿素盛，外风引动痰湿，闭阻经络，可致口眼㖞斜、半身不遂。

由外邪侵袭而引发者称为外风，又称真中风或真中；无外邪侵袭而发病者称为内风，又称类中风或类中。本病以内风引发者居多，常见诱发因素多为气候骤变，烦劳过度，情志过极及饮酒饱食，劳力房劳等。

## （二）病机

**1. 基本病机**　中风的基本病机是脏腑阴阳失调，气血逆乱，上冲犯脑，风、火、痰、瘀横窜经络。

**2. 病位**　在脑与心，与肝、脾、肾密切相关。

**3. 病理性质**　病理性质多属本虚标实，上盛下虚。肝肾阴虚、气血衰少为致病之本，风、火、痰、气、瘀为发病之标，两者可互为因果。虚（阴虚、气虚、血虚）、火（肝火、心火）、风（肝风、外风）、痰（风痰、湿痰、痰热）、气（气逆、气滞）、血（血瘀）为其病机六端。上述六端在一定条件下相互影响，相互作用，相互兼夹。初期多以标实为主；若病情剧变，以正虚为主，易致正气虚脱。后期因正气未复，邪气稽留，出现后遗症多为虚实夹杂，或以本虚为主。

**4. 病机转化**　中风病的病机转化决定于内风、邪热、痰浊、瘀血等病理因素与人体正气相争及其消长的变化。初起中经络者，病情较轻，正气虚而不甚，邪虽盛而病位浅，经过辨证治疗，邪祛正复，则半身不遂等诸症亦可痊愈，或好转进入恢复期或后遗症期。若平素体弱，正气虚衰，或邪气过盛，气血逆乱，直冲犯脑，则神昏而转为中脏腑，病情加重。初期即现中脏腑，或由中经络转化而来者，邪气炽盛，正气虚衰，病位较深，病情危重，若治之得法，仍有可能正气渐复，邪气渐衰，窍闭自开，转入中经络证，进入恢复期或后遗症期；若治之不效，邪气愈盛，正气愈衰，终至正不胜邪，邪闭正脱，阴阳离决而死亡。恢复期邪虽衰，但正已伤，正虚邪实，虚实夹杂，故需长时间治疗，才能使邪祛正复，而获痊愈；或邪祛而正难复，进入后遗症期。恢复期或后遗症期，由于脏腑功能未完全恢复，极易复中，复中次数越多，病机越复杂，病情亦会随之加重，治疗愈加艰难。

【诊断要点】

**1. 临床特征**　具有猝然昏仆，不省人事，半身不遂，偏身麻木，口眼歪斜，言语謇涩或不语等特定的临床表现。轻者仅见眩晕，偏身麻木，口眼歪斜，半身不遂等，而无神志障碍。

**2. 病史**　好发于 40 岁以上者，常有体衰，劳倦内伤，嗜好膏粱厚味、烟酒等因素；或平素患有高血压，发病前多有头晕或头胀痛，肢体麻木等先兆症状。每因恼怒、劳累、酗酒、寒冷等而诱发。

**3. 辅助检查**　头颅 CT、MRI 检查为首选，有助于诊断。必要时进行脑脊液、眼底检查。

【鉴别诊断】中风病应与口僻、痫病、厥证、痉证、痿证等病证相鉴别。

**1. 口僻**　口僻俗称吊线风，可发生于任何年龄，临床以口眼歪斜，常伴耳后疼痛、时有流涎、言语不清为主要症状，而无神志障碍和半身不遂等表现。中风多见于中老年人，以猝然昏仆，不省人事，半身不遂，口眼歪斜，言语不利为主症，常伴有肢体瘫痪或口眼歪斜等后遗症。

**2. 痫病**　痫病昏仆时四肢抽搐，口吐涎沫，或发出异常叫声，昏迷时间多短暂，一般可自行苏醒，醒后如常人，其发病以青少年居多，是一种发作性疾病。中风昏仆倒地后无声，一般无四肢抽搐及口吐涎味，其神昏时间长，难以自行苏醒，醒后多伴有半身不遂，口眼歪斜等后遗症。

**3. 厥证**　厥证一般昏迷时间短暂，多伴有面色苍白，手足逆冷，但无四肢抽搐，一般可自行苏醒，醒后无口眼歪斜、半身不遂、语言不利等表现。

**4. 痉证**　痉证以项背强直，四肢抽搐，甚至角弓反张为主症，也可伴见神昏，但痉证神昏多出现抽搐之后；中风多在起病时即有神昏，而后可出现抽搐。痉证抽搐时间长，中风抽搐时间短。痉证无口眼歪斜及半身不遂等症。

**5. 痿证**　痿证可以有肢体瘫痪，活动无力等类似中风之表现；中风后半身不遂日久不能恢复者，亦可见肌肉瘦削，筋脉弛缓，两者应予以区别。但痿证一般起病缓慢，以双下肢瘫痪或四肢瘫痪，或肌肉萎缩，筋惕肉瞤为多见；而中风的肢体瘫痪多起病急骤，且以偏瘫不遂为主。痿证起病时无神昏，中风则常有不同程度的神昏。

## 【辨证论治】

### （一）辨证要点

**1. 辨中经络与中脏腑**　其主要区别在于中经络无神志改变，病情轻，表现为不经昏仆而猝然发生口眼歪斜，语言不利，半身不遂；中脏腑则病情重，出现猝然昏仆，不省人事，或神志昏糊，迷蒙，伴见口眼歪斜，半身不遂等。

**2. 中脏腑辨闭证与脱证**　闭证与脱证均为危重症，分清闭证与脱证是本病急性期治疗的关键。闭证为邪气内闭清窍，症见神昏，牙关紧闭，口噤不开，两手握固，肢体强痉，多属实证；脱证为正气外脱，症见昏聩无知，目合口开，四肢松懈瘫软，手撒肢冷汗多，二便自遗，鼻息低微，为五脏正气衰微欲绝表现，属虚证，多为中风危候。

**3. 闭证当辨阳闭与阴闭**　阳闭与阴闭主要根据热象的有无进行区别。阳闭有瘀热、痰火之象，如身热面赤，气粗鼻鼾，痰声如拽锯，便秘溲黄，舌红绛，舌苔黄腻，脉弦滑数；阴闭有寒湿、痰浊之征，如面白唇暗，痰涎壅盛，四肢不温，舌苔白腻，脉沉滑等。

**4. 识病性**　中风病性为本虚标实。急性期以标实为主。若素有眩晕，头胀痛，突发半身不遂或昏仆，抽搐，肢体强痉拘急，为肝风内动；若病后咳痰较多或神昏而喉间痰鸣，苔腻，脉弦滑，属痰浊壅盛；若肢体瘫软，舌质紫暗，为气虚血瘀；若面红目赤，甚或项背身热，躁扰不宁，大便秘结，小便黄赤，则以邪热为主。恢复期及后遗症期以本虚为主。若肢体瘫软，手足肿胀，口角流涎，气短自汗，多属气虚；若兼畏寒肢冷，为阳气虚衰；若兼心烦少寐，口干咽燥，手足心热，舌红少苔，多属阴虚内热。

**5. 辨病期**　中风病发病后2周以内者为急性期，中脏腑可长至1个月；发病2周后或1个月至半年以内者为恢复期；发病半年以上者为后遗症期。

### （二）治则治法

中风为本虚标实之证，急性期虽有本虚，但以标实为急，应急则治其标。中经络以平肝息风，化痰祛瘀通络为主。中脏腑当以救急为先，闭证治当息风清火，豁痰开窍，通腑泄热；脱证急宜救阴回阳固脱；对内闭外脱之证，则须醒神开窍与扶正固脱兼用。恢复期及后遗症期，多虚实夹杂，当扶正祛邪，标本兼顾，平肝息风，化痰祛瘀与滋养肝肾、益气养血并用。

### （三）分证论治

#### 中　经　络

**1. 风痰入络**

证候：肌肤不仁，手足麻木，突然口眼歪斜，语言不利，口角流涎，舌强语謇，甚则半身不遂，或兼见手足拘挛，肢体酸痛等。舌苔白腻，脉浮滑。

证候分析：平素脉络空虚，风痰乘虚入络，风痰痹阻，气血运行失畅，筋脉失于濡养，则见肌肤不仁，手足麻木，甚则半身不遂；风痰阻于阳明之络，则口眼歪斜，口角流涎；风痰阻于心络，则语言不利，舌强语謇；风痰流注四肢经络，经气不利，则手足拘挛，肢体酸痛不适；苔白腻，脉浮滑为风痰之征。本证主要病机为脉络空虚，风邪夹痰窜犯经络。以突然口眼歪斜，语言不利，甚则半身不遂为审证要点。

治法：祛风化痰通络。

方药：化痰通络汤加减。方中半夏、茯苓、白术健脾燥湿；胆南星、天竺黄清热化痰；天麻平肝息风；香附理气；丹参活血化瘀；大黄通腑泄热祛瘀。无热象者，可去天竺黄，易制半夏，加全蝎、僵蚕、白附子以加强祛风化痰之力；语言不利者，加石菖蒲、远志祛痰宣窍；若眩晕者，加钩藤、菊花助平肝息风之功；有瘀血征象，舌质紫暗者，加桃仁、红花、赤芍以活血化瘀。

**2. 风阳上扰**

证候：平素眩晕头痛，耳鸣目眩，突发半身不遂，口眼歪斜，舌强语謇或不语，偏身麻木，面红目赤，口苦咽干，心烦身热，尿赤便干。舌质红或红绛，舌苔薄黄，脉弦有力。

证候分析：平素肝旺，或情志不遂，郁而化火，阳化风动，风火上扰，上犯于脑，闭塞脑脉或血溢脑脉之外，风阳夹痰横窜经络，故见半身不遂，口眼歪斜，舌强语謇或不语，偏身麻木；风阳上扰清窍，故眩晕头痛，面红目赤；肝火上扰，则心烦易怒；肝经郁热，肝失疏泄，胆汁上逆则口苦；火邪灼津，故咽干，尿赤便干；舌质红或红绛，舌苔薄黄，脉弦有力皆为肝经实火内盛之征。本证主要病机为肝火偏旺，阳亢化风，横窜络脉。以眩晕头痛，半身不遂，舌质红苔黄，脉弦有力为审证要点。

治法：平肝潜阳，活血通络。

方药：天麻钩藤饮加减。方中天麻、钩藤平肝息风；石决明平肝潜阳；牛膝引血下行；黄芩、栀子清肝泻火；杜仲、桑寄生补益肝肾；茯神、夜交藤养血安神；益母草活血利水。若夹痰浊，胸闷，恶心，苔腻者，加陈胆星、郁金；头痛较重，加羚羊角（山羊角代）、夏枯草以清肝息风；腿足重滞，加杜仲，桑寄生补益肝肾。

### 3. 阴虚风动

证候：平素头晕耳鸣，腰膝酸软，突发口舌歪斜，言语不利，手指瞤动，甚或半身不遂。舌质红，苔少或光滑无苔，脉弦细数。

证候分析：素体肝肾阴虚，阴不制阳，阳亢化风，内风旋动，上犯于脑，脑络壅塞或血溢脉外，故见半身不遂，言语不利；肾精不足，髓海不充，清窍失养，则头晕耳鸣；肝肾阴虚，水不涵木，筋脉失濡，则手指瞤动；舌质红，苔少或光滑无苔，脉弦细数均为阴虚内热之征。本证主要病机为肝肾阴虚，风阳内动，风痰瘀阻经络。以头晕耳鸣，舌质红，苔少或光滑无苔，脉弦细数为审证要点。

治法：滋阴潜阳，息风通络。

方药：镇肝熄风汤加减。方中重用牛膝引血下行，折其亢阳，并能补益肝肾；代赭石、龙骨、牡蛎降逆潜阳，镇肝息风；龟板、玄参、天冬、白芍滋阴潜阳；茵陈、麦芽、川楝子清肝疏郁；甘草调和诸药。若苔黄腻，痰热甚，加天竺黄、竹沥、川贝母清热化痰；心中烦热，失眠者，加栀子、黄芩清热除烦。

## 中 脏 腑

### 1. 闭证

闭证为邪实内闭之证，主要表现为突然昏仆，不省人事，牙关紧闭，口噤不开，两手握固，二便不通，肢体强痉，喉中痰鸣。临床又根据有无热象，分为阳闭和阴闭，有痰火内闭者为阳闭，有痰浊内闭者为阴闭。

（1）阳闭

证候：除上述闭证的主要症状外，又有面赤身热，气粗口臭，躁扰不宁。舌质红，苔黄腻，脉弦滑数。

证候分析：肝阳暴张，阳升风动，气血上逆，夹痰火上蒙清窍，则突然昏仆，不省人事；风火上扰，则面赤，气粗口臭，躁扰不宁；痰热内闭经络，则口噤，牙关紧闭，两手握固，二便不通，肢体强痉；苔黄腻为痰热之象，脉弦滑数为肝阳夹痰热之征。本证主要病机为肝阳暴张，气血上逆，痰火壅盛，清窍被扰。以突然昏仆，不省人事，牙关紧闭，面赤气粗，舌红苔黄腻为审证要点。

治法：清肝息风，豁痰开窍。

方药：羚角钩藤汤合安宫牛黄丸加减。先用安宫牛黄丸灌服或鼻饲以清心开窍，再用羚角钩藤汤加减以平肝息风，清热化痰。羚角钩藤汤中羚羊角（山羊角代）为清肝息风主药；桑叶疏风清热；钩藤、菊花平肝息风；鲜生地黄清热凉血；白芍柔肝养血；川贝母、竹茹清热化痰；茯神养心安神；甘草调和诸药。若痰热腑实，阳闭证伴见痰多而黏，腹胀便秘，舌质暗红，或瘀点瘀斑，苔黄腻，脉弦滑或弦涩者，为痰热阻滞，风痰上扰，腑气不通的痰热腑实证，治宜通腑泄热，息风化痰，可用桃核承气汤合星蒌承气汤加减。痰盛神昏者，合用至宝丹；热闭神昏兼有抽搐者,可加全蝎、蜈蚣,或合用紫雪丹。临床还可酌情选用清开灵注射液或醒脑静注射液静脉滴注。

中脏腑因痰热内阻,腑气不通,邪热上扰,神机失用,应及时使用通腑泄热之法,有助于邪从下泄,则神识可清,危象可解。

(2)阴闭

证候:除上述闭证共有的症状外,伴见静卧不烦,面白唇暗,四肢不温,痰涎壅盛。苔白腻或滑,脉沉滑缓。

证候分析:风夹痰湿,上蒙清窍,则突然昏仆,不省人事;风痰壅塞经络,则口噤不语,两手握固,肢体强痉;痰浊属阴,阴主静,故静卧不烦;阳气不达,则肢冷,面白唇暗;苔白滑或腻,脉沉滑缓,皆为痰浊内盛之征。本证主要病机为痰浊偏盛,上壅清窍,内蒙心神,神机闭塞。以突然昏仆,不省人事,口噤不开,静卧不烦,苔白腻或白滑为审证要点。

治法:豁痰息风,辛温开窍。

方药:涤痰汤合苏合香丸加减。急用苏合香丸灌服(或鼻饲)以芳香温开窍闭,继而煎服涤痰汤涤痰。涤痰汤方中制胆南星、石菖蒲化痰开窍;半夏、陈皮、茯苓、竹茹、生姜祛湿化痰;枳实降气利痰下行;人参、甘草扶正。兼有动风者,可加天麻、僵蚕、全蝎以平息肝风。若见面部浮红、烦热、脉大之戴阳证者,属病情恶化,宜急进参附汤、白通加猪胆汁汤救治。

**2. 脱证**

证候:突然昏仆,不省人事,目合口张,鼻鼾息微,肢体软瘫,手撒肢冷,二便失禁,或见大汗淋漓,舌痿而嫩,脉微欲绝或虚大无根。严重者可见面赤如妆,汗出如珠,目睛上窜,口吐涎沫。舌痿,舌质紫暗,苔白腻,脉细弱或脉微欲绝。

证候分析:元气衰微,阴竭于下,阳浮于上,阴阳欲绝,正气虚脱,则突然昏仆,不省人事;正气将竭,肝气欲绝,则目合;脾气欲绝,则口张手撒,肢体软瘫;心气欲脱,则汗出不止,舌痿;肺气将绝,则鼻鼾息微;肾气将尽,则厥冷,二便失禁;虚阳浮越,则脉虚大无根;元气将绝,又可见欲绝之脉。若见面赤如妆,汗出如珠,目睛上窜等,实为阴阳已成离绝之势,救治甚难。本证主要病机为正不胜邪,元气衰微,阴阳欲绝。以突然昏仆,不省人事,目合口张,手撒尿遗,肢冷汗出为审证要点。

治法:回阳救阴,益气固脱。

方药:急用参附汤合生脉散加减。方中人参、麦冬、五味子大补气阴;附子回阳救逆。若阴不恋阳,阳浮于外,津液不能内守,汗泄过多者,可加龙骨、牡蛎敛汗回阳;若真阴亏损,虚阳浮越,面赤足冷、虚烦不安,脉浮大无根者,可加龟板、鳖甲、牡蛎、龙骨、阿胶、山茱萸、熟地黄、枸杞子等填补真阴以纳浮阳;若真阴亏损,虚阳上浮欲脱之证,可选用地黄饮子,或参附注射液或生脉注射液静脉滴注。

### 恢复期和后遗症期

中风病中脏腑经过救治,神志清醒后,多留有半身不遂,语言不利,失语,口眼歪斜等后遗症,仍要抓紧时机治疗。在运用药物治疗的同时,配合针灸、推拿等疗法,以提高疗效。

**1. 风痰瘀阻**

证候:口眼歪斜,舌强语謇或失语,半身不遂,肢体麻木。舌暗紫,苔白滑腻,脉弦滑。

证候分析:风痰入络,留着不去,气血瘀滞,故仍见口眼歪斜,半身不遂,肢体麻木;苔白滑腻,舌暗紫,脉弦滑,皆为风、痰、瘀留阻之象。本证主要病机为风痰阻络,气血运行不利。以口眼歪斜,舌强语謇或失语为审证要点。

治法:搜风化痰,行瘀通络。

方药:解语丹加减。方中天麻、白附子、全蝎、羌活祛风搜络;远志、胆南星化痰;木香行气醒脾,杜绝生痰之源;石菖蒲宣窍利咽,治风痰阻于廉泉,舌强不语等。若痰阻络脉,半身不遂日久难复，可加丹参、红花、豨莶草、鸡血藤以祛风活血通络；兼有阴虚阳亢，风阳上扰，头痛头晕，舌红苔黄，脉弦劲，宜去白附子、羌活、木香等温燥之品，加钩藤、夏枯草、石决明，以平肝息风潜阳。风痰留阻，以口眼㖞斜为主要表现者，可选用牵正散。

**2. 气虚络瘀**

证候：半身不遂，痿软无力，面色无华。舌质淡紫或有瘀斑，苔薄白，脉细弱或细涩。

证候分析：气为血帅，气虚则血滞络阻，故半身不遂，痿软无力；气虚失荣，故面色无华；舌质淡，苔薄白，脉细弱为气虚之象；舌紫或有瘀斑，脉细涩为血瘀之征。本证主要病机为气虚血瘀，脉阻络闭。以半身不遂，痿软无力为审证要点。

治法：益气养血，化瘀通络。

方药：补阳还五汤加减。方中重用黄芪补气，配以当归尾、川芎、桃仁、赤芍、红花活血化瘀；地龙搜风通络，治疗中风后遗症之气虚血滞而见半身不遂者。若气虚及阳，怯寒肢冷，可加桂枝温经通络；肾虚而腰膝酸软，可加续断、桑寄生、杜仲以壮筋骨，强腰膝。若阳气不足，络脉瘀阻者，亦可选用黄芪桂枝五物汤。

**知识链接**

**王清任补阳还五汤治中风**

王清任提出了"气虚血瘀"理论，主张"诸病之因，皆由血瘀"，注重辨别瘀血的部位，创制了最负盛名的"五逐瘀汤"，善用黄芪补气活血。补阳还五汤的创制，是对叶天士久病入络学说进一步发挥，在补气血基础上加用虫类搜剔、芳香通络，是治疗气虚血瘀的经典名方。现代研究认为补阳还五汤治疗中风要辨证应用，缺血性中风宜早用，出血性中风宜慎用。应用时辨明急性期、后遗症期，并把握三点：脉微弱而非洪实；面色淡白而非绯红；黄芪用量从30g开始，根据病情逐渐加量。即使是后遗症期，属阴虚阳亢、风火上扰、痰浊蒙蔽者，均应慎用。

**3. 肝肾亏虚**

证候：半身不遂，患侧肢体僵硬，拘挛变形，舌强不语，或偏瘫，肢体肌肉萎缩。舌红或淡红，脉细数或沉细。

证候分析：肾精亏虚，肝血不足，筋脉失养，则半身肢体不遂，僵硬拘挛变形或软瘫而肌肉日渐萎缩；肾虚精气不能上承，故舌强不语；舌红，脉细数为肾阴耗伤之象；舌淡，脉沉细则属阴损及阳之征。本证主要病机为肝肾亏虚，阴血不足，经脉失养。以半身不遂，患侧肢体僵硬拘急变形或软瘫而肌肉日渐萎缩伴阴虚征象为审证要点。

治法：滋养肝肾。

方药：左归丸合地黄饮子加减。前方用熟地黄、山药、枸杞子、龟板胶滋肾补肝；山茱萸、鹿角胶、菟丝子补肝肾益精气。后方以熟地黄、石斛、麦冬、五味子、山茱萸滋阴补肾；巴戟天、肉苁蓉、附子、肉桂益精助阳；茯苓、远志化痰；菖蒲、薄荷开窍利咽；生姜、大枣和中。若阴虚内热，舌红，脉细数，宜去巴戟天、肉苁蓉、附子、肉桂等温阳之品；若腰膝酸软甚，加杜仲、桑寄生、续断补肾壮腰。

**【其他疗法】**

**1. 中成药** 清开灵注射液、醒脑静注射液、安宫牛黄丸适用于中风阳闭证；苏合香丸适用于中风阴闭证；参麦注射液和参附青注射液适用于中风脱证；复方丹参注射液、脉络宁注射液、云南灯盏花注射液、血栓心脉宁胶囊、脉络通胶囊、脑心通片、银杏叶片、丹七片适用于中风血瘀阻络者；竹沥水适用于中风痰多者；华佗再造丸、醒脑再造丸、中风回春丸、大活络丸适用于中风后遗症偏瘫者。

**2. 针灸和推拿疗法** 针灸和推拿疗法对治疗中风后遗症有较好疗效,可结合《针灸学》和《推拿学》教材有关内容进行治疗。

**3. 功能训练** 功能训练,如肢体训练、语言训练、唇角流涎训练等,是中风病的重要治疗措施之一,早期规范的功能训练对中风后遗症的康复有非常重要的作用。

【转归预后】中风是临床常见的危重症,多起病急骤,变化迅速,证见多端,病情危笃,常在瞬间。中经络与中脏腑之间可相互转化,一般中经络者病轻,中脏腑者病重。中经络者向中脏腑发展,预后较差;中脏腑者向中经络转变,预后多较好。中脏腑者若出现呃逆频频,呕血,壮热,喘促,瞳孔大小不等症状,或出现脱证者,病情危笃,预后多不良。多次中风者预后亦较差。总之,中风的预后,主要受体质的强弱,正气盛衰,邪气的浅深,病情的轻重,诊治是否及时正确,调养是否得当等多种因素影响。

【预防调护】中风病的发生,多与饮食不节、劳逸过度、情志所伤等密切相关。因此,要保持精神愉悦,情绪稳定,避免七情所伤。日常生活要有规律,注意劳逸适度,加强锻炼,以使血脉流畅;少吃肥甘厚味,忌嗜酒酗酒。重视中风病先兆症状的发现,早期诊断、早期治疗是预防中风发生的关键。中风急性期,病情危重,要卧床休息,应严密观察患者神志、眼神、气息、脉象的变化,警惕抽搐、呃逆、呕血及虚脱等重症的发生。患者肢体偏废,活动不便,易发生压疮,须勤翻身并配合按摩,以促进局部血液的循环,防止压疮的发生。中风恢复期或后遗症期鼓励及辅导患者进行功能锻炼,促进患肢功能的恢复。

【结语】中风是以猝然昏仆,不省人事,半身不遂,口眼歪斜,语言不利,或不经昏仆而仅见半身不遂,口眼歪斜为主症的一种危重症,病残率和病死率很高。中风有原始病因和诱发因素两方面,原始病因以内伤积损、饮食不节、情志所伤、肝肾不足等为主,诱发因素主要为烦劳、恼怒、醉酒、酗烟、气候骤变等。基本病机是脏腑阴阳失调,气血逆乱,上冲犯脑,风、火、痰、瘀横窜经络。病位在脑、心,涉及肝、脾、肾。病性属本虚标实,上盛下虚之证。根据有无神志障碍、病情轻重,中风病分为中经络和中脏腑。中脏腑又有闭、脱之别;闭证多为邪盛,又有阳闭和阴闭之分。中经络的治疗,以平肝息风,化痰通络为主;中脏腑之闭证,治当息风清火,豁痰开窍,通腑泄热等;脱证急宜救阴回阳固脱。后遗症期,多为虚实兼夹,当扶正祛邪,标本兼顾,应配合针灸、推拿等方法治疗,注意调护与康复训练。

【临证参考】

**1. 明确出血性中风与缺血性中风** 对于中风急诊患者,应详询病史,结合发病状况、症状、体征进行鉴别。一般来说,有高血压病史,发病突然,昏迷不醒,半身不遂,应考虑出血性中风,多为中脏腑;若发病较缓慢,在安静和睡眠情况下发生,神志大多清醒,逐渐形成半身不遂,应考虑缺血性中风,多为中经络。CT 或 MRI 有助于诊断。

**2. 治疗中风的用药规律** 有学者对 1 283 首治疗中风的中药处方用药统计分析发现,单味药使用频次为 160 次以上的药物依次为当归、川芎、地龙、甘草、牛膝、赤芍、丹参、红花、桃仁、石菖蒲、黄芪、防风、天麻、钩藤、茯苓、胆南星、麻子仁,使用频率居前 10 位的药组为当归、川芎、地龙、赤芍、红花、桃仁、黄芪、丹参 8 味药的排列组合,这与中风病因病机之虚、火、风、痰、气、血六端基本一致。

**3. 活血化瘀法的运用** 研究表明,血瘀是中风的关键致病因素,存在于中风病的整个发生发展过程中,缺血性、出血性中风均存在不同程度的血瘀证。活血化瘀是治疗中风病的基本方法。对于中风有血瘀证者,尽早活血化瘀,并应根据患者的体质及血瘀程度,给予个体化辨证施治。

**4. 名医经验** 王永炎院士研究发现,急性脑卒中约 74.2% 的患者存在痰热腑实证,结合多年临床实践,总结出了中风急性期痰热腑实证及其治疗方法,指出便干便秘,舌苔黄腻,脉弦滑为可通下的三大指证。自拟"星蒌承气汤"治疗。药物组成:全瓜蒌 30～40g,胆南星 6～10g,生大黄 10～15g（后下），芒硝 10～15g（冲服）。用法：以大便通泻，涤除痰热积滞为度，不宜过量，待腑气通后，再予清化痰热、活血通络之剂。

## 案例分析

李某，男，67 岁，2012 年 11 月 23 日初诊。

患者因右侧肢体不能活动伴口齿含糊 1 小时就诊。诉早晨 6：00 发现右侧肢体不能活动，语言含糊不清，便来急诊。当时血压 178/96mmHg，急查头颅 CT 未见颅内出血。有高血压病史 25 年，无糖尿病史。现症见：神志清，右侧肢体不能活动伴口齿含糊，饮水呛咳，纳呆，大便 3 日未解，小便自调。舌质偏红边有瘀斑，苔白厚微腻，脉弦。西医诊断：急性脑梗死。中医诊断：中风（中经络），证属风痰阻络。治则：平肝息风，化痰通络，佐以滋养肝肾。处方：天麻 24g，钩藤 15g（后下），生地黄 12g，炙龟甲 15g，法半夏 12g，鲜竹沥 3g，天南星 12g，地龙 12g，白僵蚕 10g，全蝎末 4g（分冲），乌梢蛇 10g，桃仁 10g，红花 10g，生大黄 10g（后下）。7 剂。配合西医常规治疗。二诊时大便已通，言语仍含糊，但饮水呛咳频次明显减少，余症未减；舌质转淡红，舌边瘀斑变浅，苔微白腻，脉弦；上方生大黄减量至 6g，加鸡血藤 15g。7 剂。三诊诉服用上方 5 剂时，能听懂言语的部分词义，大便通畅，每日一解，舌质淡红，苔薄白，脉细弦。上方去法半夏、鲜竹沥、生大黄，生地黄改为熟地黄 12g，加桑椹 12g，怀山药 30g，鸡血藤 15g。15 剂。四诊时患者言语清晰，能正常交流，右侧肢体肌力Ⅳ级，能行走，右脚略显拖步，苔脉正常，症状明显改善；上方去钩藤、龟甲，加枸杞子 15g，地龙、僵蚕各减半量，全蝎末减为 3g。15 剂。

分析：本例患者，起病时主要表现为风、痰、瘀之象，仅舌质偏红，提示有肝肾阴虚。一诊、二诊时，由于病处急性期，故以平肝息风、化痰逐瘀为主，仅用生地黄、龟甲两味药补益肝肾，体现了此期重祛邪，轻扶正的理念。三诊转入康复期之后，加强了补益肝肾，生地黄改为熟地黄，并增加了桑椹、山药，而痰消八九，故去半夏、鲜竹沥，体现了此期扶正祛邪并重的理念。四诊时，进一步侧重益肝肾以扶正，祛邪略减一二。（田华．国医大师朱良春教授治疗缺血性中风病的学术思想及临证经验[D].南京：南京中医药大学，2015）

癎病 课件

# 第四节　癎　病

癎病又名"癫痫"，俗称"羊痫风"，是一种发作性神志异常的病证。其临床表现为发作时神情恍惚，甚则突然仆倒，昏不知人，口吐涎沫，两目上视，肢体抽搐或口中作猪羊般叫声，移时苏醒如常人。

癎病 思维导图

《黄帝内经》所述之"巅疾"即指本病，阐述了本病病因及证候特点。《素问·奇病论》曰："人生而有病巅疾者……病名为胎病，此得之在母腹中时，其母有所大惊，气上而不下，精气并居，故令子发为巅疾也。"《灵枢·癫狂病》云："癫疾始作，先反僵，因而脊痛。"《诸病源候论·妇人杂病诸候·癫狂候》较全面地描述了癫痫的证候，指出"癫者，卒发仆也，吐涎沫，口歪，目急，手足缭戾，无所觉知，良久乃苏"。《三因极一病证方论·癫痫叙论》进一步阐述了癎病的病因，除受惊外，还提出了感受外邪、饮食不节亦为发病原因。"夫癫痫病，皆由惊动，使脏气不平，郁而生涎，闭塞诸经，厥而乃成。或在母胎中受惊，或少小感风寒暑湿，或饮食不节，逆于脏气"。《丹溪心法·癎》强调痰在本病中的重要性，指出本病"无非痰涎壅塞，迷闷孔窍"。清代程国彭《医学心悟·癫狂癎》创制定癎丸，至今仍为癎病治疗的常用方剂。

癎病 概述

西医学中的癫痫,可参照本节辨证论治。

【病因病机】癫病的病因多为先天因素,颅脑受损,情志失调等。因于劳作过度,生活起居失于调摄,以致气机逆乱,引动伏痰,上扰清窍,元神失控,心脑神机失用,发为痫病。

## (一)病因

**1. 先天因素**　痫病之始于幼年者,多与先天因素密切相关,所谓"病从胎气而得之"。如妊娠期间,母体多病,服药不当,损及胎儿;或母体突受惊恐,气机逆乱,影响胎儿发育;或父母患有痫病,传之胎儿,致胎儿先天禀赋异常,后天易患痫病。

**2. 颅脑受损**　跌仆撞击,或出生时产伤,或患他病,导致颅脑受损,痰瘀阻滞,神机受累,元神失控而发病。

**3. 情志失调**　卒受大惊大恐,致气机逆乱,痰随气逆,蒙闭清窍;或肝郁日久化火生风,风火夹痰上犯清窍,元神失控而发病。小儿脏腑娇嫩,元气未充,神气怯弱,更易因惊恐而发生本病。

## (二)病机

**1. 基本病机**　痫病的病机关键是痰浊作祟,以痰浊内阻,脏气不平,阴阳偏盛,神机受累,元神失控为病机关键所在。

**2. 病位**　在脑,与心、肝、脾、肾关系密切。

**3. 病理性质**　本虚标实,其本为肝、脾、肾的损伤,心脑神机失用,风、火、痰、瘀致病为标。

**4. 病机转化**　痫病的病机转化决定于正气的盛衰及痰邪深浅。发病初期,痰浊闭阻,正气尚足,正邪相争,病性多实,易于恢复;若病程日久,损伤正气,痰浊瘀血等邪实沉痼,多见虚实夹杂之证;加之痫病多时发时止,反复发作,日久必然影响五脏的功能,首伤心脾,继损肝肾,导致五脏气血阴阳俱虚,即所谓"痫久必伤五脏",多见虚实夹杂、正虚邪实之证。

【诊断要点】

**1. 临床特征**　重者典型大发作时,突然仆倒,昏不知人,口吐涎沫,两目上视,肢体抽搐或口中作猪羊般叫声。轻者或仅有突然呆木,两目凝视,呼之不应,或突然动作中断,或头向前倾,肢软无力等。或呈局限性发作,可有多种表现,如口、眼、手等局部抽搐,或无意识动作,或凝视,或语言障碍等。多数在数秒或数分钟即止,发作前常有头晕、胸闷等先兆症状,发作突然,移时苏醒,醒后如常人,醒后对发作情况不知,反复发作。

**2. 病史**　起病急,呈发作性,多有复发,病发前常有先兆症状,每因惊恐、劳累、情志过极等诱发。任何年龄、性别均可发病,多在儿童期、青春期或青年期发病。多有家族遗传史,或产伤史,或脑部外伤史。

**3. 辅助检查**　脑电图是诊断癫痫最重要的辅助检查方法,对癫痫诊断有特异性,也是癫痫分类的依据,脑 CT、MRI 等可以排除中风、占位等病变。

【鉴别诊断】痫病应与中风、厥证、痉证等病证相鉴别。

**1. 中风**　痫病典型大发作与中风中脏腑都有突然昏仆、昏不知人,应加以鉴别。中风昏仆,昏迷时间长,醒后常有半身不遂,言语謇涩等后遗症。痫病多有反复发作史,发时口吐涎沫,两目上视,肢体抽搐,或作猪羊叫声,移时苏醒,醒后如常。

**2. 厥证**　痫病与厥证均有突然仆倒,昏不知人,均发病急。痫病以突然仆倒,昏不知人,喉中有声,四肢抽搐为主要表现,多反复发作,每次发作症状相似。厥证主症是突然昏倒,四肢厥冷,喉中无声,不伴四肢抽搐,一般不反复发作。

**3. 痉证**　痫病与痉证均有肢体抽搐。但痫病呈发作性,并伴有突然仆倒,昏不知人,口吐涎沫,醒后如常人等特点。痉证多见项背强直,角弓反张、不能自止,病程相对较长,短时间难以恢复。

### 知识链接

#### 无痰不作痫

　　传统中医认为痫病的发生、发展与痰密切相关。古代文献中记载痫病发作时大多存在痰涎壅盛、口吐涎沫、喉中痰鸣等"有形之痰"的证候，如《证治准绳·痫》曰："痫病仆时口中作声，将醒时口吐涎沫。"《沈氏尊生书》云："癫痫发时，口中作声，将醒时吐白沫，省后又发，时作时止，而无休息。"历代医家多以"无痰不作痫"立论，如《丹溪心法·痫》曰："痫症有五……非无痰涎壅塞，迷闷孔窍。"《医学正传·癫狂痫证》云："痫病独主乎痰。"《医学纲目·癫痫》云："癫痫者，痰邪逆上也。"《医学心悟》言痫证"虽有五脏之殊，而为痰涎则一"。

　　痫病的临床表现除发作时可见"有形之痰"外，还具有"无形之痰"的证候，如痫病发作前可见胸痞呕恶；无形之痰上扰清窍，可见眩晕、头部昏蒙；无形之痰蒙闭心窍，元神失控，轻则瞪目呆视，神情恍惚，重则突然仆倒、不省人事。痫病病机关键在于"痰浊作祟，脏气不平，阴阳偏胜，神机受累、元神失控"。痫病之痰具有胶痼难化，随风气而聚散的特点，痰聚气逆，闭阻清窍，则痫病发作；痰降气顺，则发作休止；顽痰难除，则病情反复，久发难愈。其临床表现的轻重与痰浊之浅深和正气之盛衰密切相关。

### 【辨证论治】

#### （一）辨证要点

**1. 辨病情轻重**　判断本病之轻重决定于三个方面。一是病发持续时间的长短，长则病重，短则病轻；二是发作间隔时间的久暂，间隔时间久则病轻，短暂则病重；三是发作的程度，若突然仆倒，不省人事，四肢抽搐，项背强直，牙关紧闭，口吐涎沫为病重；若仅仅表现为突然动作中断，或头向前倾，或两目凝视，为病轻。

**2. 辨清病性**　突然昏仆，不省人事，牙关紧闭，四肢抽搐者，病性属风；口吐涎沫，喉中痰鸣，呆木无知，不动不语，或伴恶心泛呕，胸闷咳痰，或情志错乱，幻听错觉，或有梦游者，病性属痰；面赤口臭，便秘尿黄，舌质红，苔黄者，病性属热；面色由潮红或紫红转为青紫，口唇发绀，或有颅脑受损，跌仆撞击，产伤等病史，舌质紫暗或有瘀点者，病性属瘀。

#### （二）治则治法

　　分清标本虚实，轻重缓急。发作期病急，开窍醒神定痫以治其标，治宜清泻肝火，豁痰息风，开窍定痫；休止期病缓，祛邪补虚以治其本，治宜健脾化痰，补益肝肾，养心安神为主。

#### （三）分证论治

### 发 作 期

#### 1. 阳痫

　　证候：突然昏仆，不省人事，面色潮红、紫红，继之转为青紫或苍白，口唇发绀，两目上视，牙关紧闭，四肢抽搐，口吐涎沫，或喉中痰鸣，或怪叫，移时苏醒如常人。病发前多有眩晕，头痛而胀，胸闷乏力，喜欠伸等先兆症状。平素情绪急躁，心烦失眠，口苦咽干，便秘尿黄。舌质红，苔白腻，或黄腻，脉弦数，或弦滑。

　　证候分析：风火相煽，夹痰横窜，气血逆乱，心神被蒙，故突然昏仆，不省人事；阳气受遏，血行瘀阻，故面色潮红、紫红转青紫或苍白，口唇发绀；内风窜扰筋脉，故两目上视，牙关紧闭，四肢抽搐；风火相攻，引动伏痰，故喉中痰鸣，口吐涎沫，并发出怪声等；舌质红属热，苔腻主湿盛，苔黄为内蕴痰热；其脉弦滑为风痰内盛之征；惟风痰聚散无常，故反复发作而醒后如常人。病发前多有眩晕，头痛而胀，胸闷乏力，喜伸欠等先兆症状，乃肝之风火内聚，欲得上攻之象；平素情绪急躁，心烦失眠，口苦咽干，便秘尿黄，乃肝经痰火内蕴之征。本证主要病机为肝风夹痰，蒙蔽清窍，气血逆乱。以发作性神志异常及痰火内盛的表现为审证要点。

治法：急以开窍醒神，继以泄热涤痰息风。

方药：急以针刺人中、十宣、合谷等穴以醒神开窍，然后用黄连解毒汤合定痫丸加减。前方用黄连、黄芩、黄柏、栀子清泻上、中、下三焦之火。后方用竹沥、胆南星、川贝母苦凉性降，清化热痰；半夏、茯苓、陈皮、生姜相合，燥湿化痰，健脾开胃；天麻、全蝎、僵蚕长于平肝息风止痉；琥珀镇心；石菖蒲、远志、茯神祛痰开窍，宁心安神；丹参、麦冬偏凉清心，麦冬养阴润燥，可防半夏、陈皮、全蝎、僵蚕辛烈伤阴；琥珀、朱砂镇心安神；甘草调和诸药。热甚者，可灌服安宫牛黄丸以清热醒脑开窍；兼大便秘结者，加生大黄、芒硝、枳实、厚朴等泻下通便。

### 2. 阴痫

证候：突然昏仆，不省人事，面色暗晦萎黄，手足清冷，双眼半开半阖，神志昏聩，僵卧拘急，或颤动，抽搐时发，口吐涎沫，一般口不啼叫，或声音微小；或仅表现呆木无知，不闻不见，不动不语，但一日十数次或数十次频作，平素食欲不佳，神疲乏力，恶心泛呕，胸闷咳痰，大便溏薄。舌质淡，苔白而厚腻，脉沉细，或沉迟。

证候分析：多因阳痫病久，频繁发作，使正气日衰，痰结不化，脾肾先后受损，一则气血生化乏源；二则命火不足，气化力薄，水寒上泛，故发作时面色暗晦萎黄，手足清冷；湿痰蒙蔽神明，故双眼半开半阖，神志昏聩；血不养筋，虚风内动，则僵卧拘急或颤动抽搐时发；口吐涎沫乃内伏痰湿随气逆而涌出；口不啼叫或叫声微小，是积痰阻窍，正不胜邪所致；呆木无知是神明失灵之象；平素食欲不佳，神疲乏力，恶心泛呕，胸闷咳痰，大便溏薄，为脾肾亏虚，痰湿内蕴之象；舌质淡，苔白而厚腻，脉沉细或沉迟，均属阳虚湿痰内盛之征。本证主要病机为寒痰湿浊，上蒙清窍，元神失控。以发作性神志异常及阳虚痰盛的表现为审证要点。

治法：温阳除痰，顺气定痫。

方药：急以针刺人中、十宣穴开窍醒神，然后用五生饮合二陈汤加减。前方用胆南星、半夏、白附子辛温除痰，降逆散结，解痉祛风；川乌大辛大热，散沉寒积滞，黑豆补肾利湿；二陈汤顺气化痰。痫病重症，持续不省人事，频频抽搐，属病情危重，应予以中西医结合抢救治疗。偏阳衰者，伴面色苍白，汗出肢冷，鼻鼾息微，脉微欲绝者，予参附注射液静推或静滴；偏阴虚者，伴面红身热，躁动不安，息粗痰鸣，呕吐频频者，予参脉注射液静滴；抽搐甚者，予紫雪丹；喉中痰鸣者，灌服鲜竹沥。

## 休 止 期

### 1. 风痰闭阻

证候：发病前多有胸闷，眩晕，神倦，痰多。发则呈多样性，或突然昏仆，不省人事，四肢抽搐，口吐涎沫，或伴怪叫与二便失禁，或突然呆木，两目呆视，说话中断，持物掉落，或精神恍惚。苔白腻，脉弦滑。

证候分析：发病前多有胸闷，眩晕，神倦，痰多均为痰浊素盛作祟；肝阳化风，痰随风动，风痰闭阻清窍，神机受累，元神失控，则见发作呈多样性一系列表现；苔白腻，脉弦滑为痰浊内盛之征。本证主要病机为痰浊素盛，肝阳化风，痰随风动，风痰闭阻，上干清窍。以胸闷，眩晕，苔白腻，脉弦滑伴痫病表现为审证要点。

治法：涤痰息风，开窍定痫。

方药：定痫丸加减。方中竹沥、川贝母、胆南星清化热痰；半夏、陈皮燥湿化痰；天麻、全蝎、僵蚕平肝息风止痉；朱砂、茯神、琥珀镇心安神；石菖蒲、远志化痰浊开窍；丹参活血；佐麦冬养心阴以防温燥；生姜汁开痰助神明，甘草调和诸药。有头部外伤史或痫病屡发，头部刺痛，面色黧黑，舌质紫暗或有瘀点等瘀血证者，加桃仁、红花、地龙、土鳖虫等。

### 2. 痰火扰神

证候：发作时突然昏仆，四肢抽搐，吐涎，或有吼叫；平时情绪急躁，心烦失眠，咳痰不爽，口苦口干，便秘尿黄；发作后加剧，目赤，彻夜难眠。舌质红，苔黄腻，脉弦滑数。

证候分析：痰火扰神，神机受累，元神失控，故发作时昏仆，四肢抽搐，吐涎，或有吼叫；肝火内扰，故情绪急躁；火扰心神，则心烦失眠，甚者彻夜难眠；肝火偏旺，煎熬津液为痰，则口苦口干，咳痰不爽；热伤津液，则便秘尿黄；舌质红，苔黄腻，脉弦滑数为肝火痰热之征。本证主要病机为肝火痰热，扰乱心神，神机受累，元神失控。以情绪急躁，心烦失眠，咳痰不爽，苔黄腻，脉弦滑数伴痫病表现为审证要点。

治法：清肝泻火，化痰宁心。

方药：龙胆泻肝汤合涤痰汤加减。前方以龙胆草、栀子、黄芩泻肝经实火；当归、生地黄养阴血以防伤肝；茯苓、泽泻、车前子、木通利湿；柴胡疏肝。后方用半夏、陈皮、胆南星、石菖蒲、竹茹化痰开窍；甘草调和诸药；可去人参、生姜辛温。痰火壅盛，大便秘结者，加大黄、芒硝以泻火通腑；彻夜难寐者，加柏子仁、酸枣仁宁心定志。

**3. 瘀阻脑络**

证候：平素头晕头痛，痛有定处，常伴单侧口角、眼角、肢体抽搐，颜面口唇青紫。舌质紫暗或有瘀点，脉弦或涩。多继发于中风、颅脑外伤，产伤、颅内感染性疾患后。

证候分析：瘀血阻窍、脑络闭塞，故平素头晕头痛，痛有定处；瘀阻脑络，脑神失养而风动，故常伴单侧口角、眼角、肢体抽搐；瘀阻阻滞，气血运行不利，肌肤失养，则颜面口唇青紫；舌质紫暗或有瘀点，脉弦或涩为瘀血内阻之证。本证主要病机为瘀血阻窍，脑络闭塞，脑神失养。以头痛，痛有定处，颜面口唇青紫，舌质紫暗为审证要点。

治法：活血化瘀，息风通络。

方药：通窍活血汤加减。方中赤芍、川芎、桃仁、红花活血化瘀；麝香、老葱通阳开窍，活血通络；加地龙、僵蚕、全蝎息风定痫。痰涎偏盛者，加胆南星、半夏、石菖蒲以化痰息风开窍；纳差乏力，少气懒言，肢体瘫软者，加黄芪、党参、白术；精神淡漠，表情抑郁者，加香附、郁金、合欢皮疏肝解郁。

**4. 心脾两虚**

证候：癫痫发病日久，倦怠乏力，心悸气短，失眠多梦，面色苍白，胸闷，眩晕，纳差便溏。舌质淡，苔白腻，脉濡滑，或弦细滑。发作时多表现为阴痫。

证候分析：痫发日久，耗伤气血，血虚心神不守，故心悸、失眠、多梦；气虚脾运失健，故纳差便溏；气虚不能振奋精神，则倦怠乏力；脾虚不运，聚湿生痰，痰湿内蕴，痹阻胸阳，故胸闷；升降失司，清气不升，浊气不降，故眩晕；气血亏虚不能上荣于面，则面色苍白；舌质淡，苔白腻，脉濡滑，均为心脾两虚，痰湿内困之征。本证主要病机为脾虚不运，痰湿内蕴。以乏力，心悸气短，纳差为审证要点。

治法：健脾化痰，养血宁心。

方药：六君子汤合归脾汤加减。方中黄芪、人参、白术、茯苓、甘草健脾益气；当归、龙眼肉、酸枣仁、远志养血宁心；半夏、陈皮理气化痰；木香调畅诸气。痰多者，加制胆南星、瓜蒌、石菖蒲；呕吐者，加竹茹、旋覆花；便溏者，加薏苡仁、炒白扁豆。

**5. 心肾亏虚**

证候：痫病频发，日久不愈，神思恍惚，面色晦暗，心悸，头晕目眩，或两目干涩，或耳轮焦枯不泽，健忘失眠，腰膝酸软，大便干燥。舌质红，脉细数。

证候分析：痫病日久，心肾精血亏虚，髓海不足，脑失所养，故神思恍惚，头晕目眩；心肾精血亏虚，不能荣面，则面色晦暗；血虚不能濡目，则两目干涩；心血不足，心神失养，则心悸，健忘失眠；肾开窍于耳，肾精亏虚，不能充耳，则耳轮焦枯不泽；腰为肾之外府，肾精亏虚，外府失荣，则腰膝酸软；阴亏大肠失其濡润，则大便干燥；舌质红，脉细数，均为心肾精血不足之象。本证主要病机为心肾亏虚，髓海不足，元神失养。以痫病频发，日久不愈，神思恍惚及心肾阴虚的表现为审证要点。

治法：滋养心肾。

方药：左归丸合天王补心丹加减。前方以熟地黄、枸杞子、山茱萸、龟板胶滋阴；鹿角胶补阳；菟丝子、牛膝强腰健肾；山药滋益脾肾。后方用酸枣仁、柏子仁、远志养心安神；朱砂镇心；生地黄、麦冬、天冬、玄参滋阴清热；当归、丹参补养心血；人参、茯苓补益心气；五味子敛心阴；桔梗引药上行入心。大便干燥者，加玄参、肉苁蓉、火麻仁以养阴润肠通便。

【其他疗法】

**1. 中成药**　礞石滚痰丸适用于痰火扰神之痫病；癫痫宁片可用于风痰闭阻之痫病；补心丹可用于心脾两虚之痫病；河车片可用于心肾亏虚之痫病；清开灵注射液、安宫牛黄丸适用于阳痫发作者；参附汤可用于阴痫发作者；紫雪丹可用于痫病发作有四肢抽搐者；苏合香丸可用于痫病发作神志昏迷者。

**2. 单方验方**

（1）白石丸：石菖蒲 10kg，白僵蚕 3kg，蜜为丸，每丸含石菖蒲 5g，白僵蚕 1.5g。成人每次 1～2 丸，儿童每次 0.5～1 丸，均日 3 次。可用于风痰闭阻之痫病。

（2）乳香散：乳香 15g，降香 30g，胆矾 0.3g。上药共为细末，每服 3g，用热牛乳一小盏，空腹调下。可用于瘀阻脑络之痫病。

【转归预后】本病发病初期因正气尚足，痰浊尚浅，易于康复。若日久不愈，损伤正气，首伤心脾，继损肝肾，加以痰瘀凝结胶痼，则治愈较难。若反复频繁发作，少数年幼患者智力发育会受到影响，出现智力减退，甚至成为痴呆，或因昏仆跌伤造成后遗症，或因发作期痰涎壅盛，痰阻气道，易致痰阻窒息等危证，必须进行及时抢救。个别患者可因发作时窒息或意外而死亡。

【预防调护】强调妊娠保健，使胎儿发育正常，婴儿顺利分娩，避免胎儿颅脑损伤及颅内感染。消除对疾病的恐惧心理和精神负担，保持心情舒畅，劳欲有度；饮食宜清淡，忌食辛辣刺激及油腻肥甘之品，戒烟酒，适当控制食盐的摄入。加强休止期治疗，预防复发；避免近水、近火、近电、高空、水上作业及驾驶车辆，以免突然发病时发生危险。发作时注意保持呼吸道畅通，解开衣领，将头歪向一侧，去掉假牙，放置牙垫，以防窒息和咬伤。可针刺人中、太冲、合谷、涌泉等穴，以促苏醒，终止发作。

【结语】痫病是一种发作性神志异常的病证，临床表现为发作时神情恍惚，甚则突然仆倒，昏不知人，口吐涎沫，两目上视，肢体抽搐或口中作猪羊般叫声，移时苏醒如常人。痫病的病因多为先天因素，颅脑受损，情志失调等。病机关键是痰浊作祟，以痰浊内阻，脏气不平，阴阳偏盛，神机受累，元神失控为病机关键所在。病位在脑，与心、肝、脾、肾关系密切。治疗当分清标本虚实，轻重缓急。发作时，急以开窍醒神治其标；发作期以治标为主，治当豁痰顺气，息风开窍定痫；休止期以治本为主，宜健脾化痰，补益肝肾，养心安神为主。

【临证参考】

**1. 治疗重在风、痰、火、虚**　临床实践证明，本病大多是在发作后进行治疗的，治疗的目的，旨在控制其再发作，应急则治其标，采用豁痰顺气之法。顽痰胶痼需辛温开导，痰热胶着须清化降火。其治疗着重在风、痰、火、虚四个字上。当控制本病发作的方药取效后，一般不应随意更改，否则往往可导致其大发作。在痫病发作缓解后，应坚持标本并治，守法守方，耐心、坚持长期服药，至完全控制痫病发作 3～5 年后再逐步减量，方能避免或减少发作。可配制丸剂，便于长期服用，以图根治，防止复发。

**2. 治疗痫病的常用治法**　①辛热开破法治痫痰：辛热开破法是针对痫痰胶痼难化这一特点而制定的治法。选用大辛大热的川乌、半夏、胆南星、白附子等具有振奋阳气，推动气化作用的药物，以开气机之闭塞，破痰邪之积聚，捣沉痼之胶结，从而促进顽痰消散，痫病缓解。②虫类药的应用：虫类药物入络搜风，行瘀化痰，具有良好的减轻和控制发作的效果，在各类辨证中均可应用。药如全蝎、蜈蚣、地龙、僵蚕等。③痫病日久不愈当化瘀：痫病日久不愈而频发者，常可见瘀血之证，如头痛、胸前痞闷刺痛、气短、舌质暗或舌边有瘀点、瘀斑，脉沉弦。治疗当活血化瘀，可加顺气化痰，疏肝清火之品，如用通窍活血汤加减。

**3. 名医经验** 周仲瑛教授提出癫痫病机与风、痰、火、瘀、虚最为相关，核心病机是"风痰内闭、神机失用"，强调"风痰"宿根胶痼难化，祛风化痰法应贯穿治疗始终。周老辨治癫痫常用基本方：天麻10g，钩藤15g，白蒺藜10g，全蝎5g，地龙10g，炙僵蚕10g，胆南星10g，法半夏10g，川芎10g，郁金10g，丹参12g，白薇15g，石菖蒲10g，牡蛎30g（先煎），石决明30g（先煎），生地黄12g，知母10g，麦冬10g。方中天麻、钩藤、白蒺藜、全蝎、地龙平肝息风、祛风和络；僵蚕、胆南星、法半夏化痰；此两组药针对"风痰内闭"的基本病机而设；川芎、丹参活血化瘀；白薇清热泻火；石菖蒲、郁金芳香开窍、清心凉血；牡蛎、石决明平肝潜阳；火郁易伤阴，配伍生地黄、知母、麦冬滋阴泻火。临证依据病机证素主次，或病机兼夹、复合情况，配伍使用平肝潜阳、息风清火、凉血散瘀、补益心肾、健脾养心等法，随证加减治之。

---

### 案例分析

崔某，男，16岁，2020年11月5日初诊。

主诉：癫痫反复发作15年余。发作时突然昏仆，四肢抽搐，持续1～2分钟，睡眠或欲醒时多发，每日发作10余次，纳食少，进食稍多则发作增加，易腹胀，大便稍干，无口干口苦，四肢易发凉，舌淡红、苔白，脉细。2020年10月29日头部核磁共振示：小脑萎缩、左侧颞顶叶异常信号灶，考虑软化灶。2019年4月14日脑电图示：左侧额颞导联可见高波幅尖波及棘慢波综合，中度不正常，结合临床考虑部分性癫痫的可能性大（左额颞）。诊断：痫病。辨证：脾肾亏虚，风痰蒙窍。治法：益肾健脾，化痰止痉，息风通络。处方：钩藤15g，淫羊藿7g，党参10g，苍术10g，佩兰9g，草豆蔻7g，鸡内金10g，麦芽15g，山楂15g，陈皮9g，僵蚕9g，天麻9g，蝉蜕7g，全蝎3g，菟丝子10g。14剂，每日1剂，水煎服。患者服上药5剂后，癫痫发作已减少至每日4～5次。

分析：本例患者为少年男性，自幼发病，脾肾亏虚，致痰浊内生，肝风引动痰浊，反复发作。方中淫羊藿、菟丝子补益肾气；党参、苍术健脾以杜生痰之源；僵蚕、陈皮、佩兰、草豆蔻理气化痰；天麻、钩藤平肝息风；蝉蜕、全蝎息风止痉；鸡内金、麦芽、山楂运脾消食。全方共奏健脾益肾、息风化痰、通络止痉的功效。由于药中病机，故疗效显著。（蒋军林，李倩，王跃强，等.国医大师刘祖贻从风、痰、瘀、虚论治痫证经验[J].上海中医药杂志，2021，55（6）：21-22+25）

附：癫狂

癫狂，是因七情内伤、先天不足等因素，导致痰迷神窍，神机逆乱而形成的神志失常疾病。其中以精神抑郁，表情淡漠，沉默痴呆，语无伦次，静而少动者为癫；以精神亢奋，狂躁不安，喧扰不宁，毁物打骂，动而多怒者为狂。两者常在临床上难以截然分开，又相互转化，故并称癫狂。西医学中精神分裂症、躁狂症、抑郁性精神病，有精神失常症状者，均可参照本病进行辨证论治。

癫狂的病因以内伤七情为主，还与先天不足有关。其病位主要在脑，与心、脾、肝、肾关系密切，而气、痰、火、瘀蒙蔽心窍，脏腑阴阳失调，神机逆乱是本病的基本病机。癫证属阴，多见抑郁症状；狂证属阳，多见躁狂症状。癫狂的诊断，除了典型的临床表现、情志内伤的病史或家族史以外，要排除颅脑器质性病变和药物原因所致者。癫证首先应与狂证鉴别，其次要与郁证、痫病、脏躁、痴呆等鉴别。临床上癫证一般分为痰气郁结、心脾两虚，治疗多以顺气化痰，宁心安神为主，久病致虚者兼以补气养血滋阴。狂证一般分痰热扰心、火盛伤阴、痰热瘀结，治疗多予泻火涤痰之法。后期阴伤者则当滋阴养血,兼清虚火;至于痰热瘀结者,当以豁痰化瘀清热。癫狂患者除药物治疗外,预防和护理也很重要,心理疗法亦不可忽视。

## 癫　证

### 1. 痰气郁结

证候:精神抑郁,表情淡漠,沉默呆滞,或多疑虑,喃喃自语,语无伦次,或生活懒散,不思饮食,大便溏软。舌质淡,苔白而腻,脉弦滑或濡滑。

治法:疏肝解郁,化痰开窍。

主方:逍遥散合顺气导痰汤加味。若痰浊壅盛,形体壮实者,可暂用三圣散取吐,后以饮食调养;痰迷心窍者,先以苏合香丸开窍,再以四七汤加味行气化痰;痰热上扰心神者,用温胆汤加黄连合白金丸。

### 2. 心脾两虚

证候:癫证日久,神思恍惚,善悲欲哭,面色苍白,心悸易惊,肢体困乏,食少。舌质淡,舌体胖大有齿痕,苔薄白,脉细弱无力。

治法:健脾益气,养心安神。

主方:养心汤合越鞠丸加减。如悲伤欲哭,精神恍惚者,与甘麦大枣汤合用;气阴两虚者,用四君子汤送服大补阴丸。

## 狂　证

### 1. 痰火扰神

证候:性情急躁,面红目赤,头痛失眠,两目怒视,突然狂暴无知,骂詈叫号,言语杂乱,不避亲疏,或毁物打人,或哭笑无常,气力倍常,渴喜冷饮,便秘尿赤。舌红绛,苔黄腻,脉弦滑数。

治法:镇心涤痰,泻肝清火。

主方:生铁落饮加味。如痰火壅盛而舌苔黄腻者,可用礞石滚痰丸泻火逐痰;谵语发狂,便秘尿黄者,用当归龙荟丸泻肝清火,或用安宫牛黄丸清心开窍;阳明腑实者,可用大承气汤;痰热未尽,心烦不寐者,可用温胆汤合朱砂安神丸化痰安神。

### 2. 痰热瘀结

证候:狂证日久,情绪躁扰不安、恼怒多言,甚至登高而歌,弃衣而走,妄见妄闻,妄思离奇,头痛,心悸而烦,面色晦滞,胸胁满痛。舌质紫暗有瘀斑,舌苔黄,脉弦数。

治法:豁痰化瘀,调畅气机。

主方:癫狂梦醒汤加味。若瘀血征象明显者,可选用血府逐瘀汤。

### 3. 火盛伤阴

证候:狂证日久,时而躁狂,其势较缓,呼之能自止,但有疲惫之象,多言善惊,烦躁,形瘦面红。舌红少苔或无苔,脉细数。

治法:滋阴降火,安神定志。

主方:二阴煎合琥珀养心丹加减。

癫呆 课件

癫呆 思维导图

# 第五节　痴　呆

痴呆是因久病年老,情志所伤等导致髓减脑消,或痰瘀痹阻于脑,神机失用,以善忘,智能减退,言语、计算能力失常,行动迟缓等为主要表现的一种疾病。可伴性情改变,神志失常;严重者可出现日常生活能力的下降或丧失。

中医古医籍中关于痴呆的专论较少,与本病有关的症状、病因病机、治疗预后等认识散在于历代医籍的其他篇章中。如《灵枢·天年》曰:"六十岁,心气始衰,苦忧悲,血气懈惰,故好卧……

八十岁，肺气衰，魄离，故言善误。"明代以前，对痴呆的认识不很明确，《景岳全书·杂证谟》首次立"癫狂痴呆"专论，澄清了过去含混不清的认识。指出本病是由郁结不遂、思虑、惊恐等多种病因渐致而成，且临床表现具有"千奇百怪""变易不常"等特点，病位在心及肝胆二经，预后"有可愈者，有不可愈者，亦在乎胃气元气之强弱"，至今仍对临床有指导意义。清代陈士铎《辨证录》亦立有"呆病门"，对呆病症状描述甚详，认为其主要病机在于肝郁乘脾，胃衰痰生，积于胸中，弥漫心窍，使神明受累，髓减脑消而发病；提出本病以开郁逐痰、健胃通气为主要治法，立有洗心汤、转呆丹、还神至圣汤等，至今仍有应用。

本节所讨论的内容以成年人痴呆为主，小儿先天性痴呆不在讨论之列。西医的阿尔茨海默病（Alzheimer disease，AD）、血管性痴呆（vascular dementia，VD）及混合性痴呆、脑叶萎缩症、代谢性脑病、中毒性脑病等具有痴呆特征者，均可参照本节辨证论治。

阿尔茨海默病和血管性痴呆 拓展阅读

【病因病机】本病的形成以内因为主，多因七情内伤，久病不复，年迈体虚等致气血不足，肾精亏虚，脑髓失养或气滞、痰阻、血瘀于脑而成。

**（一）病因**

**1. 年迈体虚**　脑为髓海，元神之府，神机之源，一身之主。由于年老肾衰，脑髓空虚，则神机失用，而使智能、思维活动减退，甚至失常而成痴呆。此外，年高气血运行迟缓，血脉瘀滞，痹阻脑络亦可致神机失用，而发生痴呆。

**2. 情志所伤**　情志不畅，肝郁气滞，气机不畅则血涩不行，气滞血瘀，蒙蔽清窍；或木旺克土，肝气横逆犯脾，脾胃功能失调，不能运化水湿，酿生痰湿，痰蒙清窍；气郁化火，扰动心神；或惊恐伤肾，"恐则精却"，亦可导致神明失用，性情烦乱，忽哭忽笑，变化无常，发为痴呆。

**3. 久病耗损**　久病，或失治误治，积损正伤，五脏之阴、阳、精、气、血亏损不足，脑髓失养；或久病入络，脑络痹阻，均可发为痴呆。

**（二）病机**

**1. 基本病机**　髓海不足，神机失用。虚证为精、气、血亏损，髓海失充，脑失所养；实证为气、火、痰、瘀，内阻于脑，上扰清窍。

**2. 病位**　主要在脑，与心、肝、脾、肾功能失调密切相关。

**3. 病理性质**　多属本虚标实。本虚为阴精、气血亏虚；标实为气、火、痰、瘀内阻于脑。

**4. 病机转化**　一是气滞、痰浊、血瘀之间可以相互转化，或相间为病。二是气滞、痰浊、血瘀可以化热，进一步耗伤肝肾之阴，肝肾阴虚，阴不制阳，肝阳上亢，化火生风，上扰清窍，加重痴呆。三是虚实之间可以相互转化。

【诊断要点】

**1. 临床特征**　以善忘，智能减退，言语、计算能力失常，行动迟缓等为主要表现。记忆力减退多为首发症状，表现为近期事物遗忘，逐渐发展为远期事物遗忘。可伴有性情改变、神志失常，甚至出现日常生活能力下降或丧失。

痴呆的诊断要点

**2. 病史**　起病隐匿，发展缓慢，渐进加重，病程一般较长。多为年老之人，可有中风、头晕、外伤史或其他全身疾病史。也有少数急性发病者。

**3. 辅助检查**　神经心理学检查、日常生活能力量表测试、MRI 扫描和 PET-CT 检查，可发现脑部存在引起痴呆症状的结构性病变。

【鉴别诊断】痴呆应与郁证、癫证、健忘等病证相鉴别。

**1. 郁证**　郁证以抑郁症状为主，如少言寡语、表情淡漠，常诉记忆减退、注意力不集中等类似痴呆的症状，但无智能减退或生活失能的情况。痴呆可有抑郁情况，但以智能症状为主，如善忘、智能减退、生活失能，抑郁情绪或有或无。

**2. 癫证**　癫证是以沉默寡言、情感淡漠、语无伦次、静而多喜为特征的精神失常疾患，迁延至后期，也会发生智能减退，以成年人多见。痴呆则属智能活动障碍，是以善忘、智能减退，生活失能等症为主，以老年人多见。

**3. 健忘** 健忘是以记忆力减退、遇事善忘为主症的一种病证，患者神识如常，明晓事理，善忘告知可晓。痴呆则以善忘、智能减退，生活失能等症为主。健忘可以是痴呆的早期临床表现，这时要注意早期防治。

【辨证论治】

（一）辨证要点

**1. 辨虚实** 痴呆病理性质为本虚标实。本虚者，辨明是髓海不足、肝肾亏虚、脾肾两虚；标实者，辨明是痰浊、瘀血及痰热、风火为病。本虚标实，虚实夹杂者，应分清标本主次。

**2. 辨病位** 痴呆病位主要在脑，与心、肝、脾、肾功能失调密切相关，辨证时应辨其主病脏腑。若年老体衰，头晕目眩，记忆认知能力减退，神情呆滞，齿枯发焦，腰膝酸软，步履艰难，病位在脑与肾；若兼见双目无神，筋惕肉瞤，毛甲无华，病位在脑与肝、肾；若兼见食少纳呆，气短懒言，口涎外溢，四肢不温，五更泄泻，病位在脑与脾、肾；若兼见失眠多梦，五心烦热，病位在脑与心、肾。

（二）治则治法

祛邪扶正、标本兼治是本病的基本治则。治疗以开郁豁痰化浊，化瘀通窍醒脑，理气通络清热治其标；补虚扶正，填精充髓养脑治其本。对脾肾不足，髓海空虚之证，宜培补先天、后天，使脑髓得充，化源得滋。凡痰浊、瘀血阻滞者，当化痰活血，配以开窍通络，使气血流通，窍开神醒。此外，移情易性，智力和功能训练与锻炼有助于康复与改善病情。

**课堂互动**

1. 痴呆如何进行诊断？
2. 痴呆的治则治法是什么？

（三）分证论治

**1. 髓海不足**

证候：智能减退，记忆力和计算力明显减退，头晕耳鸣，神情呆滞，齿枯发焦，腰酸骨软，步行艰难。舌瘦色淡，苔薄白，脉沉细弱。

证候分析：肾主骨生髓上通于脑，年高体衰，肾精渐亏，脑髓失充，灵机失运，故见智能减退，记忆力和计算力明显减退，神情呆滞之症；肾开窍于耳，其华在发，肾主骨，齿为骨之余，肾精不足，故头晕耳鸣，齿枯发焦，腰酸骨软，步行艰难；舌瘦色淡，脉沉细弱皆为精亏之征。本证主要病机为肾精亏虚，髓海失养。以智能减退，肾精亏虚之征象为审证要点。

治法：补肾益髓，填精养神。

方药：七福饮加减。方中重用熟地黄滋阴补肾，以补先天之本；人参、炒白术、炙甘草益气健脾，用以强壮后天之本；当归养血补血；远志、酸枣仁养心安神益智。本方填补脑髓之力尚有不足，可选加鹿角胶、龟板胶、阿胶等血肉有情之品，填精补髓。本型以虚为主，虚不受补，故不可峻补，一般多以本方制蜜丸或膏滋以图缓治，可用河车大造丸大补精血。同时，须注意补虚忌滋腻太过，以免滋腻损伤脾胃，酿生痰浊，可酌加健脾运湿之品。

**2. 脾肾两虚**

证候：记忆减退，失认失算，口齿含糊，词不达意，表情呆滞，沉默寡言，伴气短懒言，食少纳呆，口涎外溢，肌肉萎缩，腰膝酸软，或四肢不温，腹痛喜按，泄泻。舌质淡白，舌体胖大，苔白，或舌红，苔少或无苔，脉沉细弱。

证候分析：久病体弱，气血不调，后天脾胃功能衰减，不能化精微生气血以充养先天之本，致使肾之精气亏损，进而脑窍失养，元神失用，故症见记忆减退，失认失算，口齿含糊，词不达意，表情呆滞,沉默寡言;肾精亏虚不能温脾阳、助脾运,脾之气虚阳微,运化水谷之力衰减,则见气短懒言,食少纳呆,口涎外溢,肌肉萎缩,腰膝酸软,或四肢不温,腹痛喜按,泄泻;肾主骨,腰为肾之府,脾主肌肉,脾肾不足不能强腰膝、健肌肉,则见腰膝酸软,肌肉萎缩;舌质淡白,舌体胖大,苔白,或舌红,苔少或无苔,脉沉细弱均为脾肾不足,气弱阳微之征。本证主要病机为脾肾两虚,气血不足,髓海失养。以智能低下与脾肾两虚之征象为审证要点。

治法:补肾健脾,益气生精。

方药:还少丹加减。方中熟地黄、枸杞子、山茱萸滋阴补肾;肉苁蓉、小茴香、巴戟天温补肾阳;杜仲、怀牛膝、楮实子补益肝肾;茯苓、大枣益气健脾而补后天;远志、五味子、石菖蒲养心安神开窍。可酌情选加鹿角胶、龟板胶等血肉有情之品填精补髓。气短乏力明显,肌肉萎缩者,可选加阿胶、杜仲、续断、鸡血藤、何首乌、黄芪等益气养血;夜尿频多,加益智仁、菟丝子、蛇床子温阳缩尿。

**3. 痰浊蒙窍**

证候:智力衰退,表情呆钝,或哭笑无常,喃喃自语,或终日无语,伴不思饮食,脘腹胀痛,痞满不适,口多涎沫,头重如裹。舌质淡,苔白腻,脉滑。

证候分析:七情内伤或久患他病,肝气郁结,克伐脾土,或成年积劳思虑,损伤心脾,脾失健运,聚湿生痰,痰气郁结痹阻于五脏,影响心神,则智力衰退,表情呆钝,或哭笑无常,喃喃自语,或终日无语;痰浊中阻,气机不畅,清阳不升,浊阴不降,脾胃受纳运化失常,则见不思饮食,脘腹胀痛,痞满不适,口多涎沫,头重如裹;舌质淡,苔白腻,脉滑均为痰湿内阻之征。本证主要病机为痰浊上蒙,清窍被阻。以智能低下,痰浊内阻之象为审证要点。

治法:健脾化浊,豁痰开窍。

方药:洗心汤加减。方中石菖蒲芳香开窍化痰;半夏、陈皮健脾化痰;人参、附子、甘草益气温阳;茯神、酸枣仁宁心安神;神曲消食和胃。常加郁金、远志,或合涤痰汤以增化痰益智之力。脾气亏虚明显者,可加党参、炙黄芪、炒白术、炒麦芽、砂仁等健脾益气之品,以截生痰之源;若头重如裹,哭笑无常,喃喃自语,口多涎沫者,痰浊壅塞较著,重用陈皮、半夏,配伍莱菔子、制胆南星、佩兰、瓜蒌、浙贝母等豁痰理气之品;若痰郁久化火,蒙蔽清窍,扰动心神,症见心烦躁动,言语颠倒,歌笑不休,甚至反喜污秽等,宜用转呆丹加减。若眩晕或头痛,失眠或嗜睡,或肢体麻木阵作,肢体无力或肢体僵直,脉弦滑,风痰瘀阻者,宜用半夏白术天麻汤。

**4. 瘀血内阻**

证候:善忘,易惊恐,或思维异常,行为古怪,表情迟钝,言语不利,伴肌肤甲错,面色黧黑,口干不欲饮,双目暗晦。舌质暗或有瘀点瘀斑,脉细涩。

证候分析:情志失调,气机郁滞,血行不畅,或久病不复,气虚不能运血,致脑络瘀滞,故见善忘,易惊恐,或思维异常,行为古怪,表情迟钝,言语不利等痴呆症状;肌肤甲错,面色黧黑,口干不欲饮,双目暗晦,舌质暗或有瘀点瘀斑,脉细涩均为瘀血内阻之象。本证主要病机为瘀血阻滞,脑脉痹阻。以智能低下,瘀血内阻之象为审证要点。

治法:活血化瘀,开窍醒脑。

方药:通窍活血汤加减。方中赤芍、川芎行血活血,桃仁、红花活血通络,葱、姜通阳,麝香开窍,黄酒通络,佐以大枣缓和芳香辛窜药物之性。常加石菖蒲、郁金开窍醒脑。久病气血不足者,加黄芪、党参、熟地黄、当归以补益气血;瘀血日久,新血不生,血虚明显者,可加鸡血藤、三七、当归、女贞子以养血活血;瘀血日久,郁而化热,症见头痛、呕恶,舌红苔黄等,加丹参、丹皮、夏枯草、竹茹、栀子、生地黄等清热凉血、清肝和胃之品;久病入络者,可加用僵蚕、全蝎、水蛭、地龙等虫类药疏通经络。

**【其他疗法】**

**1. 中成药** 抗脑衰胶囊具有补肾填精、益气养血、强身健脑之功,复方苁蓉益智胶囊具有健脑益智、镇惊安神的作用,均适用于痴呆的治疗;健脑补肾丸适用于痴呆症健忘失眠、头晕、腰膝酸软者,参枝苓口服液适用于痴呆症心气不足者,牛黄清心丸适用于痴呆痰热风火盛者。

**2. 单方验方**

(1) 黄精、黄芪、益智仁、石菖蒲、炙甘草各10g,生晒参2g,紫河车2g。前五味水煎,后两味另炖兑入饮服。每剂服1~2日。适用于精气不足之痴呆。

(2) 制何首乌、葛根、赤芍、川芎各10g,槐米6g,五味子6g,石菖蒲、远志各6g,水煎服。日1剂。用于肝肾精亏、痰瘀阻络之痴呆。

(3) 怀山药、白术、益智仁各10~15g,补骨脂、巴戟天各6g,水煎服。日1剂。适用于脾肾两虚之痴呆。

【转归预后】痴呆的病程一般较长。虚证患者或病情较轻者,若积极接受治疗,部分精神症状可有明显改善,但不易根治。实证患者,及时有效治疗,待实邪祛,方可获愈。虚实夹杂或病情较重者,则往往病情缠绵难愈,生活不能自理,直至生活能力完全丧失,甚至因终日卧病在床继发感染或多脏器衰竭而致预后不良。

【预防调护】精神调摄、智能训练、饮食调节、身体运动等对痴呆患者治疗与康复非常重要。年老体弱或久病之后,饮食宜清淡,少食肥甘厚腻,戒烟酒,多食补肾益精之品,如核桃仁、山药、黑芝麻等。指导患者正确认识和对待病情,减少情志因素刺激。对轻症患者应进行耐心细致的智能训练,对重症长期卧床患者则应防止压疮、感染等并发症。

【结语】痴呆是以善忘,智能减退,言语、计算能力失常,行动迟缓等为主要表现的疾病。病因以情志所伤、年迈体虚、久病不复为主,病位在脑,与心、肝、脾、肾相关,基本病机为髓减脑消,神机失用,病性为本虚标实,临床多见虚实夹杂证。痴呆的辨证要分清虚实,辨明脏腑。治疗原则,虚则补之,以补益气血和补益阴精为主,由于肾与髓密切相关,因此补肾是治疗虚证痴呆不可忽视的一面;实则泻之,以豁痰化瘀为主,又因痰瘀之邪阻滞,脑之神机不用,故应适当配伍开窍通络之法。痰瘀日久,生热化火者,又当兼以清热泻火。虚实夹杂证,当分清主次,或先祛邪,后扶正;或标本同治,虚实兼顾。在药物治疗的同时,应重视精神调摄与智能训练。

【临证参考】

**1. 中医治疗阿尔茨海默病(AD)** 中医将AD病因病机归纳为肾亏髓虚、五脏不足为本,血瘀痰阻为标。亦有从肝、从胆、从脾、从心论治,还有从经络角度入手进行分析、应用。AD是老年慢性疑难病,中医药治疗可显著延缓病程、改善症状,且安全可靠,复方、单药、针灸等各种中医疗法均有其优势。临床治疗上,要辨证施治,既考虑AD肾虚髓亏、血瘀痰阻之共性,又兼顾患者个人五脏虚实侧重各有不同,实现中医个体化治疗,最大限度优化治疗方案。

**2. 痴呆用药规律** 文献研究表明,中药治疗AD的高频药物前十位依次为石菖蒲、川芎、丹参、远志、何首乌、山茱萸、茯苓、枸杞子、熟地黄、益智仁,中药治疗血管性痴呆(VD)高频药物前十位依次为石菖蒲、川芎、远志、丹参、何首乌、黄芪、水蛭、当归、茯苓、黄精,表明痴呆常用治法为补肾益精、活血、化痰;其中,AD侧重于补虚,以补肾益精为主,VD侧重于祛邪,多用活血化瘀、化痰之药。

**3. 名医经验** 王永炎认为为本虚标实证,本虚主要是肾精、气血、阴阳等正气的衰少;标实者主要是气、火、痰、瘀等病理产物的堆积。并将该病证分为髓海不足,治宜补肾益髓汤(验方);肝肾阴虚,治宜转呆定智汤(验方);脾肾不足,治宜还少丹;心肝火盛,治宜黄连解毒汤;痰浊阻窍,治宜洗心汤合转呆丹;瘀血内阻,治宜通窍活血汤。提出"毒损脑络"的血管性痴呆病机假说,运用补肾化浊法治疗老年期痴呆取得较好的效果。

## 案例分析

章某，男，68岁，1991年12月24日初诊。

代主诉：反应迟钝，动作迟缓，转弯时需别人帮助，顽固性失眠10余年。每日入夜须服用地西泮（安定）2片，语言欠清晰，不能独自长距离行走、上楼等。脑电图、心电图、CT检查未有异常状况，精神病院检查为老年性病变。刻下烦躁，左手颤抖，表情淡漠，行走有失控感。大便10日一行，干燥。诊查：舌质暗，胖大；苔白腻。辨证：证属痰阻窍络。治法：益气利窍化痰，温胆汤加减。处方：黄连2g，炒竹茹10g，炒枳实10g，太子参15g，五味子10g，制半夏10g，全瓜蒌12g，制胆南星8g，菖蒲6g，远志5g，薤白10g，丹参15g。7剂，水煎服。二诊：前方药进14剂，自觉症状减轻，入夜服安定1片即能入睡，行路转弯较过去灵敏，仍有失重感，自觉手脚冷，大便由10日一行为3日一行。舌质仍胖大，但白腻苔渐化。原方加入温肾之品继进。即上方去黄连、淡竹茹、炒枳实、薤白，加淡苁蓉10g，巴戟天10g，桂枝4g，天竺黄10g，怀牛膝10g，酸枣仁10g。7剂。三诊：主诉服上方药头晕，夜寐不实。痰湿未去，温肾之品尚不能受，仍以益气化痰利窍之品为主治疗。投初诊方，去全瓜蒌、薤白，加夜交藤20g，酸枣仁10g，健步虎潜丸2盒。四诊：行走明显好转，手已不颤抖，大便每日一行，可进行简单体力劳动，睡眠明显改善，家属代为取药。上方药7剂，健步虎潜丸2盒。五诊：行走比较轻松，定向明确，有时头昏，肢体酸痛。转以益肾平肝、活血通络为法以巩固之。

分析：老年性痴呆发病原因较多。本案为气血不足、肾精亏损、痰瘀阻窍，故见反应迟钝、动作迟缓、步履不稳，以益气利窍化痰为法。用十味温胆汤加太子参，10余剂后白腻苔渐化，投以温肾之品，患者复诊时诉说服之头晕，夜难入寐，此为痰浊未化，又以十味温胆汤继服。虑其痰夹瘀血成为窠臼，故治疗初始即伍以丹参活血去瘀，其后又配合健步虎潜丸强壮筋骨，致使证情缓解稳定。（周仲瑛，蔡淦.中医内科学[M].2版.北京：人民卫生出版社，2008）

（杨琪　徐慧　杨琦）

## 复习思考题

1. 试述外感头痛与内伤头痛的病机、症状特点有何不同？简述头痛部位不同的引经药。分别说明风寒、风热、风湿、肝阳、痰浊、瘀血、肾虚头痛的临床特征、治法和方药。

2. 试述眩晕的基本病机及与虚、火、痰、瘀的关系及转化，眩晕各证的主症特征、治法和方药。

3. 何谓中风？试述中风的主要病因、病理因素和病机变化。如何辨别闭证和脱证、阳闭和阴闭？试述中风的常见证型、治法及代表方。

4. 简述痫病常见证型的辨证施治。

5. 何谓痴呆？简述痴呆的病机及辨证要点，痴呆的常见证型的主症特点、治法、方药。

ER-3-18

扫一扫，测一测

# 第四章 脾胃病证

## 学习目标

1. 掌握胃痛、胃痞、呕吐、噎膈、呃逆、腹痛、泄泻、痢疾、便秘各病证的含义与临床特征、诊断要点与鉴别诊断，以及临床常见证型的证候特征、治法和方药。

2. 熟悉上述各病证的病因和基本病机、病位、病性，以及辨证要点和治则治法。

3. 了解上述各病证的转归预后和预防调护。

脾与胃互为表里，共为"后天之本"。脾主运化，胃主受纳；脾主升清，胃主降浊，脾与胃相互配合共同完成人体对水谷的受纳、消化和吸收。若脾胃功能失职，则主要表现为受纳、腐熟、运化、升降等功能的异常。脾为太阴湿土之脏，喜温燥而恶寒湿，得阳气温煦则运化健旺；胃喜润恶燥，不仅需要阳气的温煦，更赖于阴液的濡润，胃中阴液充足，有助于腐熟水谷和胃气通降。故脾阳（气）易虚，胃阴易亏。

临床上，脾的运化水谷精微功能减退，可出现纳呆、便溏、腹胀、倦怠、消瘦等病变；运化水湿功能失调，又可发生泄泻、痢疾等病证。若胃受纳、腐熟水谷及通降功能失常，则可发生胃痛、胃痞及便秘等病变；若胃失和降而上逆，可致呕吐、呃逆等。小肠主受盛、化物和泌别清浊，大肠则有传导之能，生理上亦与脾胃共同完成饮食物的消化、吸收、排泄等，故与脾胃病证合并讨论。

脾胃病证常见胃痛、胃痞、呕吐、噎膈、呃逆、腹痛、泄泻、痢疾、便秘等病证。脾胃病证的发生既与脾胃自身感受外邪、饮食不节、情志失调、禀赋薄弱等有关，又与其他脏腑密切相关。如肾阳温煦脾阳，若肾阳虚衰，则脾失温煦、运化失职而泄泻；肝木疏土，助其运化，肝郁气滞，易犯脾胃，引起胃痛、胃痞、腹痛等。依据脾胃的生理和病理特点，脾胃病证既可常见寒邪犯胃、胃热炽盛、肠道湿热、食滞胃肠、寒湿困脾、湿热蕴脾、瘀阻胃络等邪实证型；又可见有脾胃虚弱、脾阳虚衰、胃阴亏虚等正虚证型，以及肝脾不调、肝胃不和、肝胃郁热、脾胃湿热等兼夹证型。临证中应注意脏腑之间的关联，随证处理。

脾胃病证的治疗，应注意"脾宜升则健，胃宜降则和"，治脾毋忘调胃，治胃毋忘健脾。治脾胃时，常用健脾益气、温中升提、醒脾化湿之品，少用甘润滋腻、苦寒清热之剂，以免助湿伤阳；治胃病时，多用和中益胃、消导降逆之剂，慎用辛香燥热之药，以防助热伤阴。

## 思政元素

### 重脾胃重医德的"医林状元"

龚廷贤（1522—1619）是明代著名医学家，也是有"医林状元"之誉的旴江医家。他一生勤求古训，博采众方，笔耕不辍，著述甚丰，如《万病回春》《寿世保元》《古今医鉴》等。他继承并发展了李杲的脾胃学说，以重视脾胃闻名医林。他不仅对脾胃在脏腑中的作用和地位非常重视，在临证中突出脾胃，而且对养生延年也特别强调脾胃，即"当以养元气，健脾胃为主"。

　　龚廷贤重脾胃亦重医德，他在《万病回春》中的"医家十要"对医生医德提出了明确的要求。其中"一存仁心，乃是良箴，博施济众，惠泽斯深"，医生应将仁爱之心，博施济众视作医家的根本。"二通儒道，儒医世宝，道理贵明，群书当考"。儒道以"仁"为本，坚守仁者爱人，只有精究儒道，常怀仁爱之心，并且兼容并蓄，博爱群书，融汇各家精华，努力提高自己的医术水平。"九莫嫉妒，因人好恶，天理昭然，速当悔悟"，指出不能因个人主观好恶，产生嫉妒之心，不自吹自擂、诋毁别人，同事之间要团结协作，相互学习。"十勿重利，当存仁义，贫富虽殊，施药为二"。强调从医当廉，勿为利往，对待患者应当一视同仁，不分贫富和贵贱。

# 第一节　胃　痛

胃痛 课件

胃痛 思维导图

　　胃痛是指以上腹胃脘部近心窝处疼痛为主症的病证，亦称胃脘痛。多因胃气郁滞，失于和降所致。

　　胃痛之名最早见于《黄帝内经》。《灵枢·邪气脏腑病形》指出："胃病者，腹䐜胀，胃脘当心而痛。"并首次提出胃痛的发生与肝、脾有关，如《素问·六元正纪大论》说："木郁之发……民病胃脘当心而痛。"《灵枢·经脉》说："脾足太阴之脉……入腹属脾络胃……是动则病舌本强，食则呕，胃脘痛。"然唐宋以前文献常将胃脘痛与心痛相混而论。如《伤寒论·辨太阳病脉证并治》说："伤寒六七日，结胸热实，脉沉而紧，心下痛，按之石硬者，大陷胸汤主之。"此处心下痛实属胃脘痛。唐代孙思邈《备急千金要方·心腹痛》记载有："九痛丸，治九种心痛：一虫心痛，二注心痛，三风心痛，四悸心痛，五食心痛，六饮心痛，七冷心痛，八热心痛，九去来心痛。"此虽未说明九种心痛的临床表现，但从名称上分析，这里所说的心痛，大部分是指胃脘痛。宋代之后医家对胃痛与心痛混淆提出质疑，如《三因极一病证方论·九痛叙论》明确指出："夫心痛者，在方论则曰九痛，《内经》则曰举痛，一曰卒痛，种种不同，以其痛在中脘，故总而言曰心痛，其实非心痛也。"至金元时期，《兰室秘藏》首立"胃脘痛"一门，将胃脘痛的证候、病因病机和治法明确区分于心痛，使胃痛成为独立的病证。明清时期进一步分清了心痛与胃痛混淆之论，提出了胃痛的治疗大法，丰富了胃痛的内容。如王肯堂《证治准绳·心痛胃脘痛》中云："或问丹溪言心痛即胃脘痛然乎？曰：心与胃各一脏，其病形不同，因胃脘痛处在心之下，故有当心而痛之名，岂胃脘痛即心痛者哉？"虞抟《医学正传·胃脘痛》曰："古方九种心痛……详其所由，皆在胃脘，而实不在于心也。"各医家从不同侧面对胃脘痛进行论述，将胃脘痛的病因病机和辨证论治系统化，为后世辨治胃痛奠定了基础。

　　西医学中胃及十二指肠溃疡、急慢性胃炎、功能性消化不良、胃痉挛、胃癌、胃肠功能紊乱、胃黏膜脱垂等病以胃脘疼痛为主要表现者，均可参照本节辨证论治。

　　【病因病机】胃痛的发生，常因外邪犯胃、饮食不节、情志不畅和脾胃素虚等，导致胃气郁滞，失于和降，不通则痛。

　　**（一）病因**

　　**1. 外邪犯胃**　外感可由寒、热、湿诸邪所犯，其中尤以寒邪为多，因寒主凝滞。寒邪客胃，可致胃脘气机阻滞，不通则痛。《素问·举痛论》曰："寒气客于肠胃之间，膜原之下，血不得散，小络急引，故痛。"

　　**2. 饮食伤胃**　五味过极，辛辣无度，肥甘厚腻，饮酒如浆，则蕴湿生热，伤脾碍胃，气机壅滞。或过饥过饱，损伤脾胃，胃气郁滞，胃失和降，不通则痛。或过食香燥之物，耗伤胃阴，胃失濡养，亦致胃痛。《素问·痹论》曰："饮食自倍，肠胃乃伤。"

　　**3. 情志所伤**　气郁恼怒则伤肝，肝失疏泄，横逆犯胃，胃气阻滞，导致胃失和降而发胃痛。

若气滞日久或久痛入络，可致胃络受阻，血瘀内停亦发胃痛。正如《临证指南医案·胃脘痛》所谓："胃痛久而屡发，必有凝痰聚瘀。"

**4. 脾胃素虚**　素体脾胃虚弱，运化失职，气机不畅；或中阳不足，中焦虚寒，失其温养；或热病伤阴，阴液耗损，胃失濡养，均可导致胃痛。素体脾胃虚弱，若有饮食失调、外感邪气、情志刺激，更易引起胃痛发作或加重。此外，本病也可因过服寒凉药物，伤及脾胃之阳，引发疼痛。

## （二）病机

**1. 基本病机**　胃气郁滞，失于和降，不通则痛。

**2. 病位**　病位在胃，与肝、脾密切相关。

**3. 病理性质**　胃痛的病理性质有虚实之别。早期多由外邪、饮食、情志所伤，实证多见；后期常为脾胃虚弱，虚实夹杂。实为寒凝、食积、气滞、郁热、湿热、瘀血，邪阻胃气，不通则痛；虚为脾胃虚寒，胃失温养，胃阴不足，胃失濡养，不荣亦痛。

**4. 病机转化**　胃痛的病机转化主要有三个方面。一是寒热转化，如寒郁、湿郁日久化热，形成热证，或寒热错杂之证；二是气血转化，初病多在气分，日久深入血分，出现瘀阻胃络之证，甚则因胃络伤血，导致便血、呕血；三是虚实转化，初期多为实证，邪滞日久，又可损伤脾胃，其证则由实转虚，此为因实致虚；若脾胃气虚或阳虚，运化失司，可致痰湿，湿郁化热，又可出现夹热夹食，或痰湿互结，痰瘀内生，或为虚实错杂之证，此为因虚致实。

---

### 知识链接

#### 李杲与《脾胃论》

李杲，字明之，晚号东垣老人，所著《脾胃论》为其创导脾胃学说的代表作。全书着力阐发"内伤脾胃，百病由生"的病机理论，形成较为系统的脾胃内伤病辨证论治理论体系。该书分为三卷，卷上为基本部分，引用大量《黄帝内经》原文阐述脾胃论的主要观点和方药；卷中阐述脾胃病的具体论治，如对劳倦内伤、发病时令、补脾升阳、木郁达之等都作了详细的论述；卷下阐述脾胃病与天地阴阳、升降浮沉的密切关系，并结合临证，提出了多种方法，列方60余首，又详述方义及服用法。其中所创用的补中益气汤、调中益气汤、升阳益胃汤、升阳散火汤等，至今仍为临床所习用。

---

【诊断要点】

**1. 临床特征**　以上腹胃脘部近心窝处发生疼痛为基本特征，可表现为胀痛、刺痛、钝痛、隐痛、灼痛、闷痛、绞痛等不同，其中尤以胀痛、刺痛、隐痛常见。常伴食欲不振，恶心、呕吐、嘈杂、泛酸，嗳气、吞酸等症状。

**2. 病史**　以中青年居多，起病或急或缓，多有反复发作病史。发病前常有明显的诱因，如天气变化、恼怒、劳累、暴饮暴食、饥饿、进食生冷干硬辛辣醇酒，或服用有损脾胃的药物等。

**3. 辅助检查**　电子胃镜、上消化道造影、胃黏膜活检、幽门螺杆菌（HP）检测、胃液分析、胃电图、心电图、腹部B超、CT等检查有助诊断和鉴别诊断。

【鉴别诊断】胃痛应与真心痛、胁痛、腹痛、胃痞等病证相鉴别。

**1. 真心痛**　心居胸中，其痛常及心下，易与胃痛相混。典型真心痛为左侧心胸部痹塞疼痛，每突然发作，疼痛剧烈，可向左侧肩背或左臂内侧放射。常伴心悸气短、汗出肢冷、唇甲青紫等，病情危急。《灵枢·厥病》曰："真心痛，手足清至节，心痛甚，旦发夕死，夕发旦死。"其疼痛程度、伴随症状及其预后与胃痛均有明显区别。老年人既往无胃痛史，突发胃脘部疼痛者，应排除真心痛的可能。心电图、心肌酶谱等检查有助鉴别。

**2. 胁痛**　胁痛是以胁肋部疼痛为主症，可伴发热恶寒，或目黄身黄，或胸闷，喜叹息，极少伴嘈杂、泛酸、嗳气等。肝气犯胃的胃痛常攻撑连胁，但仍以胃脘部疼痛为主，牵涉胁肋，在疼痛病位和兼症方面两者有明显的不同。

**3. 腹痛** 腹痛是以胃脘部以下，耻骨毛际以上整个部位疼痛为主症。胃痛是以上腹胃脘部近心窝处疼痛为主症，两者疼痛部位明显不同。但胃处腹中，与肠相连，胃痛可以影响及腹，腹痛亦可牵连于胃，应从起病和其疼痛的主要部位加以鉴别。

**4. 胃痞** 胃痞是自觉胃脘部痞塞，胸膈胀满，触之无形，按之柔软，压之不痛的病证。胃痛以胃脘部近心窝处疼痛为主要特征。

【辨证论治】

## （一）辨证要点

**1. 辨寒热** 遇冷饮或受凉之后，胃脘痛加重，或得温则舒者，属寒；胃脘灼痛，痛势急迫，得凉或饮冷则痛减者，属热。

**2. 辨虚实** 暴痛，痛势剧烈，痛而拒按，食后痛或痛而不移者，属实；疼痛日久，痛势缠绵，痛而喜按，得食痛减，痛无定处者，属虚；久病年老者多虚，新病年壮者属实。

**3. 辨气血** 初痛在气，久痛入血；以胀痛为主，伴有嗳气，痛处游走不定，属气滞；痛如针刺、似刀割，痛处固定不移，属血瘀。

**4. 辨脏腑** 胃脘痛主要病变在胃，但与肝、脾密切相关。如胃脘痛兼见胸胁胀满，心烦易怒，嗳气频作，发病与情志有关，多见于肝气犯胃、肝胃郁热之证；如胃脘痛兼见神疲乏力，大便溏薄，四肢不温，食少纳呆，则为脾胃虚寒之证。

## （二）治则治法

胃痛的治疗以理气和胃止痛为基本大法。但在使用理气和胃之法时，还须审证求因，审因论治。邪实者以祛邪为急，正虚者以扶正为先，虚实夹杂者则当祛邪扶正兼顾。古有"通则不痛"治痛之法，但决不能局限于狭义的"通"法，应从广义的角度来理解和运用"通"，正如叶天士所谓"通字须究气血阴阳"。属于胃寒者，散寒即谓通；属于食滞者，消食即谓通；属于气滞者，理气即谓通；属于热郁者，泄热即谓通；属于血瘀者，化瘀即谓通；属于湿滞者，健脾除湿即谓通；属于阴虚者，益胃养阴即谓通；属于阳虚者，温运脾阳即谓通。即散寒、消食、理气、泄热、化瘀、除湿、养阴、温阳等治法，均可起"通"的作用。临证应把握"胃以通为补"的实质，灵活运用"通"法。

## （三）分证论治

**1. 寒邪客胃**

证候：胃痛暴作，疼痛剧烈，得温痛减，遇寒痛增，口淡不渴，或喜热饮。舌淡苔薄白，脉弦紧。

证候分析：由于外感寒邪，或过食生冷寒凉，以致寒邪客胃。寒主收引，寒邪内客胃脘，阳气被遏，致气机阻滞，故胃痛暴作；寒邪得热则散，遇寒则凝，所以得温痛减，遇寒痛增；胃无热邪，故口淡不渴；热能胜寒，故喜热饮；舌淡苔薄白，脉弦紧属寒主痛。本证主要病机为寒邪客于胃腑，气机凝滞不通。以胃痛暴作，得温则减，遇寒加剧为审证要点。

治法：温胃散寒，行气止痛。

方药：香苏散合良附丸加味。两方合用，高良姜温中散寒，香附、紫苏叶、陈皮、炙甘草行气止痛。内寒较甚者，可加吴茱萸、肉桂、砂仁、干姜等温中散寒；若恶寒、头痛等风寒表证较显者，可再加藿香、桂枝等以疏散风寒；行气止痛常用木香、紫苏梗、陈皮、乌药等；若兼见胸脘痞闷，胃纳呆滞，嗳气或呕吐者，是为兼夹食滞，可加枳实、神曲、鸡内金、制半夏、生姜等以消食导滞，降逆止呕；若寒邪郁久化热，寒热错杂，可用半夏泻心汤辛开苦降，寒热并调。

**2. 饮食停滞**

证候：胃脘疼痛，胀满拒按，嗳腐吞酸，或呕吐不消化食物，吐后痛减，不思饮食，大便不爽，得矢气或便后稍舒。舌苔厚腻，脉滑。

证候分析：暴饮暴食，食滞胃脘，致胃中气机阻塞，故胃痛脘腹胀满；健运失司，腐熟无权，谷浊之气不得下行而上逆，所以嗳腐吞酸，吐不消化食物；吐则宿食上越，矢气则腐浊下排，故吐食或矢气后痛减；胃中饮食停滞，导致肠道传导受阻，故大便不爽；舌苔厚腻，脉滑为食滞之象。本证主要病机为食滞胃脘，胃气不降。以脘胀腹满不食，疼痛拒按，嗳腐吞酸或吐食为审证要点。

治法：消食导滞，和胃止痛。

方药：保和丸加减。方中神曲、山楂、莱菔子消食导滞，茯苓、半夏、陈皮和胃化湿，连翘散食积之伏热，共奏消食和胃之效。若脘腹胀甚者，可加枳壳、厚朴、槟榔等以行气消滞；若胃脘胀痛而便闭者，可合用小承气汤或改用枳实导滞丸以通腑行气；胃痛急剧而拒按，伴见苔黄燥、便秘者，为食积化热成燥，可合用大承气汤以泄热化燥通腑。

### 3. 肝气犯胃

证候：胃脘胀闷，痛连两胁，攻撑走窜，遇烦恼则痛作或痛甚，喜太息，胸闷嗳气，大便不爽。舌苔多薄白，脉弦。

证候分析：肝主疏泄而喜条达，若情志不舒，肝气郁结不得疏泄，横逆犯胃而作痛；肝居胁下，气窜游移，故痛连两胁，攻撑走窜；气机不利，肝胃气逆，故胸闷嗳气，喜太息；气滞肠道，传导失常，故大便不爽；若情志不和，则肝郁更甚，气结复加，故每遇烦恼则痛作或痛甚；舌苔薄白，脉弦为肝郁气滞之象。本证主要病机为肝郁气滞，横逆犯胃，胃失和降。以胃痛胀闷，攻撑走窜，痛连两胁为审证要点。

治法：疏肝解郁，理气止痛。

方药：柴胡疏肝散加减。方中柴胡、香附疏肝解郁；陈皮、枳壳理气和中止痛；白芍、炙甘草柔肝和脾，缓急止痛；川芎调血。如气滞较甚者，可加川楝子、郁金、延胡索增强理气解郁止痛；嗳气较频者，可加沉香、旋覆花以顺气降逆；泛酸者，加乌贼骨、煅瓦楞子、左金丸和胃抑酸；若气郁化热，宜加栀子、丹皮、蒲公英以疏肝泄热。由于肝乃体阴用阳之脏，调气之品不宜过用香燥。

### 4. 肝胃郁热

证候：胃脘灼痛，痛势急迫，烦躁易怒，泛酸嘈杂，口干口苦。舌红苔黄，脉弦数。

证候分析：肝气郁结，日久化热，邪热犯胃，故胃脘灼痛，痛势急迫。肝胃郁热，逆而上冲，故烦躁易怒，泛酸嘈杂；肝胆互为表里，肝热夹胆火上乘，可见口苦口干；舌红苔黄，脉弦数为里热之象。本证主要病机为肝胃郁热，胃气不通。以胃脘灼痛，痛势急迫，泛酸嘈杂，口干口苦为审证要点。

治法：疏肝泄热，和胃止痛。

方药：丹栀逍遥散或化肝煎加减。前方柴胡、当归、白芍解郁柔肝止痛；丹皮、栀子清泄肝热；白术、茯苓、甘草和中健胃。后方以土贝母散结疏郁；白芍养阴柔肝；青皮、陈皮理气；丹皮、栀子清肝泄热；泽泻泻伏火，利小便。二方均可加左金丸，重用黄连清泻胃火，稍佐吴茱萸辛散肝郁。肝郁日久化热，易伤肝阴，此时应忌刚用柔，慎用香燥之品，可选厚朴花、香橼皮、佛手等理气不伤阴之解郁止痛药；若火热内盛，灼伤胃络而致吐血，常出现脘腹灼痛，心烦便秘，面赤舌红，脉弦数有力等症，此乃肝胃郁热，迫血妄行，用《金匮》泻心汤，苦寒泄热，直折其火，使火降气顺，吐血自止。

### 5. 湿热中阻

证候：胃脘疼痛，脘闷灼热，嘈杂，口干口苦，口渴而不欲饮，身重肢倦，纳呆恶心，小便色黄，大便不爽。舌红苔黄腻，脉滑数。

证候分析：湿热蕴结，胃气阻滞，不通则痛，故脘闷灼热，嘈杂；湿阻气机，脾升胃降失职，故口干，口渴而不欲饮，身重肢倦，大便不爽；湿热熏蒸，故口苦，小便色黄；胃腑受纳无权，则纳呆

ER-4-5

胃痛（湿热中阻证）

恶心；舌红苔黄腻，脉滑数，均为湿热之象。本证主要病机为湿热蕴结，胃气阻滞，胃失和降。以胃脘疼痛，脘闷灼热，身重肢倦，纳呆恶心，舌红苔黄腻，脉滑数为审证要点。

治法：清化湿热，理气和胃。

方药：清中汤加减。方中黄连、栀子清热燥湿；制半夏、茯苓、白豆蔻祛湿健脾；陈皮、甘草理气和中。湿偏重者，加苍术、藿香燥湿醒脾；热偏重者，加蒲公英、黄芩清胃泄热；伴恶心呕吐者，加竹茹、橘皮以清胃降逆；大便秘结者，加大黄通下导滞；气滞腹胀者，加厚朴、枳实以理气消胀；纳呆少食者，加神曲、谷芽以消食导滞。

### 6. 瘀阻胃络

证候：胃痛日久，痛如针刺，痛有定处，疼痛拒按，痛时持久，食后加剧，入夜尤甚，或见呕血、黑便。舌质紫暗或有瘀斑，脉涩。

证候分析：气为血帅，血随气行，气滞日久，则致血瘀。瘀血有形，故痛有定处且拒按，痛时持久；瘀阻胃络，脉络阻滞不通，故疼痛如针刺；进食触动其瘀，故食后加剧；血为阴，故入夜尤甚；若胃络伤，则可见呕血；瘀血入于肠，可见黑便；舌质紫暗或有瘀斑，脉涩为瘀血之征。本证主要病机为气滞血瘀，或久痛入络，胃络瘀阻。以胃脘疼痛，痛有定处，痛如针刺，舌质紫暗或有瘀斑为审证要点。

治法：化瘀通络，和胃止痛。

方药：失笑散合丹参饮加减。两方合用，蒲黄、五灵脂、丹参活血化瘀止痛；檀香、砂仁行气和胃。若胃痛较甚者，可加延胡索、木香、枳壳以增活血行气止痛之功；若四肢不温，舌淡脉弱者，是气虚无以行血，宜加党参、黄芪等益气活血；黑便者，加三七、白及化瘀止血；营阴不足者，加生地黄、当归、阿胶、白芍、麦冬以滋阴养血缓急止痛。

### 7. 脾胃虚寒

证候：胃痛隐隐，绵绵不休，喜温喜按，喜热饮食，空腹痛甚，得食则缓，劳累或受凉发作，或时而泛吐清水，神疲倦怠，手足不温，大便溏薄。舌淡苔白，脉虚弱。

证候分析：脾胃虚寒，失于温养，故胃痛隐隐，绵绵不休；寒得热而散，气得按而行，所以喜温喜按；脾虚中寒，水饮内生，饮邪上逆，故时泛吐清水；脾胃虚寒，得食则助正抗邪，故空腹痛甚，得食则缓；脾主肌肉四肢，中阳不振，失于温运，则手足不温，受凉发作，大便溏薄；虚不耐劳，故劳累发作；脾虚气血化源生化不足，故神疲倦怠；舌淡苔白，脉虚弱均为虚寒之象。本证主要病机为脾胃虚寒，中阳不振，胃失温养。以胃痛隐隐，喜温喜按为审证要点。

治法：温中健脾，和胃止痛。

方药：黄芪建中汤加减。方中黄芪补中益气，桂枝、生姜温中散寒，白芍、炙甘草、饴糖、大枣缓急止痛。泛吐清水较多，加干姜、陈皮、茯苓温胃化饮；泛酸，去饴糖，加黄连、吴茱萸、海螵蛸制酸和胃止痛；胃脘冷痛，里寒较甚，呕吐，肢冷，加理中丸以温中散寒；肾阳虚衰者，用附子理中丸；痛止之后宜常服香砂六君子汤调理。

### 8. 胃阴亏虚

证候：胃脘隐隐灼痛，似饥而不欲食，口燥咽干，五心烦热，口干不多饮，大便秘结。舌红少苔或光剥无苔，脉细数。

证候分析：胃痛日久，郁热伤阴，胃失濡养，故胃脘隐隐灼痛；胃阴亏虚，受纳无权，故似饥而不欲食；阴虚津少，无以上承，则口燥咽干，口干不多饮；阴虚液耗，肠道失润，故大便秘结；五心烦热，舌红少苔或光剥无苔，脉细数乃阴虚内热之象。本证主要病机为胃阴亏虚，胃失濡养。以胃脘隐隐灼痛，口燥咽干，舌红少苔为审证要点。

治法：养阴益胃，和中止痛。

方药：一贯煎合芍药甘草汤加减。两方合用，北沙参、麦冬、生地黄、枸杞子养阴益胃；当归养血活血；川楝子理气止痛；白芍、炙甘草缓急止痛。若见胃脘灼痛，嘈杂反酸者，可加珍珠粉、牡蛎、海螵蛸或配用左金丸以制酸；若胃酸缺乏者，可加乌梅、山楂以酸甘化阴；胃脘胀痛者，加厚朴花、玫瑰花、佛手等行气止痛；大便干燥者，加火麻仁、瓜蒌仁等润肠通便；阴虚胃热者，加石斛、知母、黄连养阴清胃。

【其他疗法】

**1. 中成药** 四磨汤用于气滞、食积型胃痛；胃苏颗粒、气滞胃痛颗粒等用于气滞型胃痛；荜铃胃痛颗粒用于气滞血瘀型胃痛；荆花胃康胶囊用于湿热内蕴，或寒热错杂、气滞血瘀型胃痛；黄芪建中丸、小建中冲剂、香砂六君（子）丸、温胃舒颗粒用于脾胃虚寒型胃痛；养胃舒颗粒用于胃阴不足型胃痛。

**2. 单方验方**

（1）生姜红糖汤。适用于寒邪犯胃疼痛较轻者。

（2）百合、丹参各 30g，乌药、高良姜、制香附各 9g，檀香 6g（后下），砂仁 3g（后下），水煎服。适用于寒热虚实夹杂胃痛。

（3）海螵蛸、浙贝母以等分研细末，每次服 3g。适用于胃脘痛泛酸明显者。

（4）三七粉 3g，白及粉 4.5g，大黄粉 1.5g，混合均匀，每服 3g。适用于胃脘痛瘀血证而呕血者。

【转归预后】胃痛经正确治疗和调理，预后一般较好，实证治疗较易，邪气去则胃气安；虚实夹杂，或正虚邪实者，则治疗较有难度，且易反复发作。若影响进食，化源不足，则正气日衰，形体消瘦，可成虚劳。胃痛日久，久病入络，伤及胃络，则有呕血、便血。若量大难止，兼见大汗淋漓，四肢不温，脉微欲绝，为气随血脱的急危之候，如不及时救治，亦可危及生命。若胃痛日久，痰瘀互结胃脘，亦可导致噎膈。

【预防调护】本病发病与饮食不节、情志不遂有关，故在预防上要重视饮食与精神的调摄。平时要养成有规律的生活习惯和良好的饮食习惯，忌暴饮暴食及烟酒过度，保持良好的情绪及心理状态。胃痛持续不已者，应进流质或半流质饮食，少食多餐，以清淡、易消化食物为宜，避免进食浓茶、咖啡和辛辣及易产气食物，进食细嚼慢咽，慎用对胃有刺激性的药物。注意防寒保暖，避免过度劳累与紧张也是预防本病复发的重要因素。

【结语】胃痛是以上腹胃脘部近心窝处疼痛为主症的病证。多由外感寒邪、饮食不节、情志所伤、脾胃素虚等病因而引发。其基本病机为胃气郁滞，失于和降，气机不利，不通则痛。临床辨证有虚实寒热，在气在血之分。寒邪、食停、气滞、血瘀、热郁、湿阻多属实证；脾胃虚寒、胃阴不足多属虚证。本病初起病程短，病因单一，病机相对较为简单；病久常为多种病理因素相互作用，寒热错杂，虚实相兼，气血并病，食湿同见，病情复杂。胃痛治疗以理气和胃止痛为基本原则，同时，应正确理解和运用"通则不痛"之大法。

【临证参考】

**1. 治肝可以安胃** 胃痛的发生与肝、脾密切相关，正确运用疏肝理气之法，则气机顺畅，胃自安和。肝气疏泄失常，既有疏泄不及，土失木疏，气壅而滞；又或疏泄太过，横逆脾胃，肝胃不和。因此，当调肝为治。或以疏肝为主，或以敛肝为治。对素体脾胃虚弱，或饮食、劳累损伤脾胃，中焦运化失职，气机壅滞，影响肝之疏泄功能，即"土壅木郁"者，此时又当培土泄木为法。

**2. 注意"久病入络"，久痛防变** 胃痛初起在气，日久影响血络通畅，以至血瘀胃络，即"久病入络"，"胃病久发、必有聚瘀"。对中年以上患者，胃痛经久不愈，应注意及时进行胃镜检查。胃镜常见胃黏膜有溃疡、出血点、息肉，胃黏膜活检甚或可示胃黏膜不典型增生或肠腺化生，极个别还可发展成胃癌。治疗应重视活血化瘀药的运用，常用郁金、延胡索、田七、莪术、红花、赤芍等。如为瘀毒所致者，加用半枝莲、半边莲、白花蛇舌草等解毒去瘀。

**3. 健脾养胃可固其本** 慢性胃痛病程长，病情缠绵，多虚实夹杂。从起病病因看，本病多在脾胃虚弱的基础上而发，所以，治疗本病当补虚固本。慢性胃痛虚证主要是脾气虚弱者，黄芪建中汤、香砂六君子汤常用；胃阴不足证，以一贯煎、芍药甘草汤、益胃汤治疗为多。临床上还可存在脾胃气阴两虚之候，治疗上又须益气养阴、健脾养胃并举。

**4. 了解病因以助预防调护**　对700例慢性胃脘痛的病因调查资料分析发现，饮食不当是病因调查之最，且以食无定时最多；情志因素是病因的第二位，劳累过度是病因的第三位。另外，还与寒冷、长期使用化学药物等有关。

**5. 名医经验**　"痛在心口窝，三合共四合"，这是焦树德治疗胃脘痛口诀和经验总结。"三合"即"三合汤"，由良附丸（高良姜6～10g，制香附6～10g），百合汤（百合30g，乌药9～12g），丹参饮[丹参30g，檀香6g（后下），砂仁3g]组成。主治：长期难愈的胃脘痛，或曾服用其他治胃痛药无效的虚实寒热症状夹杂并见者。"四合"即"四合汤"，即在"三合汤"基础上，再合失笑散（蒲黄6～10g，五灵脂9～12g），主治同三合汤，又兼有胃脘刺痛，痛处固定，唇舌色暗或有瘀斑等证属中焦瘀血阻滞者。徐景藩对1 042例单纯胃脘痛而无其他脏腑疾病的患者进行分析，发现慢性胃脘痛主要为中虚气滞证（49.3%）、肝胃不和证（38.2%）及胃阴不足证（12.5%），可兼有血瘀证、湿阻证，以及胃寒证、胃热证、食滞证。

---

**案例分析**

居某，男，42岁，1977年9月18日初诊。

患者多年来时有胃脘疼痛，近20多日疼痛加剧，痛甚则反射至肩背，呕吐酸苦水，空腹痛甚，口渴干苦，纳差，大便干，小便黄。经中西医治疗2周，疼痛未见缓解。经某医院胃镜检查：诊断十二指肠球部溃疡。舌边紫，舌黄腻，脉弦。中医诊断：胃痛，证属肝胃不和，气血瘀阻。治法：疏肝理气，化瘀止痛。方药：金铃子10g，延胡索10g，乌贼骨10g，黄连3g，炒五灵脂10g，煅瓦楞子12g，枳壳10g，青、陈皮各6g，佛手片6g。6剂。二诊：药后胃痛略有减轻，但痛甚时仍反射至后背，泛吐酸水已少。原方加重化瘀之品：金铃子10g，黄连3g，吴茱萸1.5g，炙刺猬皮5g，九香虫5g，煅瓦楞子12g，炒五灵脂10g，香附10g，乌贼骨10g，陈皮5g，三七粉3g（冲服）。6剂。另方：乌贼骨120g，象贝母60g，三七粉15g，炙刺猬皮30g，九香虫30g。共研细末，每次3g，开水冲服。10月16日随访：前方药连服18剂，胃痛消失，末药仍在续服，饮食正常。临床治愈。

分析：本案系肝胃不和、气血瘀阻所致，故方中金铃子散疏肝理气而止痛，左金丸清肝解郁而制酸，五灵脂、香附化瘀止痛，乌贼骨甘温酸涩以通血脉，瓦楞子味咸走血而软坚散结，并均能制酸，从而使疼痛缓解，泛酸得止。后以乌贝散加三七活血化瘀，刺猬皮、九香虫行瘀止痛，对胃痛尤佳。（董建华.中国现代名中医医案精华[M].北京：北京出版社，1990）

---

# 第二节　胃　痞

胃痞，又称痞满，是指中焦气机不利，脾胃升降失职所致的自觉心下痞塞，触之无形，按之柔软，压之不痛为主要症状的病证。临床主要表现为上腹胀满不舒，如延及中下腹部则称为脘腹胀满。

胃痞在《黄帝内经》中称为"否""否塞"和"否隔"等，并认为其病因与饮食不节、起居不适和寒气为患有关。如《素问·太阴阳明论》云："食饮不节，起居不时者，阴受之……阴受之则入五脏……入五脏则䐜满闭塞。"《素问·异法方宜论》云："脏寒生满病。"胃痞病名首见于《伤寒论》，

胃痞 课件

胃痞 思维导图

张仲景明确指出"满而不痛者,此为痞","……若心下满而硬痛者,此为结胸也,大陷胸汤主之。但满而不痛者,此为痞,柴胡不中与之,宜半夏泻心汤"。所创诸泻心汤一直为后世医家效法和推崇。隋代巢元方《诸病源候论·痞噎病诸候·诸痞候》结合病位、病机对病名要领作出阐释"诸痞者,荣卫不和,阴阳隔绝,脏腑痞塞而不宣通,故谓之痞","其病之候,但腹内气结胀满,闭塞不通"。金元时期,朱震亨(丹溪)将痞与胀满作了鉴别,《医学正传·痞满》:"丹溪曰:胀满内胀而外亦有形;痞则内觉痞闷,而外无胀急之形。"明代张介宾《景岳全书·杂病谟·痞满》指出:"痞者,痞塞不开之谓;满者,胀满不行之谓。盖满则近胀,而痞则不必胀也。"并将痞满分为虚实两端,"凡有邪有滞而痞者,实痞也;无物无滞而痞者,虚痞也。有胀有痛而满者,实满也;无胀无痛而满者,虚满也。实痞实满者,可消可散;虚痞虚满者,非大加温补不可"。这种虚实辨证理论对后世胃痞诊治颇有指导意义。

功能性消化不良
拓展阅读

西医学中的慢性胃炎(包括非萎缩性胃炎和萎缩性胃炎)、功能性消化不良、胃神经官能症、胃下垂等疾病,若以上腹胀满不舒为主要临床表现者,均可参照本节辨证论治。

【病因病机】胃痞的病因与感受外邪、内伤饮食及情志失调有关,基本病机为中焦气机不利,脾胃升降失职。

（一）病因

**1. 感受外邪** 外感六淫,表邪入里,或误下伤中,邪气乘虚内陷,结于胃脘,阻塞中焦气机,升降失司,遂成胃痞。如《伤寒论》曰:"脉浮而紧,而复下之,紧反入里,则作痞,按之自濡,但气痞耳。"

**2. 内伤饮食** 暴饮暴食,或恣食生冷,或过食肥甘,或嗜酒无度,损伤脾胃,纳运无力,食滞内停,痰湿中阻,气机不利,发为胃痞。如《伤寒论》言"胃中不和,心下痞硬,干噫食臭","谷不化,腹中雷鸣,心下痞硬而满"。

**3. 情志失调** 抑郁恼怒,情志不遂,肝气郁滞,失于疏泄,乘脾犯胃,脾胃升降失常,或忧思伤脾,脾气受损,胃腑失和,气机不畅,而生胃痞。如《景岳全书·杂病谟·痞满》言:"怒气暴伤,肝气未平而痞。"

**4. 脾胃虚弱** 素体脾胃虚弱,或久病之后,或误用、滥用药物,损伤脾胃,健运失职,气机被阻,亦生胃痞。如《兰室秘藏·中满腹胀》曰:"或多食寒凉及脾胃久虚之人,胃中寒则胀满,或脏寒生满病。"

（二）病机

**1. 基本病机** 胃痞的基本病机为中焦气机不利,脾胃升降失职。实证为实邪入里,中焦气机不畅;虚证为脾胃虚弱,中焦升降无力。

**2. 病位** 病位主要在胃,与肝、脾密切相关。

**3. 病理性质** 胃痞的病理性质有虚实不同。虚为脾胃气虚或胃阴不足;实是寒凝气滞、痰阻、食积湿(郁)热所致。

**4. 病机转化** 实痞日久,正气日渐消耗,损伤脾胃,或素体脾胃虚弱,而致中焦运化无力,可由实转虚。湿热之邪或肝胃郁热日久伤阴,阴津伤则胃失濡养,和降失司而成虚痞。因胃痞常与脾胃不运、升降无力有关,脾胃虚弱,易致病邪内侵,形成虚实夹杂、寒热错杂之证。若胃痞日久不愈,气血运行不畅,脉络瘀滞,血络损伤,可见吐血、黑便,亦可产生胃痛或积聚、噎膈等变证。

【诊断要点】

**1. 临床特征** 以自觉胃脘痞塞满闷不舒,触之无形,按之柔软,压之无痛为特征。

**2. 病史** 时轻时重,反复发作。多由饮食不调、情志不畅、起居无常、寒温失宜等因素诱发。

**3. 辅助检查** 电子胃镜、B超、腹部CT、病理组织活检、钡餐造影检查可以协助诊断慢性胃炎、胃下垂等。幽门螺杆菌检查有助于临床诊断与鉴别诊断。

【鉴别诊断】胃痞应与胃痛、鼓胀、胸痹、结胸等病证相鉴别。

**1. 胃痛**　胃痞与胃痛病位同在胃脘部，且常相兼出现。但胃痛以疼痛为主症，病位一般局限于胃脘；胃痞以满闷不适为主而无疼痛，可累及胸膈。胃痛病势多急，压之疼痛；胃痞起病较缓，压之无痛，两者差别显著。

**2. 鼓胀**　胃痞与鼓胀均是自觉腹部胀满为主。鼓胀以腹部胀大如鼓，皮色苍黄，脉络暴露为特征；胃痞以自觉满闷不舒，外无胀形为主症。鼓胀病位在大腹，胃痞病位在胃脘。鼓胀按之腹皮绷急，胃痞按之柔软。

**3. 胸痹**　胸痹是以胸闷、胸痛、短气为主症，偶见脘腹不舒。胃痞以脘腹满闷不舒为特征，多兼饮食纳运失常之症状，偶有胸膈不适，但无胸痛等表现。

**4. 结胸**　胃痞与结胸病位皆在脘部。然结胸以心下至小腹硬满而痛，拒按为特点。胃痞则在心下胃脘，以满而不痛，手可按压，触之无物为特征。

【辨证论治】

## （一）辨证要点

**1. 首辨虚实**　实痞多因外邪侵袭，食滞内停，痰湿中阻，湿热内蕴，情志失调所致，症见痞满能食，食后尤甚，饥时可缓，拒按，便秘，舌苔厚腻，脉实有力；虚痞多由脾胃气虚，或胃阴不足所致，表现为饥饱均满，喜揉喜按，食少纳呆，大便清利，脉虚无力为虚痞。

**2. 次辨寒热**　痞满绵绵，得热则减，口淡不渴，或渴不欲饮，舌淡苔白，脉沉迟或沉涩者为寒证；痞满势急，遇凉则舒，口渴喜冷饮，舌红苔黄，脉数者为热证。

**3. 再辨兼夹**　临床还要注意辨别寒热虚实的兼夹。寒痰中阻之寒痞属实，脾胃阳虚之寒痞属虚。湿热中阻之热痞属实，胃阴不足之热痞属虚。

---

### 课堂互动

1. 胃痞的辨证要点有哪些？
2. 胃痞的治则治法是什么？

---

## （二）治则治法

胃痞的治疗总以调理脾胃升降，行气除痞消满为基本原则，但要根据其虚实分别施治。实证分别采取消食导滞，除湿化痰，理气解郁，清热祛湿等法；虚证重在健脾益胃，或补中益气为主，或养阴益胃为主。虚实寒热夹杂者，宜补消并用，温清同施。

胃痞的治则治法

## （三）分证论治

## 实　痞

### 1. 饮食内停

证候：胃脘胀闷，食后尤甚，拒按，嗳腐吞酸，呕吐恶食，或兼大便不调，矢气频作，味臭如败卵。舌苔厚腻，脉滑。

证候分析：暴饮暴食，损伤脾胃，食积内停，气机不畅，故胃脘胀闷；进食或按压可致气滞加重，故食后尤甚，拒按；胃不腐熟水谷，宿食停滞，酿而成酸，故嗳腐吞酸，味臭如败卵；胃失和降，故呕吐恶食；食积化热，胃肠气滞，传导失司，故大便不调，矢气频作；舌苔厚腻，脉滑亦为食滞之征。本证主要病机为饮食停滞，胃失和降，气机壅塞。以胃脘腹胀闷，嗳腐吞酸，舌苔厚腻，脉滑为审证要点。

治法：消食导滞，行气消痞。

方药：保和丸加减。方中神曲、山楂、莱菔子消食导滞，行气除胀；半夏、陈皮、茯苓理气化湿，健脾和胃；连翘清热散结。脘腹胀满者，加枳实、大腹皮、厚朴理气除满；食积较重者，加谷芽、鸡内金、麦芽消食化积；食积化热，大便秘结者，加大黄、枳实通腑消胀，也可用枳实导滞丸荡涤积滞，清利湿热；兼见脾虚便溏者，加白术、白扁豆、苍术等健脾助运，化湿和中，或用枳实消痞丸消痞除满，健脾和胃。

**2. 痰湿中阻**

证候：胃脘痞塞不舒，胸膈满闷，呕恶纳呆，头晕目眩，身重肢倦，口淡不渴。舌苔白厚腻，脉沉滑。

证候分析：痰湿中阻，气机不畅，故胃脘腹痞塞不舒，胸膈满闷；痰湿中阻，清阳不升，清窍失养，故头晕目眩；浊气上逆，胃失和降，则呕恶纳呆；痰湿困阻脾阳，阳气不达四肢，故身重困倦；湿阻中焦，故口淡不渴；舌苔白厚腻，脉沉滑亦为痰湿之征。本证主要病机为痰浊阻滞，脾失健运，气机阻滞。以胃脘痞闷，呕恶纳呆，舌苔白厚腻，脉沉滑为审证要点。

治法：除湿化痰，理气和中。

方药：二陈平胃散加减。方中制半夏、苍术燥湿化痰，陈皮、厚朴理气消胀，茯苓、甘草健脾和胃。痰湿偏盛而胀满较剧者，加枳实、厚朴、莱菔子，也可合用半夏厚朴汤化痰理气；气逆不降，嗳气不止者，加旋覆花、代赭石、枳实、沉香；痰湿郁久化热，口苦苔黄者，改用黄连温胆汤加减；兼见脾胃虚弱者，加用党参、白术、砂仁健脾和中。

**3. 脾胃湿热**

证候：胃脘痞闷，或嘈杂不舒，恶心呕吐，纳呆，厌食油腻，口苦，口干不欲饮，大便不爽，小便短赤。舌红苔黄腻，脉滑数。

证候分析：湿热内蕴，阻滞中焦气机，故胃脘痞闷，纳呆；胃失和降，故恶心呕吐；湿热蕴蒸，热郁于内，故胃脘嘈杂不舒，口苦，厌食油腻；湿热中阻，津不上承，故口干；湿热伤阴不重，故虽口渴而不欲饮；大便不爽，小便短赤，舌红苔黄腻，脉滑数均为湿热内蕴之征。本证主要病机为湿热内蕴，困阻脾胃，气机不利。以胃脘痞闷，舌红苔黄腻，脉滑数为审证要点。

治法：清热化湿，和胃消痞。

方药：泻心汤合连朴饮加减。两方合用，大黄、黄连、黄芩苦寒清热燥湿；厚朴、石菖蒲理气化湿，醒脾开胃；半夏和胃燥湿；芦根、栀子、淡豆豉清热和胃，利湿清热。嘈杂不舒者，合用左金丸清热和胃止酸；恶心、呕吐明显者，加竹茹、生姜、旋覆花止呕；纳呆不食者，加谷芽、鸡内金、木香、砂仁开胃导滞；便溏者，去大黄，加白扁豆、陈皮化湿和胃。若寒热错杂、虚实相兼者，改用半夏泻心汤，辛开苦降，散寒清热，和胃除痞。

**4. 肝胃不和**

证候：胃脘痞闷，胸胁胀满，善太息，心烦易怒，呕恶嗳气，或吐酸苦水，大便不爽。舌质淡红，苔薄白，脉弦。

证候分析：情志不和，肝气郁结，乘脾犯胃，气机壅塞，故胃脘痞闷，胸胁胀满，善太息；胃气郁滞，胃失和降，故呕恶嗳气；肝郁日久化热，上扰心神，故心烦易怒；肝热夹胆火上乘，故吐酸苦水；肝郁气滞，疏泄不利，肠腑传导失司，故大便不爽；舌淡红，苔薄白，脉弦，亦为肝气郁结之征。本证主要病机为肝气犯胃，胃气郁滞，胃失和降。以胃脘痞闷，胸胁胀满，舌质淡红，苔薄白，脉弦为审证要点。

治法：疏肝解郁，和胃消痞。

方药：越鞠丸合枳术丸加减。两方合用，香附、川芎疏肝散结，行气活血；栀子泻火解郁；苍术燥湿健脾；神曲消食化滞；枳实行气消痞；白术健脾益胃。气郁胀满较甚者，加柴胡、郁金、厚朴，或选用五磨饮子加减理气导滞，除痞消胀；肝郁化火，口苦而干者，加黄连、黄芩或合用左金丸泻火解郁；呕恶明显者，加小半夏汤和胃止呕；嗳气甚者，加竹茹、沉香和胃降气；若痞满日久不愈，舌暗脉涩，可加丹参、莪术等活血散结。

## 虚　痞

### 1. 脾胃虚弱

证候：胃脘满闷，喜温喜按，纳呆便溏，时轻时重，面色萎黄，形体消瘦，神疲乏力，少气懒言，语声低微。舌质淡，苔薄白，脉细弱。

证候分析：脾胃虚弱，健运失职，升降失常，故脘腹满闷，时轻时重；中焦阳虚气弱，失于温养鼓动，故喜温喜按；气血生化乏源，故神疲乏力，少气懒言，语声低微；气血失于荣养，故面色萎黄，形体消瘦；脾虚不运，故纳呆便溏；舌淡苔白，脉细弱均为脾胃虚弱之征。本证主要病机为脾胃虚弱，升降失常。以胃脘满闷，喜温喜按，舌质淡，苔薄白，脉细弱为审证要点。

治法：补气健脾，升清降浊。

方药：补中益气汤加减。方中黄芪、人参、白术、炙甘草益气健脾，升脾胃清阳之气；升麻、柴胡协同升举清阳；当归养血和营以助脾；陈皮理气消痞。胀闷较重者，加枳壳、厚朴、木香理气运脾；舌苔厚腻，湿浊内蕴者，加半夏、茯苓、莱菔子，或改用香砂六君子汤加减健脾祛湿，理气除胀；四肢不温，阳虚明显者，加制附子、干姜温胃助阳，或合用理中丸温胃健脾；纳呆厌食者，加砂仁、神曲、麦芽理气开胃。

### 2. 胃阴不足

证候：脘腹痞闷，饥不欲食，嘈杂，恶心，嗳气，口燥咽干，大便干结。舌红少苔，脉细数。

证候分析：胃阴不足，胃失濡养，和降失司，故脘腹痞闷；胃阴亏虚，胃腑失和，故嘈杂，恶心，嗳气，饥不欲食；阴液不足，津不上承，大肠液亏，失于濡润，故口燥咽干，大便干结；舌红少苔，脉细数均为阴液不足之象。本证主要病机为胃阴亏虚，胃失和降。以胃脘痞闷，饥不欲食，舌红少苔，脉细数为审证要点。

治法：养阴益胃，调中消痞。

方药：益胃汤加减。方中生地黄、麦冬、北沙参、玉竹、冰糖滋阴养胃；加香橼皮疏肝理脾，消痞除满。腹胀重者，加枳壳、厚朴花理气消胀；津伤口渴重者，加石斛、天花粉生津止渴；食滞者，加谷芽、麦芽消食导滞；便秘者，加火麻仁、瓜蒌仁、玄参润肠通便；如兼神疲乏力、气短懒言者，可加太子参、黄精等益气养阴。

【其他疗法】

**1. 中成药**　保和丸、枳实导滞丸适用于食积内停型胃痞；二陈丸适用于痰湿困脾型胃痞；胃苏颗粒用于气滞型胃痞；越鞠丸、逍遥丸用于肝胃不和型胃痞；左金丸、达立通颗粒用于肝胃郁热型胃痞；六君子丸用于脾胃气虚型胃痞；香砂六君子丸、枳术丸或枳术宽中丸、胃复春片用于脾虚气滞型胃痞；理中丸、附子理中丸适用于中焦虚寒型胃痞；摩罗丹用于脾胃气阴不足，气滞血瘀兼有湿热之胃痞。

**2. 单方验方**

(1) 莱菔子 20g，水煎服，每日 3 次。有消胀除满的作用。

(2) 谷芽、山楂、槟榔、枳壳各等份，共研细末；或鸡内金晒干研碎过筛。每次服 3～5g，每日 3 次。用于食积气滞之脘腹胀满等。

(3) 砂仁 5g，陈皮 5g，红糖 6g，水煎服。用于脾胃虚寒所致痞满。

(4) 黄连 3g，陈皮 10g，沸水浸泡饮服。用于胃热之痞满。

【转归预后】本病一般预后较好，若能注意饮食、情志的调摄，同时坚持治疗，多可痊愈。若久病失治，或治疗不当，可使病程迁延，并呈慢性病变。如久痞不愈，出现吐血、黑便者提示病情较重，恢复较难；出现胃痛、积聚、噎膈等变证，预后较差。

【预防调护】本病与饮食、情志关系密切。应嘱患者注意饮食调理，勿暴饮暴食，忌肥甘厚味、辛辣醇酒，以及寒凉生冷之品。注意精神调摄，保持心情舒畅，避免情志刺激。慎起居，适寒温，适当锻炼，增强体质。配合艾灸、推拿，或耳穴压豆等中医适宜技术，有助胃痞治疗。

【结语】胃痞是临床上常见的病证，以胃脘痞塞，满闷不痛，按之软而无物，外无胀形为主要表现。发于胃脘，责之肝脾。形成原因有食、气、痰、湿、热、虚等几方面，主要病机为中焦气机不利，脾胃升降失职；初病多实，久病则耗气伤阴而为虚，临床多表现为虚实寒热夹杂。辨证以虚实为纲，实痞主要为食积、痰湿、气郁所致；虚痞则多脾胃气虚，或胃阴不足引起。治疗以调和脾胃，行气消痞为基本法则，遵照"虚者补之，实者泻之"的原则，祛邪扶正，平调寒热。本病易迁延反复，但只要坚持治疗，注意饮食、情志、起居调摄，适当体育锻炼，一般预后较好。

【临证参考】

**1. 重视疏肝健脾，调畅气机**　痞满病在胃，与肝、脾密切相关。脾胃同居中焦，最易互相影响。肝失疏泄，横克脾胃，中焦升降失职亦可致痞。所以，治胃痞应在和胃降气的同时，重视疏肝健脾法的运用，宜用黄芪、党参、升麻、白术等以升清阳；柴胡、枳壳、厚朴、佛手等疏肝理气以降浊气。诸法并用，使肝气舒，脾气健，胃气和，则痞满自除。

**2. 久痞温清并用，辛开苦降**　痞满日久，易出现虚实夹杂、寒热并见之证，表现为胃脘痞满，疲倦纳呆，口苦而干，舌质淡而苔微黄腻等。对此，应效仲景诸泻心汤法，温清并用，辛开苦降，补泻同施。温补辛开可健脾运脾，苦降清泄可解除郁热，泻不伤正，补不滞中。开散升浮，轻清向上；通泄沉降，重浊向下，从而斡旋气机，开结消痞。

**3. 理气消痞应顾及胃阴**　实痞湿热蕴结或肝气郁久均易化火伤阴，故在用砂仁、厚朴、陈皮、法半夏等辛燥药治疗时，谨防用药太过，伤及胃阴；对于胃阴亏虚者，滋养胃阴时用药不可过于滋腻，以防阻滞气机。故选用理气消痞的药物时，可适当选用枳壳、佛手、竹茹、厚朴花等轻清之品理气消痞。

**4. 功能性消化不良的中医药治疗**　按照《功能性消化不良中医诊疗专家共识意见（2017）》，功能性消化不良分为脾虚气滞证、肝胃不和证、脾胃湿热证、脾胃虚寒（弱）证、寒热错杂证，治疗代表方分别选香砂六君子汤、柴胡疏肝散、连朴饮、理中丸、半夏泻心汤，可配合外治法（针灸、穴位贴敷、中药热熨）和中成药，并注意加强心理干预治疗。

**5. 名医经验**　①李佃贵认为慢性萎缩性胃炎伴肠上皮化生的重要致病因素和病理产物是浊毒。常以醒脾运脾治其本，如白术、苍术合用以健脾运脾，砂仁、豆蔻合用，芳香醒脾；芳香苦寒药物合用化浊解毒以治其标，如藿香、佩兰与黄连、茵陈相伍；用理气行气之香附配苏梗、厚朴配枳实、陈皮配木香、槟榔配沉香、柴胡配青皮等对药改善症状。对于轻度浊毒内蕴者，采用清热解毒药，如白花蛇舌草、半边莲、半枝莲、叶下珠等；而重度肠上皮化生，舌质暗红，苔黄腻者，多以全蝎、蜈蚣等虫类药相须为用。②李乾构认为慢性萎缩性胃炎的基本病机是脾胃亏虚、气滞血瘀，因虚致瘀，气虚血瘀是其病机特点，血瘀是最重要的病理因素，以补益脾胃、理气化瘀为基本法则，用四君子汤（白术改苍术）加薏苡仁、白花蛇舌草，随证加减，以心理疏导和生活调摄为辅助治疗。

---

### 案例分析

赵某，男，24岁，1985年9月24日初诊。

患者1个月来胃脘胀满，食后益甚，烧心，泛酸，嗳气频频，纳食一般，大便尚调。脉弦滑，舌质稍红，苔白腻兼黄。证属饮食不节，中焦失运，治以消导调中。处方：木香10g，枳壳10g，槟榔10g，陈皮10g，生赭石10g，旋覆花10g，焦六曲10g，厚朴10g，马尾连8g，山茱萸6g，茯苓皮3g，砂仁5g。二诊：9月28日。药进4剂，烧心、泛酸已平，脘胀嗳气均缓。舌如前，再为消导运中，诸证续减而未尽除。近因饮食失和，时感恶心。脉仍弦小，舌质略红，苔白腻，稍兼黄。仍本前法，佐清化和中。上方加竹茹20g，生姜8g，法半夏10g，炒内金6g。四诊：10月8日。诸证几平，仅空腹时或饮食过量后稍有不适，舌黄苔已退，脉如前，再予上方4剂以巩固疗效。

分析：此患者未有明确的伤食史，但据其脉症舌苔，可辨为食滞伤中，脾失运导。其病机为饮食不节，脾胃内伤，痰湿为生，日久化热，湿热中阻，气机不利而成。初诊先投消导适中、和胃行气，清化湿热之品，四诊显效，继则加重健脾益气除湿之药以固其功。后又因伤食而痰浊反复，酌加化痰和胃之品。盖痞满之证或虚或实，而以虚实夹杂多见，当能权衡轻重，分清缓急，灵活施治。（董建华.中国现代名中医医案精华[M].北京：北京出版社，1990）

# 第三节 呕 吐

呕吐课件

呕吐 思维导图

呕吐的定义

呕吐是指胃失和降，气机上逆，迫使胃中之物从口中吐出的一种病证。一般以有声有物谓之呕，有物无声谓之吐，无物有声谓之干呕。临床上呕与吐常同时发生，很难截然分开，故统称为呕吐。

呕吐的病名最早见于《黄帝内经》，并对呕吐的病因论述颇详。如《素问·至真要大论》言"诸呕吐酸，暴注下迫，皆属于热"，"少阳之胜，热客于胃……呕酸善饥"，"燥淫所胜……民病喜呕，呕有苦"；阐述了外感六淫皆可引起呕吐。另外，尚指出呕吐与饮食停滞有关，以及肝、胆、脾在呕吐发生中的作用等都有论述，奠定了本病的理论基础。汉代张仲景对呕吐的脉因证治阐发甚详，创立了许多至今行之有效的方剂，如小半夏汤、大半夏汤、生姜半夏汤、吴茱萸汤、半夏泻心汤、小柴胡汤等，且指出呕吐有时是机体排出胃中有害物质的保护性反应。如《金匮要略·呕吐哕下利病脉证治》曰："夫呕家有痈脓，不可治呕，脓尽自愈。"《金匮要略·黄疸病脉证并治》曰："酒疸，心中热，欲呕者，吐之愈。"这类呕吐不可止吐，邪祛呕吐自止。隋代巢元方《诸病源候论》曰："呕吐之病者，由脾胃有邪，谷气不治所为也，胃受邪，气逆则呕。"唐代王焘《外台秘要·许仁则疗呕吐方》云："呕吐病有两种，一者积热在胃，呕逆不下食。一者积冷在胃，亦呕逆不下食。二事正反，须细察之。"清代叶天士《临证指南医案·呕吐》说："治法以泄肝安胃为纲领，用药以苦辛为主，以酸佐之。"

西医学中的急性胃炎、神经性呕吐、胃黏膜脱垂症、贲门痉挛、幽门痉挛、幽门梗阻、十二指肠壅积症、不全性及某些慢性肠梗阻、肝炎、胰腺炎、胆囊炎、肾功能不全等疾病，若以呕吐为主要表现时，均可参照本节辨证论治。

【病因病机】引起呕吐的病因主要是外邪犯胃，饮食不节，情志失调，体虚病后等，以致胃失和降，胃气上逆所致。

## （一）病因

**1. 外邪犯胃** 感受风、寒、暑、湿、燥、火六淫之邪，或秽浊之气，从口鼻而入，侵入胃腑，引起胃失和降，胃气上逆，发生呕吐。《古今医统大全·呕吐哕门》曰："无病之人，卒然而呕吐，定是邪客胃府，在长夏暑邪所干，在秋冬风寒所犯。"

**2. 饮食不节** 暴饮暴食，或过食生冷、辛辣、肥甘厚味及不洁之物，伤及脾胃，以致食滞不化，胃气不降，上逆而发呕吐。

**3. 情志失调** 恼怒伤肝，肝郁气滞，横逆犯胃，胃气上逆引发呕吐；或忧思伤脾，脾失健运，饮食难化，停于胃脘，胃失和降，胃气上逆，而致呕吐。

**4. 体虚病后** 脾胃素虚，或病后体虚，或劳倦过度，伤及中气，胃虚受纳无权，脾虚不能化生精微，痰饮内生，停积胃中，胃失和降，胃气上逆，则发呕吐；若脾阳不振，中焦虚寒，胃失温养，胃气上逆而呕；或热病伤阴，或久呕伤津，以致胃阴不足，胃失濡润，胃气上逆，亦成呕吐。

**5. 其他**　若胃有痈脓，或误食有毒食物或药物，以及蛔虫扰胃等，皆可引起呕吐。

**（二）病机**

**1. 基本病机**　胃失和降，胃气上逆。

**2. 病位**　在胃，与肝、脾关系密切。

**3. 病理性质**　病理性质不外虚实两类。实证因外邪、食滞、痰饮、肝气等犯胃，致胃气痞塞，升降失调，气逆作呕；虚证为脾胃阳虚或胃阴亏损，胃失温养或濡养，胃失和降，胃气上逆，而发呕吐。

**4. 病机转化**　一是虚实转化。初呕多实，呕吐日久，可损伤胃津，导致胃阴亏损，或因邪干胃腑日久，损伤脾胃，导致脾胃虚弱，脾阳不振，则由实转虚；若脾胃素虚，痰湿内生，或复因饮食所伤，形成食滞，因虚致实，可出现虚实夹杂证。二是寒热转化。如脾胃虚弱，痰饮内阻，可蕴而化热，或过用温燥，可形成热证，成为寒热错杂证。

**【诊断要点】**

**1. 临床特征**　呕吐食物、痰涎或水液等胃内容物，或干呕无物为主要特征，一日数次到数十次，持续或反复发作。且常伴有脘腹满闷不舒，恶心，厌食，反酸，嘈杂等症。

**2. 病史**　起病或急或缓，常先有恶心欲吐之感，每因异常气味、饮食、冷热及情志等因素诱发；或因服用化学药物，或误食毒物，或久病不愈等病史引发。

**3. 辅助检查**　上消化道钡餐造影检查、胃镜、腹部 B 超、头颅 CT、妊娠试验等检查有助诊断。

**【鉴别诊断】** 呕吐应与反胃、噎膈等病证相鉴别。

呕吐的鉴别诊断

**1. 反胃**　呕吐与反胃（又称"胃反"），两者同属胃部的病变，其病机都是胃失和降，胃气上逆，而且都有呕吐的症状。反胃系脾胃虚寒，胃中无火，难以腐熟食入之水谷，以朝食暮吐，暮食朝吐，宿食不化，终至完谷吐尽始感舒畅为主要临床表现。呕吐有虚实之分。实者食入即吐，或不食亦吐，并无规律；虚者时吐时止，或干呕恶心，但多吐出当日之食。

**2. 噎膈**　呕吐与噎膈均有呕吐的症状。呕吐之病，进食顺畅，吐无定时，大多病情较轻，病程较短，预后尚好。噎膈之病，进食梗噎不顺或食不得入，或食入即吐，甚则因噎废食，病情深重，病程较长，预后不良。

**【辨证论治】**

**（一）辨证要点**

**1. 辨虚实**　实证多由感受外邪，情志失调，饮食停滞所致，起病较急，病程较短，呕吐物量多，或伴恶寒发热等表证，脉实有力；虚证多因脾胃虚寒，或胃阴不足所致，起病缓，病程长，呕吐物不多，常伴有倦怠乏力，脉弱无力等。

**2. 辨呕吐物**　呕吐病证有寒热虚实之别，根据呕吐物的性状和气味，可帮助鉴别。若呕吐物酸腐量多，气味难闻者，多属饮食停滞，食积内腐；若呕吐苦水黄水者，多由胆热犯胃，胃失和降；若呕吐物为酸水绿水者，多为肝气犯胃，胃气上逆；若呕吐物为浊痰涎沫者，多属痰饮中阻，气逆犯胃；若泛吐清水、痰涎，多为痰饮中阻；若泛吐黏液量少，多属胃阴不足。

**3. 辨可吐与否**　呕吐多属病理反应，治疗一般以降逆止呕为原则。但有的呕吐，如有痈脓、痰饮、食滞、毒物等有害之物内纳于胃时，不可止呕，应使其吐出，因势利导，则邪祛正安。

**（二）治则治法**

和胃降逆为治疗呕吐的基本原则，但应区分虚实。邪实者，治宜祛邪为主，分别采用解表、消食、化痰、解郁等法；正虚者，治宜扶正为主，分别采用温阳、益气、养阴等法；虚实兼夹者当审其标本缓急主次。在辨证论治时，应辅以和胃降逆之品，胃气和，呕吐则止。

知识链接

## 叶天士泄肝安胃治呕吐

华岫云在叶天士《临证指南医案·呕吐》中按："今观先生之治法，以泄肝安胃为纲领，用药以苦辛为主，以酸佐之。如肝犯胃而胃阳不衰有火者，泄肝则用芩、连、楝之苦寒。如胃阳衰者，稍减苦寒，用苦辛酸热，此其大旨也。若肝阴胃汁皆虚，肝风扰胃呕吐者，则以柔剂滋液养胃，息风镇逆。若胃阳虚，浊阴上逆者，用辛热通之，微佐苦降。若但中阳虚，而肝木不甚亢者，专理胃阳，或稍佐椒、梅。若因呕伤，寒郁化热，劫灼胃津，则用温胆汤加减。若久呕延及肝肾皆虚，冲气上逆者，用温通柔润之补下焦主治。若热邪内结，则用泻心法。若肝火冲逆伤肺，则用养金制木，滋水制火。"

### （三）分证论治

**实　证**

#### 1. 外邪犯胃

证候：突然呕吐，胸脘满闷，不思饮食，常伴有发热恶寒，头身疼痛。舌苔白腻，脉濡缓。

证候分析：外感风寒之邪，或夏令暑湿秽浊之气，动扰胃腑，浊气上逆，故突然呕吐，胸脘满闷，不思饮食；邪束肌表，营卫失和，则发热恶寒，头身疼痛；舌苔白腻，脉濡缓，均为伤于寒湿之象。本证主要病机为外邪犯胃，胃失和降。以突然呕吐，兼有发热恶寒等表证为审证要点。

治法：疏邪解表，化浊和中。

方药：藿香正气散加减。方中藿香、紫苏、白芷芳香化浊，散寒疏表；大腹皮、厚朴理气除满；半夏、陈皮和胃降逆止呕；白术、茯苓化湿健脾；生姜、大枣、炙甘草和胃止呕；桔梗宣肺利膈，既利解表，又助化湿。伴见脘痞嗳腐，饮食停滞者，可去白术、甘草、大枣，加鸡内金、神曲以消食导滞；若外感风寒较重，症见寒热无汗，头痛酸楚，加荆芥、防风、羌活祛风寒解表；兼气机阻滞，脘闷腹胀者，可酌加木香、枳壳行气消胀。

#### 2. 饮食停滞

证候：呕吐酸腐，脘腹胀满，吐后反快，嗳气厌食，大便臭秽，或溏或结。舌苔厚腻，脉滑实。

证候分析：食滞内阻，浊气上逆，故呕吐酸腐；升降失常，传导失司，故大便或溏或结；积滞蕴热，故大便臭秽；食滞中焦，气机不利，则脘腹胀满，嗳气厌食，吐后反快；舌苔厚腻，脉滑实为食滞内停之征。本证主要病机为食滞胃肠，浊气上逆。以呕吐酸腐，脘腹胀满，嗳气厌食为审证要点。

治法：消食化滞，和胃降逆。

方药：保和丸加减。方中山楂、神曲、莱菔子消食和胃；陈皮、半夏、茯苓理气降逆，和中止呕；连翘清积滞中伏热。若因肉食而吐者，重用山楂；因米食而吐者，加谷芽；因面食而吐者，重用莱菔子，加麦芽；因酒食而吐者，加白豆蔻、葛花；因食鱼、蟹而吐者，加紫苏叶、生姜。

#### 3. 痰饮内阻

证候：呕吐清水痰涎，胸脘痞闷，纳呆，头眩心悸，或胃中辘辘有声。舌苔白腻，脉滑。

证候分析：脾不运化，痰饮内停，胃气不降，故呕吐清水痰涎，胸脘痞闷，纳呆；水饮上犯，清阳之气不展，则头眩；水气凌心，故心悸；水饮留胃，故胃中辘辘有声；舌苔白腻，脉滑为痰饮内阻之象。本证主要病机为脾阳不运，痰饮内阻，胃气上逆。以呕吐清水痰涎，头眩心悸为审证要点。

治法：温中化饮，和胃降逆。

方药：小半夏汤合苓桂术甘汤加减。两方合用，半夏化痰饮和胃止呕；生姜温胃散寒而止呕；茯苓、白术、甘草健脾渗湿，祛痰化饮；桂枝温阳化饮。脘腹胀满，舌苔厚腻者，加苍术、厚朴以行气除满；脘闷不食者，加白豆蔻、砂仁化浊开胃；若痰湿郁久化热，湿热中阻，胃失和降，出现胸胁烦闷，口苦，失眠，恶心呕吐者，选用温胆汤治疗。

### 4. 肝气犯胃

证候：呕吐吞酸，嗳气频作，胸胁胀痛，每因情志不遂发作或加重。舌质红，苔薄腻，脉弦。

证候分析：肝气不疏，横逆犯胃，胃失和降，因而呕吐吞酸，嗳气频繁，胸胁胀痛，每因情志不遂发作或加重；苔薄腻，脉弦为肝气犯胃之象。本证主要病机为肝气郁滞，横逆犯胃，胃失和降。以呕吐吞酸，嗳气频作，胸胁胀痛，随情志变化而增减为审证要点。

治法：疏肝理气，和胃降逆。

方药：四七汤加减。方中紫苏叶、厚朴理气宽中；制半夏、生姜、茯苓和胃降逆止呕。若胸胁胀满疼痛较甚，加川楝子、柴胡、郁金疏肝解郁；若呕吐酸水，心烦口渴，宜清肝和胃，辛开苦降，可酌加左金丸及栀子、竹茹等；若兼胸胁刺痛，或呕吐不止，诸药无效，舌有瘀斑者，可酌加桃仁、红花等活血化瘀。

## 虚　证

### 1. 脾胃阳虚

证候：饮食稍有不慎即易呕吐，时作时止，纳呆，面色㿠白，倦怠乏力，喜暖畏寒，四肢不温，口干而不欲饮，大便溏薄。舌质淡，苔薄白，脉濡弱。

证候分析：脾胃虚寒，中阳不振，水谷腐熟运化不及，故饮食稍有不慎即易呕吐，时作时止，纳呆；阳虚失于温煦，则面色㿠白，四肢不温，倦怠乏力，喜暖畏寒；中焦虚寒，气不化津，故口干而不欲饮；脾虚则运化失职，故大便溏薄；舌质淡，苔薄白，脉濡弱为脾胃阳虚之象。本证主要病机为脾胃虚寒，运化无权，胃失和降。以饮食稍有不慎即易呕吐，畏寒肢冷，便溏为审证要点。

治法：温中健脾，和胃降逆。

方药：理中汤加减。方中人参、白术健脾和胃；干姜、炙甘草甘温和中。若呕吐甚者，加砂仁、半夏等理气降逆止呕；若呕吐清水不止，可加吴茱萸、半夏、生姜以温中降逆止呕；若久呕不止，呕吐之物完谷不化，汗出肢冷，腰膝酸软，舌体胖舌质淡，脉沉细，可加制附子、肉桂等补脾肾之阳。

### 2. 胃阴不足

证候：呕吐日久，反复发作，或时作干呕，胃中嘈杂，似饥而不欲食，口燥咽干。舌红苔少或无苔，脉细数。

证候分析：胃热不清，耗伤胃阴，致胃失濡润，胃失和降，故呕吐反复发作，或时作干呕；虚热内扰，故胃脘嘈杂，似饥而不欲食；津液不能上承，故口燥咽干；舌红少苔或无苔，脉象细数为胃阴不足之象。本证主要病机为胃阴不足，失于濡润，和降失司。以呕吐日久，反复发作，时作干呕，口燥咽干，舌红少苔为审证要点。

治法：滋阴养胃，降逆止呕。

方药：麦门冬汤加减。方中人参、麦冬、粳米、甘草滋养胃阴，半夏降逆止呕，大枣益气和中。若呕吐较剧烈者，可加竹茹、枇杷叶以和胃降气；若口干，舌红，热甚者，加黄连清热止呕；大便干结者，加瓜蒌仁、火麻仁、白蜜以润肠通便。

【其他疗法】

**1. 中成药**　藿香正气水（片、滴丸）常用于外邪犯胃之呕吐；十滴水软胶囊（酊剂、软胶丸）、人丹等用于中暑所致呕吐；避瘟散用于夏季暑邪引起的呕吐恶心，晕车晕船等。

**2. 单方验方**　如外感夹食者，可用藿香12g，炒莱菔子15g，水煎，顿服；如外感湿邪者，可用藿香12g，半夏9g，水煎服；如饮食停滞者，可用饭锅巴一大块，焙焦研为细末，用生姜汤送下。

【转归预后】呕吐的预后，暴病呕吐一般多属邪实，治疗较易，预后良好。但痰饮与肝气犯胃之呕吐,每易复发。久病呕吐,多属正虚。虚证或虚实夹杂者,病程较长,且易反复发作,较为难治。若呕吐不止,饮食难进,后天之本受损,易变生他证,预后不佳。如久病、大病之中,出现呕吐,食不能入,面色㿠白,肢厥不回,脉微细欲绝,此为阴损及阳,脾胃之气衰败,真阳欲脱之危证。

【预防调护】平时应起居有常,生活有节,避免风寒暑湿秽浊之邪的入侵。保持心情舒畅,避免精神刺激,对肝郁气滞者,尤当注意。饮食方面更应注意调理。脾胃素虚患者,宜少食多餐,勿食生冷瓜果等,禁服寒凉药物。若胃中有热者,忌食肥甘厚腻,辛辣及酒等。对呕吐不止的患者,应卧床休息,密切观察病情变化。

【结语】呕吐是指胃失和降,胃气上逆,迫使胃内容物从口中吐出的一种病证。胃失和降,胃气上逆是基本病机。病位在胃,与肝、脾关系密切。辨证当分虚实,实证多见于外邪犯胃,饮食停滞,肝气犯胃,痰饮内阻;虚证多见于脾胃阳虚及胃阴不足;虚实之间常可相互转化或相互兼夹。治疗当以和胃降逆为原则,但需根据虚实不同情况分别处理。一般暴病呕吐多属邪实,治宜祛邪为主;久病呕吐多属正虚,治宜扶正为主。尚须注意药物气味选择,凡油腻腥臊恶臭药物,均不宜使用。一般来说实证易治;虚证及虚实夹杂者,病程长,且易反复发作,较为难治。呕吐不愈,饮食难进,脾胃后天之本受损,气血生化之源亏乏,易变生他证。

【临证参考】

**1. 合理使用和胃降逆药物** 胃气上逆是呕吐发病的关键,治疗呕吐当以和胃降逆为基本治法,故在审因论治中,无论何种治法,皆应配合和胃降逆药物,以顺应"胃气以下行为顺"的正常生理功能,呕吐始能得止。药如半夏、生姜、紫苏梗、黄连、砂仁、丁香、旋覆花、代赭石等。

**2. 呕吐不厌下法** 胃与肠相连,同主运化,若呕吐因于胃肠实热,又兼大便秘结者,应及时使用下法,通其大便可折其上逆之势。大黄不但是通腑主药,亦是降胃良药,《金匮要略》有"食已即吐者,大黄甘草汤主之"的记载。

**3. 呕吐日久变证多** 剧烈呕吐或顽固性呕吐日久,多伤津损液,甚至引起气随津脱等变证,应采取纠正脱水,调整水电解质平衡等措施,防治变证。如胃中有停痰、留饮、食积及误服毒物等,此时应因势利导,使有害物质通过呕吐排出体外,使邪祛而正安。

**4. 名医经验** 李士懋常用连苏饮治疗呕吐。认为外感所致肺胃不和而吐者,此方可用;内伤气郁化火所致肺胃不和而吐者,当辛开苦降,此方可用;胎热上攻,胃气上逆所致妊娠呕吐,此方可用。若不吐,而见胸脘满闷,嗳气吞酸,烦躁不眠等诸症,属胃中郁热,肺胃不和者,皆可予连苏饮治之。连苏饮药味少,药量轻,服用时将药捣碎,开水冲泡代茶饮即可,服用方便。采用开水冲泡之法,乃取"治上焦如羽,非轻不举"之意。

## 案例分析

李某,女,20岁,1975年1月9日初诊。

患者身体素健,2年前饭后2小时许自觉胃脘疼痛难受,旋即泛吐不消化的食物,吐后感觉舒适。其后经常在饭后泛恶呕吐,时轻时重,经久不愈,伴有泛酸,二便正常。苔薄腻,舌边略见齿痕,脉右细左小弦。辨证属饮食伤于脾胃,脾不运化,胃失和降,兼有肝气上逆,以致引起呕吐。先拟和胃降逆法。处方:旋覆代赭汤合橘皮竹茹汤加减。旋覆花10g,煅赭石12g,煅瓦楞30g,佛手5g,青、陈皮各6g,炒竹茹10g,紫苏10g,白蒺藜10g,木香6g,生姜2片。6剂。1月16日二诊,服药之后,泛恶呕吐减轻,苔薄腻,舌边略见齿痕,脉右细左小弦,再守前法,原方加炒谷芽15g。6剂。1月30日三诊,呕吐已止,仅时见腹胀,原方加大腹皮10g。7剂。

分析：本案主诉病发于饭后 2 小时，始觉胃脘不适，旋即发生呕吐。其起病是由于饮食不节，或饥饱失常，损伤脾胃，以至脾阳不运，胃气虚寒，饮食停留，难以消化，肝气乘机横逆，形成呕吐不止。日久不愈，中焦不能生化气血，营养全身，故见脉细舌胖。治疗先予和胃降逆为主，兼以疏肝理气，因本证源于饮食不调，饥饱失常，待呕吐缓解后，加炒谷芽、大腹皮，理气消食健胃，使肝气调达，脾气健运，胃气得和则呕吐愈。在临证时，医者当详询病史，明确病因，谨守病机，抓住疾病过程中的主要矛盾，循序渐进地解决问题，方能收效满意。

（上海中医学院附属龙华医院.黄文东医案[M].上海：上海人民出版社，1977）

噎膈课件

噎膈思维导图

# 第四节　噎　膈

　　噎膈是由饮食、七情内伤、久病和年老导致气、痰、瘀阻滞食管，食管狭窄，食管干涩，津枯血燥的病证。临床以吞咽食物梗噎不顺，饮食难下，或食入即吐为主要表现。噎即噎塞，指吞咽之时梗噎不顺；膈为格拒，指饮食不下，或食入即吐。噎虽可单独出现，而又每为膈的前驱，故往往以噎膈并称。

　　"膈"始见于《黄帝内经》，称作膈、膈中、隔塞、膈气，其病因认为与津液及情志有关。如《素问·阴阳别论》曰："三阳结谓之隔。"《素问·通评虚实论》说："隔塞闭绝，上下不通，则暴忧之病也。""噎"之病名，则始见于《诸病源候论》，唐宋以后才将"噎膈"并称。宋代严用和《济生方·呕吐翻胃噎膈门》云："倘或寒温失宜，食饮乖度，七情伤感，气神俱扰……结于胸膈，则成膈；气流于咽嗌，则成五噎。"指出饮食、酒色、年龄均与本病有关。关于噎膈的病机，历代医家有不同的认识。有强调热结津血亏耗者，如《局方发挥》"血液俱耗，胃脘干槁"致生噎膈之论；有认为以阳气衰弱为主者，如《景岳全书·杂证谟·噎膈》说，此证"惟中衰耗伤者多有之"，"正以命门无火，气不化精，所以凝结于下而治节不行……即噎膈之属是也"。清代李用粹《证治汇补·噎膈》则认为，噎由气滞、血瘀、火炎、痰凝、食积五种，均由七情之变所致。清代叶天士《临证指南医案·噎膈反胃》中言"脘管窄隘，不能食物，噎膈渐至矣"，提出"治宜调养心脾，以舒结气；填精益血，以滋枯燥"的治法。清代吴静峰撰著的《医学噎膈集成》是有关噎膈医论、医方和医案的专书。

　　西医学中的食管癌、贲门癌、贲门痉挛、食管贲门失弛缓症、食管憩室、食管炎、食管狭窄、胃神经官能症等，出现本病证表现时，均可参照本节辨证论治。

　　【病因病机】噎膈的病因复杂，主要与七情内伤、酒食不节、久病、年老有关，致使气、痰、瘀交阻，津气耗伤，胃失通降而成。

## （一）病因

　　**1. 饮食所伤**　长期食用霉变食品、腌制熏烤之物，恣食辛辣、煎炒油炸食物，或进食过热、过快、粗糙食物，或饮烈酒无度，既可损伤食管、内伤脾胃、耗损胃阴，又可助湿生痰，酿成痰热，化热伤阴，导致食管干涩，胃气不降，痰热瘀阻食管胃口，妨碍吞咽而发生噎膈。

　　**2. 七情内伤**　忧思则伤脾，脾伤则气结，水湿失运，滋生痰浊，痰气相搏，阻于食管；恼怒则伤肝，肝伤则气郁，气郁则血停，瘀血阻滞食管。气滞、痰阻、血瘀郁结食管，饮食噎塞难下而成噎膈。

　　**3. 久病或年老**　胃痛、呕吐等病变日久，损伤脾胃，饮食减少，气血化源不足，胃脘津竭枯槁而致噎膈；或年高体衰，精血亏损，气阴渐伤，津气失布，痰生气阻，气滞血瘀，痰瘀互阻，而成本病。

## （二）病机

**1. 基本病机**　主要是气滞、痰阻、瘀血阻滞于食管，津枯血燥，而致食管狭窄，食管干涩。

**2. 病位**　在食管，属胃所主。与肝、脾、肾三脏有关。

**3. 病理性质**　病理性质总属本虚标实。标实为气滞、痰阻、血瘀，本虚为津枯血燥，阳气衰微。标本之间可相互影响，在不同阶段，标本虚实则各有异。

**4. 病机转化**　本病初期，以标实为主，由痰气交阻于食管和胃，故吞咽之时梗噎不顺，噎塞难下，食入即吐。久则气郁化火，或痰郁生热，伤阴耗液，或气郁血滞，痰瘀蕴结，病由标实转为正虚，病情由轻转重，以至阴津日益枯槁，胃腑失其濡养。晚期不能输布津液，痰气郁结倍甚，多形成虚实夹杂之证，甚则导致后天之气败绝的危重衰竭之候。

【诊断要点】

**1. 临床特征**　轻症患者主要表现有胸骨后不适、烧灼或异物感，食物通过时感觉滞留或轻度梗阻，咽部干燥或有紧缩感。重症患者见持续性、进行性吞咽困难，咽下梗阻即吐，吐出黏液或白色泡沫黏痰，甚或伴有胸骨后或背部肩胛区持续性钝痛，进行性消瘦。

**2. 病史**　起病缓慢，常表现由噎至膈的病变过程，多有情志不畅，饮食不节，年老肾虚等病史，中老年多发。

**3. 辅助检查**　胃镜检查及组织活检，上消化道钡餐造影检查，食管脱落细胞学检查，CT 等检查有助诊断。

【鉴别诊断】噎膈应与反胃、梅核气等病证相鉴别。

**1. 反胃**　两者都有食入即吐的症状。噎膈多系阴虚有热，主要表现为吞咽困难，梗塞不下，即食即吐，或徐徐吐出。反胃多系阳虚有寒，主要表现为食尚能入，但经久复出，朝食暮吐，暮食朝吐，无吞咽困难、梗阻症状，进食不困难。

**2. 梅核气**　两者都见咽中梗塞不舒的症状。噎膈多为痰、瘀等有形之物阻滞食管，以致吞咽困难。梅核气则为痰气郁阻于咽喉，咽中虽有梗塞不舒的感觉，但无食物梗噎不顺，或吞咽困难、食入即吐的症状。

---

知识链接

### 噎膈专书《医学噎膈集成》

《医学噎膈集成》为清代光绪年间吴静峰所撰，是古医籍中有关噎膈医论、医方和医案的专书。书中辑有医论 3 篇，方剂 82 则。其从病因病机、治则治法、用药及调摄等方面作了较为详尽的论述，使中医学中噎膈一病有了进一步认识。

吴静峰《医学噎膈集成》强调，噎膈的病机是肝郁津亏气逆，治疗重在解郁降逆养津，治疗提出"首在解郁，次在补水，三在引上焦之液以下行"。解郁重在疏肝郁，养津液重在补脾阴、滋肾水，降逆气重在救胃阳、降冲气上逆。书中记载了不少开噎经验方，如桑木炭盐水为丸、盐梅丹、开噎启闭膏、荔肉蜓片丹及昆布、银花、醋蒜、十大功劳叶、威灵仙、明矾、灵砂、胡椒、炒栀子等，提出"节饮食以调脏腑，戒酒色以养精神，除烦恼则气自平，谢事物则心不劳"进行调摄，并介绍服用竹沥汁、藕汁、姜汁、梨汁、萝卜汁、甘蔗汁、白果汁、蜂蜜、牛羊乳等以饮食调养，仍有一定的现实意义。

---

【辨证论治】

### （一）辨证要点

**1. 辨明虚实**　因忧思恼怒，饮食所伤，寒温失宜，而致气滞血瘀，痰浊内阻者为实；因热邪伤津，房劳伤肾，年老肾虚，而致津枯血燥，气虚阳微者属虚。新病多实，或实多虚少；久病多虚，或虚中夹实。吞咽困难，梗塞不顺，胸膈胀痛者多实；食管干涩，饮食不下，或食入即吐者多虚。然临证多为虚实夹杂之候，尤当详辨。

**2. 分别标本**　噎膈以正虚为本，夹有气滞、痰阻、血瘀等标实之证。初起以标实为主，既可见梗塞不舒，胸膈胀满，嗳气频作等气郁之证，又可见胸膈疼痛，痛如针刺，痛处不移等瘀血之候，以及胸膈满闷，泛吐痰涎等痰阻的表现。后期以正虚为主，出现形体消瘦，皮肤干枯，舌红少津等津亏血燥之候；或面色无华，形寒气短，面浮足肿等气虚阳微之证。临床辨证时应仔细辨明标本的轻重缓急。

### （二）治则治法

本病应权衡标本虚实，辨证论治。初起以标实为主，重在治标，理气、化痰、消瘀为法，并可少佐滋阴养血润燥之品；后期以正虚为主，重在扶正，滋阴养血、益气温阳为法，也可少佐理气、化痰、消瘀之药。但治标当顾护津液，不可过用辛散香燥之药；治本应保护胃气，不宜多用甘酸滋腻之品。本病如确诊为食管癌者，手术治疗是主要的方法，早期诊断、早期手术可达到较好的效果。手术有困难或禁忌者，也可做放射治疗，或化疗和放疗再结合中药进行治疗。

### （三）分证论治

**1. 痰气交阻**

证候：咽食梗塞，胸膈痞满，甚则胸膈隐痛，情志舒畅时稍减轻，口干舌燥，或大便艰涩。舌质偏红，苔黄腻，脉弦滑。

证候分析：痰气交阻，闭塞胸膈，食管不利，则吞咽食物困难，胸膈痞满，甚则胸膈隐痛；遇情绪舒畅则病症稍可减轻者，此属气结初期之象；气结津液不能上承，且郁热伤津，故口干舌燥；津伤肠道失润，故大便艰涩；舌质偏红，脉弦滑，为痰气郁阻之征。本证主要病机为气郁痰阻，郁热伤津。以吞食梗塞，胸膈痞满，情绪舒畅稍减轻，苔腻脉弦滑为审证要点。

治法：开郁，化痰，润燥。

方药：启膈散加减。方中郁金、砂仁壳化痰理气以开郁；沙参、川贝母、茯苓润燥化痰以散结；丹参治血养血，以防气滞导致血瘀；荷叶蒂、杵头糠化浊和胃以降逆。方中可加瓜蒌、陈皮以增加化痰力量。如津伤便秘，可配增液汤加白蜜以助生津润燥之力。若痰热郁结，可用小陷胸汤加味以清化痰热。

**2. 津亏热结**

证候：吞咽梗塞而痛，固体食物难入，汤水可下，形体逐渐消瘦，口干咽燥，大便干结，五心烦热。舌质红干，或带裂纹，脉弦细数。

证候分析：胃津亏耗，食管失于濡养，故吞咽时梗塞作痛，尤以进粗糙食物为甚；口干咽燥，大便干结，亦为胃肠津亏热结所致；如五心烦热，形体消瘦，则已由化源亏竭进而累及肝肾，肝肾阴血亏虚；舌质红干，或带裂纹，脉弦细数为津亏内热之象。本证主要病机为胃津亏耗，郁热内结，食管失润。以吞咽梗塞而痛，大便干结，五心烦热，舌干红，脉细数为审证要点。

治法：滋阴生津，清热散结。

方药：五汁安中饮加减。方中以梨汁、藕汁、牛乳养胃生津；生姜汁和胃降逆；韭菜汁活血化瘀。可酌加北沙参、石斛、生地黄、熟地黄等补胃肾之阴。用法宜少量多次，频频顿服，不可操之过急。如肠中燥结，大便不通，可酌用大黄甘草汤，但宜中病即止，以免重伤津液。本证亦可用沙参麦冬汤加减，以滋养津液，和胃降逆。

**3. 瘀血内阻**

证候：胸膈疼痛，食不得下而复吐出，甚至水饮难下，大便坚如羊屎，或吐出物如赤豆汁，面色晦滞，形体更为消瘦，肌肤枯燥。舌红少津，或带青紫，脉细涩。

证候分析：瘀血内结，阻于食管，因而痛有定所，食入即吐，甚则水饮难下；由于病久，阴血更伤，肠失润泽，故大便干结，坚如羊屎；瘀热伤络，络伤渗血，则吐出物如赤豆汁；长期饮食不

ER-4-16

噎膈（瘀血
内阻证）

入,化源不足,必形体更为消瘦,肌肤枯燥,面色晦滞;舌红或带青紫,脉细涩为血亏瘀结之象。本证主要病机为瘀血内阻,阴血亏虚。以胸膈疼痛,食入即吐,甚至水饮难下,形体消瘦,脉细涩为审证要点。

治法:滋阴养血,破结行瘀。

方药:通幽汤加减。方中生地黄、熟地黄、当归滋阴养血;桃仁、红花破结行瘀;炙甘草和中调和诸药;升麻升清使药直达病所。甚者可加三七、乳香、没药、丹参、赤芍、五灵脂、蜣螂虫之类以祛瘀通络,浙贝母、瓜蒌以软坚化痰。

**4. 气虚阳微**

证候:长期饮食不下,面色㿠白,精神疲惫,形寒气短,泛吐清涎,面浮足肿,腹胀。舌淡苔白,脉细弱无力。

证候分析:噎膈日久,阴损及阳,导致脾肾阳气衰败。脾胃阳气衰微,饮食无以受纳和运化,津液输布无权,故长期饮食不下,泛吐清涎,精神疲惫;脾肾俱败,阳气无以化津,故面浮足肿,腹胀、面色㿠白,形寒气短;舌淡苔白,脉细弱属气微阳虚之象。本证主要病机为脾肾衰败,阳气衰微。以长期饮食不下,精神疲惫,面浮,足肿,腹胀为审证要点。

治法:温补脾肾。

方药:温脾用补气运脾汤加减,温肾用右归丸加减。前方中以党参易人参,合黄芪、白术等补气益脾为主;半夏、茯苓、陈皮、生姜等和胃降逆化痰;大枣、甘草和胃调中。并可加入旋覆花、代赭石等以增强降逆止呕之力。后方以熟地黄、山茱萸、山药、当归、枸杞子滋阴,又用鹿角胶、肉桂、附子、杜仲、菟丝子温肾阳,为阴中养阳法。噎膈至脾肾俱败,宜先进温脾益气之剂,以救后天生化之源,待能稍进饮食与药物后再以暖脾温肾之方,汤丸并进,或两方交替服用。

【其他疗法】

**1. 中成药**　复方天仙胶囊适用于瘀毒内结之噎膈,孕妇禁服,忌食辛辣、生冷、腥荤等之物,不宜与洋地黄类药物同服。宽中丸适用于痰气交阻之噎膈,孕妇忌服,忌食生冷、辛辣、油腻等物。梅花点舌丹适用于瘀血阻膈之噎膈,孕妇慎用,不宜过服久服。六味地黄丸适用于阴亏热结之噎膈,脾虚便溏者慎用,忌辛辣肥甘之品。

**2. 单方验方**

(1)鲜鹅血20g,乘温时饮下,每日1次。适用津亏热结之噎膈。

(2)穿心莲10g,白花蛇舌草30g,浙贝母12g,玄参24g,夏枯草12g,海藻10g,水煎服,每日1剂。适用于津亏热结之噎膈。

(3)壁虎1只,茶叶6g,两药装入瓷壶内,用开水冲泡15分钟,每日1剂。适用于瘀血内阻之噎膈。

(4)水蛭10g,海藻30g,共研末,每服6g,每日2次,黄酒送服。适用于瘀血内阻之噎膈。

(5)阿魏适量,狗皮膏1张,熨开,摊阿魏粉薄薄一层,用狗皮膏外贴膻中穴,隔日1次。适用于瘀血内阻之噎膈。

(6)苦杏仁5g,淡豆豉5g,干姜5g,吴茱萸5g,花椒5g,熬油5ml,研末为蜜丸,用以擦胸,每日数次。适用于痰气交阻之噎膈。

【转归预后】本病的预后,与病情的发展有关。如病情始终停留在噎证阶段,只表现为吞咽之时哽噎不顺的痰气交阻证,不向膈证发展,一般预后尚好。若病情继续发展成膈,后期阴津枯槁,阴伤及阳,中气衰败,胃虚不能受纳,脾虚失其健运,后天之气败绝,预后极差。

【预防调护】养成良好的饮食习惯,避免进烫食,进食不应太快,应细咀嚼慢咽;食宜清淡,易消化,忌辛辣刺激性和发霉食物,少食酸菜、泡菜等,饮用水质宜干净未污染。加强营养,多食新鲜水果、蔬菜,戒烟酒。及时治疗食管部各种疾病,防止恶变。加强疾病的护理,患者进食后应少量饮水,减少食管内存积的内容物,预防食管黏膜损伤和水肿。做好心理护理,克服悲观、紧张、恐惧情绪,树立信心和勇气,积极配合治疗。

【结语】噎膈是指吞咽食物梗噎不顺,饮食难下,或食入即吐为主要表现的病证。噎膈的病因主要由饮食、七情内伤、久病和年老所致,病变部位在食管,病变脏腑涉及肝、脾、胃、肾。初起多表现为实证,日久正气受损,则多为本虚标实之证。其标实为气滞、痰凝、血瘀,往往兼杂互见;其本虚表现为津亏血耗、阴损及阳、气虚阳微。临证须察清虚实,分清标本缓急,灵活施治。初期使用理气、化痰、行瘀药物时,不可图一时之快,过用辛散香燥之品,以致耗气、伤阴、燥血、动火,促使败证丛生;后期合用滋补药时,不可壅滞,用药总宜清润和降,务必以顾护胃气为念。本病病程长,须坚持服药,并注意配合精神与饮食的调摄,以提高疗效。噎膈应注意早期诊断,早期治疗。确诊为食管癌或贲门癌者,早期应以手术治疗为主。不能手术者,可选用放射疗法或联合化疗,并配合中药施治,如扶正益气、化痰活血、解毒散结等,以提高治愈率和生存期,改善生存质量。但噎膈与食管癌不能等同,贲门痉挛、食管炎、食管狭窄也能表现噎膈症状,临床应细心分辨。

【临证参考】

**1. 早期诊断,确定治法**　噎膈的范围较广,转归预后不同,故应及早进行相关检查,确定相应的治疗方法。食管痉挛属于功能性疾病,治疗多用调理气机,和胃降逆之法;食管炎、贲门炎属于炎症性疾病,治疗常以理气和胃,清热解毒为主;食管癌、贲门癌则为恶性肿瘤,早期无转移及严重并发症,则应积极采用手术治疗,配合中药益气扶正、化痰活血、解毒散结。

**2. 重视清热解毒,软坚散结化瘀**　噎膈病机复杂,多兼有顽痰、瘀血、气滞、热郁诸多因素,少有单一证型,在治疗时应通权达变,灵活遣方用药。如果明确诊断为食管癌,可加白花蛇舌草、冬凌草、山慈菇、半枝莲、藤梨根、白英、山豆根等清热解毒之品;若顽痰凝结,可加海藻、昆布、海蛤壳等以化痰消积;若久病瘀血在络,除用三棱、莪术、红花等外,可加全蝎、水蛭、蜈蚣等虫类药,搜剔消坚散结。

**3. 注意顾护津液及胃气**　阴津亏耗是噎膈之本,疾病初期,使用行气、祛痰、活血之品时当兼顾益气养阴,以免生变;后期津液枯槁,阴血亏损,治当滋阴补血,可选沙参、麦冬、玉竹、熟地黄之类,并配合太子参、白术、木香健脾益气,以防腻胃碍气。

**4. 名医经验**　孙桂芝常用"二术郁灵丹"治疗食管癌,该方由白术、莪术、郁金、威灵仙、石见穿等药物组成。其中威灵仙、石见穿这两味"对药"主要针对"机械性吞咽困难"。因为威灵仙、石见穿均有抗癌消肿作用,且威灵仙可以扩张食管平滑肌,舒展食管内腔,二药合用,可减轻梗阻和压迫症状;白术、莪术、郁金等则主要用于治疗"动力性吞咽困难",因其合用可以补气活血、宣郁通脉,促进气血运行,从而有利于推动食物下行。在辨证基础上随证施用此方,对缓解噎膈症状确有裨益。

## 案例分析

贾某,男,79 岁。

患者平素嗜酒,数月以来,情志抑郁,食减便燥,渐至进食有时作噎,咽下困难。现只能进食半流质饮食,已有两月不能进硬食。胸际闷胀微痛,饭后尤甚,有时吐白沫,口干不思饮,大便干燥,4～5 日一行,夜寐多梦,精神萎靡,体重减轻。经北京大学第一医院诊为食管狭窄,未发现癌变。舌苔白而燥,脉沉涩。诊为噎膈,治以顺气开郁,养阴润燥。处方:薤白头 10g,桃仁 6g,代赭石 15g,旋覆花 6g(布包),全瓜蒌 18g,杏仁 6.5g,清半夏 10g,炒枳实 6g,火麻仁 15g,油当归 12g,怀牛膝 10g,茜草根 10g,川郁金 10g,广陈皮 6g,天、麦冬各 6g。3 剂。服后诸症同前,胸际略畅,大便仍燥。前方加晚蚕沙 10g,皂角子 10g。5 剂。药后自觉诸症有减轻,能稍进馒头类食物,大便仍微干,2 日一行,身倦乏力。处方:薤白头 10g,全瓜蒌 25g,代赭石 12g,旋覆花 10g(布包),晚蚕沙 10g,炒焦皂角子 10g(布包),炒枳实 6g,茜草根 10g,怀牛膝 10g,桃、杏仁各 6g,郁李仁 6g,火麻仁 18g,野於术 10g,油当归 12g,川郁金 10g。

　　分析：本案病因为饮食不节，情志失调；主症为进行性吞咽困难，食减便燥。结合辅助检查诊断为噎膈(食管狭窄)；辨证为气郁积聚，伴津液干枯，属虚实夹杂。其治应顺气开郁，养阴润燥，以补泻并用，攻补兼施。依法组方，药用薤白、瓜蒌、杏仁、桃仁、牛膝等药行气化痰，活血祛瘀；天冬、麦冬等养阴生津润燥；针对饮食难下，泛吐黏沫，对症加用半夏、枳实以化痰开郁，加用火麻仁润肠通便治疗大便秘结。(祝谌予.施今墨临床经验集[M].北京：人民卫生出版社，1982)

# 第五节　呃　逆

呃逆 课件

呃逆 思维导图

　　呃逆，俗称打嗝，是指多因外邪、饮食、情志和病后体虚等导致胃失和降、气逆动膈，以气逆上冲，喉间呃呃连声，声短而频，难以自制为主要表现的病证，可单独偶然发生，亦可见于他病的兼证，呈连续性或间歇性发生。

　　《黄帝内经》称本病为"哕"，元代以前医书多称之为"哕逆""咳逆""吃逆"，至元代朱震亨《丹溪心法》称为"呃"。明代张介宾对呃逆一证进行了病名鉴别阐述，自此之后称之为呃逆。对其病位，《黄帝内经》首先提出为中上二焦之病。如《素问·宣明五气》曰："胃为气逆，为哕。"《灵枢·口问》篇说："谷入于胃，胃气上注于肺，今有故寒气与新谷气俱还入于胃，新故相乱，真邪相攻，气并相逆，复出于胃，故为哕。"阐述了呃逆的病位和肺胃有关。在治疗上，《黄帝内经》又记载了取嚏及转移患者注意力以达到止呃等简易方法，如《灵枢·杂病》篇云："哕，以草刺鼻，嚏，嚏而已；无息，而疾迎引之，立已；大惊之，亦可已。"至今对呃逆之轻者，仍有治疗价值。《金匮要略·呕吐哕下利病脉证治》把它分为 3 种类型；寒呃之"干呕哕，若手足厥者，橘皮汤主之"。虚热之"哕逆者，橘皮竹茹汤主之"。属于实证者，"哕而腹满，视其前后，知何部不利，立之即愈。"这种分类和治法，为后世划分寒热虚实辨证施治奠定了基础。宋代严用和在《济生方·呕吐翻胃噎膈门》中指出哕对某些病证还可以起到预视其疾病转归的作用，"大抵老人、虚人、久病人及妇人产后，有此证者，皆是病深之候，非佳兆也"。元代朱震亨《丹溪心法·咳逆》指出"视其有余不足治之"，"咳逆为病，古谓之哕，近谓之呃，乃胃寒所生，寒气自逆而呃上……亦有热呃……其有他病发呃者"。因其立论简明，易于掌握，而为后世所宗。

　　西医学中的单纯性膈肌痉挛，或其他疾病如胃肠神经官能症、胃食管反流病、胃炎、胃扩张、胸腹腔肿瘤、肝硬化晚期、脑血管疾病、尿毒症，以及胸腹术后等所引起的膈肌痉挛之呃逆，均可参照本节辨证论治。

　　【病因病机】呃逆多由外邪犯胃、饮食不当、情志不遂和体虚病后，导致胃失和降，气逆动膈，而成呃逆。

## （一）病因

　　**1. 感受外邪**　外感风寒之邪，内客脾胃，寒遏胃阳，壅滞气机，胃失和降，气逆动膈冲喉，而成呃逆。

　　**2. 饮食不当**　进食太快太饱，过食生冷或寒凉药物，中寒气凝，胃失和降，胃气动膈，导致呃逆；或过食辛热煎炒、醇酒厚味，或过温补之剂，燥热内盛，腑气不行，气逆动膈，发生呃逆；或暴饮暴食，食滞胃脘，以致胃失和降，胃气上逆动膈，亦成呃逆。

　　**3. 情志不遂**　恼怒伤肝，肝失疏泄，横逆犯胃，逆气动膈；忧思伤脾或肝郁克脾，脾运失职，痰浊内生，或素有痰饮内停，复因恼怒气逆，夹痰浊上逆动膈，发生呃逆。

　　**4. 体虚病后**　素体虚弱，年高体虚，或大病久病，或失治误治，虚损误攻，均可损伤中气，耗伤胃阴，导致胃失和降，发生呃逆。甚则病久及肾，肾气失于摄纳，浊气上乘动膈，亦可发生呃逆。

### （二）病机

**1. 基本病机**　胃失和降，胃气上逆动膈。

**2. 病位**　病位在膈，病变的关键脏腑在胃，还与肝、脾、肺、肾诸脏腑有关。

**3. 病理性质**　有虚实之分。实证多为寒凝、火郁、气滞、痰阻，胃失和降，胃气上逆动膈；虚证多由脾肾阳虚，或胃阴耗损等正虚气逆所致，亦有虚实夹杂并见者。

**4. 病机转化**　决定于病邪性质和正气强弱。寒邪为病者，寒邪与阳气抗争，阳气不衰则寒邪易于疏散；反之，胃中寒冷，损伤阳气，日久可致脾胃虚寒之证。热邪为病者，如胃中积热或肝郁日久化火，易于损阴耗液而转化为胃阴亏虚。气郁、食滞、痰饮为病者，皆能伤及脾胃，转化为脾胃虚弱证。脾胃虚寒和胃阴不足者，可使正气亏虚日渐加重，又易感邪，而成虚实夹杂之证。

### 【诊断要点】

**1. 临床特征**　呃逆以气逆上冲，喉间呃呃连声，声短而频，难以自制为主症，其呃声或高或低，或疏或密，间歇时间不定。常伴有胸膈痞闷，胃脘不适，和情绪不安等症状。

**2. 病史**　多有受凉、饮食、情志不遂等诱发因素，以突然发病为多见，亦可迁延不愈为久病。

**3. 辅助检查**　胃肠钡餐造影检查、内窥镜检查或肝肾功能及超声、CT 等检查有助诊断。

---

**课堂互动**

1. 引起呃逆发生的主要原因有哪些？
2. 呃逆与嗳气如何鉴别？

---

### 【鉴别诊断】呃逆应与干呕、嗳气等病证相鉴别。

**1. 干呕**　两者同属胃气上逆的表现。干呕属于有声无物的呕吐，乃胃气上逆，冲咽而出，声长而浊，多伴恶心。呃逆是气从膈间上逆，气冲喉间，呃呃连声，声短而频，不能自止，难以自制。

**2. 嗳气**　两者均为胃气上逆之候。嗳气乃胃气阻郁，气逆于上，冲咽而出，其声长而沉缓，常伴酸腐气味，食后多发，排出后胃中有舒服感，多可自控，故张介宾称之为"饱食之息"，与喉间气逆而发出的呃呃之声不难区分。

### 【辨证论治】

### （一）辨证要点

**1. 辨生理病理**　呃逆一证首先应分清是生理现象，还是病理反应。若一时性气逆而作呃逆，且无明显兼证者，属生理现象，无须治疗；若呃逆持续或反复发作，兼证明显，或出现在其他急慢性病证过程中，可视为呃逆病证，当辨证论治。若重病、久病后期或急危患者，其呃逆持续不断，声音低微，气不得续，饮食难进而脉沉细伏者，是胃气将绝，元气衰败之危候，预后多不良。

**2. 辨虚实寒热**　辨证当分清虚、实、寒、热。呃逆声高，气冲有力，连续发作多属实证；呃声洪亮，冲逆而出，胃脘灼热，口臭烦渴，大便干结，多属热证；呃声沉缓有力，得寒则甚，得热则减，大便溏薄，多属寒证；呃逆时断时续，气怯声低乏力，多属虚证。

### （二）治则治法

呃逆一证，总由胃气上逆动膈而成，所以理气和胃，降逆止呃为基本治法。临证时当分清寒热虚实，分别施以祛寒、清热、补虚、泻实之法。并应在辨证的基础上辅以和胃降逆止呃之药，以利膈间之气。对于危重病证中出现的呃逆，治当大补元气，救护胃气。

## （三）分证论治

### 实 证

#### 1. 胃中寒冷

证候：呃声沉缓有力，膈间及胃脘不舒，得热则减，遇寒更甚，纳食减少，喜食热饮，口淡不渴。舌质淡，舌苔白润，脉迟缓。

证候分析：寒邪阻遏，肺胃之气失降，故膈间及胃脘不适；胃气上冲喉间，故呃声沉缓有力；寒气遇热则易于消散，遇寒则更增邪势，所以得热则减，遇寒更甚；食少，口淡不渴；舌苔白润，脉象迟缓，均属胃中有寒之征象。本证主要病机为寒蕴中焦，胃阳被遏，胃气失降，上逆动膈。以呃声沉缓有力，得热则减，遇寒更甚为审证要点。

治法：温中散寒，降逆止呃。

方药：丁香散加减。方中丁香、柿蒂降逆止呃；高良姜温中散寒；炙甘草和中。若寒邪较重，脘腹胀痛者，加吴茱萸、肉桂、干姜温阳散寒降逆；若寒凝食滞，脘闷嗳腐者，加莱菔子、半夏、槟榔行气降逆导滞；若寒凝气滞，脘腹痞满者，加枳壳、厚朴、陈皮以行气消痞；若气逆较甚，呃逆频作者，加刀豆、旋覆花、代赭石以理气降逆。

#### 2. 胃火上逆

证候：呃声洪亮有力，冲逆而出，口臭烦渴，多喜冷饮，大便秘结，小便短赤。舌红，苔黄燥，脉滑数。

证候分析：嗜食辛辣及醇酒，或过用温补之剂，胃肠蕴积实热，胃火上冲，故呃声洪亮；胃热伤津，肠间燥结，故口臭烦渴，喜冷饮，大便秘结，小便短赤；舌苔黄燥，脉滑数为胃热内盛之象。本证主要病机为阳明热盛，胃火上冲动膈。以呃声洪亮有力，口渴喜冷饮，便秘尿赤，苔黄为审证要点。

治法：清胃泄热，降逆止呃。

方药：竹叶石膏汤加减。方中竹叶、生石膏清泻胃火；人参可易为沙参，与麦冬同用养胃生津；半夏和胃降逆；粳米、甘草调养胃气。可加竹茹、柿蒂以增降逆止呃之力。若腑气不通，痞满便秘者，可合用小承气汤通腑泄热，使腑气通，胃气降，呃自止，此乃釜底抽薪，上病下取之法。

#### 3. 气机郁滞

证候：呃逆连声，常因情志不畅而诱发或加重，胸胁满闷，脘腹胀满，嗳气纳减，肠鸣矢气。苔薄白，脉弦。

证候分析：情志抑郁，肝气犯胃，胃气上冲，则呃逆连声；病由情志而发，故常因情志不畅而诱发或加重；肝居胁下，循两胁上行，气逆于胸，故胸胁满闷；肝郁克脾，脾运失司，则纳减；脘乃胃之所属，肝胃不和，故脘腹胀满；肝气犯胃，胃失和降，上逆则发嗳气；气多流窜，下趋肠道，则肠鸣矢气；苔薄白，脉弦，为气机郁滞之象。本证主要病机为肝气郁滞，横逆犯胃，胃失和降，胃气上逆动膈。以呃逆连声，胸胁脘腹胀满，常因情志不畅而诱发或加重，脉弦为审证要点。

治法：顺气解郁，和胃降逆。

方药：五磨饮子加减。方中木香、乌药解郁顺气；枳实、沉香、槟榔宽中降气。可加丁香、代赭石降逆止呃。肝郁明显者，加川楝子、郁金疏肝解郁；若心烦口苦，气郁化热者，加栀子、黄连泄肝和胃；若气逆痰阻，头目昏眩时有恶心，苔薄腻，脉弦滑，可用旋覆代赭汤加陈皮、茯苓以顺气降逆，化痰和胃；若气滞日久成瘀，瘀血内结，胸胁刺痛，久呃不止者，可用血府逐瘀汤加减，活血化瘀。

### 虚 证

#### 1. 脾胃阳虚

证候：呃声低弱无力，气不得续，泛吐清水，脘腹不舒，喜温喜按，面色苍白，手足不温，食少乏力，大便溏薄。舌质淡或淡胖，边有齿痕，苔白润，脉细弱。

呃逆虚证

证候分析：脾胃虚弱，虚气上逆，故呃声低弱无力，气不得续，脘腹不舒，食少乏力，泛吐清水；生化之源不足，可见面色苍白；阳气不布，则手足不温；脾虚不运，则大便溏薄；舌质淡，苔薄白，脉细弱为脾胃阳虚之征。本证主要病机为脾胃阳虚，胃失和降，虚气上逆。以呃声低弱无力，脘腹喜温喜按，手足不温为审证要点。

治法：温补脾胃，和中降逆。

方药：理中丸加味。方中人参、白术、甘草甘温益气；干姜温中散寒。常加吴茱萸、丁香、柿蒂、白豆蔻、刀豆温胃平呃。若嗳腐吞酸，夹有食滞者，可加神曲、麦芽消食导滞；若脘腹胀满，脾虚气滞者，可加半夏、陈皮理气化浊；若呃声难续，气短乏力，中气大亏者，可加黄芪、党参补益中气，或合用补中益气汤以升提中气；若病久及肾，肾阳亏虚，形寒肢冷，腰膝酸软，呃声难续者，为肾失摄纳，可加肉桂、紫石英、补骨脂、山茱萸补肾纳气，或合用《金匮》肾气丸以温肾纳气。

**2. 胃阴不足**

证候：呃声短促而不得续，口干咽燥，心烦不安，不思饮食，大便干结。舌质红，苔少而干或有裂纹，脉细数。

证候分析：由于热病耗伤胃阴，胃失濡润，难以和降，故呃声短促；气逆无力，则不连续发作；虚热内扰，液耗津伤，故口干咽燥，心烦不安；胃虚不纳，则不思饮食；舌红，苔少而干或有裂纹，脉细数为胃阴不足之象。本证主要病机为胃阴不足，胃失润降，气虚上逆。以呃声短促不得续，口干咽燥，舌红少苔或有裂纹，脉细数为审证要点。

治法：养胃生津，降逆止呃。

方药：益胃汤合橘皮竹茹汤加减。两方合用，北沙参、麦冬、玉竹、生地黄甘寒生津，滋养胃阴；冰糖味甘，取甘宁津还之意；橘皮、竹茹降逆平呃；人参、大枣、甘草益气和胃。可去生姜，加枇杷叶、柿蒂和胃降气，降逆止呃。若咽喉不利，阴虚火旺，胃火上炎者，可加石斛、芦根以养阴清热；若神疲乏力，气阴两虚者，可加党参或西洋参，以及山药以益气生津。

【其他疗法】

**1. 中成药**　大黄清胃丸、三黄片适用于胃火上逆之呃逆；保和丸、枳实导滞丸适用于饮食停滞之呃逆；二陈丸适用于痰饮内阻之呃逆；附子理中丸适用于脾胃阳虚之呃逆；阴虚胃痛冲剂适用于胃阴不足之呃逆。

**2. 单方验方**

（1）刀豆60g，炙研末，每服6g，开水送服；或柿蒂10g，水煎服；或枇杷叶（鲜品），30～60g，刷去毛，水煎服。适用于治疗气机郁滞之呃逆。

（2）荜澄茄、高良姜，等分为末，每服6g，水煎，加醋少许服。适用于寒证型呃逆。

（3）炒连翘心60g，水煎服。适用于热证呃逆。

【转归预后】呃逆之证，轻重预后差别较大。如属单纯性呃逆，偶然发作，大都轻浅，预后良好；若出现在急、慢性疾病过程中，病情多较重；如见于重病后期，正气甚虚，呃逆不止，呃声低微，气不得续，饮食不进，脉沉细伏者，多属胃气将绝，元气欲脱的危候，预后不良。

【预防调护】平时应保持精神舒畅，避免暴怒、悲忧等不良情志刺激。注意冷热适宜，避免外邪犯胃。饮食宜清淡，不可过食生冷、辛辣、肥腻之品，忌暴饮暴食、饥饱失常，发作时应进食易消化食物。

【结语】呃逆是指多因外邪、饮食、情志和病后体虚等导致胃失和降、气逆动膈，以气逆上冲，喉间呃呃连声，声短而频，令人不能自止为主要临床表现的病证。轻重差别极为明显，如偶然发作多可自行消失，或刺鼻取嚏，或突然惊吓，或闭气皆可取效。若持续不断，则应辨证治之。病因有外感风寒、饮食不节、情志不遂、体虚病后等，病位在膈，与胃、脾、肺、肝、肾等脏腑有关，基本病机为胃失和降，胃气上逆动膈。治疗以理气和胃、降逆平呃为原则，应分清寒热虚实，在辨证论治的同时,酌加降逆止呃之品,以标本兼治。若在急、慢性疾病的严重阶段出现呃逆不止,往往是胃气衰败的危象,预后欠佳,应予警惕。

【临证参考】

**1. 辨病与辨证相结合**　本病是胃气上逆动膈而成,故应以理气和胃、降逆止呃为基本治法,临床多选用柿蒂、丁香、刀豆、制半夏、竹茹、旋覆花、代赭石等药。在临证时还可加入宣通肺气之品,如桔梗、枇杷叶、杏仁等,以助胃气和降。

**2. 活血化瘀治顽呃**　久患呃逆不愈,当属气机不畅,久病入络,血行瘀阻。治疗除理气和胃、降逆止呃之外,应结合活血化瘀之法,临证可用血府逐瘀汤加减,辅以降逆止呃之药。

**3. 重视综合疗法**　治疗呃逆,可结合穴位按压、取嚏、针灸进行。如呃逆偶发者,可用纸捻通鼻取嚏,或药物通鼻取嚏,或指压内关、合谷等;耳穴则按压膈点、神门、交感点;若持续或反复发作者,亦可针灸足三里、胃俞、中脘、膈俞、太冲、内关等以配合治疗。

**4. 名医经验**　于己百用小半夏汤加味熏吸内服治疗顽固性呃逆,处方:半夏 12g,生姜 12g,砂仁 10g,荔枝核 10g,白酒 250ml。前四药打碎,白酒浸泡 1 小时,温火煎煮数沸,待酒汽上升时,患者张嘴频频吸纳。轻者熏吸后呃立止。数沸后,取下待温,分 2 次服用。

---

### 案例分析

王某,女,43 岁,2010 年 9 月 18 日就诊。

患者喉间呃呃连声 1 个月余。1 个月前因参加婚宴,多吃荤食而引起胃脘胀满,纳食减少,喉间呃呃连声。证见喉间呃呃连声,胃脘胀满不适,纳食减少,偶反酸,大便稀,微有下坠感,小便尚可,舌暗红,苔薄黄稍腻,脉弦缓滑。中医诊断为呃逆,辨证属浊毒动膈,胃气上逆。治则:化浊解毒,降逆止呃。方用化浊止呃方加减。处方:藿香 15g,佩兰 15g,厚朴 9g,柴胡 12g,白芍 30g,茯苓 15g,白术 15g,白花蛇舌草 15g,丁香 15g,柿蒂 9g,竹茹 15g,大腹皮 15g,炒莱菔子 20g。服药 7 剂后复诊,患者呃逆已明显减轻,胃脘仅有时胀,大便尚可、已无下坠感。舌红,苔薄黄,脉弦缓稍滑。诊为浊毒之标症减,而脾胃不和未得调补,故治疗仍以化浊和胃、降气止呃为主。处方:白芍 30g,茯苓 15g,白术 15g,香附 15g,藿香 15g,白扁豆 15g,薏苡仁 15g,砂仁 15g,白豆蔻 15g,鸡内金 15g。服药 7 剂后三诊:喉间呃逆连声症状基本消失,余无明显不适。

分析:浊毒内蕴,脾胃不和,胃气上逆为引起本案的根本原因。浊毒中阻,气机不畅,则胃脘胀满;脾失健运,胃气不降则出现呃逆、纳呆、反酸、便稀;舌苔薄黄稍腻,脉弦缓滑,亦为浊毒中阻脾胃之象。方中厚朴燥湿和胃,行气除胀;藿香、佩兰芳香化湿醒脾,辅厚朴燥湿以醒脾之功;丁香、柿蒂、竹茹降逆止呃;白花蛇舌草清热解毒。呃逆虽属中焦病变,其机制亦与肝胆有关,胃本不呕,肝胃不和则呕,故在止呕、降呃方中,配伍养血柔肝及疏肝的白芍药、柴胡之类药物,以体现肝胃同治的配伍原则。白术、茯苓、大腹皮健脾利湿,使运化有权;莱菔子行气消食除胀。诸药合用,共奏化浊解毒、理气和胃、降逆止呃之效,用治浊毒动膈、胃气上逆而病的呃逆,每获良效。(徐伟超,李刚,刘小发.李佃贵教授运用化浊解毒法治验撷要[J].河北中医,2011,33(4):511-513)

## 第六节　腹　痛

腹痛是指因感受外邪,饮食积滞,情志失调或劳倦内伤引起腹部气血运行受阻而导致,临床

腹痛 课件

腹痛 思维导图

以胃脘以下、耻骨毛际以上的部位发生疼痛为主症的病证。腹痛在临床上极为常见，可出现在多种疾病中，本节主要讨论内科常见的腹痛，外科、妇科疾病及痢疾、霍乱、积聚等所引起的腹痛，可参考有关书籍或章节。

腹痛之名，首见于《黄帝内经》。病名在古代医学文献中有"脐腹痛""小腹痛""少腹痛""环脐而痛""绕脐痛"等称谓。《素问·举痛论》云："寒气客于肠胃之间，膜原之下，血不得散，小络急引，故痛。"又云："寒气客于肠胃，厥逆上出，故痛而呕也"，"寒气客于小肠……故后泄腹痛矣"。说明了腹痛的致病因素是寒邪，病位在肠胃。也提出腹痛的发生与大小肠、膀胱等脏腑有关。汉代张仲景《金匮要略》对腹痛的辨证治疗有了进一步认识，并根据不同病因拟定了附子粳米汤、厚朴三物汤等方剂治疗。《诸病源候论·腹痛病诸候》对腹痛病机论述更为详尽，指出"腹痛者，因腹藏虚，寒冷之气，客于肠胃膜原之间，结聚不散，正气与邪气交争相击故痛"。《景岳全书·杂证谟·心腹痛》记载了寒滞、血积、食滞、下虚、火邪、热郁、虫痛、痰饮等各种腹痛临床表现，并列举了治法方药。《医林改错》以瘀血立论，清代王清任用少腹逐瘀汤治少腹血瘀之腹痛，清代唐容川《血证论》用小柴胡汤加香附、姜黄、桃仁、大黄治疗腹痛，为近代医者治疗诸痛开辟了新的途径，并提供了丰富的治疗经验。

腹痛，是一个以症状为病名的疾病。西医学中肠激惹综合征、消化不良、胃肠痉挛、不完全性肠梗阻、肠粘连、肠系膜和腹膜病变、克罗恩病、急慢性胰腺炎、肠道寄生虫、急性肠系膜淋巴结炎、结核性腹膜炎、腹型过敏性紫癜、腹型癫痫等，以腹痛为主要表现者，均可参照本节辨证论治。

**【病因病机】** 感受外邪、饮食所伤、情志失调及素体阳虚等，导致气机阻滞，脉络痹阻或经脉失养而发生腹痛。

**（一）病因**

**1. 外感时邪**　外感风、寒、暑、热、湿邪侵入腹中，均可引起腹痛。伤于风寒则寒凝气滞，或伤于暑热，或寒邪不解，郁而化热，或湿热壅滞，均可导致经脉受阻，不通则痛。

**2. 饮食所伤**　暴饮暴食，伤及脾胃，饮食停滞；恣食肥甘厚腻或辛辣，湿热内蕴胃肠；或恣食生冷，遏阻脾阳，均可导致脾胃纳运升降失常，腑气通降不利而发生腹痛。其他如饮食不洁，肠虫滋生，阻于肠间，腑气不通则痛。

**3. 情志失调**　抑郁恼怒，则肝失条达，气机不畅，气滞而痛；若气滞日久，血行不畅，导致气滞血瘀，不通而痛；忧思伤脾，或肝郁克脾，肝脾不和，气机不利而发生腹痛。

**4. 阳气素虚**　脾阳素虚，健运失职，寒湿内生；或脾运失职，气血化源不足，导致气血亏虚，脏腑失于温养；或老年病久致肾阳虚衰，脏腑失于温煦，阴寒内生，脏腑气机不利而致腹痛。

此外，跌仆损伤，脉络瘀阻，或腹部术后，血络受损，也可形成腹中瘀血，气机升降不利，不通则痛。

**（二）病机**

**1. 基本病机**　脏腑气机不利，血行不畅，"不通则痛"；或脏腑阳虚，失于温养，"不荣则痛"。

**2. 病位**　腹部是足三阴、足少阳、手足阳明、冲、任、带等经脉循行之处，与肝、胆、脾、胃、肾、大小肠、膀胱等脏腑密切相关。若相关脏腑功能失调，或脉络气血郁滞，或脏腑失于温养均可导致腹痛。

**3. 病理性质**　可分为虚、实两类。实为邪气郁滞，经络气血运行不畅；虚为阳气虚弱，脏腑经脉失于温养。

**4. 病机转化**　一是虚实转化，如实证日久，或失治误治，可转为虚证；或因虚致实，如脾虚不运，再伤饮食而致虚中夹实证。二是寒热转化，如寒郁化热，或热痛日久，伤阴及阳，可转为寒热错杂证。三是气血转化，如气滞日久，则血行不畅，瘀血内阻，而致气滞血瘀。

【诊断要点】

**1. 临床特征**　凡以胃脘以下、耻骨毛际以上部位的疼痛为主要表现的,均属腹痛范畴。其疼痛性质各异,包括冷痛、灼痛、隐痛、胀痛、刺痛等。

**2. 病史**　腹痛发病可无特殊病史,急性发作;也可为慢性腹痛急性发作。其痛发或加剧,常与饮食、情志、外感等因素有关。

**3. 辅助检查**　血常规,血、尿淀粉酶检查,电子胃镜,肠镜,腹腔镜,超声,腹部 X 线(全消化道钡餐,腹部平片,腹部透视等),腹部 CT 等有助诊断和鉴别诊断。

【鉴别诊断】腹痛应与胃痛,其他内科疾病中的腹痛症状及外科、妇科腹痛等病证相鉴别。

腹痛与胃痛的鉴别诊断

**1. 胃痛**　胃处腹中,与肠相连。胃痛部位在心下胃脘之处,常伴有恶心、嗳气等胃病常见症状。腹痛部位在胃脘以下,多伴有泄泻、便秘等肠病症状。若胃肠同病须辨别主次。

**2. 其他内科疾病中的腹痛症状**　许多内科疾病常见腹痛的表现,但均以其本病特征为主。如痢疾之腹痛,伴有里急后重,下痢赤白脓血;积聚之腹痛,以腹中包块为特征。而腹痛病症,当以腹部疼痛为主要表现。

**3. 外科、妇科腹痛**　内科腹痛常先发热后腹痛,痛势不剧,痛无定处,压痛不明显。外科腹痛多先腹痛后有发热,疼痛剧烈,痛有定处,压痛明显,可见腹痛拒按,腹肌紧张等。妇科腹痛多在小腹,与经带胎产有关。如痛经、先兆流产、异位妊娠、输卵管破裂等,应及时进行妇科检查,以明确诊断。

---

　**知识链接**

**虫证腹痛之诊断**

虫证是指由人体寄生虫引起的一类病证。其中蛔虫病、绦虫病均可出现腹痛,发病率较高,在农村尤为多见。

1. 蛔虫病

(1)以脐腹疼痛,时作时止,痛止即能饮食为临床特点。

(2)可见面部白斑,舌面斑点等体征。

(3)吐出或大便中排出蛔虫,以及大便显微镜检查发现蛔虫卵,是确诊蛔虫病的依据。

2. 绦虫病

(1)在绦虫病流行地区有吃未煮熟的猪肉、牛肉史,且有腹痛、腹胀、恶心、便秘或便溏、肛门作痒、睡眠不安等症状。

(2)粪便中有白色面条状或带状的绦虫虫体排出。

(3)大便常规化验及肛门试子涂片检查,可以找到绦虫卵。

---

【辨证论治】

**(一)辨证要点**

**1. 辨急缓**　起病急骤,腹痛较剧,伴随症状明显者,属急性腹痛,多因外感时邪、饮食不节、蛔虫内扰等引起;病程迁延,腹痛不甚,属慢性腹痛,多由内伤情志、脏腑虚弱、气血不足所致。

**2. 辨部位**　大腹疼痛,多为脾胃、大肠、小肠病;脐腹疼痛,多为虫积;胁腹、少腹疼痛,多为厥阴肝经病;小腹疼痛,多为膀胱疾病。

**3. 辨性质**　饱食则痛,腹痛拒按属实;饥饿则痛,腹痛喜按属虚;得热痛减为寒,得寒痛减为热;气滞胀痛,痛无定处;血瘀刺痛,固定不移;伤食腹痛则痛甚欲便,便后痛减,伴有食积不化,嗳气频作。

## （二）治则治法

腹痛的基本病机为"不通则痛"，因而治疗腹痛以"通"为主法，应根据辨证的虚实寒热，在气在血，确立相应治法。属实证者，重在祛邪疏导，予清热、化湿、行气、活血等；属虚证者，应温中补虚，益气养血，不可滥施攻下，对于久痛入络绵绵不愈之腹痛，可采取温煦、通络之法。

## （三）分证论治

### 1. 寒凝腹痛

证候：腹痛急暴，得温则减，遇冷痛甚，畏寒，手足不温，口淡不渴，小便清利，或见大便溏薄。舌苔白腻，脉沉紧。

证候分析：寒为阴邪，其性收引寒邪入侵，阳气不运，则畏寒，手足不温；气血被阻，故腹痛急暴；得温则寒散而痛减，遇冷则寒凝而痛甚；若中阳不足，运化无权，则大便溏薄；阴津未伤，故口淡不渴，小便清利；舌苔白，脉沉紧为里寒之象。本证主要病机为寒邪内结，气机凝滞。以腹痛急暴，遇寒痛甚，得温痛减为审证要点。

治法：散寒温里，理气止痛。

方药：良附丸合正气天香散加减。两方合用，高良姜、干姜、紫苏叶温中散寒，乌药、香附、陈皮理气止痛。如手足厥逆，脉微欲绝者，为肾阳不足，宜通脉四逆汤以温通肾阳；如少腹拘急冷痛，为下焦受寒，宜暖肝煎以温肝散寒；如腹中冷痛，手足逆冷，为内外皆寒，宜乌头桂枝汤以散内外之寒；如腹中雷鸣且痛，胸胁逆满，呕吐，为寒邪上逆，宜附子粳米汤以温中降逆。

### 2. 热结腹痛

证候：腹胀痛拒按，胸脘痞闷，大便多秘结或溏滞不爽，烦渴引饮，自汗，小便短赤。舌苔黄腻，脉象濡数。

证候分析：湿热内结，气机壅滞，腑气不通，故腹胀痛拒按，胸脘痞闷；热邪耗伤津液，故大便秘结，或溏滞不爽，烦渴引饮；热迫津液外泄，故自汗；尿赤和苔黄、脉数均为实热之象。本证主要病机为热结胃肠，腑气不通。以腹胀痛拒按，胸脘痞闷，大便秘结为审证要点。

治法：泄热通腑，行气导滞。

方药：大承气汤加减。方用大黄苦寒泄热攻下；芒硝咸寒润燥，软坚破结；佐以厚朴、枳实破气导滞。如燥结不甚而湿热重者，可去芒硝，加黄芩、栀子等；如腹痛引及两胁者，可加柴胡、郁金。

### 3. 虚寒腹痛

腹痛（虚寒腹痛证）

证候：腹痛绵绵，时作时止，喜热恶冷，痛时喜按，得食稍减，大便溏薄，兼有神疲，气短，怯寒等证。舌淡苔白，脉象沉细。

证候分析：由于素体阳虚，或久病阳气不足，至中虚脏寒，经脉失温养，故腹痛绵绵；病属正虚，而非邪实，故时作时止；遇热得食或休息，则助正以胜邪，故腹痛稍减；遇冷逢饥或劳累，则伤正以助邪，故腹痛更甚；脾阳不振，运化无权，故见大便溏薄；中阳不足，卫阳不固，故有神疲，气短，怯寒等证；舌淡苔白，脉象沉细，皆为虚寒之象。本证主要病机为中阳虚弱，脉络失于温养。以腹痛绵绵喜按，便溏，怯寒，得食痛减为审证要点。

治法：温中补虚，缓急止痛。

方药：小建中汤加减。方用桂枝配饴糖，生姜配大枣，温中补虚；白芍配甘草，和里缓急。如见神倦少气，为气虚无力，可加炙黄芪以补气；若虚寒腹痛较重，呕吐肢冷脉微者，用大建中汤以温中散寒；若腹痛自利，肢冷脉沉迟者，则属脾肾阳虚，用附子理中汤以温补脾肾。

### 4. 气滞腹痛

证候：腹痛胀闷，痛无定处，攻窜两胁，时聚时散，得嗳气或矢气则舒，遇忧思恼怒则剧。舌苔薄白，脉弦。

证候分析：气机郁滞不畅，故腹痛胀闷；气属无形之邪，痛无定处，攻窜两胁，时聚时散，嗳气或矢气后则气畅而舒；遇忧思恼怒则气郁而胀痛加剧；舌苔薄白，脉弦均为肝气郁滞之象。本证主要病机为肝失条达，气机郁滞。以腹痛胀闷，痛无定处，攻窜两胁为审证要点。

治法：疏肝解郁，理气止痛。

方药：柴胡疏肝散加减。方中柴胡、枳壳、香附、陈皮疏肝理气；白芍、炙甘草缓急止痛；川芎行气活血。若气滞较重，加川楝子、郁金；若痛引少腹、睾丸者，加橘核、荔枝核、川楝子；若气滞腹泻者，可用痛泻要方；肝郁日久化热者，加丹皮、栀子、川楝子清肝泄热。

**5. 食滞腹痛**

证候：脘腹胀满疼痛，拒按，恶食，嗳腐吞酸，或痛而欲泻，泻后痛缓，或大便秘结。舌苔腻，脉滑实。

证候分析：宿食停滞肠胃，邪属有形，故脘腹胀痛而拒按；宿食不化，浊气上逆，故恶食而嗳腐吞酸；食滞中阻，升降失司，故腹痛而泻；泻则积食得减，故泻后痛缓；宿食燥结，腑气不行，可大便秘结；舌苔腻，脉滑实，均属食积之证。本证主要病机为宿食停滞，肠胃壅塞，传导失司。以脘腹胀满疼痛，拒按，恶食嗳腐吞酸为审证要点。

治法：消食导滞，理气止痛。

方药：枳实导滞丸加减。方中大黄、枳实、神曲以消食导滞；黄芩、黄连、泽泻以清热化湿；白术、茯苓以健运脾胃。方中可加莱菔子、槟榔以助消食理气之力。若食滞较轻，可用保和丸消食导滞。

**6. 血瘀腹痛**

证候：脘腹疼痛，且痛势较剧，痛处不移，痛如针刺。舌质紫暗或有瘀斑，脉涩。

证候分析：气滞日久导致血瘀，因瘀血属有形之邪，故脘腹疼痛，痛势较剧，痛处不移，痛如针刺；舌紫暗或瘀斑，脉涩，均为瘀血之象。本证主要病机为气滞日久，瘀血停着。以腹痛如刺，痛处不移伴舌脉瘀象为审证要点。

治法：活血化瘀，和络止痛。

方药：少腹逐瘀汤加减。方用当归、川芎、赤芍养血活血；蒲黄、五灵脂、没药、延胡索化瘀止痛；肉桂、干姜、小茴香温经止痛。如属跌仆创伤后作痛者，可加落得打、王不留行或另吞三七粉、云南白药等以行血破瘀。

【其他疗法】

**1. 中成药** 附子理中丸、桂附理中丸、十香丸、纯阳正气丸可用于寒凝腹痛；枳实导滞丸、木香顺气丸、木香槟榔丸、保和丸可用于食滞腹痛；止痛紫金丸可用于血瘀腹痛。

**2. 单方验方**

（1）内治方：鲜生姜 15g，红糖 50g，水煎内服，适用于寒性腹痛；番泻叶 10g，水浸泡后内服，主治肠道热结的腹痛便秘；莱菔子 50g，水煎内服，适用于食积腹痛。

（2）外治方：食盐 50g，炒热用纱布包好，敷于脐部，治疗寒性腹痛；胡椒粉 100g，敷于脐上，胶布敷盖，24 小时后取下，更新再敷，治虚寒性腹痛。

【转归预后】若急性暴痛，失治误治，气血逆乱，可致厥脱之证；若湿热蕴结肠胃，或术后气滞血瘀，可造成腑气不通，日久可变生积聚。

【预防调护】腹痛与饮食关系最为密切，平素宜饮食有节，忌暴饮暴食，忌食生冷、不洁之食物，少食过于辛辣、肥腻之品，细嚼慢咽。虚寒者宜进热食；热证宜进温食；食积腹痛者宜暂禁食或少食。劳逸适度，避免不良情绪刺激。治疗时注意观察腹痛与情绪、饮食、生活习惯等因素的关系。

【结语】腹痛是以胃脘以下、耻骨毛际以上发生的疼痛为主症的病证。主要病因有外邪、饮食、情志、阳虚脏寒等，且相互兼夹，互为因果共同致病。以脏腑气机不利的"不通则痛"和脏腑经脉失养"不荣亦痛"为基本病机。以寒热虚实为辨证纲领，辨证时应分清寒热的轻重、阳气的盛衰、虚实的主次、气血的深浅。腹痛部位在腹，病变脏腑涉及肝、胆、脾、肾、膀胱、大小肠等，在辨证时，应全面考虑病位、脏腑、经络、病因、病机等。腹痛的治疗以"通"为基本治则，实则攻之，虚则补之，热者寒之，寒者热之，滞者通之，瘀者散之。随病机兼夹变化，或寒热并用，或攻补兼施，灵活遣方用药。

【临证参考】

**1. 灵活运用温通之法**　温通法是以辛温或辛热药为主体的治疗方法。温通之时，常需配合其他药物。一是与理气药为伍，如良附丸中高良姜与香附同用，用于寒凝而致气滞引起的腹痛十分相宜；二是与养阴补血药相合，如当归四逆汤中桂枝、细辛与当归、白芍同用，小建中汤中桂枝与白芍同用等；三是与活血祛瘀药配用，如少腹逐瘀汤使用小茴香、干姜、肉桂等辛香温热之品，以化解滞留于少腹的瘀血；四是与补气药相配，如附子理中汤既用党参、白术，又用附子、干姜，对中虚脏寒的腹痛切中病机；五是与甘缓药同用，常用甘草、大枣、饴糖等味甘之品，一方面制约辛燥温热太过，使其温通而不燥烈，另一方面甘药在温热药的推动下，缓急止痛而不碍邪。

**2. 重视清热通腑**　以清热解毒药（如金银花、黄连、黄芩等）与通腑药（如大黄、虎杖、枳实、芒硝等）为主体，常用于治疗急慢性胰腺炎。对于不完全性肠梗阻患者，可予调胃承气汤加减，加用木香、槟榔等理气之品，收理气通腑之效。本法应用，中病即止，不可过用，以免伤阴太过。对虚证腹痛不可妄用清热通腑法，以免损耗正气，使虚者更虚。

**3. 针灸疗法**　若腹痛较剧，临床可配合针灸等方法治疗。①寒证腹痛、虚证腹痛，可取天枢、气海、足三里、内庭，用补法，或艾灸，可温中散寒止痛；热证腹痛，可取天枢、气海、承山、足三里，用泻法，以清热通便止痛；气滞血瘀腹痛，可取期门、中脘、气海、足三里、血海、肝俞、胆俞，用泻法，以理气活血止痛；食积腹痛，取中脘、足三里、脾俞、大肠俞，用泻法，以健胃清食止痛。

**4. 名医经验**　徐景藩认为脾虚湿盛是肠易激综合征（腹痛为主症）的发病基础，湿热瘀血是其发病之标，病久不愈可恙及肝肾。在治疗上，将脾虚分为气虚、阴虚、阳虚，调理肝脾有虚实侧重，温阳补肾常用于病久高龄患者，保留灌肠适用于病位在左半结肠。治疗湿热证，常用香连丸和葛根芩连汤；治疗瘀血证，多用丹参饮、四物汤加减。湿热瘀血等常见兼夹，常数方合用，以治疑难杂证。

## 案例分析

汤某，女，34岁，1975年5月17日初诊。

患者脘腹经常隐痛，曾在外地服调补气血药30余剂未能见效，来沪医治。有时作胀，上下走窜无定，并且引及肩背。饮食、大便尚正常。去年秋季曾患痢疾。舌质紫，苔腻，脉细弦。患者平时易情绪抑郁。辨为肝气不疏，久痛入络，治以疏肝理气，化瘀止痛。处方：柴胡6g，延胡索10g，制香附10g，木香6g，郁金10g，降香6g，陈皮10g，制半夏10g，当归10g，红花5g。服上方后腹胀消失，疼痛明显减轻，引及肩背也少见，舌质紫，脉细弦。再守原意。原方去陈皮、半夏，加丹参。

分析：该例患者有情志不畅史。主症以时腹隐痛、胀痛，上下走窜无定，痛引肩背等肝郁气滞证候为特征。病位主要在腹，与肝关系密切，肝郁气滞，久痛入络为主要病机。故立法为疏肝理气，化瘀止痛。临证时医者不仅需要对患者症状、体征等疾病表现进行询问，还应细致了解其生活、情志变化，重视患者的心理需求，审慎求因，审因用药。（上海中医学院附属龙华医院.黄文东医案[M].上海：上海人民出版社，1977）

# 第七节　泄　泻

泄泻是指以排便次数增多,粪便稀溏或完谷不化,甚至泻出如水样为主症的病证。其中泄指大便溏薄,时作时止,病势较缓;泻指大便直下,清稀如水而势急。现一般统称泄泻。多由脾胃运化功能失职,湿邪内盛所致。

本病首载于《黄帝内经》。《素问·气交变大论》中有"鹜溏""飧泄""注下"等病名,并对其病因病机等有较全面论述。如《素问·举痛论》曰:"寒气客于小肠,小肠不得成聚,故后泄腹痛矣。"《素问·至真要大论》曰:"暴注下迫,皆属于热。"《素问·阴阳应象大论》云"湿胜则濡泄","春伤于风,夏生飧泄",指出风、寒、湿、热皆可致泻,并有长夏多发的特点。同时《黄帝内经》中指出了泄泻的病变部位,如《素问·脉要精微论》曰:"胃脉实则胀,虚则泄。"为后世认识本病奠定了基础。《难经·五十七难》谓:"泄凡有五,其名不同:有胃泄,有脾泄,有大肠泄,有小肠泄,有大瘕泄。"从脏腑辨证角度提出了五泄的病名。张仲景在《金匮要略·呕吐哕下利病脉证治》中将泄泻与痢疾统称为下利,至隋代《诸病源候论》始明确将泄泻与痢疾分述之,宋代以后才统称为泄泻。之后明代《景岳全书·杂证谟·泄泻》云:"凡泄泻之病,多由水谷不分,故以利水为上策。"提出分利之法治疗泄泻的原则。李中梓则在《医宗必读·泄泻》提出了淡渗、升提、清凉、疏利、甘缓、酸收、燥脾、温肾、固涩等著名的治泻九法,在治疗上有了长足的发展。清代医家对泄泻的论著颇多,认识日趋完善,在病因上强调湿邪致泻,病机上重视肝、脾、肾的重要作用。如叶天士在《临证指南医案·泄泻》中提出久患泄泻,"阳明胃土已虚,厥阴肝风振动"。故以甘养胃,以酸制肝,创泻木安土法。

西医学中的急性肠炎、炎症性肠病、腹泻型肠易激综合征、吸收不良综合征、肠道肿瘤、肠结核等,或其他脏器病变影响消化吸收功能以泄泻为主症者,均可参照本节辨证论治。

【病因病机】泄泻的病因,有感受外邪、饮食所伤、情志失调、禀赋不足及体虚久病等,主要病机是脾胃受损,湿困脾土,运化失职,传导失司。

## (一)病因

**1. 感受外邪**　外感寒湿暑热之邪均可引起泄泻,其中以感受湿邪最为多见。脾喜燥恶湿,外湿之邪易困脾土,影响脾之运化,水谷相杂而下,引起泄泻。寒邪和暑热之邪,除了侵袭皮毛肺卫之外,亦能伤及脾胃,使脾胃升降失司;同时,亦能夹湿邪为患,直接损伤脾胃,导致运化失常,清浊不分,引起泄泻。《杂病源流犀烛·泄泻源流》曰:"是泄虽有风寒热虚之不同,要未有不原于湿者也。"

**2. 饮食所伤**　饮食过量,停滞不化;或恣食肥甘辛辣,致湿热内蕴;或恣啖生冷,寒邪伤中;或误食不洁食物,脾胃受伤,均可导致脾胃运化失职,升降失调,清浊不分,发生泄泻。

**3. 情志失调**　忧郁恼怒,精神紧张,易致肝气郁结,木郁不达,横逆犯脾;忧思伤脾,土虚木乘,均可使脾失健运,而成本病。《景岳全书·杂证谟·泄泻》曰:"凡遇怒气便作泄泻者,必先以怒时夹食,致伤脾胃。"

**4. 脾胃虚弱**　久病失治,脾胃受损;或饮食失调,劳倦内伤,均可导致脾胃虚弱,中阳不健,运化无权,水谷糟粕混杂而下,遂成泄泻。《景岳全书·杂证谟·泄泻》曰:"泄泻之本,无不由于脾胃。"

**5. 肾阳虚衰**　先天不足,禀赋虚弱,或年老体虚,阳气不足,命门火衰,或素体脾胃阳虚,久病之后,肾阳损伤,不能温煦脾土,以致运化失职,升降失常,而为泄泻。

## (二)病机

**1. 基本病机**　脾胃受损,湿困脾土,传导失司是导致泄泻的基本病机,而脾虚湿盛是关键。

**2. 病位**　泄泻的主要病位在脾胃和大小肠,与肝、肾关系密切。

**3. 病理性质**　泄泻性质有虚实之分。暴泻多由寒湿、湿热阻滞胃肠,困遏脾气,或宿食阻滞中焦，脾不运化水谷，清浊不分而致，病属实证；久泻多由脾虚生湿，运化无权，或肾阳不足，命门火衰，火不暖土，水谷不能腐熟所致，病属虚证。若由他脏之病及脾，如肝气乘脾导致泄泻，一般属本虚标实之证。

**4. 病机转化**　因湿盛可以困遏脾运，脾虚又能生湿，其虚实之间可以相互兼夹转化。如急性泄泻失治或误治，可迁延日久，由实转虚，转为久泻；久泻若复受湿、食所伤，亦可急性发作，表现为虚中夹实病候。另外，泄泻日久，可由脾及肾，导致脾肾阳虚等。

【诊断要点】

**1. 临床特征**　以大便粪质稀溏为诊断的主要依据，或完谷不化，或粪质清稀，甚则如水样，大便次数增多，每日3~5次以至10余次。常兼有腹胀、腹痛、肠鸣、纳呆等症状。

泄泻的诊断要点

**2. 病史**　起病或急或缓。暴泻者多有暴饮暴食或误食不洁之物的病史；迁延日久，时发时止者，常由外邪、饮食及情志等因素诱发。

**3. 辅助检查**　大便常规检查或大便细菌培养，必要时可行肠镜检查、结肠钡剂灌肠及全消化道钡餐造影检查、腹部超声或CT检查有助于诊断。此外，一些全身性疾病如甲状腺功能亢进、糖尿病、慢性肾功能不全等也可引起腹泻，可进行相关检查明确诊断。

【鉴别诊断】泄泻应与痢疾、霍乱等病证相鉴别。

泄泻的鉴别诊断

**1. 痢疾**　两者均为大便次数增多、粪质稀薄的病证。泄泻以大便次数增加、粪质稀溏，甚则如水样，或完谷不化为主症，大便不夹脓血，也无里急后重，或腹痛与肠鸣腹胀同时出现，便后痛减。痢疾以腹痛、里急后重、便下赤白脓血为主症，腹痛与里急后重同时出现，便后疼痛不减。

**2. 霍乱**　霍乱是一种上吐下泻并作的病证，发病特点是来势急骤，变化迅速，病情凶险，有饮食不洁或患者接触史。起病时先突然腹痛，继则吐泻交作，亦有少数患者不见腹痛而专为吐泻者。所吐之物均为未消化之食物，气味酸腐热臭；所泻之物多为黄色粪水，或如米泔而不甚臭秽，可伴恶寒、发热。部分患者在吐泻之后，津液耗伤，迅速消瘦，或发生转筋，腹中绞痛。若吐泻剧烈，可致面色苍白、目眶凹陷、汗出肢冷等津竭阳亡之危候。泄泻以大便稀溏、次数增多为特征，一般预后良好。

【辨证论治】

**（一）辨证要点**

**1. 辨暴泻与久泻**　暴泻者起病较急，病程较短，便次较频，多属实证；久泻起病较缓，病程较长，常反复发作，或时作时止，多属虚证。

**2. 暴泻辨寒热食滞**　粪质清稀如水，腹痛喜温，完谷不化，多属寒证；粪便黄褐，味臭较重，泻下急迫，肛门灼热，多属湿热证；腹痛肠鸣，大便臭如败卵，泻后痛减，多为伤食之证。

**3. 久泻辨脏腑虚实**　久泻迁延不愈，倦怠乏力，稍有饮食不当，或劳倦过度即复发，多以脾虚为主；泄泻反复不愈，每因情志不遂而复发，多为虚实夹杂之肝脾不调；五更泄泻，完谷不化，腰酸肢冷，多为肾阳不足。

**（二）治则治法**

泄泻的基本病机为脾虚湿盛，故其治疗以健脾化湿为大法。暴泻多以湿盛为主，重在化湿，佐以分利。久泻以脾虚为主，当以健脾为要。暴泻不可骤用补涩，以免关门留寇；久泻不可分利太过，以防劫其阴液。若病情寒热错杂，或虚实并见者，当温清并用，虚实兼顾。

---

🌐　　　　　　　　　　　知识链接

**李中梓治泻九法**

李中梓在《医宗必读·泄泻》中，提出了著名的治泻九法，被誉为是泄泻治疗学上的里程碑，至今仍在临床上广泛使用。

所谓淡渗，即利小便以实大便，用于水湿壅盛、困脾伤中所致水湿泄泻；升提即益气升陷、健脾升清，用于脾胃虚弱、清气下陷，或脾胃之气为寒湿所困之泄泻，多与健脾渗湿法合用；清凉即清利湿热，用于热淫湿邪或暑湿蕴结肠胃之泄泻；疏利即燥湿化痰、疏肝理气、消食导滞、攻逐水饮、活血化瘀以祛邪，用于痰凝、气滞、食积、水停等实滞之泄泻；甘缓即以味甘补中，急固中焦，以缓下趋暴注之泄泻；酸收即以酸收之品，以治久泻不止或反复发作、正气耗伤；燥脾即补脾祛湿，以治脾虚湿盛之泄泻；温肾即温补脾肾、补火生土，以治脾肾虚寒之泄泻；固涩即收敛固涩，治疗泄泻日久，脾肾虚寒，邪少虚多，关门不固，滑脱不禁之泄泻，临床常与燥脾温肾法合用。

## （三）分证论治

### 暴 泻

**1. 寒湿内盛**

证候：泄泻清稀，甚则如水样，纳呆脘闷，腹痛肠鸣，或兼恶寒发热，鼻塞头痛，肢体酸痛。舌苔白或白腻，脉濡缓。

证候分析：外感寒湿之邪，侵袭肠胃，或内伤生冷瓜果，脾失健运，升降失调，水谷不化，清浊不分，肠腑传导失司，故大便清稀，甚则如水样；寒湿内盛，肠胃气机受阻，则腹痛肠鸣；寒湿困脾，则纳呆脘闷；若兼风寒之邪袭表，则见恶寒，发热，鼻塞，头痛，肢体酸痛等；舌苔白或白腻，脉濡缓为寒湿内盛之象。本证主要病机为寒湿困脾，清浊不分。以泻下清稀，腹痛肠鸣或兼表寒湿证为审证要点。

治法：芳香化湿，疏表散寒。

方药：藿香正气散加减。方中藿香辛温散寒，芳香化浊；苍术、茯苓健脾化湿；半夏、陈皮理气祛湿，和中止呕；厚朴、大腹皮理气除满；紫苏、白芷、桔梗解表散寒，疏利气机；炙甘草、大枣调理脾胃。若表寒较重者，可加荆芥、防风疏风散寒；若外感寒湿，饮食生冷，腹痛，泻下清稀，可加服纯阳正气丸温中散寒，理气化湿；若湿邪偏重，腹满肠鸣，小便不利，可改用胃苓汤健脾行气祛湿。

**2. 湿热伤中**

证候：泄泻腹痛，泻下急迫，或泻而不爽，粪色黄褐而臭，肛门灼热，烦热口渴，小便短黄。舌质红，苔黄腻，脉滑数或濡数。

证候分析：湿热之邪，或夏令暑湿伤及肠胃，传化失常，暴注下迫，故泻下急迫；阻遏气机，则腹痛；湿热互结，腑气不畅，可见烦热口渴，泻而不爽；湿热下注，故小便短黄，粪色黄褐而臭，肛门灼热；舌红苔黄腻，脉滑数或濡数均为湿热内盛之象。本证主要病机为湿热壅滞，传化失常。以泻下急迫，泻而不爽，肛门灼热，舌红苔黄腻为审证要点。

治法：清热利湿。

方药：葛根芩连汤加减。方中葛根解肌清热，升清止泻；黄芩、黄连苦寒清热燥湿；炙甘草甘缓和中。若兼发热、头痛、脉浮等风热表证，加金银花、连翘、薄荷疏风清热；若夹食滞，加神曲、山楂、麦芽消食导滞；若湿邪偏重，加藿香、厚朴、茯苓、猪苓、泽泻健脾祛湿；若腹痛较甚，可加木香行气止痛。若在夏暑之间，症见发热头重，烦渴自汗，小便短赤，脉濡数，可用新加香薷饮合六一散表里同治，解暑清热，祛湿止泻。

**3. 食滞胃肠**

证候：腹痛肠鸣，泻下粪便臭如败卵，夹有不消化之物，泻后痛减，脘腹胀满，嗳腐酸臭，不思饮食。舌苔垢浊或厚腻，脉滑。

证候分析：饮食不节，宿食内停，阻滞肠胃，传化失常，故腹痛肠鸣，脘腹胀满，不思饮食；宿食不化，浊气上逆，故嗳腐酸臭；宿食下注，则泻下臭如败卵；泻后腐浊外泄，故腹痛减轻；舌苔垢浊或厚腻，脉滑为宿食内停之象。本证主要病机为宿食内停，纳运失常。以腹痛肠鸣，泻如败卵，泻后痛减为审证要点。

治法：消食导滞。

方药：保和丸加减。方中神曲、山楂、莱菔子消食和胃；半夏、陈皮和胃降逆；茯苓健脾祛湿；连翘消食滞之郁热。可加谷芽、麦芽增强消食功效。若食滞较重，脘腹胀满，泻下不爽，可因势利导，"通因通用"，加大黄、枳实、槟榔或枳实导滞丸消导积滞，清利湿热；积滞化热者，加黄连、栀子清热燥湿止泻；兼脾虚，可加白术、白扁豆健脾祛湿。

## 久　泻

### 1. 脾胃虚弱

ER-4-28

泄泻（脾胃
虚弱证）

证候：大便时溏时泻，反复发作，稍有饮食不慎，则大便次数明显增多，夹见水谷不化，脘腹胀闷不舒，面色少华，神疲倦怠。舌质淡，苔白，脉细弱。

证候分析：脾阳不振，运化失常，则稍进油腻食物，大便次数增多，夹见水谷不化，脘腹胀闷不舒；久泻不止，气血来源不足，故面色萎黄无华，神疲倦怠；舌淡苔白，脉细弱为脾胃虚弱之象。本证主要病机为脾胃虚弱，运化无权。以大便时溏时泻，反复发作，食少腹胀，稍进油腻则诱发，伴脾虚见症为审证要点。

治法：健脾益气，化湿止泻。

方药：参苓白术散加减。方中人参、白术、茯苓、甘草健脾益气；砂仁、桔梗、白扁豆、山药、莲子肉、薏苡仁理气健脾化湿。若脾阳虚衰，阴寒内盛，伴见腹中冷痛、手足不温者，可用附子理中丸加吴茱萸、肉桂以温中散寒止泻；若久泻不止，中气下陷，伴见滑脱不禁甚或兼有脱肛者，可用补中益气汤以益气健脾化湿，升阳止泻。

### 2. 肝气乘脾

证候：肠鸣攻痛，腹痛即泻，泻后痛缓，每因抑郁恼怒或情绪紧张而诱发，平素多有胸胁胀闷，嗳气食少，矢气频作。舌淡红，脉弦。

证候分析：忧思恼怒或情绪紧张，则气机不利，肝失条达，横逆犯脾，气滞于中，故作腹痛，腹中作鸣，攻窜作痛，矢气频作，泻后痛缓；脾运无权，水谷下趋，则发泄泻；肝失疏泄，脾虚不运，故胸胁胀闷，嗳气少食；舌苔薄白或薄腻，脉弦为肝旺克脾之象。本证主要病机为肝气郁滞，脾失健运。以腹痛即泻，腹中肠鸣，泻后痛缓，伴肝气郁结表现为审证要点。

治法：抑肝扶脾。

方药：痛泻要方加减。方中白芍养血柔肝，白术健脾补虚，陈皮理气醒脾，防风升清止泻。四药合用，补脾土，泻肝木，调气机，止痛泻。若胸胁脘腹胀满疼痛者，可加柴胡、木香、郁金、香附疏肝理气止痛；若兼神疲乏力、纳呆等脾虚甚者，加党参、茯苓、白扁豆、鸡内金等益气健脾开胃；久泻反复发作，可加乌梅、焦山楂、山药酸涩收敛之品。证情平稳后，可服逍遥丸类善后。

### 3. 肾阳虚衰

证候：泄泻多在黎明前后，脐下疼痛，肠鸣即泻，完谷不化，泻后则安，腹部喜暖，常伴形寒肢冷，腰膝酸软。舌淡苔白，脉沉细。

证候分析：泄泻日久，肾阳虚衰，不能温养脾胃，运化失常，复因黎明五更前后为阳气未复之时，肾阳衰弱当至而未至，阴寒较盛，故腹部作痛，肠鸣即泻，又称"五更泻"；泻后腑气通利，故泻后则安；肾阳虚衰，不能助脾阳腐熟水谷，故可见完谷不化；阳虚不能温煦，则腹部喜暖，形寒肢冷；腰为肾之府，肾主骨，肾虚则腰膝酸软；舌淡苔白，脉沉细为肾阳虚衰之象。本证主要病机为肾阳虚衰，脾胃失于温养。以五更肠鸣即泻，完谷不化，腹部喜暖，形寒肢冷，腰膝酸软为审证要点。

治法：温肾健脾，涩肠止泻。

方药：四神丸加减。方中补骨脂温补肾阳；肉豆蔻、吴茱萸温中散寒；五味子收敛止泻。若肾阳虚衰较著，可加附子、肉桂等温肾之品；脾阳不足明显，可加干姜、芡实等暖脾止泻之味；泻次频多，或久泻不止、虚坐努责者，可加乌梅、石榴皮、诃子、五倍子等酸收之品，或合桃花汤配赤石脂，或改用真人养脏汤涩肠止泻；若年老体衰，滑脱不禁，脱肛，为中气下陷，可加黄芪、党参、白术、升麻益气升阳；若脾肾阳虚不显，反见心烦嘈杂，大便夹有黏冻，表现寒热错杂证候，可改用乌梅丸。

【其他疗法】

**1. 中成药**　藿香正气丸、纯阳正气丸适用于寒湿型泄泻；葛根芩连丸、香连丸用于湿热泄泻；保和丸、枳实导滞丸、胃肠安丸用于伤食型泄泻；参苓白术丸、补脾益肠丸用于脾虚型泄泻；四神丸用于肾阳虚型泄泻；桂附理中丸用于脾肾阳虚型泄泻。

**2. 单方验方**

(1) 炒车前子研末，每次服6g，日服3次，米汤送服。用于暴泻水样便。

(2) 马齿苋30g，地锦草30g，海蚌含珍珠30g，水煎服。用于湿热泄泻。

(3) 生山楂、焦山楂各15g，水煎服。用于伤食泄泻。

(4) 莲子肉、山药、薏苡仁、芡实各500g，炒研末，不拘时服。用于脾胃虚弱之久泻。

**3. 外治法**

(1) 胡椒粉填满肚脐，纱布敷盖，隔日更换1次。用于寒湿泄泻。

(2) 五倍子6g，研末，醋调为糊状，摊在纱布上，敷盖于脐。如泻止，则除去该药，时间不宜过长。用于久泻不止。

**4. 中药灌肠**

(1) 黄连6g，黄芩15g，黄柏15g，加水浓煎150ml左右，加云南白药1瓶，锡类散2支。药液温度控制在35～40℃，于晚上临睡前作保留灌肠。灌注速度宜慢，在15～20分钟内灌完。隔日1次，10次为1个疗程。用于湿热未尽之久泻，粪便夹有黏冻或血迹者。

(2) 党参、白术、薏苡仁、芡实、乌梅各15g，苍术10g，陈皮、木香各6g，诃子肉12g，以上为每日量，浓煎150ml，调入白及粉10g。如上法行保留灌肠，隔日1次，10次为1个疗程。适用于脾虚久泻，大便溏薄，或夹有黏冻者。

【转归预后】泄泻是临床常见病证，其转归依急性暴泻和慢性久泻的不同而有别。一般而论，急性暴泻，病情较轻者，经及时治疗，绝大多数可在短期内痊愈；病情较重者，暴泻不止，损气伤津耗液，可成亡阴、亡阳，或痉、厥、闭、脱等危证，特别是伴有高热、呕吐、热毒甚者。少数急性暴泻患者，治不及时或未进行彻底治疗，迁延日久，易由实转虚，变为慢性久泻。慢性久泻者，病情缠绵，脏气亏虚，难取速效，部分患者经过治疗可获痊愈；少数患者反复泄泻，易致中气下陷，而见纳呆、小腹坠胀、消瘦，甚至脱肛等症。若久泻脾虚及肾，脾肾阳虚，则泄泻无度，病情趋向重笃。

【预防调护】平时生活起居应有规律，慎防风寒湿邪侵袭，夏季切勿因热贪凉，尤应注意腹部保暖，避免感邪。养成良好卫生习惯，饮食有节，以清淡、富营养、易消化食物为主。避免暴饮暴食及进食生冷不洁、不易消化或清肠润滑食物。注意调畅情志，保持乐观心态。加强锻炼，增强体质，脾气健旺，则不易感邪。暴泻患者给予流质或半流质饮食，忌食辛热炙煿、肥甘厚味、荤腥油腻食物；某些对牛奶、面筋等不易耐受者应避免摄食。泄泻耗伤胃气者，可予淡盐汤、米汤、米粥以养胃气。若虚寒腹泻，可予淡姜汤饮用，以振奋脾阳，调和胃气。

【结语】泄泻是以排便次数增多，粪质稀溏或完谷不化，甚至泻出如水样为主症的病证。其病因主要有外感寒湿暑热之邪、内伤饮食、情志失调、体虚久病；脾胃受损，湿困脾土，传导失司是导致泄泻的基本病机，而脾虚湿盛是病机关键。临床辨证应辨暴泻久泻、寒热食滞、脏腑虚实。一般暴泻急性者多为实证，以寒湿、湿热、伤食泄泻多见；久泻者以肝气乘脾、脾胃虚弱、肾阳虚衰多见，以虚证为主或本虚标实。治疗上总以健脾化湿为主。暴泻应治以祛邪，风寒外束宜疏解，暑热侵袭宜清化，饮食积滞宜消导，水湿内盛宜分利；暴泻切忌骤用补涩，清热不可过用苦寒。久泻当以扶正为主，脾虚者宜健脾益气，肾虚者宜温肾固涩，肝旺脾弱者宜抑肝扶脾，虚实相兼者补脾祛邪并施。久泻补虚不可纯用甘温，分利不宜太过。

【临证参考】

**1. 区别健脾与运脾，配伍升阳与"风药"** "湿"是泄泻主要病理因素，临床治疗久泻应注意两个方面。①健脾化湿：脾虚失健则运化失常，湿邪内生，故当健脾以化湿，方如参苓白术散、四君子汤之类；②运脾化湿：脾为湿困，则气化遏阻，清浊不分，此时应以运脾胜湿为务，方如平胃散、藿香正气散等。在药物配伍中，因脾为湿困，中气下陷，则需振奋脾阳，宜加入升阳药，如升麻、柴胡、羌活、防风、葛根之类，少少与之，轻可去实。同时，风能胜湿，风药轻扬升散，且有抗过敏作用，临床也常伍用风药，如藿香、荆芥、防风、白芷、羌活、蝉蜕、升麻、柴胡等以增疗效。

**2. 久泻不可过于分利，久泻亦当慎用补涩** 泄泻不利小便，非其治也，所以利小便而实大便，常用于暴泻。但久泻多为脾虚失运或脏腑生克所致，虽有水湿，乃久积而成，非顷刻之病变，轻者宜芳香化之，重者宜苦温燥之，若利小便则更伤气阴。久泻虽缠绵时日，但如湿邪未尽，或夹寒、热、痰、瘀、郁、食等病变，亦不可以久泻必虚，专于补涩，否则易生他变。唯当脾肾阳虚，中气不足，滑脱泄泻时，方可应用益气、温阳、升举、固涩之法审因论治。

**3. 久泻可见虚实寒热错杂** 久泻原因复杂，在病程中寒热错杂、虚实并见者时常有之。临证当于复杂多变的症状中把握辨证关键，应用辛开苦降、调和肝脾等法，方如乌梅丸、泻心汤、连理汤、柴芍六君子汤等。临证对于久泻，还可采用中药敷贴外治或中药保留灌肠等，可增疗效。

**4. 久泻不效勿忘通法与化瘀** 有观点认为，治疗泄泻诸多方法不效者，当虑痰饮浊毒有无积滞肠腑。当代名家韦献贵认为，久泻亦肠间病，肠为腑为阳，腑病多滞多实，故久泻多有滞，滞不除则泻不止。掌握好通法在久泻中的运用时机，攻补兼施。如肝气乘脾泄泻，气郁不解，转为血结，泄泻缠绵难愈，又应重视化瘀之法。辨证之中当注意血瘀征象的有无，诚如清代王清任选用血府逐瘀汤以治久泻，是谓四逆散疏肝解郁，桃仁四物汤养血活血，气血畅通，肝气条达，脾土得运，泻病可止。并且在化瘀法下，根据其寒热不同，选用少腹逐瘀汤或膈下逐瘀汤化裁治之，其效更显。

**5. 名医经验** ①秦伯未经验方：党参10g，肉桂5g，黄连3g，木香5g，川椒3g，当归4g，白芍9g，炙甘草5g，四神丸18g（包煎），每日1剂，水煎服。适用于久泄肾虚，寒湿郁热阻结证。②路志正经验方：乌梅12～15g，败酱草12g，黄连4.5～6g，木香9g（后下），当归10g，炒白芍12～15g，炒枳实10g，太子参12g，炒白术10g，茯苓15g，葛根12g，炙甘草6g。每日1剂，水煎服，分2次服。功能清热化湿，调气行血，健脾抑肝，主治慢性非特异性结肠炎之湿热蕴结大肠，气血失和，土虚木旺的长期腹泻，大便黏滞或带脓血等证。

**案例分析**

马某，男，56岁，工人，1954年7月8日初诊。

患者初病肝脾郁滞，胸胁胀痛，医予承气汤下之，遂发肠鸣腹痛，痛则泄泻，完谷不化，反复发作，日夜2～5次，不觉里急后重。近2个月来，自服土霉素、四环素，泄泻减而未除，四肢乏力，形体消瘦，精神萎靡，脉弦而缓，舌苔薄白而腻。经某医院诊断为慢性结肠炎。中医诊断：泄泻（久泻）；辨证：肝气乘脾。治法：抑肝扶脾。方药：痛泻要方加味。白术12g，白芍9g，陈皮9g，茯苓12g，甘草9g，炮姜炭6g，炒吴茱萸3g，煨葛根12g，防风6g，泽泻9g。水煎服。服3剂，痛泻均止，苔腻渐化，脉仍弦张。二诊时，仍遵前方，去吴茱萸、白芍，加白术、茯苓各至15g，继进7剂。三诊时脉来较前有力，舌苔白腻已化，饮食逐渐增加，遵二诊之方加党参、当归各9g，以调补气血。服药6剂，诸症霍然而愈，恢复工作。

分析：患者初病辨证属肝脾郁滞，调气则已，医反下之，徒伤胃气，延成飧泄之证。治以抑肝扶脾，方用痛泻要方加减。药用白术、茯苓健脾益气，白芍养血柔肝，陈皮理气醒脾，防风升清止泻，煨葛根升提止泻，吴茱萸、炮姜炭温阳止泻，泽泻利小便实大便。服药3剂，痛泻均止，寒湿见化，治疗以加强健脾益气，故去白芍以防滋腻，去吴茱萸以防温阳太过，重用茯苓、白术以加强健脾益气。进服7剂，寒湿内盛标象已除，脾胃虚弱之征完现，故加用党参、当归调补气血以培其本，服药6剂，诸症霍然而愈。（张小萍，陈明人．中医内科医案精选[M]．上海：上海中医药大学出版社，2001）

# 第八节 痢 疾

ER-4-29
痢疾 课件

ER-4-30
痢疾 思维导图

痢疾是以腹痛，里急后重，下痢赤白脓血便为主症的病证。本病或具有传染性，多发于夏秋季节，男女老幼皆可罹患，儿童和老年患者常因急骤发病、高热惊厥、厥脱而亡，须高度重视，积极防治。

本病最早见于《黄帝内经》，称"肠澼""赤沃"。《难经》称之为"大瘕泄""小肠泄"。《伤寒杂病论》将痢疾、泄泻统称为"下利"，直至东晋葛洪始称为"痢"，将之与泄泻区别开。宋代严用和首先提出"痢疾"之名，云："今之所谓痢疾者，古所谓滞下是也。"在病因病机上，《黄帝内经》认为本病与外感湿热与饮食不节有关；东晋葛洪《肘后备急方》提出本病的病因是"疫毒"引起，具有很强的传染；隋代巢元方《诸病源候论·痢疾诸候》认识到痢疾的病机关键是邪气与肠中气血相搏，提出了赤痢属热，白痢属寒的病性认识；元代朱震亨《丹溪心法·痢》则提出"痢赤属血，白属气"的观点，沿用至今。明清时期认为痢疾的发生与脾、肾等有关，提出了"虚滑痢""瘀血痢""奇恒痢"等。张仲景开辟了痢疾治疗的先河，《伤寒杂病论》中记载的葛根芩连汤、白头翁汤、理中汤、桃花汤等治疗痢疾的方剂至今仍被广泛使用，其中用通下法治疗痢疾给后世很大的启迪。唐代孙思邈《备急千金要方·卷第十五》在治法上提出当下、当温、救里、攻表，预防调护方面已经认识到饮食禁忌在痢疾治疗中的重要性，提出"忌生冷、鱼肉，所食需熟烂，不得伤饱"等原则。金代刘完素《素问病机气宜保命集·泻痢论》提出"行血则便脓自愈，调气则后重自除"的治痢大法，已经成为临床所遵循的基本治法之一。元代朱震亨《丹溪心法·痢》进一步阐明痢疾具有流行性、传染性，指出"时疫作痢，一方一家之内，上下传染相似"，强调痢疾的病因以"湿热为本"，提出痛因通用的治痢原则。清代喻昌所创"逆流挽舟"，意在"引其邪而出之于外"，创活人败毒散。明清以后，对痢疾的认识更加深入，《类证治裁·痢症》认为，"症由胃腑湿蒸热壅，致气血凝结，夹糟粕积滞，进入大小腑，倾刮脂液，化脓血下注"，切中痢疾的发病机制。清代的一些痢疾专著，如吴道源的《痢证汇参》、孔毓礼的《痢疾论》等，可谓集痢疾辨证治疗之大成。

西医学中的细菌性痢疾、阿米巴痢疾、慢性非特异性溃疡性结肠炎、放射性结肠炎、细菌性食物中毒等疾病的临床表现与本病相似时，均可参照本节辨证论治。

【病因病机】痢疾的发生，多因外感时邪疫毒或内伤饮食，损及脾胃与肠，导致邪气蕴结肠腑，气血壅滞，化为脓血而成。

## （一）病因

**1. 外感时邪疫毒** 一是感受湿热之邪，二是感受疫毒之邪。夏秋之交，热郁湿蒸，湿热或疫毒之邪内侵，蕴于肠腑，致气血壅滞，传导失司，发为痢疾。

**2. 内伤饮食** 平素嗜食肥甘厚味或夏月恣食生冷瓜果，损伤肠胃；或因误食不洁食物，湿热毒邪从口而入，邪气积滞腐败肠间，亦发痢疾。

上述病因虽有外感与内伤之分，但两者常相互影响，往往内外交感而发病。

## （二）病机

**1. 基本病机** 痢疾的基本病机是邪滞于肠，气血壅滞，肠道传化失司。气血壅滞腐败，肠道脂膜血络受损，化为脓血，而致痢下赤白；肠腑气机不利则腹痛阵作，里急后重；伤于气分为白痢，伤于血分则为赤痢，气血俱伤则为赤白痢。

**2. 病位** 病位在肠腑，与脾胃关系密切。若痢久不愈，迁延发作，还可及肾。

**3. 病理性质** 一般初起属实证，以邪气壅滞肠腑为主；久痢伤及阳气和阴血，多为虚证，但以虚实夹杂多见，或寒热虚实互见。

**4. 病机转化** 素体阳虚者湿从寒化，寒湿内蕴，或平日恣食生冷瓜果，损伤阳气，则成寒湿痢；素体阳盛者，湿热内蕴，或食用不洁之物，从热而化，则成湿热痢。若痢疾失治误治，或固涩过早，关门留寇，虚邪留恋，则形成时发时止的休息痢；若久痢不止，损伤脾肾之阳，或过用寒凉，克伐中阳，则形成虚寒痢；若因热毒损伤阴液，或久痢耗伤阴血，则成阴虚痢；若因湿热疫毒上攻于胃或久痢伤正，胃虚气逆，胃失受纳，下痢而不能食，则成噤口痢；若疫毒之邪熏灼肠道或毒邪内陷而逆传心肝，扰乱神明或引动肝风，则发为疫毒痢。

> **知识链接**
>
> ### 喻昌"逆流挽舟"治痢疾
>
> 喻昌，字嘉言，号西昌老人，明末清初著名医家，著有《寓意草》《医门法律》等。喻昌于《伤寒论》的研究独有体会，倡导三纲学说，对于中医基础理论问题颇有建树。其大气论、秋燥论的观点亦为后世所称许。
>
> 喻昌临床经验十分丰富，对于痢疾早期兼有恶寒、发热、头痛、身痛、无汗等表证者，他倡导使用人参败毒散治疗。认为痢疾外感夹湿，从表陷里，用人参败毒散疏表除湿，寓散于通，使表解而里滞亦除，使邪由里出表，如逆水挽舟上行，故称"逆流挽舟"法。

**【诊断要点】**

**1. 临床特征** 多起病急骤，腹痛腹泻，里急后重，大便次数增多，量少不爽，呈赤白黏冻或脓血便。疫毒痢病情严重而病势凶险，以儿童为多见，急骤起病，在腹痛、腹泻尚未出现之时，即有高热神昏，抽搐惊厥，四肢厥冷，面色青灰，呼吸浅表，而下痢、呕吐并不一定严重，甚或缺如。急性痢疾发病骤急，可伴有恶寒发热；慢性痢疾则反复发作，迁延不愈。

**2. 病史** 发病前多有饮食不节（洁）史，或痢疾患者接触史。流行季节在夏秋之交，具有传染性。

**3. 辅助检查** 血常规、大便常规、大便细菌培养找致病菌，必要时作钡餐造影检查及直肠、结肠镜检查，有助于鉴别诊断。

**【鉴别诊断】** 痢疾应与泄泻相鉴别。

痢疾与泄泻均好发于夏秋季节，主要病位都在胃肠，皆因外感时邪、内伤饮食而发病，但两者有别。痢疾以腹痛、下痢赤白脓血、里急后重为主症；而泄泻以排便次数多，粪质稀溏如水或完谷不化为主症，无里急后重与赤白脓血便。泄泻多与腹痛肠鸣并见，泻后痛减；而痢疾腹痛多与里急后重并见，痢后腹痛不减。当然，在一定条件下两者又可以相互转化，或先泻后痢，或先痢而后转泻。一般认为先泻后痢病情加重，先痢后泻为病情减轻。

**【辨证论治】**

## （一）辨证要点

**1. 辨虚实** 一般来说，初痢及年轻体壮患痢者多实；久痢及年高体弱患痢者多虚。腹痛胀满，痛而拒按，痛时窘迫欲便，便后里急后重暂减者为实；腹痛绵绵，痛而喜按，便后里急后重不

痢疾的鉴别诊断

减反明显者为虚。

**2. 辨寒热**　大便排出脓血，色鲜红，赤白甚至紫黑，浓厚黏稠腥臭，腹痛，里急后重感明显，口渴喜冷饮，或口臭，小便黄或短赤，舌红，苔黄腻，脉滑数者属热；大便色白，清淡无臭，腹痛喜按，里急后重不明显，面白肢冷形寒，舌淡，苔白，脉沉细者属寒。

**3. 辨痢色**　痢下白冻或白多赤少，多为湿重于热，邪伤气分，其病轻浅；若痢下纯白清稀，或如胶冻，为寒湿伤于气分；痢下白而滑脱者，为虚寒；痢下赤冻，或赤多白少，多为热重于湿，邪伤血分；痢下纯血鲜红，为热毒炽盛，热迫血行；痢下赤白相杂，多为湿热夹滞；痢下色黄而深，其气秽臭者，为热；色黄而浅，不甚臭秽者，为寒；痢下紫黑色、暗褐色者，为瘀血内阻；痢下色紫暗而便质清稀，为阳虚；痢下焦黑，浓厚大臭者，为火；痢下五色相杂，为湿热疫毒。

### （二）治则治法

痢疾一证，无论虚实，总以肠中有滞为病机关键。因此，导滞、调气、行血为各类痢疾的基本治则。一般来说，热痢清之，寒痢温之，暴痢证多实宜通，久痢证多虚宜补；寒热错杂者清温并用，虚实夹杂者攻补兼施。赤多重用血药，白多重用气药。

### （三）分证论治

#### 1. 湿热痢

证候：腹痛阵作而拒按，里急后重，下痢赤白脓血，稠黏气臭，肛门灼热，小便短赤。舌苔黄腻，脉滑数。

证候分析：湿热之邪蕴结肠腑，与肠中气血搏结，气机不畅，传导失常，故腹痛，里急后重；湿热与气血相搏结，肠腑脂膜和血络受损，气血瘀滞，化为脓血，故大便赤白脓血；湿热下注，则肛门灼热，小便短赤；苔黄腻，脉滑为湿热内盛之征。本证主要病机为湿热蕴结肠中，气血壅滞，脂络受损。以痢下赤白脓血及湿热征象为审证要点。

治法：清热解毒利湿，调气行血导滞。

方药：芍药汤加减。方中黄连、黄芩、大黄清热化湿解毒，兼以推荡积滞；当归、芍药、炙甘草行血和营，缓急止痛；木香、槟榔理气导滞；少佐肉桂，辛能散结，热防苦寒之药太过。初起热盛，可去肉桂，加金银花、马齿苋以增清热解毒之效；若湿重于热者，可去黄芩，加茯苓、苍术、厚朴、陈皮等健脾燥湿；热重于湿者，加白头翁、黄柏、秦皮等以清里热；痢下鲜红者，加地榆、仙鹤草、丹皮、地锦草、侧柏叶等凉血止痢；痢疾初起兼见表证恶寒，头身疼痛者，可用荆防败毒散解表透邪，调气和中，邪由表解而痢自止；若表邪未解而热已盛，身热汗出，口渴，脉急促者，应以葛根芩连汤解表清里，表里双解。

#### 2. 疫毒痢

证候：起病急骤，腹痛剧烈，痢下鲜紫脓血，腐臭难闻，里急后重较甚，壮热口渴，头痛烦躁，恶心呕吐，甚则昏迷，惊厥，或下痢前即见神昏抽搐。舌红绛，苔黄燥或苔黑滑润，脉滑数或脉微欲绝。

证候分析：疫毒之邪，其性猛烈，故其发病急骤；疫毒熏灼肠道，气血壅滞与脂络伤损深重，故痢下鲜紫脓血；疫毒入侵，气血阻滞，所以腹痛里急后重较甚；疫毒内盛，助热伤津，故壮热口渴；热毒内扰心营，故烦躁；热毒犯胃，故恶心呕吐；热毒炽盛，蒙蔽心窍，故神昏；热极生风，则见惊厥；若疫毒内陷心肝，后犯肠腑，则先见高热神昏抽搐；舌红绛，苔黄燥，脉滑数，皆疫毒内盛所致。本证主要病机为时邪疫毒，壅滞肠道，燔灼气血。以起病急骤，痢下鲜紫脓血，壮热，甚则神昏惊厥为审证要点。

治法：清热解毒，凉血清肠。

方药：白头翁汤合芍药汤加减。前方用白头翁清热解毒凉血；配黄连、黄柏、秦皮清热解毒，燥湿而厚肠胃。后方增强清热解毒之功，并有调气和血导滞功效。若出现神昏谵语，高热，舌红绛者，为热毒逆传心营，用犀角地黄汤送服安宫牛黄丸以清营凉血开窍；若热极动风，可用羚角钩藤汤送服紫雪丹以清凉解毒，开窍镇痉；若发生厥脱，症见面色苍白，汗出肢冷，唇色紫暗，尿少，脉微欲绝者，应急服独参汤或参附汤，加用参脉注射液以益气固脱。本症凶险危候较多，应中西医结合抢救，以挽其危。

**3. 寒湿痢**

证候：腹痛拘急，痢下白多赤少，或纯为白冻，里急后重，胸脘痞闷，腹部胀痛，头身困重，口淡乏味。舌质淡，舌苔白腻，脉濡缓。

证候分析：寒湿阻滞肠道，气机失利，故见下痢腹痛，腹胀，里急后重；寒湿伤于气分，故痢下白多赤少，或为纯白冻；寒湿中阻，脾胃运化失职，故见胸脘痞闷，饮食乏味；寒湿困遏气机，故见头身困重；舌淡，苔腻，脉象濡缓，皆为寒湿内盛之征。本证主要病机为寒湿客肠，气血凝滞。以痢下白多赤少，或纯为白冻及寒湿内盛表现为审证要点。

治法：温中燥湿，调气导滞。

方药：不换金正气散加减。方中藿香芳香化湿；苍术、厚朴、半夏运脾燥湿；陈皮、生姜理气，大枣、甘草健脾和中。可加炮姜、桂枝温中散寒；加木香、枳实以理气导滞。若湿邪偏重，痢下如胶冻者，可改为胃苓汤加减；暑天感寒湿而痢者，可用藿香正气散加减，以祛暑散寒，化湿止痢。

**4. 阴虚痢**

证候：痢下赤白脓血稠黏如冻，日久不愈，或下鲜血，脐腹灼痛，里急后重，或虚坐努责而量少，纳呆，心烦口干，夜晚加重，或午后低热。舌红绛少津，苔少或苔腻花剥，脉细数。

证候分析：久痢缠绵，湿热未尽，阴液伤耗，故湿热与阴伤并见。湿热阻滞肠中，则脐腹灼痛，里急后重，痢下赤白脓血；阴虚血热，损伤络脉，故痢下鲜血；阴亏热灼津液，故见痢下量少难出；营阴不足，故虚坐努责；阴虚火旺，津液不足，虚热内扰，故夜晚加重或午后低热，心烦口干渴；舌红绛少津，苔少或苔腻花剥，脉细数，均为阴血亏耗，湿热稽留之征。本证主要病机为湿热稽留，阴虚火旺。以久痢，虚坐努责伴阴虚之象为审证要点。

治法：养阴和营，清肠泄热化湿。

方药：黄连阿胶汤合驻车丸加减。前方用阿胶、白芍养阴和营止痛；黄连、黄芩清热燥湿坚阴，可减去原方中鸡子黄。后方以黄连苦寒以清肠化湿而止痢；阿胶、当归养阴和血；少佐干姜以制黄连苦寒太过。并可加当归、甘草以养血和营。如虚热灼津而见口渴，尿少，舌干者，可加北沙参、石斛以养阴生津；若见痢下血多者，可加丹皮、栀子、赤芍、地榆、墨旱莲以凉血止血；若湿热未清而见口苦，肛门灼热者，可加白头翁、秦皮以清解湿热。

**5. 休息痢**

证候：下痢时发时止，日久难愈，常因饮食不当、劳累而发，发时大便次数增多，腹部隐痛，里急后重，大便间有赤白黏冻或果酱样，腹胀食少，倦怠乏力。舌质淡，苔腻，脉濡软或虚数。

证候分析：痢疾误治失治，病根未除，则正虚邪恋。饮食不当，或受凉、劳累之后诱发，故下痢时作时止；余毒未尽，滞于肠腑，则发时大便赤白黏冻或果酱样，里急后重；痢久脾气已伤，故倦怠乏力，食少腹胀或隐痛；舌淡，苔腻，脉濡软或虚数，乃湿热未尽，正虚邪恋之征。本证主要病机为正虚邪恋，寒热夹杂，大肠传导失司。以久痢时发时止与脾气虚弱表现并见为审证要点。

治法：温中清肠，调气行滞。

方药：连理汤加减。方中人参、白术、干姜、甘草温中健脾；黄连清除肠中湿热余邪。可加木香、槟榔、枳实、当归、白芍以行气导滞，养血和营。若脾阳不足，积滞不化，以致久痢不止，下痢白冻，腹痛，倦怠乏力，手足不温，舌淡苔白，脉沉弦者，可用《千金》温脾汤加减以温脾散寒，消导积滞；若久痢不止，寒热错杂者，可用乌梅丸虚实兼顾，寒热并用。

此外，若痢下酱色，时作时止，多见于奇恒痢（阿米巴痢疾）。可用鸦胆子仁治疗，成人每次15粒，日服3次，胶囊包装，或用龙眼肉包裹，饭后服用，连服7～10日，可单独服用，或配合上方服用。

**6. 虚寒痢**

证候：久痢不愈，痢下赤白清稀，或为白黏冻，腥臭不明显，甚则滑脱不禁，肛门坠胀，腹部隐痛，喜按喜温，食少神疲，口淡不渴，形寒肢冷。舌质淡，苔薄白，脉沉细而弱。

证候分析：痢久脾虚中寒，寒湿留滞肠中，故下痢稀薄，夹有白冻，腹痛隐隐，食少神疲，口淡不渴；肾者胃关也，久病及肾，命门火衰，胃关不固，故滑脱不禁；阳气失于温煦，故四肢不温；舌质淡，苔薄白，脉细弱，均为脾肾虚寒征象。本证主要病机在脾肾阳虚，寒湿阻滞。以久痢，痢下稀薄，腹部隐痛伴见虚寒之象为审证要点。

治法：温补脾肾，收涩固脱。

方药：桃花汤合真人养脏汤加减。桃花汤中赤石脂收涩之力强，重用干姜、粳米温中健脾；真人养脏汤中诃子、罂粟壳、肉豆蔻、人参、白术既能收涩，又可补脾；肉桂温肾，当归、白芍调血，木香行气，二方合用则温补，收涩，固脱之力更强。若积滞未尽，应少佐消导积滞之品，如枳壳、山楂、神曲等；若痢久脾虚气陷，导致脱肛者，加黄芪、升麻、柴胡、党参。

若下痢不能进食，或下痢呕恶不能食者，称噤口痢。主要病机是胃失和降，气机升降失常。属于实证者，多由湿热、疫毒蕴结而成，症见下痢，胸闷，呕恶不食，口气臭秽，舌苔黄腻，脉象滑数。治宜泄热和胃，苦辛通降，方用开噤散加减。或加玉枢丹少量冲服，或用姜汁炒黄连同煎，频频呷服，反复使用，以开噤为度。虚者为脾胃素虚或久痢胃虚气逆而致，症见下痢频频，呕恶不食，或食入即吐，舌淡，脉弱。治宜健脾和胃，方用六君子汤加石菖蒲、姜汁，以醒脾开胃。若下痢无度，饮食不进，肢冷脉微，当急用独参汤或参附汤等以益气固阳。

【其他疗法】

**1. 中成药** 香连丸、加味香连丸、葛根芩连丸适用于湿热痢；枳实导滞丸适用于痢疾里急后重；清开灵注射液适用于痢疾高热；生脉注射液、参附注射液适用于疫毒痢厥脱证；乌梅丸适用于久痢寒热错杂者；枳实导滞丸适用于痢疾脘腹胀满者；附子理中丸适用于痢疾脾胃虚寒者。

**2. 单方验方**

（1）海蚌含珠（铁苋菜）、地锦草、黄连、马齿苋、穿心莲、白头翁、地榆、金银花等任选1~2种，每日30~60g（鲜品加倍），水煎服，每日2~3次，亦可以加入复方中使用。适用于湿热痢。

（2）白头翁30g，黄连20g，黄柏20g，马齿苋30g，水500ml煎至150~200ml双层纱布过滤取汁150ml，待药汁接近体温作保留灌肠，连续7日为1疗程。适用于细菌性痢疾。

【转归预后】湿热、寒湿之邪所致急性痢疾者，只要治疗及时，调理得当，一般预后良好。而疫毒痢则常见热入心营、热盛动风或内闭外脱危证，必须积极抢救，预后欠佳。休息痢、阴虚痢等，一般病情缠绵，难以速效，应悉心治疗，多能缓解或痊愈。

【预防调护】痢疾的预防，应注意以下几个方面：如搞好水源、粪便的管理，注意饮食卫生，不食馊腐不洁食物，消灭苍蝇。在流行季节，适当食用生蒜瓣，每次1~3瓣，每日2~3次，或将大蒜瓣放入菜食之中食用。亦可用马齿苋、绿豆适量，煎汤饮用。调护方面，应注意饮食宜忌，初痢注意饮食清淡，以流质或半流质为主，禁食肥腻或生冷食物，以防损伤脾胃；急性期过后，也应予以清淡饮食为主，直至痊愈。

【结语】痢疾系因外感湿热或时邪疫毒，内伤饮食而致邪滞于肠，气血壅滞，肠道传化失司，脂膜血络受伤，化为脓血，以腹痛腹泻，里急后重，痢下赤白黏冻或脓血便为主症的病证。以夏秋为主要发病季节，主要病因多由外感湿热或时邪疫毒和饮食内伤所致，病位在肠，与脾胃有密切关系。基本病机为邪滞于肠腑，气血凝滞，肠道传化失司，脂膜血络受伤，腐败化为脓血而成痢。

临证时须分清寒热虚实，辨识痢色。一般暴痢多实，久痢多虚。实证有湿热痢、寒湿痢、疫毒痢；虚证有虚寒痢、阴虚痢；虚实夹杂者为休息痢；噤口痢则有虚有实。对于痢疾的治疗，一般暴痢多实,治当祛邪为主。久痢多虚,治当扶正为先,佐以扶正固脱。热痢宜清,寒痢宜温,寒热并见者温清兼施,虚实错杂者当虚实兼治。赤多者偏于治血,白多者侧重治气,但总以调气、行血、导滞为基本法则。在痢疾的整个病程中,始终应注意顾护胃气。

【临证参考】

**1. 重视湿热疫毒为患**　湿热疫毒深重及小儿、年老体弱患者,应注意因正不胜邪而出现邪入营血,内陷心肝,发生内闭外脱的病理变化。部分疫毒痢患者,甚至在痢疾主症尚未出现时,便出现高热、神昏、惊厥等症,临床应引起足够重视。临床应重视湿热疫毒为患,必要时采用综合性抢救措施,中西医结合治疗,以挽其危。

**2. 注意祛邪及调气行血**　痢疾的病机为邪滞于肠,气血壅滞,故在痢疾治疗过程的始终都注意祛邪及调气行血。痢疾初起,应以祛邪为主,清热解毒化湿,兼以调气行血导滞等为常法,即使是久痢,虚实夹杂、寒热并见者,亦需要兼以清化调气行血;二是禁止过早使用罂粟壳、牡蛎、龙骨、诃子之类收涩止泻之品,尤其是暴痢,易引起闭门留寇;三是治疗中应顾及正虚的一面,久痢之人,可采用温中理脾、益气滋阴等法,尤其要顾护胃气。忌峻下攻伐,以防损伤正气;忌分利小便太过,以耗伤津液。

**3. 灌肠疗法治疗痢疾**　痢疾除内服药物外,亦可用灌肠疗法,使药物直达病所,以提高疗效。凡下痢赤白脓血,里急后重者,常合用马齿苋、地锦草、黄连、黄柏、白头翁、秦皮、地榆等治疗。

**4. 名医经验**　蒲辅周治疗痢疾,注意掌握季节。夏季以暑为主,审察暑湿孰轻孰重,暑重选用香薷饮、黄连香薷饮和六一散,若脾胃虚弱者宜六合汤加减;湿重选用藿香正气散合六一散,白术改用苍术,或选用《温病条辨·中焦篇》的加减正气散,用之多效。秋季以燥为主,宜活人败毒散加减;如有伏暑兼夹,应采用治暑之方。痢疾多兼夹饮食停滞,宜加莱菔子、神曲、山楂、枳壳、槟榔、木香之类消导药物。痢疾需掌握季节外,寒热辨证亦是重点。热利下重,便脓血,口渴喜饮凉,小便短赤,热度盛者,白头翁汤加减为主;寒利则有下利清谷,肢厥脉微,甚则滑脱不禁,宜理中、四逆辈;下利清谷而有脓血,病属下焦者,宜桃花汤温里固脱。

---

### 案例分析

某女,54岁,1979年12月15日诊。

患者腹泻已3年余,既往曾有痢疾史,刻则肠鸣腹痛,甚或有形扛起,大便恒溏,伴有赤垢,脉濡弦。姑从温阳固肠为治。生白术、赤石脂、炒延胡索各6g,制附子、制禹余粮、炒补骨脂各9g,益智仁、石榴皮各3g,煨肉豆蔻、煨诃子各5g,泡吴茱萸2.5g,白头翁18g,炒地榆10g。

分析:病逾3年,仍见腹痛肠鸣、便溏赤垢,已成休息痢,肠鸣腹痛之时,甚则如有形扛起之状,此虚邪之所致也,病涉脾胃,故从温补与固肠并重。方中白术、附子、益智仁、肉豆蔻、补骨脂温补脾肾;更合禹余粮、赤石脂、诃子、石榴皮增强涩肠固脱之力;延胡索行气止痛、白头翁清利湿热、炒地榆收涩止血。全方标本兼治。(叶铭钢,叶敏,李姿慧,等.王任之辨治痢疾浅析[J].中医药临床杂志,2012,24(7):599-600)

## 第九节　便　秘

便秘是以大便排出困难,排便周期延长,或周期不长,但粪质干结难解,或粪质不硬,虽有便意，但便而不畅为主症的病证。多因饮食所伤、情志失调、年老体虚、感受外邪，导致大肠传导失常而成。便秘既可以作为独立病证存在，亦可见于许多疾病过程中。

"便秘"病名首见于《黄帝内经》，称为"后不利""大便难"。《伤寒杂病论》称"阴结""阳结""不更衣""脾约"等，后世又因其病因不同有"风秘""气秘""寒秘""热燥""风燥"等病名。《景岳全书·杂证谟·秘结》将便秘分为阳结、阴结，至清代沈金鳌《杂病源流犀烛·大便秘结源流》始称便秘。《黄帝内经》中认为便秘与脾病寒湿及肠中热盛有关。《伤寒杂病论》提出了寒、热、虚、实不同的发病机制，并设立了承气汤的苦寒泻下，大黄附子汤的温里泻下，麻子仁丸的养阴润下，厚朴三物汤的理气通下及蜜煎导等法，为后世医家认识和治疗本病确立了基本原则，其中麻子仁丸沿用至今已经成为治疗热秘的主要用方。综合前人的认识，清代程国彭《医学心悟·大便不通》将便秘分为虚、实、冷、热四类，具有很强的临床指导性。清代李用粹《证治汇补·秘结》系统总结了便秘的治法，云"少阴不得大便，以辛润之；太阴不得大便，以苦泄之；阳结者清之；阴结者温之；气滞者疏导之；津少者滋润之；大抵以养血清热为先，急攻通下为次"。值得注意的是历代医家对于便秘的治疗均强调要根据病因病机，不可妄用攻下。李杲《兰室秘藏·大便结燥门》指出："大抵治病，必究其源，不可一概用巴豆、牵牛之类下之，损其津液，燥结愈甚，复下复结，极则以至导引于下而不通，遂成不救。"

西医学中的功能性便秘、肠易激综合征、肠炎恢复期肠蠕动减弱引起的便秘、直肠及肛门疾病所致便秘、药物性便秘、内分泌及代谢性疾病的便秘，以及肌力减退所致的排便困难等以便秘为主要表现者，均可参照本节辨证论治。

【病因病机】便秘的发生常因饮食不节、情志失调、年老体虚、感受外邪，导致肠腑阴血津液不足或肠腑气机不利，胃肠传导失司，大便艰涩难出。

EB-4-34

便秘的病因病机

**（一）病因**

**1. 饮食不节**　过食醇酒辛辣厚味，或过服热药，均可致肠胃积热，耗伤津液，肠道失于濡润，粪质干燥，难以排出，形成便秘；或恣食生冷，阴寒凝滞胃肠，胃肠传导失司，糟粕停留而成便秘；或过服辛香燥热之物，耗伤阴血，血虚则大肠不荣，阴亏则大肠干涩，导致大便干结，便下难解。

**2. 情志失调**　忧愁思虑，脾伤气结，凝滞胃肠；或抑郁恼怒，肝郁气滞；或久坐少动，气机不利，均可导致腑气郁滞，通降失调，糟粕内停，或欲便不出，或出而不畅，致大便干结而成便秘。

**3. 年老体虚**　素体虚弱，或病后、产后，或失血，或年老体虚，气血亏虚，气虚则大肠传导无力，血虚则肠道失润，导致大便难下。若气血亏虚未复，可发展为阴阳两虚，阴虚则大肠失荣，而致便结难解；阳虚则肠道失于温煦，阴寒内结，便下无力，大便艰涩难出。

**4. 感受外邪**　外感燥热之邪伤肺，下劫大肠津液，肠燥津枯而大便秘结；或外感他邪化热伤津，大肠失润，可致大便干结难出。

**（二）病机**

**1. 基本病机**　便秘的基本病机为大肠通降不利，传导失司。

**2. 病位**　病位主要在大肠，常与脾、胃、肺、肝、肾等脏腑功能失调有关。

**3. 病理性质**　便秘的病理性质有寒、热、虚、实之分，且常相互兼夹或转化。燥热内结者，为热秘；阴寒凝滞者，为冷秘；气机郁滞者，为气秘；阴阳气血不足者，属虚秘。实者为邪滞肠腑，壅塞不通；虚者为大肠失于温润或濡养，传导失常。

**4. 病机转化**　便秘寒热虚实之间可相互兼夹和转化，可由实转虚，也可因虚致实，或形成虚实夹杂之证。如肠道积热，久延不愈，津液渐耗，肠失濡润，病情可由实转虚；气血不足，运化失健，饮食停滞，胃肠积热，则可由虚转实。屡用苦寒泻下，耗伤阳气，阳虚不能温通，可由热转寒；寒凝日久，郁而化热伤阴，则可由寒转热；病情日久，又可见寒热虚实夹杂之象。

**【诊断要点】**

**1. 临床特征**　排便次数减少，排便周期延长，一般每周少于 3 次；或排便周期正常，但粪质干燥坚硬，便下困难；或粪质不硬，排便无力，排出不畅。常兼有腹胀、腹痛，或纳呆、头晕、口臭，或肛裂、痔疮，或排便带血，以及汗出气短、头晕心悸等症。

**2. 病史**　发病常与饮食、情志、坐卧少动、年老体弱，或热病津伤、产后失血等因素有关。起病缓慢，多表现为慢性病变过程。以中老年多发，女性多见。

**3. 辅助检查**　大便常规、大便隐血试验、直肠指检可为常规检查，腹部平片、钡剂灌肠、直肠镜或乙状直肠镜或纤维结肠镜检查，常有助于排除肠道器质性病变。

**【鉴别诊断】** 便秘应与积证、肠结相鉴别。

**1. 积证**　积证与便秘均可触及腹部包块。便秘的包块在左下腹，为条索状，与肠形一致，而且排便后即消失或减少。积证的包块形状不定，多与肠形不一致，排便后包块不消失。

**2. 肠结**　两者均为大便秘结不通。但肠结多发病急，腹痛拒按，无矢气和肠鸣，大便完全梗阻不通，常伴呕吐，甚者呕出粪质。便秘多发病缓，或慢性久病，可见腹胀痛，大便干结难，但有矢气和肠鸣。

**【辨证论治】**

**（一）辨证要点**

**1. 辨寒热虚实**　便秘伴小溲短赤，面红身热，口干口臭，嗳气频作，胁腹痞满，甚则胀痛，鼻息气热者，为实证、热证；便秘伴气短汗出，面色无华，头目晕眩，心悸，神疲乏力，小便清长，四肢不温者，多为虚证、寒证。

**2. 辨排便粪质**　粪质干燥坚硬，便下困难，肛门灼热，属燥热内结；大便艰涩，腹痛拘急，多为阴寒凝滞；粪质不甚干结，排便不爽，伴腹胀肠鸣矢气，多为气滞；粪质不干，欲便不出，便下无力，多为气虚。

**3. 辨舌质舌苔**　舌红少津，无苔或少苔，为阴亏津少；舌淡苔少，为气血不足；舌淡，苔白滑或白腻，系阴寒内结；舌苔黄燥或垢腻，属肠胃积热。

---

**课堂互动**

1. 便秘有哪些临床表现？
2. 便秘的治则治法是什么？

---

**（二）治则治法**

便秘的治疗原则以通下为主，但绝非单纯用泻下药，应针对不同的病因采取相应的治法。实者泻之，虚者补之。分而言之，积热者泻之使通，气滞者行之使通，寒凝者热之使通，气虚者补之使通，血虚者润之使通，阴虚者滋之使通，阳虚者温之使通。

**（三）分证论治**

**实　秘**

**1. 热秘**

证候：大便干结，或兼腹胀腹痛，面红身热，口干口臭，心烦不安，小便短赤或口舌生疮。舌红，苔黄燥，脉滑数。

证候分析：胃主受纳腐熟，大肠主传导燥化，若肠胃积热，耗伤津液，则大便干结；积热上蒸，腑浊不降，则口干口臭，或口舌生疮；热积肠胃，腑气不通，糟粕不下，气机壅滞，故腹胀或腹痛；面红身热，亦为阳明热盛之候；热扰心神，故心烦不安；热移膀胱，则小便短赤；舌红，苔黄燥，脉滑数为胃肠积热，伤津化燥之征。本证主要病机为肠腑燥热，津伤便结。以大便干结和肠热腑实见症为审证要点。

治法：泄热导滞，润肠通便。

方药：麻子仁丸加减。方中大黄、枳实、厚朴通腑泄热；麻子仁、杏仁润肠通便；芍药养阴和营。若大便干结而坚硬者，可加芒硝、瓜蒌仁以软坚散结，泄热通便；若兼痔疮便血，宜加槐花、地榆以清肠止血；兼肝郁化火，烦躁易怒者，加服更衣丸，以清肝通便，或选用当归龙荟丸；若燥热不甚，或药后通而不爽者，可用青麟丸以通腑缓下，以免再秘；若热势较甚，痞满燥实坚者，可用大承气汤，急下存阴。

### 2. 气秘

证候：大便干结，或不甚干结，欲便不得出，或便而不爽，肠鸣矢气，腹中胀痛，胸胁满闷，嗳气频作，食少纳呆。舌苔薄腻，脉弦。

证候分析：情志失和，肝脾失调，气机郁结，或久坐少动，致气机郁滞，升降失调，腑气不通，大肠传导失司，糟粕内停，故大便秘结，或不甚干结，欲便不得；肠腑气滞，则腹中胀痛，肠鸣矢气；腑气不通，则气不下行而上逆，故嗳气频作；肝郁气滞，则胸胁满闷；胃肠气阻，脾气不运，胃气不纳，故食少纳呆。脉弦为肝脾气郁之征，舌苔薄腻为气滞湿阻之征。本证主要病机为肝脾气滞，腑气不通。以便秘和肝郁气滞并见为审证要点。

治法：顺气导滞。

方药：六磨汤加减。方中木香调气，乌药顺气，沉香降气，大黄、槟榔、枳实破气行滞。若气郁化火，症见口苦咽干，舌苔黄者，可加黄芩、栀子、龙胆草以清肝泻火；腹胀甚者，加莱菔子、青皮、厚朴以助理气之功；气逆呕吐者，可加半夏、陈皮、旋覆花、代赭石降逆和胃止呕。

### 3. 冷秘

证候：大便艰涩，腹痛拘急，胀痛拒按，喜热恶寒，手足不温，呃逆呕吐。舌苔白腻，脉弦紧。

证候分析：恣食生冷或外感寒邪，或过服寒凉，阴寒内盛，凝滞胃肠，大肠传导失司，糟粕不行，故大便艰涩，手足不温；阴寒凝滞肠腑，气机不畅，见腹痛拘急、胀痛拒按；阴寒之邪犯胃，胃失和降，则呃逆呕吐。舌苔白腻，脉弦紧为阴寒凝滞之征。本证主要病机为阴寒内盛，凝滞胃肠。以便秘与寒滞胃肠并见为审证要点。

治法：温里散寒，通便止痛。

方药：大黄附子汤加味。方中附子、细辛温里散寒止痛；大黄荡涤积滞。可加枳实、厚朴助行气通下之力。若肠燥精亏者，可加当归、肉苁蓉养精血润肠燥；若腹部冷痛，手足不温者，可加肉桂、小茴香、乌药温阳理气止痛。

## 虚　　秘

### 1. 气虚秘

证候：粪质并不干硬，虽有便意，但临厕努挣乏力，便难排出，汗出气短，便后乏力，面白神疲，肢倦懒言。舌淡苔白，脉弱。

证候分析：肺与大肠相表里，肺气虚则大肠传导无力，故虽有便意，临厕须竭力努挣，而大便并不干硬；肺卫不固，腠理疏松，故挣则汗出短气，便后疲乏；脾虚则健运无权，化源不足，故肢倦懒言，面色苍白；舌淡苔白，脉弱，均属气虚之象。本证主要病机为肺脾气虚，传导无力。以粪质并不干硬，便难排出和气虚证并见为审证要点。

治法：补气润肠。

方药：黄芪汤加减。方中黄芪补脾肺之气；火麻仁、白蜜润肠通便；陈皮理气。气虚较甚，可加人参、重用白术；若气虚下陷脱肛者，可合用补中益气汤以益气升提举陷；日久肾气不足者，可用大补元煎滋补肾气。

### 2. 血虚秘

证候：大便干结，面色无华，心悸气短，健忘，失眠多梦，头晕目眩，口唇色淡。舌淡苔白，脉细涩。

证候分析：血虚津少，不能濡润大肠，故大便干结；血虚不能上荣，故面色无华；心失所养，则心悸，失眠多梦；血虚清窍失养，故健忘，头晕目眩；唇舌淡，脉细涩，均为阴血不足之象。本证主要病机为阴血亏虚，肠道失润。以便秘和血虚证并见为审证要点。

治法：养血润燥。

方药：润肠丸加减。方中当归、生地黄滋阴养血；火麻仁、桃仁润肠通便；枳壳导气下行。可加玄参、何首乌、枸杞子养血润肠。若血虚内热，可加知母、胡黄连等以清退虚热；阴血已复，大便仍干燥者，可用五仁丸润肠通便；若兼气虚，气短乏力，可加黄芪、党参益气。

**3. 阴虚秘**

证候：大便干结如羊屎状，形体消瘦，头晕耳鸣，两颧红赤，心烦失眠，潮热盗汗，腰膝酸软。舌红少苔，脉细数。

证候分析：阴津失濡，故见大便干结如羊屎；阴虚则形体消瘦；阴虚清窍失养，则头晕耳鸣；腰府失养，则腰膝酸软；阴虚火旺，故两颧红赤，心烦少眠，潮热盗汗；舌脉之象为阴虚之征。本证主要病机为阴液亏虚，肠失濡润。以便秘干结和阴虚火旺之象共见为审证要点。

治法：滋阴通便。

方药：增液汤加减。方中以玄参、麦冬、生地黄滋阴生津，润肠通便。可加白芍、北沙参、当归、石斛以助养阴之力；加火麻仁、柏子仁、瓜蒌仁增强润肠之功。胃阴不足，口干口渴者，可用益胃汤加减；若肾阴不足，腰膝酸软者，可用六味地黄丸；若阴亏燥结，热盛伤津者，可用增液承气汤以增水行舟。

**4. 阳虚秘**

证候：大便干或不干，排出艰涩困难，小便清长，面色淡白或时作眩晕，四肢不温，腹中冷痛，得热则减，腰膝发冷。舌淡苔白，脉沉迟。

证候分析：阳气虚衰，寒自内生，肠道传导无力，浊阴凝聚，故大便艰涩，排出困难；阳虚温煦无权，故面色淡白，腹中冷痛，四肢不温，腰膝发冷，小便清长；阳虚阴寒上逆，扰乱清空，故时作眩晕；舌淡苔白，脉沉迟，均为阳虚内寒之象。本证主要病机为脾肾阳虚，阴寒凝结。以排便困难，伴脾肾阳虚见症为审证要点。

治法：温阳通便。

方药：济川煎加减。方中肉苁蓉、牛膝温补肾阳，润肠通便；当归养血润肠；升麻、泽泻升清降浊；枳壳宽肠下气。若老人虚冷便秘，可用半硫丸；脾阳不足，阴寒冷积者，可用温脾汤；肾阳不足者，尚可用肾气丸。

【转归预后】便秘一般治疗得当，大多可痊愈。对年老体弱、产后、病后气血亏损，治疗宜缓图其效；若便秘日久，可引起肛裂、痔疮等。

【其他疗法】

**1. 中成药** 麻子仁丸、牛黄解毒丸（片）、牛黄清火丸、大黄清胃丸、三黄片、更衣丸、当归龙荟丸、青麟丸适用于热秘；槟榔四消丸、木香槟榔丸适用于气秘；补中益气丸、四君子丸适用于气虚秘；《金匮》肾气丸、青娥丸适用于阳虚秘；大补阴丸、六味地黄丸、当归养血丸、麦味地黄丸、知柏地黄丸适用于阴虚秘。

**2. 单方验方**

（1）番泻叶 6g 或大黄 6g，开水泡服，代茶饮。适用于热秘。

（2）生白术 60～100g，黄芪 30g，水煎取汁 300ml，加入蜂蜜 30g，每次 100ml，每日服 3 次。适用于气虚秘。

**3. 按摩疗法** 取坐位或立位，右手掌放于脐心，左手掌放于右手背上，在脐周及小腹按顺时针方向揉动 5 分钟，再反方向揉 5 分钟，做 10～30 分钟，每日早晚 1 次，连续 2 周，可助大便通畅。

【预防调护】注意饮食调理,以清淡饮食为主,多食粗纤维及维生素丰富的食物,适当摄入油脂,少吃辛辣刺激性食物,保持心情舒畅,避免久坐久卧和长期从事高度紧张的工作,适当增加体力活动,养成按时排便习惯。此外,还要积极治疗肛门直肠疾病。

【结语】便秘系因饮食所伤、情志失调、年老体虚、感受外邪,导致大肠传导失常,以大便秘结,排便周期延长,或周期不长,但粪质干结难解,或粪质不硬,虽有便意,但便而不畅的病证。引起便秘的原因很多,大肠传导功能失常是其基本病机。病位在大肠,多与脾、胃、肺、肝、肾等脏腑功能失调有关。便秘临床证型概括说来,不外虚实两大类。实证有热秘、气秘、冷秘;虚证有气虚秘、血虚秘、阴虚秘、阳虚秘。便秘的治疗,以通下为原则,但绝非单纯用泻下药。应针对不同的病因采取相应的治法。根据寒热虚实情况,注意审证求因,审因论治,实者宜通泻,虚者宜润补。另外,平时注意饮食调理,避免久坐久卧和长期从事高度紧张的工作,适当增加体力活动,养成按时排便习惯等,对本病的防治十分重要。

【临证参考】

**1. 正确理解和运用通法**　便秘的治疗虽以通为主,但必须审明病因、病性,有针对性地进行辨治,切不可一见便秘即采用通腑泻下之法。尤其是慢性习惯性便秘,一般为虚多实少,若泻药使用不当,耗伤津液,损伤正气,反可使便秘加重。临床可考虑调补脾胃气阴,滋养肠道津液之法,常用药物有生黄芪、太子参、北沙参、生白术、生地黄、生玄参、鲜麦冬等,剂量宜大,多用至 30～60g,有鼓动脾气,生养津液,滋润肠道,促进传导之功。若再结合辨证用药更能切合病机。

**2. 大黄的使用**　大黄苦寒沉降,力猛善走,长于攻下,被誉为泻下药中的将军,在便秘治疗中的使用率较高。一般治热秘用 15～30g,并生用后下;治疗气秘、虚秘用量宜小,用 2～10g。大黄性寒力猛,对于慢性便秘虽有一时之效,但难以铲除病根,易造成依赖性,久服有损脾胃,因此应当在辨证治疗的基础之上使用大黄通下,且宜从小剂量开始。病情稳定后不宜突然停药,应逐渐减量,以防止发生停药后便秘。

**3. 治便秘勿忘肺、肝、肾**　对于难治性功能性便秘,诸如老年性便秘,须从肺、肝、肾入手。临床上对肺气虚而便秘之上虚下实证,可选用桔梗、紫菀、甜杏仁、党参、天冬、麦冬等开提肺气,养育肺阴,使肺阴复而津还肠润,肺气足而魄门启闭有度。肝血肝阴不足,则肠道失润而便干,故治疗产后或失血后的血虚秘,予养血润燥之润肠丸中,合用入肝经的桑椹、墨旱莲;治疗阴虚秘,予滋水涵木、疏肝清热的滋水清肝饮,虽不用泻下而便自通。肾司二便,大肠排泄糟粕的功能有赖于肾的温煦濡养,故治疗老年性便秘,予肉苁蓉、锁阳等温肾药物,往往奏效。

**4. 便秘应注意饮食调理**　粗纤维饮食能刺激肠道,促进胃肠蠕动,增强排便能力,故宜多食如粗粮、带皮水果、新鲜蔬菜等;多饮水,使肠道保持足够的水分,有利粪便排出;B 族维生素可促进消化液分泌,维持和促进肠道蠕动,如食用含 B 族维生素丰富的粗粮、酵母、豆类及其制品等,有利于排便;植物油能直接润肠,且分解产物脂肪酸有刺激肠蠕动作用,故宜适当增加高脂肪食物,如花生、芝麻、核桃及花生油、芝麻油、豆油等。

**5. 名医经验**　李斯炽认为便秘与胃肠、肺、肾密切相关。或因于气虚中寒,推动无力者;或因肝郁脾虚,胃失和降者;或因肝火上冲,胃气不降者;或因饮食虫积或湿热之邪阻滞肠胃,腑气不通者;或因津液不足,传导失常者。在肺方面,有因于肺气太实,形成上窍闭,而下窍塞。此种肺实,或为气逆,或为痰阻,或为风邪,或为湿热郁遏,皆能导致肺失肃降,大便不通。也有因于肺阴不足,或素禀阴亏,或肺热灼津,或由于肝火犯肺,或心热传肺,或伤于秋令之燥气,皆能致液枯肠燥,大便秘结。在肾方面,肾司二便,故肾阴亏虚或肾阳不足,皆有便秘证出现。

## 案例分析

李某，男，74岁，盐城人，退休工人。

患者因多年便秘，6～7日仅解1次，量少，满腹作胀。曾行"结肠切除术"，但术后3个月出现腹胀腹痛，呕吐不能食。后又行第2次"结肠切除术"，病情未见好转。由于腹胀，便秘，不食，形体逐渐消瘦，贫血，浮肿，长期在南京各大西医院予临时性输液灌肠，胃肠减压等治疗，效果不显。次年12月来我院中医治疗。初诊：腹胀便秘不能食，苔厚灰黑，脉沉滑。元气大伤，气血已亏，夹湿热瘀滞，脾胃升降失常，本虚标实，先宜升降脾胃，消积化滞通腑。方拟：木香8g，腹皮24g，槟榔24g（打），厚朴10g，生大黄24g（后下），生白术12g，砂仁8g（后下），干姜8g，川黄连5g，莱菔子15g，枳壳、枳实各15g，青、陈皮各5g，焦三仙各10g，生甘草5g。7剂。复诊：大便略通不畅，少能饮食，腹胀腹痛有所改善。原方加玄明粉20g（分冲），14剂。药后舌苔渐化薄白，但大便仍不通畅，少能饮食，精神萎靡，脉细小滑，贫血日渐加重。更方为：炙黄芪50g，当归20g，潞党参20g，生白术15g，干姜8g，枳壳、枳实各20g，砂仁10g（后下），莱菔子20g，生大黄30g（后下），玄明粉20g（分冲），厚朴10g，木香8g，腹皮30g，槟榔30g（打），甘草3g，青皮、陈皮各5g，焦三仙各15g。14剂。药后大便通畅，精神好转，但时有腹痛，形瘦，苔薄白，脉细滑，原方加白芍15g，肉桂8g，继服14剂。4年来，上方略有出入，一直至今，继续靠中药大补大泻，存活至今。

分析：该患者因便难而手术，第1次不成功，致粘连性肠梗阻。第2次术后更加严重，除灌肠外还需胃肠减压，苦不堪言，不愿再次手术而求中医治疗。胡铁城教授认为气血贵流而不宜滞，肠腑宜通而不能塞。老人脏腑功能渐衰，气血运行不畅，津液代谢失衡，变生痰涎；加之情怀拂郁，每见气郁痰阻诸症。若施治得法，亦能祛病延年。凡治此等症，其主张顺气消痰，使三焦气机通畅，升降有序，则痰随气消，津血转化复常。（韩旭，郭宏敏，孙云霞，等．胡铁城教授治疗老年疑难杂症病案选析[J]．中医药导报，2012，18（8）：26-28）

（陈建章　叶　菁　徐步海）

ER-4-35
扫一扫，测一测

## ？　复习思考题

1. 胃痛的病因主要有哪些？其基本病机、病理性质如何？如何理解胃痛的治则治法？

2. 何谓胃痞？导致胃痞的病因有哪些？胃痞的基本病机是什么？胃痞临床常见哪些证型？

3. 简述呕吐的病因病机和辨证要点。噎膈与腹痛的治则治法分别是什么？

4. 如何辨别胃中寒冷与脾胃虚寒之呃逆？便秘与积证、肠结如何鉴别？

5. 何谓泄泻与痢疾？其致病因素主要有哪些？泄泻的基本病机是什么？如何辨泄泻的寒热虚实？简述痢疾的常见证型的临床表现、治法和方药。

# 第五章  肝 胆 病 证

肝胆病证知识
导览

肝主疏泄,主藏血,主筋,开窍于目。胆附于肝,内藏"精汁",肝经属肝络胆,肝胆相为表里。肝脉起于足大趾,上行环阴器,抵少腹,夹胃,属肝络胆,上贯膈,布胁肋,循喉咙,连目系,上颠顶。肝胆的病理主要表现为调畅气机、调节情志、贮藏血液、胆汁疏泄功能的异常。

肝位于腹部,右胁之下,五行属木,通于春气,为将军之官,性喜条达而恶抑郁,主升、主动,为阴中之少阳。肝体阴而用阳,性喜升发,故肝病多见实证、热证。肝气失疏,络脉失和,则为胁痛;湿邪困遏脾胃,壅阻肝胆,肝胆脾胃功能失调,胆汁外溢,则为黄疸;肝脾受损,脏腑失和,气机阻滞,瘀血内停,或兼痰湿凝滞,而成积证、聚证。肝病虚证多见阴血亏虚,不能制阳而致肝阳偏亢。肝肾阴血不足失于濡养,可出现视力下降,手足麻木等症。胆附于肝,胆性刚直,胆病多实证,临床上以湿热蕴结多见,如肝胆湿热证。此外,寒邪侵袭肝脉,经气不利,可出现少腹阴器拘急疼痛。

肝与其他脏腑密切相关,肝气郁结可横逆克土,导致肝胃不和、肝脾不调。肝肾同源,肝阴虚可累及肾阴,致肾阴不足,肾阴虚不能濡养肝木,肝阴亦虚,导致肝肾阴虚;脾生血,心主血,若心脾不足,亦可导致肝血亏虚而失养。

治肝之法,常用的有疏肝、清肝、泻肝、平肝、镇肝、养肝、柔肝、温肝等。疏肝者,疏肝解郁;清肝者,清解肝热;泻肝者,泻除肝火;平肝者,平息肝风;镇肝者,镇肝息风;养肝者,滋养肝阴(血);柔肝者,以柔润之品克制肝之过于刚燥;温肝者,以温热药物来振奋肝之功能。以上八法,以疏肝、清肝、泻肝、平肝、镇肝用于肝之实证,而养肝、柔肝、温肝用于肝之虚证。同时,在肝病治肝之时,应兼顾他脏。如肝火犯肺,治宜泻肝清肺;肝脾不调,治宜疏肝健脾;肝胃不和,治宜疏肝和胃;肝肾阴虚,治宜滋补肝肾;肝胆火旺,易扰心神,治宜清肝泄胆兼以清心安神。

在肝病实证中,当注意肝气郁结化火,可成肝火上炎;火盛生风,又成肝风内动。三者关系密切,临床应掌握主次,随证治疗。并且实证久延,易于耗伤肝阴,形成本虚标实,临床颇为常见。

胁痛课件

胁痛思维导图

## 第一节  胁  痛

胁痛是因气滞、血瘀、湿热或肝阴不足,导致肝络失和,以一侧或两侧胁肋疼痛为主要表现的病证。古又称为胁痛、季胁痛或胁下痛。胁,指侧胸部,为腋以下至第十二肋骨部的统称。

胁痛最早在《黄帝内经》中就有记载。如《素问·脏气法时论》曰："肝病者,两胁下痛引少腹,令人善怒。"明确指出了本病的发生与肝胆相关。后世医家在《黄帝内经》的基础上,对胁痛的病因病机及临床特征又有了进一步的认识。如《诸病源候论·心腹痛病诸候·胸胁痛候》说:"胸胁痛者,由胆与肝及肾之支脉虚,为寒所乘故也……此三经之支脉并循行胸胁,邪气乘于胸胁,故伤其经脉。邪气之与正气交击,故令胸胁相引而急痛也。"指出胁痛的发生主要与肝、胆、肾相关。《景岳全书·杂证谟·胁痛》将胁痛的病因分为外感与内伤两大类,并提出以内伤者为多见。如"胁痛有内伤外感之辨……然必有寒热表证者,方是外感,如无表证,悉属内伤。但内伤胁痛者十居八九,外感胁痛则间有之耳"。清代李用粹《证治汇补·胁痛》对胁痛的病因和治疗原则进行了较为全面系统论述,在病因方面补充了湿热郁火的内容,提出:"至于湿热郁火,劳役房色而病者,间亦有之。"使胁痛的病因和治疗更趋完善。叶天士《临证指南医案》对胁痛之属久病入络者,善用辛香通络、甘缓补虚、辛泄祛瘀等法,对后世影响较大。

胁痛可见于西医学中的多种疾病,如急慢性肝炎、急慢性胆囊炎、胆石症、肋间神经痛、胸膜炎、肝硬化、肝脓肿等,以上疾病以胁痛为主要表现时,均可参照本节辨证论治。

## 【病因病机】

### (一)病因

**1. 情志不遂**　肝胆居胁下,其经脉布两胁,若情志抑郁,或暴怒伤肝,肝失疏泄,气机失和,肝胆之脉不畅,而产生胁痛。

**2. 饮食不节**　过食肥甘厚味,脾失健运,湿热内生,蕴于肝胆,肝胆失于疏泄,则发为胁痛。

**3. 瘀血阻络**　邪气外袭,阻遏气血运行;或气滞日久,血行不畅,或因跌仆外伤,强力负重,致使胁络受伤,瘀血停着,阻塞胁络,不通则痛,亦发为胁痛。

**4. 外感湿热**　湿热之邪外袭,郁结少阳,枢机不利,使肝胆失于疏泄条达,而致胁痛。

**5. 久病劳欲**　久病或劳欲过度,导致精血亏虚,水不涵木而致肝阴不足,血虚不濡养肝络,肝络失养,此即"不荣亦痛"。

### (二)病机

**1. 基本病机**　肝络失和,"不通则痛"与"不荣亦痛"。

**2. 病位**　主要在肝胆,又与脾胃及肾有关。

**3. 病理性质**　胁痛病性有虚有实,以实证居多。实证中以气滞、血瘀、湿热为主,三者又以气滞为先。虚证多属阴血亏损,肝失濡养。

**4. 病机转化**　胁痛虚实之间可以相互转化,如气滞日久可以化火伤阴,则由实转虚;阴血不足,肝络失养者,可因血亏不畅夹瘀,或外感湿热,则为虚中夹实,故临床常见虚实夹杂之证。

---

### 🌐　知识链接

### 张景岳论治胁痛

张景岳,名介宾,字会卿,号景岳,明末会稽(今浙江绍兴)人,是明代医家中代表性人物。他补充完善了气一元论,形成了独具特色的水火命门说。他精研《黄帝内经》,认为《黄帝内经》是医学至高经典,所著《类经》已成为后人研习《黄帝内经》必读之书。在其晚年所著《景岳全书》集其一生之大成,是一部全面系统的临床参考书,对中医影响深远。

在《景岳全书·杂证谟·胁痛》中,他认为胁痛有内伤外感之辨,但内伤占十居八九,如无寒热表证者皆为内伤。外感胁痛,邪在少阳,宜小柴胡汤、三柴胡饮之类。内伤胁痛,有在气在血,在气宜疏肝调气,常用枳实散、排气饮、沉香降气散之类;在血宜活血调气,宜复元活血汤之类;肝肾精虚,气血不足之胁痛,宜左归饮、小营煎、大补元煎之类,"不知培气,而但知行滞通经,则愈行愈虚,鲜不怠矣"。

【诊断要点】

**1. 临床特征**　以一侧或两侧胁肋疼痛为主要临床表现。疼痛性质可表现为刺痛、胀痛、闷痛、窜痛、灼痛、隐痛。部分患者还可以伴有急躁易怒，胸闷，腹胀，嗳气呃逆，口苦纳呆，厌食恶心等症。

**2. 病史**　常有情志不遂、饮食不节、外感湿热、跌仆闪挫或劳欲久病等病史，并反复发作。

**3. 辅助检查**　血常规、肝功能、超声、胆囊造影等有助于本病诊断。检测肝功能指标及甲、乙、丙、丁、戊等各型肝炎病毒指标，则有助于病毒性肝炎的诊断。超声及 CT、MRI 可以作为肝硬化、肝胆结石、急慢性胆囊炎、脂肪肝等疾病的诊断依据。血生化中的血脂、血浆蛋白等指标亦可作为诊断脂肪肝、肝硬化的辅助诊断指标。检测血中甲胎蛋白、碱性磷酸酶等指标，可作为初步筛查肝内肿瘤的参考依据。

【鉴别诊断】胁痛应与胸痛、胃痛、悬饮相鉴别

**1. 胸痛**　胸痛中气滞心胸证，与胁痛中肝气郁结证病机基本相同。但胁痛是以一侧或两侧胁肋部胀痛或窜痛为主，伴有脘痞嗳气，口苦纳呆等症；而胸痛是以胸部胀痛或闷痛为主，可涉及胁肋部，伴有胸闷不舒，心悸少寐。

**2. 胃痛**　胁痛中肝气郁结证与胃痛中肝气犯胃证也易混淆，因两证皆有肝气郁结的病机。但胃痛病位主要在脾胃，以上腹胃脘部疼痛为主，兼有嗳气频作，吞酸嘈杂等胃失和降的症状；而胁痛病位主要在肝胆，以一侧或两侧胁肋部疼痛为主，伴有口苦或目眩等少阳经症状，两者有别。

**3. 悬饮**　悬饮亦可见胁肋疼痛，但其表现为饮留胁下，胸胁胀痛，持续不已，伴见咳嗽、咳痰，咳嗽或呼吸时疼痛加重，常喜向患侧睡卧，患侧肋间饱满，叩诊呈浊音，或兼见发热，一般不难与胁痛鉴别。

【辨证论治】

**（一）辨证要点**

**1. 辨胁痛虚实**　胁痛病证有虚实之别，而以实证多见。因气滞、瘀血、湿热所致者多属实证；因阴血不足，肝络失养所致者多属虚证。虚实之证往往相互转化或错杂，如气滞日久，气郁化火伤阴，则由实转虚；肝阴不足，每多兼夹湿热。

**2. 辨在气在血**　一般胀痛多属气滞，且疼痛部位不定，时轻时重，症状轻重与情绪变化有关；刺痛多属血瘀，且疼痛部位固定不移，疼痛持续不已，局部拒按，入夜尤甚。

**3. 辨胁痛性质**　胁痛走窜不定，时痛时止，随情绪而增减者，多属肝郁气滞；胁痛以刺痛为主，痛有定处，痛处固定不移或胁下扪及癥块，触之坚硬，入夜加剧者，多为瘀血阻络；若疼痛为痛有定处，触痛明显，伴恶心口苦，或寒热往来，或黄疸者，为湿热蕴结肝胆；若以隐痛为主，痛势绵绵，遇劳加剧，伴头晕目眩，舌红少苔，为肝阴不足，肝络失养。

**（二）治则治法**

胁痛的治疗当根据肝络失和，"不通则痛"和"不荣亦痛"的病机，以疏肝和络止痛为基本治则，结合肝胆的生理特点，灵活运用。实证之胁痛，宜用理气、活血、清利湿热之法；虚证之胁痛，宜用滋阴、养血、柔肝之法。但应注意理气药不可过用香燥，以免伤阴；清热药不可过用苦寒，以免伤阳；而虚证当补中寓通，在滋阴的同时，应少佐理气而不伤阴之品。

**（三）分证论治**

**1. 肝气郁结**

证候：胁肋胀痛，走窜不定，甚则胀痛牵引胸背肩臂，每因情志变化而增减，胸闷腹胀脘痞，嗳气或善太息，得嗳气则胀痛稍舒，纳呆食少，或口苦，或情志抑郁，妇女乳房胀痛。舌质淡红，苔薄白，脉弦。

证候分析：情志不遂，肝气郁结，肝失疏泄，气机阻滞，肝络失和，故胁肋胀痛，甚则胀痛牵

引胸背肩臂；气属无形，时聚时散，聚散无常，故疼痛走窜不定；肝主疏泄调畅情志，情志变化又影响肝之疏泄，故疼痛常随情志变化而有所增减；肝失条达，气机不畅，故胸闷腹胀，嗳气或善太息；嗳气则气郁暂缓，故得嗳气则胀痛稍舒；肝郁横逆犯脾胃，故脘痞纳呆食少；胆胃失和，胆气上逆，则口苦；脉弦为肝气郁结之征。本证主要病机为肝失疏泄，气机郁滞。以胁肋胀痛，走窜不定，胸闷嗳气为审证要点。

治法：疏肝理气。

方药：柴胡疏肝散加减。方中柴胡、香附疏肝解郁；枳壳、陈皮理气除胀；川芎活血通络行气；白芍、炙甘草缓急止痛，共奏疏肝理气之功。若胁痛甚者，酌加青皮、郁金、延胡索、川楝子；若肝气横逆犯脾，症见腹胀、肠鸣、腹泻者，可加白术、茯苓等以健脾止泻；若肝气犯胃，胃失和降，症见恶心呕吐者，可加半夏、生姜等以和胃止呕；若气郁化火，症见胁肋掣痛，口干口苦，烦躁易怒，尿黄便秘，舌红苔黄者，可去川芎，加丹皮、栀子、夏枯草等以清肝泻火。

### 2. 瘀血阻络

证候：胁肋刺痛，痛有定处，痛处拒按，入夜痛甚，胁肋下或见癥块，或见赤丝红缕和朱砂红掌。舌质紫暗，或有瘀点瘀斑，脉象沉涩。

证候分析：肝郁日久，气滞血瘀，或跌仆损伤，强力负重，而致瘀血停留，痹阻肝络，故胁痛如刺，痛处不移，痛处拒按，或见赤丝红缕和朱砂红掌；血属阴，故入夜痛甚；瘀结停滞，积久不散，则渐成癥块；舌质紫暗，或有瘀点瘀斑，脉象沉涩，均属瘀血内停之征。本证主要病机为气滞血瘀，瘀阻肝络。以胁痛如刺，痛有定处，并见瘀血征象为审证要点。

治法：活血化瘀，通络止痛。

方药：血府逐瘀汤或复元活血汤加减。前方用桃仁、红花、当归、生地黄、川芎、赤芍活血化瘀而养血，柴胡行气疏肝，桔梗开提肺气，枳壳行气宽中，牛膝通利血脉，引血下行。后方以酒大黄、穿山甲、桃仁、红花破瘀散结消肿；当归养血行瘀；柴胡疏肝行气，引药入经；瓜蒌根消瘀血，续绝伤；甘草调和诸药，缓急止痛。若胁肋下有癥块，而正气未虚者，可加鳖甲、三棱、莪术、土鳖虫等以增强破瘀消坚之力，或配合使用鳖甲煎丸。

### 3. 肝胆湿热

证候：胁肋胀痛，或灼热疼痛，脘闷纳呆，口苦，恶心呕吐，小便黄赤，或兼有身热恶寒，或身目发黄。舌红苔黄腻，脉弦滑数。

证候分析：湿热蕴结肝胆，肝胆失疏，肝络失和，故胁肋胀痛；湿蕴热壅，则灼热疼痛；湿热中阻，胆胃失和，故脘闷纳呆，恶心呕吐，口苦；湿热之邪客于少阳胆经，正邪相争，故身热恶寒；湿热交蒸，胆汁不循常道而外溢，则身目发黄；舌苔黄腻，脉弦滑数均为肝胆湿热之征。本证主要病机为湿热蕴结，肝胆疏泄不利。以胁肋胀痛或灼热疼痛，脘闷纳呆或身目发黄及湿热内蕴征象为审证要点。

治法：清利肝胆湿热。

方药：茵陈蒿汤合大柴胡汤加减。茵陈蒿汤中茵陈重用清热利湿退黄；栀子清湿热从小便而出；大黄降瘀泄热，通利大便。大柴胡汤中柴胡、黄芩和解少阳之邪；大黄、枳实泄热通腑；白芍缓急柔肝和脾；半夏、生姜和胃降逆止呕；大枣和中缓急。黄疸者，重用茵陈，加金钱草、地耳草清热利湿退黄；胁肋剧痛者，加川楝子、延胡索、郁金行气疏肝止痛；砂石阻滞者，加金钱草、海金沙、郁金等利胆排石；若肝胆实火上炎，症见头痛目赤，胁痛口苦者，改用龙胆泻肝汤清泻肝胆实火。

### 4. 肝络失养

证候：胁肋隐痛，绵绵不休，遇劳加重，口干咽燥，头晕目眩，心中烦热。舌红少苔，脉细弦而数。

证候分析：肝郁日久伤阴，或久病体虚，精血亏虚，肝阴不足，不能濡养肝络，故胁痛绵绵不休；劳则阴血暗耗，故遇劳加重；阴血亏虚，不能上荣，故头晕目眩；阴虚生内热，则口干咽燥，心中烦热；舌红少苔，脉细弦而数，均为阴虚内热之征。本证主要病机为肝阴亏虚，肝络失养。以胁肋隐痛绵绵与阴虚内热表现并见为审证要点。

治法：养阴柔肝。

方药：一贯煎加减。方中生地黄、枸杞子滋养肝肾，北沙参、麦冬、当归养阴柔肝，川楝子疏肝理气止痛。并可酌加合欢花、佛手、玫瑰花以疏肝理气而不伤阴。若阴亏甚，可酌加玄参、天冬、石斛；若心神不宁，见心烦失眠者，可酌加酸枣仁、合欢皮、栀子；若肝肾阴亏，头目失养，见头晕目眩甚者，可加菊花、女贞子、熟地黄、龟板、天麻等，滋养肝肾潜阳；若阴虚火旺者可配黄柏、知母、地骨皮等。

【其他疗法】

**1. 中成药** 复方胆通片、消炎利胆片适用于慢性胆囊炎或胆石症引起的胁痛；逍遥丸、舒肝丸、柴胡舒肝丸适用于肝气郁结引起的胁痛；鳖甲煎丸适用于肝硬化引起的瘀血阻络胁痛。

**2. 单方验方**

（1）金钱草、茵陈、蒲公英各30g，水煎服。适用于胆囊炎、胆石症引起的肝胆湿热胁痛。

（2）生大黄60g，芒硝30g，均研细末，大蒜1个，米醋适量，共搅拌成糊状，涂于敷料上，贴于胆囊区，胶布固定。适用于胆囊炎、胆石症引起的肝胆湿热胁痛。

【转归预后】无论外感或内伤胁痛，只要治疗调养得法，一般预后良好。但也有部分患者迁延不愈，成为慢性。若失治误治，可演变为积聚、鼓胀、肝癌等证，则预后不佳。

【预防调护】胁痛之发生，常与情志不遂、饮食不节、劳欲过度相关。因此，保持心情舒畅，情绪稳定，避免过悲、过怒、过劳及过度紧张；同时注意饮食清淡，切忌过度饮酒或嗜食辛辣肥甘，以防湿热内生。劳逸结合，防止过劳伤正。由于胁痛是多种病证伴有的常见自觉症状，若能针对原发病病因预防最为有效。

胁痛患者，应积极治疗，按时服药。还应注意保持心情舒畅，忌恼怒忧思，忌食肥甘辛辣及嗜酒过度，饮食宜食用水果、蔬菜及豆制品等清淡食物。起居有常，防止过劳。

【结语】胁痛是以一侧或两侧胁肋疼痛为主要表现的病证。病因主要与情志不遂、饮食不节、瘀血阻络、外感湿热、久病劳欲等有关。胁痛的基本病机为肝络失和，"不通则痛"与"不荣亦痛"。胁痛的病位主要在肝胆，又与脾胃及肾有关。胁痛的辨证重在辨虚实、在气在血，以疏肝和络止痛为基本治则。实证，宜用理气、活血、清利湿热之法；虚证，宜用滋阴、养血、柔肝之法。由于胁痛是多种病证伴有的常见自觉症状，临床应重视辨证与辨病相结合，针对原发病治疗，才能提高疗效。

【临证参考】

**1. 胁痛应辨证与辨病相结合** 属病毒性肝炎者，可采用疏肝运脾、化湿行瘀、清热解毒等治法，结合中药药理研究，选择具有抗病毒、改善肝功能，调节免疫及抗纤维化作用的药物。如属胆结石者，可结合清利肝胆，通降排石等治法。其中通腑泻下常用大黄、芒硝；化石排石药物可选用金钱草、海金沙、郁金、茵陈、鸡内金、枳壳、莪术等。但如胆结石有明显症状且经长期药物治疗后疗效不显者，胆囊内多个结石或充满结石、结石直径大于3cm、反复胆囊炎发作、胆囊壁钙化、口服胆囊造影剂不显影者，不可一味单用药物治疗，必要时应考虑手术治疗。

**2. 胁痛多有气滞血瘀和经络不通** 针对胁痛普遍存在不同程度的气滞血瘀和经络不通的病机，可用四逆散合金铃子散为基础方进行治疗。药用柴胡、枳实、白芍、延胡索、炒川楝子（轻用）、甘草，并重用白芍。同时，根据病程、疼痛性质、在气在血、病变在肝在胆的主次，辨明湿热、痰、瘀、结石等兼夹主次，以及体质阴阳气血偏盛的差异，临床注意辨证用药。

**3. 名医经验** 任应秋认为外感而引起的胁痛多在少阳胆经，常兼见口苦呕逆，往来寒热等症；内伤胁痛，则多在肝经，常为肝亢气逆，或肝郁气滞的反映。肝脏发生病变最多的不是血不足以养肝而致肝气亢逆，便是肝气郁滞使血不能归藏，而且以胁痛比较常见。对于这种胁痛，用双解散颇具卓效。处方如下：川芎4g，枳实9g，甘草6g，片姜黄9g，肉桂心3g，郁金12g，五灵脂9g，炒赤芍18g，金铃子9g，延胡索9g，水煎服。全方活血养肝，疏肝藏血。所谓双解，既有益于肝气肝血，又无分于左胁右胁也。

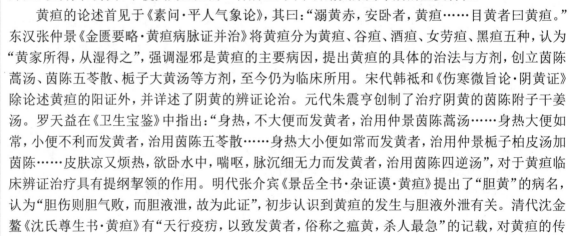

### 案例分析

刘某，女，38岁，2004年4月11日初诊。

患者诉1个月前发病，初起时，自觉右乳下缘直至右侧少腹部阵发痉挛疼痛。数日之内，其疼痛处逐渐肿起，疼痛也随之加剧。经医院诊断为"肋间神经炎""肋间神经痛"，但经治1个月余未愈。诊见患者自右乳下缘直至右侧少腹部，肿起呈一条直线，凸出皮肤，约有筷子粗细，长约尺许，宛如一根铁丝埋在皮下，坚硬不移，疼痛拒按，其痛日夜不休，入夜益甚，以至彻夜不得眠而呼叫声不绝。察其疼痛硬肿处并无发热，皮色不变，并非痈肿。询其发病之前是否有过大怒或过于忧思等情志刺激，答曰："虽有过，但已如过往烟云了。"舌淡红略紫，苔薄白，脉弦。辨证：肝经经脉瘀阻。治法：疏肝理气，祛瘀止痛。主方：血府逐瘀汤。处方：柴胡10g，枳实10g，赤芍10g，当归尾10g，川芎10g，生地黄10g，桃仁10g，红花4g，延胡索15g，甘草6g。10剂。二诊：药后右乳下硬肿之筋已消减过半，凡消减处，疼痛亦随之消除，现仅右侧少腹尚有一段硬肿未消，约有2～3寸。舌脉如前，仍拟原方合金铃子散再进10剂。处方：柴胡10g，枳实10g，赤芍10g，当归尾10g，川芎10g，生地黄10g，桃仁10g，红花4g，玄胡15g，川楝子10g，川牛膝10g，甘草6g。三诊：右乳下一条线之硬肿已全消，疼痛已完全解除。患者要求继续服药，巩固疗效。舌苔薄白，脉弦细。改拟逍遥散合金铃子散以善后之。

分析：右乳下缘，期门穴所在，从右乳下缘直至右侧少腹部，属足厥阴肝经所过。《灵枢·经脉》云："足厥阴之脉……过阴器，抵少腹……上贯膈，布胁肋。"肝主气机疏泄，又主藏血。若肝气失疏而郁滞，则血随气郁而为痛为胀。本案患者即是因肝气郁滞而致气血瘀阻之证，用血府逐瘀汤，一以疏肝理气，一以活血逐瘀，故取效甚佳。（李点．熊继柏医案精华[M]．北京：人民卫生出版社，2014）

# 第二节　黄　疸

黄疸是因外感湿热疫毒，内伤饮食劳倦或他病后，导致肝胆脾胃功能失调，胆失疏泄而胆汁外溢，以目黄、身黄、小便黄为主症的一种病证，其中目睛黄染为本病的重要特征。

黄疸的论述首见于《素问·平人气象论》，其曰："溺黄赤，安卧者，黄疸……目黄者曰黄疸。"东汉张仲景《金匮要略·黄疸病脉证并治》将黄疸分为黄疸、谷疸、酒疸、女劳疸、黑疸五种，认为"黄家所得，从湿得之"，强调湿邪是黄疸的主要病因，提出黄疸的具体的治法与方剂，创立茵陈蒿汤、茵陈五苓散、栀子大黄汤等方剂，至今仍为临床所用。宋代韩祗和《伤寒微旨论·阴黄证》除论述黄疸的阳证外，并详述了阴黄的辨证论治。元代朱震亨创制了治疗阴黄的茵陈附子干姜汤。罗天益在《卫生宝鉴》中指出："身热，不大便而发黄者，治用仲景茵陈蒿汤……身热大便如常，小便不利而发黄者，治用茵陈五苓散……身热大小便如常而发黄者，治用仲景栀子柏皮汤加茵陈……皮肤凉又烦热，欲卧水中，喘呕，脉沉细无力而发黄者，治用茵陈四逆汤"，对于黄疸临床辨证治疗具有提纲挈领的作用。明代张介宾《景岳全书·杂证谟·黄疸》提出了"胆黄"的病名，认为"胆伤则胆气败，而胆液泄，故为此证"，初步认识到黄疸的发生与胆液外泄有关。清代沈金鳌《沈氏尊生书·黄疸》有"天行疫疠，以致发黄者，俗称之瘟黄，杀人最急"的记载，对黄疸的传染性及严重的预后转归有所认识。

本病与西医所述黄疸意义相同,可涉及西医学中肝细胞性黄疸、阻塞性黄疸和溶血性黄疸。临床常见的急慢性肝炎、肝硬化、胆囊炎、胆结石、钩端螺旋体病、蚕豆病及某些消化系统肿瘤等疾病,凡出现黄疸者,均可参照本节辨证论治。

【病因病机】黄疸多因外感湿热疫毒,内伤饮食劳倦等因素,导致胆道失疏,胆汁不循常道外溢肌肤,下注膀胱而发。

### (一)病因

**1. 外感湿热疫毒**　外感湿热疫毒,内蕴中焦,湿热郁蒸于肝胆,肝失疏泄,胆汁不循常道,外溢肌肤,下注膀胱,使身目小便俱黄。若湿热夹时邪疫毒袭人,则病势暴急凶险,具有传染性,表现热毒炽盛,伤及营血的危重现象,称为急黄。

**2. 内伤饮食劳倦**　长期嗜酒无度,或过食肥甘厚腻,或饮食污染不洁,损伤脾胃,运化失职,湿浊内生,郁而化热,熏蒸肝胆,胆汁外溢而发黄。过食生冷或长期饥饱失常,或劳倦太过,或病后脾阳受损,均可导致脾胃寒湿内生,困遏中焦,壅塞肝胆,胆汁不循常道,泛溢而发生黄疸。

**3. 病后续发**　胁痛、积证或其他疾病之后,瘀血阻滞,湿热残留,日久损肝伤脾,湿遏郁阻,胆汁泛溢而产生黄疸。

### (二)病机

**1. 基本病机**　湿邪困遏脾胃,壅阻肝胆,肝胆脾胃功能失调,胆道失疏,胆汁外溢发黄是黄疸的基本病机。黄疸的形成关键是湿邪。

**2. 病位**　主要在脾胃肝胆,急黄还涉及心。

**3. 病理性质**　黄疸的病理表现有湿热和寒湿两端。湿热熏蒸发为阳黄;寒湿阻遏,发为阴黄。由于湿和热的偏盛不同,故阳黄又有湿重于热或热重于湿之别。若湿热蕴结化毒,疫毒炽盛,邪入营血,内陷心肝,则为急黄。

**4. 病机转化**　阳黄、急黄、阴黄在一定条件下可以相互转化。如阳黄治疗不当,热毒炽盛,侵及营血,内陷心包,引动肝风,则可发为急黄;若阳黄失治误治,迁延日久,脾阳损伤,湿从寒化,则可转为阴黄;如阴黄再感湿热之邪,或湿郁化热,又可呈现出阳黄表现。

---

### 知识链接

#### 黄疸性肝炎的中医认识

病毒性肝炎是导致黄疸的一个常见原因。一般认为乙肝的病因有内因和外因两个方面,其外因为湿热疫毒,内因与禀赋薄弱、正气不足相关,两者相互影响,互为因果。湿热疫毒内侵,邪伏血分,正虚邪恋,缠绵迁延,以致正气亏损,气血和脏腑功能失调是慢性乙型肝炎的基本病机。病毒复制和存在的病理基础是正气不足,肝、脾、肾功能失调为本,感染湿热毒邪为标,瘀血或痰浊蕴结为病理过程中伴随的产物。对临床症状不明显的慢性肝病患者,如病毒标志物阳性从疫毒去认识;转氨酶升高被认为是湿热蕴毒的标志;血中胆红素升高从中医黄疸病认识,多为湿热困阻之征;合并碱性磷酸酶增高,则为湿热郁阻、脉络不畅;超声见肝脾肿大者,从肝气郁结,肝络瘀阻认识;人血白蛋白减少,又多脾虚气弱、肝肾不足。

在治疗中,清解祛邪多针对湿热邪毒,有清除病因,抑制肝炎病毒和促使乙肝表面抗原转阴的作用;补虚扶正能增强正气,提高机体免疫力;活血化瘀具有扩张肝脏血管,改善血液流变、改善微循环和抑制纤维化形成的多方面作用。遣方用药遵循清解、补虚、祛瘀综合应用的治疗原则。但不可拘泥西医检查指标,还应该与宏观辨证有机结合。如有时血清转氨酶升高,而中医辨证未见明显热毒之征,此时要充分认识到热毒的存在;反之热毒症状明显,而转氨酶正常,则也应按照热毒辨证。

【诊断要点】

**1. 临床特征**  目黄、肤黄、小便黄,其中目睛黄染为本病的重要特征。常伴食欲减退,恶心呕吐,胁痛腹胀等症状。

**2. 病史**  常有外感湿热疫毒,内伤酒食不节,或与肝炎患者接触,使用化学制剂、药物接触与应用史,或有胁痛、鼓胀、积聚等病史。

**3. 辅助检查**  血清总胆红素能较好地反映黄疸的程度,结合胆红素、非结合胆红素定量对鉴别黄疸类型有重要意义。尿胆红素及尿胆原检查亦有助鉴别。此外,肝功能、肝炎病毒指标、超声、CT、MRI、胃肠钡餐造影检查、消化道纤维内镜、逆行胰胆管造影、肝穿刺活检均有利于确定黄疸的原因。

【鉴别诊断】  黄疸应与萎黄相鉴别。

黄疸发病多为感受湿热疫毒之邪,饮食劳倦,或与病后续发有关;其病机为湿邪困遏脾胃,壅阻肝胆,肝胆脾胃功能失调,胆失疏泄而胆汁外溢所致;其主症为身黄、目黄、小便黄。萎黄多由饥饱劳倦,食滞虫积或病后失血所致;其病机为脾胃虚弱,气血不足,肌肤失养;其主症为肌肤萎黄,目睛及小便不黄,常伴头昏乏力,心悸少寐,纳少便溏等症状。

【辨证论治】

### (一)辨证要点

**1. 辨阳黄与阴黄**  黄疸的辨证应以阴阳为纲。阳黄多由湿热或疫毒所致,起病急,病程短,黄色鲜明如橘色,常伴湿热或热毒炽盛之象;阳黄有热重于湿、湿重于热、胆腑郁热、疫毒炽盛的不同。阴黄多由寒湿所致,起病缓,病程长,黄色晦暗如烟熏,常伴脾虚寒湿之象。临证应根据黄疸的色泽,并结合症状、病史予以鉴别。

**2. 阳黄宜辨湿热轻重**  阳黄为湿热所致,因感受湿与热邪的程度不同和素体阴阳偏盛之差异,临床阳黄有湿与热孰轻孰重之分。热重于湿者,身目俱黄,黄色鲜明,发热口渴,小便短少黄赤,便秘,舌苔黄腻,脉弦数或濡数;湿重于热者,身目俱黄,其色不如热重者鲜明,身热不扬,头身困重,脘腹痞满,恶心呕吐,便溏,舌苔厚腻微黄,脉弦滑或濡缓。

**3. 辨急黄**  急黄为湿热夹毒,郁而化火所致。发病急骤,黄疸迅速加深,其色如金,高热口渴,烦躁不安,神昏谵语,或见衄血、便血,或肌肤出现瘀斑,舌质红绛,苔黄而燥,脉弦滑数或洪数。辨证以伤阴、耗气、动血及窍闭的变化为其重点。

### (二)治则治法

黄疸的治疗以化湿邪,利小便为原则。湿为黄疸的主因,湿邪的主要去路在于通利小便,故《金匮要略·黄疸病脉证并治》曰:"诸病黄家,但利其小便。"湿热发黄,当清化湿热;寒湿发黄,当温化寒湿;急黄为热毒炽盛,邪入营血,当清热解毒、凉营开窍。治疗时还应注意热重者应顾护阴液,不可利湿太过伤阴;湿重者应化湿护阳,不可苦寒太过伤其阳。

### (三)分证论治

#### 阳　黄

**1. 热重于湿**

证候:身目发黄,黄色鲜明如橘,或见发热口渴,心中懊恼,脘腹痞满,纳呆食少,口干口苦,恶心欲吐,小便短少黄赤,大便秘结。舌苔黄腻,脉弦数。

证候分析:湿热熏蒸肝胆,肝胆失疏,胆汁不循常道,泛溢肌肤,下注膀胱,故身目发黄,小便短少黄赤;热为阳邪,故黄色鲜明如橘;湿热内蒸,热盛伤津,上扰心神,则发热口渴,口干口苦,心中懊恼;湿热中阻,脾胃失和,腑气不通,则脘腹痞满,纳呆食少,恶心欲吐,大便秘结;舌苔黄腻,脉弦数均为湿热困遏脾胃,壅阻肝胆之征。本证主要病机为湿热熏蒸,热重于湿。以黄疸色鲜明如橘,以及湿热内蕴征象为审证要点。

治法:清热通腑,利湿退黄。

方药:茵陈蒿汤加味。方中茵陈为清热利湿、利胆退黄之要药,宜重用;栀子清湿热从小便而出；大黄降瘀泄热，通利大便。三药合用，使湿热、瘀热从前后分消，黄疸自愈。可酌加地耳草、垂盆草、虎杖、板蓝根、败酱草、猪苓、泽泻、车前子等加强清热利湿退黄之功。胁痛，可加柴胡、郁金、延胡索等疏肝理气止痛；热邪内盛，心烦懊恼，或口苦心烦，加黄连、龙胆草，以增强清热泻火作用；恶心呕吐，加陈皮、竹茹、半夏等和胃止呕。

**2. 湿重于热**

证候：身目俱黄，但不如前者鲜明，头重身困，脘腹痞满，食欲减退，恶心呕吐，腹胀或大便溏垢。舌苔厚腻微黄，脉象濡数或濡缓。

证候分析：湿遏热壅，胆汁不循常道，溢于肌肤，则身目发黄；因湿重于热，湿为阴邪，则身目黄不如橘色鲜明；湿邪内阻，清阳不升，则头重身困；湿困脾胃，运化失常，升降失司，则脘腹痞满，食欲减退，恶心呕吐，腹胀便溏；舌苔厚腻微黄，脉象濡数或濡缓，均为湿重热轻之征。本证主要病机为湿热阻遏，湿重于热。以黄疸色不如橘色鲜明，兼内外湿象为审证要点。

治法：利湿化浊运脾，佐以清热。

方药：茵陈五苓散合甘露消毒丹加减。前方以茵陈退黄利湿，配用白术、茯苓、猪苓、泽泻利湿健脾。后方用茵陈、滑石、黄芩、连翘、木通清热利湿退黄，以石菖蒲、藿香、白豆蔻芳香化浊，宣利气机而化湿浊；原方中川贝母、射干、薄荷可去。若湿阻气机，胸腹痞胀，呕恶纳呆等症较著，可加入苍术、薏苡仁、厚朴、半夏，以健脾燥湿，行气和胃；若纳呆较著，再加炒谷芽、炒麦芽、鸡内金以消食化滞。阳黄初期邪郁肌表，伴有恶寒发热等表证者，宜用麻黄连翘赤小豆汤，疏表清热，利湿退黄。

**3. 胆腑郁热**

证候：身目发黄，黄色鲜明，右胁胀痛甚则剧痛，牵引肩背，可伴壮热或寒热往来，口苦咽干，恶心呕逆，腹胀便秘，或大便灰白，小便短赤。舌质红，苔黄厚，脉弦滑数。

证候分析：湿热、砂石或蛔虫郁滞胆道，肝胆失疏，胆腑郁热，胆汁外溢，下注膀胱，则身目色黄，小便短赤；足少阳胆经行肩背胁下，经脉受阻，则右胁胀痛甚则剧痛，并牵引肩背；郁热内灼阳明或邪袭少阳，则见壮热或寒热往来；胆腑郁热，胆汁上逆，则恶心呕逆，口苦咽干；腑气不通，则腹胀便秘；若胆腑郁阻，胆汁不循常道，则大便灰白；舌质红，苔黄厚，脉弦滑数，均为胆腑郁热之征。本证主要病机为湿热、砂石或蛔虫郁滞胆道，胆腑郁热，胆汁不循常道。以黄疸色鲜明，或大便灰白与胆腑郁热征象并见为审证要点。

治法：疏肝利胆，泻热退黄。

方药：大柴胡汤加减。方中柴胡、黄芩和解少阳；生姜、半夏和胃降逆；枳实、大黄内泻热结；白芍和脾敛阴，柔肝利胆；大枣和中益气。若砂石阻滞胆道，常加茵陈、金钱草、郁金、鸡内金清热利湿，利胆排石。若大便干结，加芒硝散结利胆排石；若黄疸严重，可加地耳草、虎杖、垂盆草。若黄疸突然出现，时寒时热，痛有钻顶感，时作时止，呕吐蛔虫，为虫体阻于胆道，应用化虫丸驱蛔止痛，或用乌梅丸加减以利胆退黄，安蛔止痛。

**4. 急黄（疫毒炽盛）**

证候：起病急骤，黄疸迅速加深，其色如金，皮肤瘙痒，高热口渴，胁痛腹满，烦躁不安，神昏谵语，或见衄血、便血，或肌肤瘀斑，或见腹水，或见抽搐，继之嗜睡昏迷。舌质红绛，苔黄或黄厚而燥，或焦黄起刺，脉弦滑数或洪数。

证候分析：湿热时邪疫毒炽盛，熏灼肝胆，胆汁泛溢入血，浸淫肌肤，故起病急骤，黄疸迅速加深，其色如金，皮肤瘙痒；热毒炽盛，内陷心营，灼津耗液，则高热，烦躁，口渴，甚则神昏谵语；热郁气壅，腑气不通，则胁痛腹满；热毒深入营血，迫血妄行，则见衄血、便血，或肌肤出现瘀斑；若热毒燔灼肝经，热盛动风，则可见抽搐；热毒损伤元气，则见嗜睡；热毒内陷心包则昏迷；热壅气郁，伤及肝肾，则可见腹水；舌质红绛，苔黄或黄厚而燥，或焦黄起刺，脉弦滑数或洪数，均为热毒炽盛，深入营血之征。本证主要病机为热毒炽盛，深入营血，内陷心肝。以黄疸急起，迅速加深如金，并伴见营血分证为审证要点。

治法：清热解毒，凉血开窍。

方药：《千金》犀角散加味。方中犀角（水牛角代）是清热解毒凉血之要药，配以黄连、栀子、升麻则清热解毒之力更大；茵陈清热利湿退黄。方中可加板蓝根、生地黄、玄参、土茯苓、丹皮清热解毒，养阴凉血。亦可与清瘟败毒饮、茵陈蒿汤合用进行加减。

急黄治疗应在热毒未陷心包，尚未出现神昏前，配用大剂量清热解毒药，如金银花、连翘、土茯苓、蒲公英、大青叶、黄连、黄柏、生大黄，或用五味消毒饮加大黄。若热入营血，神昏谵语，痰热壅闭心窍者，加用安宫牛黄丸；若衄血、便血、肌肤瘀斑较甚，加丹参、赤芍、丹皮、紫草、地榆炭等凉血止血；若腹大有水，小便短少者，可加马鞭草、车前草，并另吞服琥珀、蟋蟀、沉香粉，以通利小便。

# 阴　黄

## 1. 寒湿阻遏

证候：身目俱黄，黄色晦暗不泽，或如烟熏，脘腹痞胀，纳呆便溏，神疲畏寒，口淡不渴。舌质淡苔白腻，脉濡缓或沉迟。

证候分析：由于脾胃虚弱，中阳不振，寒湿滞留中焦，肝胆失于疏泄，胆汁外溢肌肤，故身目俱黄；因寒湿为阴邪，故黄色晦暗不泽，或如烟熏；脾虚湿困，脾阳不振，运化失常，故脘腹痞胀，纳呆便溏，口淡不渴；脾胃虚弱，中阳不振阳气亏虚，气血不足，则神疲畏寒；舌质淡苔白腻，脉濡缓或沉迟，均为脾阳虚湿浊不化之象。本证主要病机为寒湿阻遏，脾阳不振，湿浊不化。以黄疸色晦暗与寒湿困脾并见为审证要点。

治法：温化寒湿，健脾和胃。

方药：茵陈术附汤加味。方中茵陈、肉桂、附子并用，以温化寒湿退黄；白术、干姜、炙甘草健脾温中。可加郁金、厚朴、苍术、茯苓、泽泻等行气健脾燥湿。若胁腹隐痛作胀，为肝脾同病，可加柴胡、香附、郁金以疏肝行气。

## 2. 脾虚血亏

证候：常见于黄疸日久者，身目发黄，晦暗不泽，体倦乏力，食少便溏，心悸气短。舌淡苔薄，脉濡细。

证候分析：黄疸日久，耗伤阴血，损伤脾阳，脾虚血亏，湿滞残留，故身目发黄，晦暗不泽；脾虚不运，化源不足，气血两亏，则体倦乏力，食少便溏，心悸气短；舌淡苔薄，脉濡细均为脾虚血亏之征。本证主要病机为脾气虚弱，气血亏虚。以黄疸色晦暗不泽，伴脾虚气血亏虚征象为审证要点。

治法：健脾养血，利湿退黄。

方药：黄芪建中汤加减。方中黄芪补益脾气；桂枝配生姜、大枣辛甘化阳；白芍配炙甘草酸甘化阴。可去饴糖，加白术、茯苓、茵陈健脾利湿退黄。气虚甚者，加党参补其气；血虚甚者，加当归、熟地黄养血；若湿象重者，酌加淡渗利湿之品，如猪苓、泽泻等，但用量宜轻；若见脾肾阳虚重者，可酌加附子、肉桂等。

如因黄疸日久，气滞血瘀，瘀血停积，湿浊残留，而见身肤黄色晦暗，面色青紫暗滞，胁下有癥块，刺痛拒按，皮肤可见蛛纹血缕，舌质青紫，或有瘀斑瘀点者，治宜活血、化瘀、退黄，可用膈下逐瘀汤加茵陈，或用鳖甲煎丸缓缓收功，并可服逍遥散以疏肝扶脾。若脾胃虚弱明显者，可配服香砂六君子汤以健脾和胃。并可参照积聚、鼓胀等有关病证治疗。

【其他疗法】

**1. 中成药**　茵栀黄注射液、茵虎冲剂、垂盆草冲剂适用于湿热黄疸；清开灵注射液适用于阳黄热盛者；鳖甲煎丸适用于黄疸日久胁下有癥块者；安宫牛黄丸适用于急黄疫毒炽盛热入营血，神昏谵语者；龙胆泻肝丸适用于黄疸肝胆湿热者。

**2. 单方**

（1）茵陈 30～60g，水煎服，加糖适量，代茶饮。可用于各类黄疸。

（2）茵陈、板蓝根、虎杖各 30g，红枣 10 枚，水煎服，加糖适量，分 2～3 次服，连续服至黄疸消退。适用于热重的黄疸。

（3）金钱草、茵陈各30g，水煎服。适用于胆囊炎、胆石症引起的黄疸。

【转归预后】黄疸的转归预后与证候、体质、治疗护理等因素密切相关。阳黄身体强壮者经过正确治疗后往往能在短期内消退。素体亏虚失治误治者易转为阴黄。急黄起病急，病势凶险，易致邪毒内陷心营，治疗及时者可转危为安。阴黄病程缠绵，疗效较慢，需耐心调治。若久病不愈，气血瘀滞，伤及肝脾，则可酿成积聚、鼓胀之病证。

【预防调护】因疫毒导致的黄疸具有传染性，应采取隔离措施，注意饮食卫生，餐具应消毒，防止病从口入。黄疸期应注意休息，不可过劳，急黄患者须绝对卧床。恢复期和慢性久病患者，可适当活动。保持心情愉快舒畅，饮食宜清淡，进食富于营养而易消化的食物，忌辛热、油腻、生冷之品，禁止饮酒。密切观察脉证变化，若出现黄疸加深，或出现斑疹吐衄，神昏晕厥，应考虑热毒耗阴动血，邪犯心肝，属病情恶化之兆；如出现脉象微弱欲绝，或散乱无根，神志恍惚，烦躁不安，为正气欲脱之征象，均须及时救治。

【结语】黄疸是以目黄、身黄、小便黄为主症的一种病证，其中目睛黄染为本病的重要特征。病因有外感湿热疫毒和内伤饮食劳倦、他病续发。黄疸的形成关键是湿邪。黄疸的基本病机是湿邪困遏脾胃，壅阻肝胆，肝胆脾胃功能失调，胆失疏泄，胆汁外溢而发黄。治疗大法为化湿邪、利小便。阳黄当清化，热重于湿证清热利湿，佐以通腑；湿重于热证予利湿化浊，佐以清热；胆腑郁热证予疏肝利胆，泄热退黄；急黄即疫毒炽盛，治疗当以清热解毒，凉血开窍为主。阴黄属寒湿阻遏者，治宜温化寒湿，健脾和胃；属脾虚血亏者，治宜健脾养血，利湿退黄。黄疸消退后仍应调治，以免湿邪不清，肝脾未复，导致黄疸复发，甚或转为积聚、鼓胀等。

【临证参考】

**1. 中药降转氨酶与抗肝硬化**　很多学者认为肝功能异常是因为湿、热、毒、郁、瘀等，病机是气血不和、脏腑功能失调或虚损。临床上对转氨酶增高者，若属湿热明显，选用垂盆草、地耳草，或山豆根制剂等；若湿热不明显，可选用五味子生药装胶囊，或五味子制剂等。当转氨酶降至正常时，应逐渐减量，继服2～3个月，不可骤停，以免反跳。在抗肝硬化的研究方面，认为肝硬化可处于肝炎的任何阶段，多从气滞血瘀或气虚血瘀方面探讨治疗方法，如选用丹参、桃仁、红花、三七、鳖甲、土鳖虫等。

**2. 淤胆型肝炎病机**　有观点认为淤胆型肝炎病机是痰湿瘀结，肝胆络脉阻滞。本病可出现于阳黄或阴黄之中，初期多属阳黄，系湿热与痰瘀蕴结，胆汁泛溢；后期多属阴黄，为寒湿痰瘀胶结，正气渐损。治疗方面，在参照黄疸病辨证施治的基础上，常加入活血行瘀、化痰散结、利胆通络之品。黄疸日久不退，只要热象不显著，也可酌加桂枝、干姜、附子等温通之品，有助于化痰湿、通胆络、退黄疸。正虚者宜加入补气健脾，养肝益肾药物，以扶正达邪。

**3. 实验筛选有效中草药**　清热解毒药如大黄、土茯苓、虎杖、板蓝根、贯众、薏苡仁、白花蛇舌草、半枝莲、半边莲、茵陈、柴胡等有抗病毒作用；扶正固本，健脾补肾类药有提高免疫功能，如人参、党参、刺五加、黄芪、灵芝、枸杞子、猪苓、仙茅、女贞子、白术等；调节免疫功能如肉桂、锁阳、黄精、仙茅、淫羊藿等；提高免疫球蛋白的有鳖甲、北沙参、麦冬、天冬、玄参；抑制免疫作用的有甘草、丹皮、生地黄、红花、桃仁、大黄、益母草等凉血活血药。

**4. 名医经验**　关幼波认为黄疸发病的关键是湿热蕴于血分，提出了治疗黄疸的几大法则。①治黄先治血，血行黄易祛。用凉血止血法清血中瘀热，用养血活血法补耗伤之阴血，用温通血脉法治阴黄寒凝血滞；②治黄需解毒，毒解黄易除。用化湿解毒法祛除中上二焦之湿邪，用凉血解毒法解血分之热毒，用通下解毒法解蕴结于中下二焦之湿毒；③治黄要治痰，痰化黄易散。用化痰散结法祛除胶结凝滞之湿热。此外，大剂量使用茵陈退黄是关幼波的另一特点，一般为30g，最大用到120g。刘渡舟认为阳黄是湿热交郁的结果，湿热侵犯肝胆又碍脾胃，治疗的关键是小便能否通利，小便多则湿邪外泄，反之湿不得泄。在茵陈蒿汤的应用中应用足剂量，不可黄退而停，否则容易导致黄疸复发。对阳黄出现口苦、厌食油腻、胁痛、眩晕等肝胆症状时，主张重用柴胡 12~24g。阴黄为寒湿不化、气血凝滞而致脾肾两虚的虚中夹湿之证，主张用实脾、理中、四逆、补中益气等方扶助正气，并加用茵陈。此外在补益的基础上，亦可用硝石矾石散，每次服 1.5~1.8g，放入胶囊内，早、晚饭后半小时左右服用，遵古用大麦粥调服，效果更好。

## 案例分析

方某，男，25岁。

患者因肝脾肿大，全身发黄已8年，曾住院治疗，效果不显著，继而出现腹水，黄疸指数 100U 以上，并经肝脏活体检查证实为"胆汁性肝硬化"。患者消瘦，面色黄暗晦滞无光，巩膜深度黄染，周身皮肤呈深暗黄色，精神倦怠，声低息短，少气懒言，不思饮食，不渴饮，小便短少，色如浓茶，腹水鼓胀，四肢消瘦，颜面及足跗以下浮肿，两胁疼痛。脉沉弦劲而紧，舌白滑厚腻而带黄色，少津。辨证：阳虚水寒，肝气郁结，湿浊中阻，发为阴黄。治法：扶阳抑阴，疏肝利胆，健脾除湿。处方：四逆茵陈五苓散加减。附子100g（先煎2~3小时），干姜50g，肉桂15g（研末泡水兑入），吴茱萸15g（炒），败酱草15g，茵陈30g，猪苓15g，茯苓50g，北细辛8g，苍术20g，甘草8g。二诊：服上方10余剂后，黄疸已退十之八九，肝脾肿大已缩小，小便色转清，黄疸指数降至20U，食欲增加，大便正常，精神转佳。诊为肝肾虚寒，脾气尚弱，寒湿阴邪尚未肃清，宜以扶阳温化主之：附子150g（先煎2~3小时），干姜80g，茵陈80g，茯苓30g，薏苡仁20g，肉桂15g（研末泡水兑入），吴茱萸10g，白术20g，桂尖30g，甘草10g。三诊：服上方6剂后，经检查症状消失，化验检查恢复正常，继以扶阳温化调理，以巩固疗效。附子150g（先煎2~3小时），干姜80g，砂仁15g，郁金10g，肉桂15g（研末泡水兑入），薏苡仁30g，佛手20g，甘草10g。服上方8剂后，已基本恢复健康，随访1年，情况良好。

分析：患者久病，黄疸色黑，当诊为阴黄。寒湿邪气久留不去，耗伤脾肾阳气，阳虚不能化水，水湿内停外溢，故腹水足肿，属阴黄寒湿阻遏、脾肾阳虚之重证。故以温阳重剂四逆温散寒湿，如正午之阳逐晨起之雾露。阳气充盛则气化得行，水行其道则肿退水消。（余瀛鳌，高益民，陶广正.现代名中医类案选[M].2版.北京：人民卫生出版社，2008）

积证课件

积证思维导图

# 第三节　积　证

积证是指因情志失调、饮食所伤、感受寒邪或他病后，导致肝脾功能失调，气机阻滞，瘀血内结，以腹内结块，或痛或胀为主症的一种病证。积属有形，结块固定不移，痛有定处，病在血分，是为脏病。

积证病名首见于《黄帝内经》，并对其形成原因和治疗原则进行了探讨，如《灵枢·百病始生》言"积之始生，得寒乃生"，"卒然外中于寒，若内伤于忧怒，则气上逆，气上逆则六输不通，温气不行，凝血蕴里而不散，津液涩渗，著而不去，而积皆成矣"。说明感受寒邪、情志内伤，或内外合邪可形成积证。《难经》里尚有伏梁、肥气、奔豚等病名，亦属积证范畴。《难经·五十五难》明确了积与聚在病理及临床表现上的区别，指出"积者五脏所生，聚者六腑所成"。《金匮要略·五脏风寒积聚病脉证并治》篇中进一步说明："积者，脏病也，终不移。"《诸病源候论·积聚病诸候》认为积证有一个渐积成病的过程。对于积证的治疗，《证治准绳·杂病》在总结前人经验的基础上，提出了"大抵治是病必分初、中、末三法"的主张，指出初治为积块未坚者，宜除之、散之、行之。虚者补之；中治为积块已坚，气郁已久，湿热相生，块日益大，治以清热祛湿，软坚消积，并须攻补兼顾；末治为块消及半，当停用攻药，改为补益气血，兼活血理气，导达经络。《医宗必读·积聚》篇则提出了积证分初、中、末三个阶段的治疗原则，"初者，病邪初起，正气尚强，邪气尚浅，则任受攻；中者，受病渐久，邪气较深，正气较弱，任受且攻且补；末者，病魔经久，邪气侵凌，正气消残，则任受补"，受到后世医家的重视。在古代文献中，还有癥瘕、痃癖、癖块、痞块之名，亦多属积证。

ER-5-11
积证的病因病机

在西医学中，凡多种原因引起的肝脾肿大、腹腔肿瘤及增生型肠结核等，多属"积"之范畴，可参照本节辨证论治。

【病因病机】积证的发生，多因情志失调，饮食所伤，寒邪内侵，以及他病转归，而致肝脾受损，脏腑失和，气机阻滞，瘀血内结而成。

### （一）病因

**1. 情志失调**　情志为病，如郁怒伤肝，肝失疏泄，肝气郁结，导致气机阻滞，首先病及气分；气滞日久，可影响血行，使血行不畅，脉络瘀阻，病可由气及血，凝结成块则为积。

**2. 饮食所伤**　酒食不节，饥饱失宜，或恣食肥甘生冷，脾胃受损，运化失常，水谷精微不布，食滞、湿浊凝聚成痰，或食滞、虫积与痰气交阻，气机郁结，久则痰浊气血搏结，气滞血瘀，脉络瘀塞，日久则形成积证。

**3. 感受寒邪**　寒邪内袭，脾阳不运，湿痰内聚，阻滞气机，气滞而血瘀，痰瘀互结，脉络不畅，血脉凝滞而成积。

**4. 他病转归**　黄疸、胁痛病后，或黄疸经久不退，湿邪留恋，阻滞气血，气血蕴结日久而致瘀；或久疟不愈，湿痰凝滞，脉络痹阻；或感染虫毒，如血吸虫，虫阻脉道，肝脾不和，气血不畅，脉络瘀阻；或久泻、久痢之后，脾气虚弱，营血运行涩滞而成瘀。以上病证，日久不愈，均可转归演变为积证。

### （二）病机

**1. 基本病机**　主要是气机阻滞，瘀血内结。

**2. 病位**　主要在肝、脾。

**3. 病理性质**　本病初起，气滞血瘀，邪气壅实而正气未虚，病理性质多属实；日久，病势较深，正气耗伤，可转为虚实夹杂之证。病至后期，气血衰少，体质羸弱，则往往转以正虚为主。而所谓虚实，仅是相对而言，因积证的形成，总与正气虚弱有关。

**4. 病机转化**　本病的病机演变亦与正气多少有关。一般而言，初病多实，久则虚实夹杂，后期则正虚邪实。积证日久，瘀阻气滞，脾失健运，生化乏源，可导致气虚、血虚，甚或气阴两虚。若正气愈亏，气虚血涩，则积证不易消散，甚则逐渐增大。如病势进一步发展，还可出现出血、黄疸、鼓胀、水肿等严重变证。

【诊断要点】

**1. 临床特征**　积证以腹部可扪及或大或小、质地或软或硬的包块，并有胀痛或刺痛为临床特征。

**2. 病史**　常有情志失调、饮食不节、感受寒邪，或黄疸、胁痛、虫毒、久疟、久泻、久痢等病史。

**3. 辅助检查**　本病多为肝脾肿大、腹腔肿瘤、增生型肠结核，必须结合超声、CT、MRI、胃肠钡餐造影检查、内窥镜检查等以助于诊断。如积块日趋肿大，坚硬不平，应排除恶性病变的可能。

【鉴别诊断】积证应与胃痞相鉴别。

胃痞是一种自觉症状，是以患者自觉脘腹部痞塞不通，满闷不舒为主的病证。其外无形征可见，腹部不能触及包块，亦无胀急之征，可据此与积证相区别。

【辨证论治】

### （一）辨证要点

积证的重点在辨其虚实。积证的辨证需根据其病史长短、邪正盛衰及其伴随症状，以辨其虚实之主次。积证初起，正气未虚，以邪实为主；中期，积块较硬，正气渐伤，邪实正虚；后期日久，瘀结不去，则以正虚为主。

### （二）治则治法

积证病在血分，以活血化瘀、软坚散结为基本治则。积证治疗宜分初、中、末三个阶段：初期属邪实，应予消散；中期邪实正虚，予消补兼施；后期以正虚为主，应予养正除积。

### （三）分证论治

#### 1. 气滞血阻

证候：积块软而不坚，固着不移，兼有胀痛。舌苔薄白，脉弦。

证候分析：气滞血阻，脉络不和，积而成块，故胀痛并见，固着不移；病属初起，积犹未久，故软而不坚；脉弦为气滞之象。本证主要病机为气滞血瘀，积而成块。以积块软而不坚，固定不移为审证要点。

治法：理气活血，散瘀消积。

方药：柴胡疏肝散合失笑散加减。两方合用，以柴胡、香附、枳壳、陈皮疏肝理气；芍药、炙甘草缓急止痛；川芎、蒲黄、五灵脂活血散瘀。常加延胡索、川楝子、丹参等活血行气止痛。若兼烦热口干，舌红，脉细弦者，加丹皮、栀子、赤芍、黄芩等以凉血清热；如腹中冷痛，畏寒喜温，舌苔白，脉缓者，可加肉桂、吴茱萸、当归等以温经祛寒散结；若积块渐硬，时有刺痛者，宜加三棱、桃仁、赤芍以活血通络。

#### 2. 瘀血内结

证候：腹部积块明显，质地较硬，固定不移，经久不消，隐痛或刺痛，面暗消瘦，目光呆滞，胸闷，纳减乏力，耳轮或皮肤甲错，面颈胸臂有血痣赤缕，女子或见月事不下。舌质暗或紫有瘀斑瘀点，脉细涩。

证候分析：积块日久明显，硬痛不移，面暗，耳轮或皮肤甲错，为瘀血日久，新血不生，肌肤失养；纳减乏力，消瘦，目光呆滞，胸闷，系脾胃失调所致；女子月事不下，舌暗紫，脉细涩，均示病在血分，瘀血内结之象。本证主要病机为瘀血内结，正气损伤。以积块明显，固定不移伴瘀血征象为主要审证要点。

治法：祛瘀软坚，益气健脾。

方药：膈下逐瘀汤合六君子汤加减。前方用当归、川芎、桃仁、红花、赤芍、五灵脂、延胡索活血化瘀，通络止痛；香附、乌药、枳壳行气止痛；甘草益气缓中。后方以人参、白术、茯苓、甘草健脾益气；半夏、陈皮化痰祛湿。如积块疼痛，加三棱、莪术、五灵脂、石见穿、延胡索、佛手以活血化瘀消积，行气止痛；如痰瘀互结，舌苔白腻，可加白芥子、半夏、苍术等以化痰散结药物；若兼热象，可加夏枯草、丹皮、玄参以清热泻火散结。

#### 3. 正虚瘀结

证候：久病体弱，腹中积块坚硬，疼痛渐剧，面色萎黄或黧黑，消瘦脱形，神倦乏力，饮食大减。舌质淡紫，少苔或光剥无苔，脉细数或弦细。

证候分析：积块日久，血络瘀结，故日益坚硬，疼痛加剧；中气大伤，运化无权，故饮食大减，神倦乏力，消瘦脱形；血瘀日久，新血不生，营气大虚，故面色萎黄，甚则黧黑；舌质淡紫光苔，脉细数或弦细，均为气血耗伤，津液枯竭，血瘀气机不利之象。本证主要病机为癥积日久，中虚失运，气血虚少。以积块坚硬，消瘦脱形，饮食大减，舌光无苔为审证要点。

治法：补益气血，化瘀消积。

方药：八珍汤合化积丸加减。前方用熟地黄、白芍、当归、川芎养血活血；人参、白术、茯苓、甘草益气健脾。后方以三棱、莪术、苏木、五灵脂、阿魏、瓦楞子活血祛瘀消癥；海浮石化痰软坚散结；香附、槟榔疏肝理气。气虚甚者，可加黄芪、山药、薏苡仁以益气健脾；舌质光红无苔、脉象细数者，为阴液大伤，可加生地黄、玄参、麦冬、玉竹等以养阴生津；血虚甚者，加何首乌、阿胶等以养血补血；兼气滞者，加莱菔子、大腹皮、乌药以理气消胀；瘀血甚者，可酌加丹参、桃仁、水蛭、鳖甲等以活血软坚散结。

## 治疗积证(肿瘤)的常用中药研究

据现代药理学研究,活血化瘀药物如丹参、水蛭、川芎、三棱、莪术、虎杖、当归尾、赤芍等,能改善结缔组织代谢及血液流变状态,抗血栓形成,以及改善病变局部微血流、微血管形态,降低毛细血管通透性,增强网状内皮系统的吞噬功能,促进病变组织的吸收、消散,可用于肿瘤的治疗。清热解毒药物如半枝莲、半边莲、田基黄、白花蛇舌草、蚤休、夏枯草等,亦具有一定抗肿瘤作用。扶正固本药物如黄芪、人参、枸杞子、薏苡仁等,能调节机体的免疫功能,包括非特异性免疫(升高外周白细胞、增加网状内皮系统的吞噬功能)、特异性免疫(促进细胞免疫功能)和体液免疫功能,具有改善物质代谢、增强内分泌、抗肿瘤、促进机体康复等作用。临床可根据病情选用。

【其他疗法】

ER-5-12

"软肝"疗法 拓展阅读

**1.中成药** 鳖甲煎丸,能软坚散结、活血化瘀,适用于气滞血瘀之积证;复方天仙胶囊,具益气养血、清热解毒、散结止痛之功,适用于热毒血瘀所致的积证。

**2.单方验方**

(1)甲鱼1只,黄泥封固,焙黄去泥,研细末,每服6g,每日3次,红糖调服。适用于临床各期积证。

(2)醋炒三棱、莪术、牵牛子、槟榔、茵陈各15g,研细末,醋糊为丸,每服5g,每日2次。主要用于气滞血瘀之积证。

**3.外治法**

(1)甲鱼膏:由甲鱼、三棱、莪术、乳香、没药等制成,加温软化后贴于脐腹部。有行气消积、活血祛瘀之功效,用于气滞血瘀、经脉阻滞所致积证。

(2)阿魏膏:由阿魏、白芷、党参、肉桂、当归、赤芍、大黄、血余炭、乳香、没药等经麻油加工制成,外贴患部。为治积之要方,广泛应用于积证的治疗。

【转归预后】 一般情况下,若积证初起,能正确治疗,医护得当,可望治愈或好转;至积证末期,若治疗得当,仍可减轻症状,延长寿命。若积证日久,肝脾失调,日久必及肾,肝、脾、肾三脏受损,气、血、水积于腹中,可转为鼓胀;若肝脾失调,湿热瘀结,肝胆疏泄失常,胆汁外溢,则转为黄疸。若积证日久肝脾两伤,肝失藏血,脾失统血,或瘀热灼伤血络,可导致出血。故积证的病理演变与鼓胀、黄疸、血证关系密切。若出现鼓胀、神昏动风、血证等则预后凶险。

【预防调护】 积证之病,与情志失和有关,保持情绪舒畅,对本病防治有重要意义。饮食应避免过量,少食冷肥甘厚腻及辛辣刺激之品,多吃新鲜蔬菜水果。注意劳逸适度,锻炼身体,增强体质,起居有时,注意冷暖。保持正气充沛,气血流畅,是预防积证的重要措施。此外,在血吸虫流行区域,要杀灭钉螺,整治疫水,做好防护工作,避免感受虫毒。黄疸、疟疾、久泻、久痢等患者病情缓解后,要继续清理湿热余邪,疏畅气血,调理肝脾,防止邪气残留,气血瘀结成积。

【结语】 积证是以腹内结块,或痛或胀为主症的一种病证。积属有形,结块固定不移,痛有定处,偏在血分,是为脏病。积证的发生,多因情志失调,饮食所伤,寒邪内侵,以及他病转归,肝脾受损,脏腑失和,气机阻滞,瘀血内结而成。积证的基本病机主要是气机阻滞,瘀血内结。积证治疗以活血化瘀、软坚散结为基本治则,宜分初、中、末三个阶段,初期属邪实,应予消散;中期邪实正虚,宜消补兼施;后期以正虚为主,应予扶正除积。积证日久,瘀阻气滞,脾运失健,生化乏源,可导致气虚、血虚,甚或气阴两虚。若正气愈亏,气虚血涩,则积证不易消散,甚则逐渐增大。如病势进一步发展,还可出现一些严重变证,预后不良。

【临证参考】

**1.明确积证的诊断** 临证对积证除辨证论治外,还应结合西医学的检查手段,明确积证的性质，以便对其转归预后作出正确判断。如明确诊断为腹部肿瘤者，其治法宜在辨证基础上选用活血化瘀、清热解毒、扶正固本等法，并加入有抗肿瘤作用及调节免疫功能的药物，以提高疗效。具体可参考癌病辨证论治。

**2. 治疗积证当谨察邪正盛衰**　对于积证的治疗，必须谨察邪正之盛衰，处理好"正"与"邪""攻"与"补"的关系及主次轻重。治实当顾其虚，补虚勿忘其实，灵活、合理地运用攻补之品，以收显效。治疗本病，始终要注意顾护正气，攻伐药物不可过用。若过用、久用攻伐之品，易于损伤脾胃正气；过用破血、逐瘀之品，易于损络出血；过用香燥理气之品，则易耗气伤阴积热，加重病情。临证时还应注意选用调理脾胃的药物，保持脾胃健运，气血生化有源，有助于疾病的恢复。

**3. 中医治疗肝纤维化**　中医认为肝纤维化属积证范畴，其病变部位在肝、脾，可涉及肺、肾等脏腑。基本病机可概括为本虚标实，虚实夹杂。正气虚弱是内因，湿热疫毒是外因，正虚邪恋使疾病迁延难愈。痰瘀阻络是病理基础，肝气郁滞、肝病传脾及肝肾阴亏、脾肾阳虚是必然演变过程。肝纤维化的治疗应兼顾肝、脾、肾三脏，抓住湿、热、毒、瘀等主要病理因素。实验证实血府逐瘀汤、鳖甲煎丸和大黄䗪虫丸对肝纤维化指标均有一定的改善，临证时可结合辨证酌情选用。

**4. 名医经验**　①关幼波经验方"荣肝汤"组成：党参、白术、炒苍术、木香、茵陈、当归、白芍、香附、佛手、山楂、泽兰、牡蛎、王不留行。主治：慢性肝炎、早期肝硬化，证属肝郁脾虚、气滞血瘀，湿热未清者。②姜春华经验方"软肝汤"组成：生大黄、桃仁、土鳖虫、丹参、鳖甲、炮山甲、黄芪、白术、党参。主治：症瘕，积聚，胁痛，鼓胀（早期肝硬化，轻度腹水）。

---

### 案例分析

杜某，腹部结块，按之略疼，或左或右，内热神疲。脉沉弦，苔薄腻。癥病属脏，着而不移，瘕病属腑，移而不着。中阳不足，脾胃素伤，血不养肝，肝气瘀凝。脉症合参，病非轻浅。若仅用攻破，恐中阳不足，脾胃素伤，而致有膜满之患。辗转思维，殊属棘手。姑拟香砂六君子汤加味，抚养脾胃，冀其消散。炒潞党参9g，制香附4.5g，云茯苓9g，春砂壳1.5g，炙甘草2.4g，炒白术6g，陈广皮3g，大枣5枚。复诊：前方服20剂后，神疲内热均减，癥块不疼略消，纳谷渐香，中阳有来复之象，脾胃得生化之机，再拟前方进步。炒潞党参9g，炙甘草2.4g，陈广皮3g，云茯苓9g，制香附4.5g，大腹皮9g，白术6g，春砂壳1.5g，炒谷芽9g，大红枣5枚，桂圆肉5粒。

分析：该病腹部结块，按之略疼为积证；属中阳不足，脾胃素伤，血不养肝，肝气郁结，肝络瘀阻，为本虚标实。治宜益气健脾，消散癥瘕，扶正祛邪，以补代攻，故以香砂六君子汤加减。药后癥瘕不痛略消，纳谷渐香，中阳来复，正气渐生。本案癥瘕治疗关键在于抓住了疾病的根本，是因虚致实，此乃扶正祛邪的范例。（丁泽万.丁甘仁医案[M].上海：上海科学技术出版社，1960）

---

附：聚证

聚证是以腹内结块，或痛或胀为主症的一种病证。聚属无形，包块聚散无常，痛无定处，病在气分，是为腑病。本病类似西医学之胃肠功能紊乱、不完全性肠梗阻等原因所致的包块。

聚证的病因多以情志失调，饮食所伤，感受寒邪所致。病位主要在胃、肠。聚证以气机阻滞为主，本病病程较短，一般预后良好。少数聚证日久不愈，可以由气入血转化成积证。聚证以腹中气聚，攻窜胀痛，时作时止为临床特征。聚证多实，病在气分，重在调气，治疗以疏肝理气、行气消聚为基本治则。其分证论治如下：

**1. 肝气郁滞**

证候：腹中气聚或结块，时聚时散，攻窜胀痛，脘胁胀闷不适。苔薄，脉弦。

治法：疏肝解郁，行气消聚。

主方：木香顺气散加减。

**2. 食滞痰阻**

证候：腹胀或痛，便秘，纳差，时有如条索状物聚起于腹部，重按则胀痛更甚。舌苔腻，脉弦滑。

治法：理气化浊，导滞散结。

主方：六磨汤加减。

**附：鼓胀**

鼓胀是以腹胀大如鼓、皮色苍黄、脉络暴露为特征的病证。本病类似西医学之肝硬化腹水，其他如结核性腹膜炎腹水、丝虫病腹水、腹腔内晚期恶性肿瘤、慢性缩窄性心包炎、肾病综合征等，符合鼓胀特征者，均可参考辨证论治。

鼓胀的病因多为酒食不节，情志所伤，血吸虫感染，以及黄疸、积聚失治所致。病位在肝、脾，久则及肾，其基本病机为肝、脾、肾三脏受损，气滞、血瘀、水饮互结腹中。鼓胀的病性为本虚标实、虚实夹杂。临床特征为初起脘腹作胀，食后尤甚，继则腹胀大，叩之呈鼓音或移动性浊音，日久腹部胀满高于胸部，重者腹壁脉络暴露，脐突。常伴乏力、纳呆、尿少、齿衄、鼻衄、皮肤紫斑等出血现象。可见面色萎黄或面色晦暗黧黑、黄疸、手掌殷红（肝掌）、面颈胸部红丝赤缕（蜘蛛痣）、血痣及蟹爪纹（毛细血管扩张）等。多有胁痛、黄疸、积聚病史。鼓胀后期，肝、脾、肾俱损，正虚邪实，常因药食不当，或复感外邪，或劳倦过度，病情迅速恶化，导致出血、昏迷、虚脱等多种危重变证。

鼓胀辨证应注意区别虚实标本主次。偏实者当以疏肝运脾为原则，并根据气滞、血瘀、水饮的不同，而分别侧重于理气、活血、利水等法。偏虚者当以扶正为主，根据阳虚水盛与阴虚水停的不同，分别采用温阳利水与养阴利水治法。注意虚实之间的错杂与转化，重视调理脾胃，将祛邪与扶正有机结合起来，切不可妄用攻水而伤正，宜权衡邪正盛衰，随证治之。其分证论治如下：

**1. 气滞湿阻**

证候：腹胀按之不坚，胁下胀满或疼痛，饮食减少，食后胀甚，得嗳气、矢气稍减，小便短少。舌苔白腻，脉弦。

治法：疏肝理气，运脾利湿。

主方：柴胡疏肝散合胃苓汤加减。

**2. 水湿困脾**

证候：腹大胀满，按之如囊裹水，甚则颜面微浮，下肢浮肿，脘腹痞胀，得热稍舒，精神困倦，怯寒便溏，小便少。舌苔白腻，脉缓滑或沉滑。

治法：温中健脾，行气利水。

主方：实脾饮加减。

**3. 水热蕴结**

证候：腹大坚满，脘腹绷急，烦热口苦，渴不欲饮，兼有面目皮肤发黄，小便赤涩，大便秘结或溏垢。舌边尖红，苔黄腻或兼灰黑，脉弦数。

治法：清热利湿，攻下逐水。

主方：中满分消丸合茵陈蒿汤加减。

**4. 瘀结水留**

证候：脘腹坚满，脉络显露，胁下癥结痛如针刺，面色晦暗黧黑，或见赤丝血缕、面颈胸臂出现血痣，口干不欲饮水，或见大便色黑。舌质紫暗，或有紫斑，脉细涩。

治法：活血化瘀，行气利水。

主方：调营饮加减。

**5. 阳虚水盛**

证候：腹大胀满，形如蛙腹，朝宽暮急，面色苍黄，或面白无华，脘闷纳呆，神倦怯寒，肢冷浮肿，小便短少。舌质色淡或淡紫，舌体胖边有齿痕，苔滑腻，脉沉细无力。

治法：温补脾肾，化气利水。

主方：附子理苓汤或《济生》肾气丸加减。

**6. 阴虚水停**

证候：腹大胀满，甚则脉络暴露，形体消瘦，面色晦滞，唇色紫暗，口干而燥，心烦失眠，时或鼻衄，牙龈出血，小便短赤。舌质红绛少津，苔少或光剥，脉弦细数。

治法：滋肾柔肝，养阴利水。

主方：六味地黄丸合一贯煎加减。

**附：瘿病**

瘿病是由于情志内伤，饮食及水土失宜等因素引起的，以致气滞、痰凝、血瘀壅结颈前为基本病机，以颈前喉结两旁结块肿大为主要临床特征的一类疾病。其块可随吞咽动作而上下移动，触之多柔软、光滑，病程日久则质地较硬，或可扪及结节为主。西医学中具有甲状腺肿大表现的一类疾病，如单纯性甲状腺肿大、甲状腺功能亢进、甲状腺肿瘤，以及慢性淋巴细胞性甲状腺炎等疾病，可参考本节辨证论治。

瘿病的病因主要是情志内伤和饮食及水土失宜，但也与体质因素有密切关系。气滞痰凝壅结颈前是瘿病的基本病理，日久引起血脉瘀阻，以致气、痰、瘀三者合而为患。部分病例，由于痰气郁结化火，火热耗伤阴津，而导致阴虚火旺的病理变化，其中尤以肝、心两脏阴虚火旺的病变更为突出。瘿病初起多实，病久则由实致虚，尤以阴虚、气虚为主，以致成为虚实夹杂之证。瘿病治疗以理气化痰，消瘿散结为基本法则，瘿肿质地较硬及有结节者，应配合活血化瘀；火郁阴伤，阴虚火旺者，则当滋阴降火。其分证论治如下：

**1. 气郁痰阻**

症状：颈前正中肿大，质软不痛；颈部觉胀，胸闷，喜太息，或兼胸胁窜痛，病情的波动常与情志因素有关。苔薄白，脉弦。

治法：理气舒郁，化痰消瘿。

主方：四海舒郁丸加减。

**2. 痰结血瘀**

症状：颈前出现肿块，按之较硬或有结节，肿块经久未消，胸闷，纳差。苔薄白或白腻，脉弦或涩。

治法：理气活血，化痰消瘿。

主方：海藻玉壶汤加减。

**3. 肝火炽盛**

症状：颈前轻度或中度肿大，一般柔软、光滑，烦热，容易出汗，性情急躁易怒，眼球突出，手指颤抖，面部烘热，口苦。舌质红，苔薄黄，脉弦数。

治法：清肝泻火。

主方：栀子清肝汤合藻药散加减。

**4. 肝阴不足**

症状：瘿肿或大或小，质软，病起缓慢，心悸不宁，心烦少寐，易出汗，手指颤动，眼干，目眩，倦怠乏力。舌质红，舌体颤动，脉弦细数。

治法：滋养阴精，宁心柔肝。

主方：天王补心丹加减。

**附：疟疾**

疟疾是以寒战，壮热，头痛，汗出，休作有时为临床特征的一类疾病。多发于夏秋季，其他季节也有散在发生，我国大部分地区均有流行，以南方各省发病尤多。本病是一种传染性疾病，可通过蚊虫传播，与西医学之疟疾基本相同。

疟疾的病因主要是感受疟邪，但其发病与正气虚弱，抗邪能力下降有关。其基本病机为疟邪伏于半表半里,出入营卫之间,邪正相争则作,正胜邪伏则止。疟疾的病位总属少阳,故历来有"疟不离少阳"之说。疟疾分为正疟、温疟、寒疟、瘴疟等证型,一般以寒热休作有时的正疟临床最为多见。其治疗原则主要为祛邪截疟,并根据疟疾的不同证候论治。如温疟兼清;寒疟兼温;瘴疟宜解毒除瘴;劳疟则以扶正为主,佐以截疟;如属于疟母,又当祛瘀化痰,软坚散结。其分证论治如下:

**1. 正疟**

证候:典型发作时先有呵欠乏力,继而寒栗鼓颌,内外皆热,头痛面赤,口渴引饮,终则遍身汗出,热退身凉而止,每日或间隔1～2日发作一次,寒热休作有时。舌红,苔薄白或黄腻,脉弦。

治法:祛邪截疟,和解表里。

主方:柴胡截疟饮或截疟七宝饮加减。

**2. 温疟**

证候:发作时热多寒少,汗出不畅,头痛,骨节酸疼,口渴引饮,便秘溺赤。舌红,苔黄,脉弦数。

治法:清热解表,和解祛邪。

主方:白虎加桂枝汤或白虎加人参汤加减。

**3. 寒疟**

证候:发作时寒多而热少,口不渴,神疲体倦,胸脘痞闷。舌苔白腻,脉弦。

治法:和解表里,温阳达邪。

主方:柴胡桂枝干姜汤合截疟七宝饮加减。

**4. 瘴疟**

(1) 热瘴

证候:热甚寒微或壮热不寒,头痛欲裂,肢体烦疼,面红目赤,胸脘痞闷,呕吐,烦渴饮冷,甚至神昏谵语,大便秘结,小便热赤。舌质红绛,苔黄腻或垢黑,脉洪数或弦数。

治法:解毒除瘴,清热保津。

主方:清瘴汤加减。

(2) 冷瘴

证候:寒甚热微,或但寒不热,或呕吐腹泻,甚则神昏不语。舌苔白而厚腻,脉弦。

治法:解毒除瘴,芳化湿浊。

主方:加味不换金正气散加减。

**5. 劳疟**

证候:疟疾日久不愈,遇劳即发,发作寒热较轻,倦怠乏力,短气懒言,纳呆自汗,面色萎黄,寒热时作。舌质淡,脉细弱。

治法:益气养血,扶正祛邪。

主方:何人饮加减。

(王大伟)

**复习思考题**

1. 胁痛的主要病因、基本病机、病理性质各是什么?胁痛如何辨别在气在血?胁痛一般分辨为哪几个证型?各证型的审证要点、治法、代表方分别是什么?

2. 何谓黄疸?黄疸的基本病机、病性各是什么?阳黄与阴黄如何辨别?何谓急黄?其证候特征是什么?黄疸之阳黄可分辨为哪几个证型?各证型的审证要点、治法、代表方分别是什么?

3. 何谓积证?积证的主要病因、基本病机、病理性质各如何?积证可分辨为哪几个证型?各证型的审证要点、治法、代表方分别是什么?

ER-5-13

扫一扫,测一测

# 第六章　肾系病证

　　肾藏精，主生长、发育与生殖。肾中精气可化生肾阳、肾阴，故曰肾藏真阴而寓真阳，为"先天之本"。肾阳，又称元阳、真阳、命门之火，是肾脏功能活动的动力。肾阳虚，则常表现为肾气不足和阳虚外寒的证候，如精神疲惫，气短喘促，滑精早泄，小便频数，尿后余沥和腰膝冷痛，形寒肢冷，男子阳痿、不育，女子宫寒不孕，水肿等。肾阴，又称元阴、真阴，是维持肾功能活动的物质基础。肾阴亏虚，则常表现为肾精不足和阴虚内热的证候，如头晕耳鸣，腰膝酸软，脱发齿摇，健忘早衰与五心烦热，颧红盗汗，男子遗精，女子梦交等。肾主水液，具有主持全身水液代谢的功能，而其对体内水液的主宰作用主要依赖肾阳的蒸腾气化作用。若肾阳亏虚，蒸腾气化失常，则水液代谢障碍，可见小便不利，或尿少、水肿；或尿频、尿多或失禁等。肾主纳气，若肾气亏虚，摄纳无权，则见呼吸表浅，呼多吸少，喘息，动则喘甚等症，称为肾不纳气证。膀胱的贮存、排泄尿液功能，必须依赖于肾的气化和固摄才能完成。若肾气亏虚，气化无力，则尿少或尿闭；若肾气亏虚，固摄无力，则膀胱失约，可见尿频、遗尿、尿失禁、尿后余沥不尽。

　　肾系病证常见水肿、淋证、癃闭、遗精、阳痿等。肾系病证以虚证为多见，如肾阳亏虚证、肾阳虚水泛证、肾阴虚火旺证、肾气不固证、肾精不足证、肾不纳气证。膀胱病证有虚有实，实证以膀胱湿热为多见，虚证多与肾虚有关。肾系病证的发生，除肾自身病变如肾中精气不足或肾阴、肾阳亏虚外，还与其他脏腑密切相关。心阳不足，不能下温肾阳，则可导致肾的阳虚水泛，称为"水气凌心"，出现心悸、水肿。肾阳亏虚，不能温煦脾土，或脾阳久虚，进而损及肾阳，均可导致脾肾阳虚之泄泻、水肿等。肾阴亏虚，不能涵养肝木，则可致肝阴不足，进而导致肝阳上亢，称为"水不涵木"。肝阴可资助肾阴，若肝阴久虚，进而损及肾阴，也可引起肾阴不足。

　　肾系病证的治疗原则是"培其不足，不可伐其有余"。阴虚者，治宜甘润益肾之剂，使虚火降而阳归于阴，所谓"壮水之主，以制阳光"，忌辛燥、苦寒；阳虚者，治宜甘温助阳之品，使阴寒散而阳能旺，所谓"益火之源，以消阴翳"，忌凉润、辛散。至于阴阳俱虚，则宜阴阳并补。根据阴阳互根原理，在滋补肾阴时，应适当配以补阳之品，所谓"善补阴者，必于阳中求阴，则阴得阳升而泉源不竭"；在温补肾阳时，又应适当配伍补阴药，所谓"善补阳者，必于阴中求阳，则阳得阴助而生化无穷"。肾气不固，宜固摄肾气；阳虚水泛者，宜温阳化气行水。膀胱实证常施利尿、排石、活血、行气等通利之剂；膀胱虚寒证候，治当以温肾化气为法。肾与其他脏腑在病理上的关系非常密切，因此，治疗肾系病证应从整体出发，在治疗肾的同时，兼治相关脏腑。

水肿 课件

水肿 思维导图

水肿 概述

# 第一节 水 肿

水肿是指由于肺失通调，脾失转输，肾失开阖，三焦气化不利，以致体内水液潴留，泛滥肌肤，引起以头面、眼睑、四肢、腹背，甚至全身浮肿为特征的一类病证。

本病在《黄帝内经》已有明确认识，将水肿称为"水"，并根据不同症状分为"风水""石水""涌水"。其发病原因，在《素问·水热穴论》中指出"故其本在肾，其末在肺"。《素问·至真要大论》又曰："诸湿肿满，皆属于脾。"关于治疗，在《素问·汤液醪醴论》中指出"平治于权衡，去菀陈莝……开鬼门，洁净府"等原则，沿用至今。《金匮要略·水气病脉证并治》则称之为"水气"，从病因脉证分风水、皮水、正水、石水、黄汗五种类型；又根据五脏证候分为心水、肺水、脾水、肝水、肾水，在治疗上提出发汗与利尿两大治法，即"诸有水者，腰以下肿，当利小便；腰以上肿，当发汗乃愈"。《诸病源候论·水肿病诸候》开始把"水肿"作为各种水病的统称，认为"水病无不由脾肾虚所为"。唐代孙思邈在《备急千金方·水肿》中对水肿的认识续有阐发，首次提出水肿必须忌盐。宋代严用和将水肿分为阴水、阳水两大类，以区分虚实两类不同性质的水肿，为其后水肿病的临床辨证奠定了基础，并且在前人汗、利、攻基础上，倡导温脾暖肾法，开创了补法治疗水肿之先例。此后，《仁斋直指方·水肿方论》创用活血利水法治疗瘀血水肿，明代李梴《医学入门·水肿》中提出了疫毒致水肿的病因学说，对水肿的认识日趋成熟。

西医学中的急性肾小球肾炎、慢性肾小球肾炎、肾病综合征、继发性肾小球疾病、心功能不全、功能性水肿、内分泌失调及营养不良等疾患所出现的水肿，均可参照本节辨证论治。

【病因病机】水肿的病因主要有外感和内伤两类。外感为风邪袭表，疮毒内侵，感受水湿引起；内伤为饮食所伤，劳欲体虚所致。

（一）病因

**1. 风邪袭表** 风邪夹寒夹热侵袭肺卫，肺失宣降，通调失司，水道不利，风水相搏，泛溢肌肤，发为水肿。

**2. 疮毒内侵** 咽喉肿烂或肌肤患痈疡疮毒，热毒不得外散，内攻肺脾，致津液气化失常，水液内停，发为水肿。

**3. 感受水湿** 冒雨涉水，或久居潮湿处所，水湿内侵，困遏脾阳，水湿停聚，泛滥肌肤，发为水肿。

**4. 饮食所伤** 过食肥甘厚味，或嗜食辛辣过度，久则湿热中阻，损伤脾胃；或因生活饥馑，营养不足，脾气虚弱，以致脾运不健，脾失转输，水湿壅滞，泛滥肌肤，发为水肿。

**5. 劳欲体虚** 先天禀赋不足，肾气亏虚，开合不利，气化失常，水泛肌肤，发为水肿；或劳倦过度，或纵欲无节，或生育过多，或久病之后，损伤脾肾，脾肾两虚，水液输布、蒸化失常，水湿停聚，泛溢肌肤，发为水肿。

（二）病机

**1. 基本病机** 肺失通调，脾失转输，肾失开阖，三焦气化不利，水液代谢失常，水湿内停，泛溢肌肤。

**2. 病位** 在肺、脾、肾三脏，其中与肾的关系最为密切。

**3. 病理性质** 有阴水、阳水之分。阳水属实，多由风邪袭表，疮毒内侵，感受水湿引起，病变脏腑以脾、肺为主；阴水多虚，由劳欲体虚所致，病变脏腑以脾、肾为主。

**4. 病机转化** 阴水、阳水可互相转化。阳水久延不退或屡经反复，正气渐虚，脾肾之阳日伤，或失治误治，损伤脾肾，脾肾阳虚，可转为阴水；阴水每因复感外邪或饮食不慎，导致水肿突然加剧，转为阳水，形成本虚标实之证。其次，水肿各证之间亦可相互转化。如阳水的风水相搏证，若风去湿留，可转为水湿浸渍证；水湿浸渍证由于体质差异，湿有寒化、热化的不同。水湿郁而化热，可转为湿热壅盛证；水湿伤及脾阳，则转为脾阳虚水泛证，甚者脾虚及肾又可成为肾阳虚水泛证。湿热壅盛证，如热郁伤阴，或肾阳虚衰，阳伤及阴，则可表现为阴虚或阴阳两虚证。另外，水肿各证，日久不退，水邪壅阻经隧，络脉不利，瘀阻水停，则水肿每多迁延不愈。

### 课堂互动

1．"风邪袭表"引发的水肿常先发于颜面，由上向下发展，而阴水水肿常是腰以下肿甚，由下向上发展，你是如何认识的？

2．水肿病变脏腑虽在肺、脾、肾三脏，但为何说与肾的关系最为密切？

**【诊断要点】**

**1. 临床特征**  水肿先从眼睑或下肢开始，继及四肢和全身。轻者仅眼睑或足胫浮肿，重者全身皆肿，甚则腹大胀满，气喘不能平卧。更严重者可见尿闭或尿少，恶心呕吐，口有秽味，鼻衄齿衄，头痛，抽搐，神昏，谵语等危象。

**2. 病史**  患者可有乳蛾、心悸、疮毒、紫癜及久病体虚病史。

**3. 辅助检查**  检查尿常规、血常规、肾功能、肝功能、心电图、肝肾超声等。若考虑心性水肿需查心脏超声、胸部 X 线摄片，明确心功能级别；考虑肾性水肿需检测 24 小时尿蛋白总量、蛋白电泳、血脂、补体 C3 和 C4 及免疫球蛋白，肾穿刺活检有助于鉴别原发性或继发性肾病，女性患者还应考虑做抗核抗体、双链 DNA 抗体检查，必要时进行肾穿刺活检，以排除狼疮性肾炎。另外可查 $T_3$、$T_4$ 及 $FT_3$、$FT_4$，以排除黏液性水肿。

**【鉴别诊断】**水肿应与鼓胀相鉴别。

鼓胀是以单腹胀大如鼓，皮色苍黄，腹皮脉络暴露为主要临床特征，肢体多不肿，反见瘦削，后期可伴见轻度肢体浮肿。水肿是以头面或下肢先肿，继而遍及全身为主要临床特征，一般无腹水，无腹部胀大如鼓，无腹壁脉络暴露，一般皮色不变，但水肿甚者可见腹部胀大。

**【辨证论治】**

**（一）辨证要点**

**1. 辨阴水阳水**  凡由风邪、水湿、湿毒、湿热诸邪所致，发病较急，病程较短，水肿先发于眼睑、头面，继而四肢、全身，兼有表、热、实证者，多属阳水；凡由饮食劳倦，房劳过度，损伤脾肾所致，或由阳水转来，起病较缓，病程较长，水肿先发于足跗、下肢，继而全身，兼见里、虚、寒证者，多属阴水。但阴水、阳水之间并非一成不变，亦可互相转化。

**2. 辨病位**  先眼睑浮肿，继而四肢皆肿，伴恶寒发热、咳嗽者，病位在肺；周身浮肿，肢体困重，脘闷纳呆，病位在脾；面浮肢肿，腰以下为甚，伴腰部酸软，病位在肾；面浮肢肿，惊悸怔忡，病位在心；周身浮肿，胁肋胀满，嗳气不舒，病位在肝。五脏可单独发病，亦可兼而为病。

**（二）治则治法**

本病基本治疗原则是发汗（"开鬼门"）、利小便（"洁净府"）和攻下逐水（"去菀陈莝"）。阳水以祛邪为主，可用发汗、利水、攻逐，或配合清热解毒、理气化湿等法；阴水以扶正为主，可用健脾、温肾，同时配以利水、养阴、活血、祛瘀等法。对于虚实夹杂者，则当兼顾，或先攻后补，或攻补兼施。

**（三）分证论治**

### 阳　　水

**1. 风水相搏**

证候：初起眼睑浮肿，继则四肢及全身皆肿，来势迅速，多伴有恶寒发热，肢节酸楚，小便不利等。偏于风寒者，舌淡红，苔薄白，脉浮滑或浮紧；偏于风热者，伴咽喉肿痛，舌质红，苔薄黄，脉浮滑数。

证候分析：风邪袭表犯肺，肺失宣降，不能通调水道，下输膀胱，风遏水阻，泛溢肌肤，故见小便不利，全身浮肿；风为阳邪，其性轻扬，风水相搏，故水肿先见于颜面，继而遍及全身；风邪袭表，易夹寒夹热，故可伴见风寒或风热表证。本证主要病机为风邪袭表犯肺，肺失通调，风水相搏，泛溢肌肤。以眼睑浮肿显著，来势迅速，伴有表证为审证要点。

治法：疏风清热，宣肺行水。

方药：越婢加术汤加减。方中麻黄宣散肺气，发汗解表，以祛在表之水气；石膏解肌清热；白术、甘草、生姜、大枣健脾化湿。可酌加浮萍、泽泻、茯苓以助宣肺利水消肿。若风热偏盛，加连翘、金银花、桔梗、板蓝根清热利咽，解毒散结；若风寒偏盛，去石膏，加紫苏叶、桂枝、防风祛风散寒。若汗出恶风，一身悉肿，卫阳已虚者，则用防己黄芪汤加减，以益气行水。

**2. 湿毒浸淫**

证候：眼睑浮肿，迅及全身，尿少色黄，身发疮痍，甚者溃烂，或伴恶风发热。舌质红，苔薄黄，脉浮数或滑数。

证候分析：湿毒伤及肌肤，故肌肤疮痍；湿毒未能及时清解消散，内归脾、肺，水湿不运，则全身浮肿，尿少色黄；湿毒侵袭，营卫不和，则见恶风发热之象；舌质红，苔薄黄，脉浮数或滑数，是风邪夹湿毒之征。本证主要病机为湿毒内归脾、肺，三焦气化不利，水湿内停。以眼睑浮肿，迅及全身，身发疮痍，甚者溃烂为审证要点。

治法：宣肺解毒，利湿消肿。

方药：麻黄连翘赤小豆汤合五味消毒饮加减。前方用麻黄、杏仁、桑白皮宣肺行水；连翘清热散结；赤小豆利水消肿。后方以金银花、野菊花、蒲公英、紫花地丁、紫背天葵清热解毒祛湿，消除疮痍。若湿盛而糜烂者，加苦参、土茯苓；若风盛而瘙痒者，加白鲜皮、地肤子；若血热而红肿，加丹皮、赤芍；若大便不通，加大黄、芒硝。

**3. 水湿浸渍**

证候：全身水肿，下肢尤甚，按之没指，小便短少，肿势日盛，身体困重，胸闷腹胀，纳呆泛恶。苔白腻，脉濡缓。

证候分析：水湿浸渍肌肤，壅滞不行，故全身浮肿；水湿内聚，三焦决渎失司，膀胱气化失常，所以小便短少；水湿日增而无出路，泛溢肌肤，故肿势日甚，按之没指；脾为湿困，阳气不展，故见身重，胸闷腹胀，纳呆泛恶等；苔白腻，脉濡缓，均为湿盛脾弱之征。本证主要病机为水湿浸渍，脾阳受困，湿浊不化。以全身水肿，按之没指，身体困重，少便短少为审证要点。

治法：运脾化湿，通阳利水。

方药：五皮饮合胃苓汤加减。前方以桑白皮、陈皮、大腹皮、茯苓皮、生姜皮理气化湿利水。后方由平胃散与五苓散二方相合而成，方中苍术、白术、茯苓、陈皮、厚朴燥湿运脾；猪苓、泽泻利水消肿；桂枝通阳化气行水，甘草调和诸药。若肿甚而喘，加麻黄、杏仁、葶苈子宣肺泻水以平喘；若脘闷腹胀甚，中阳不运者，可加川椒目、干姜温脾化湿。

**4. 湿热壅盛**

证候：遍身浮肿，皮肤绷急光亮，脘腹胀闷，烦热口渴，小便短赤，或大便干结。舌质红苔黄腻，脉沉数或濡数。

证候分析：水湿郁而化热，或湿热壅于肌肤经隧之间，故遍身浮肿而皮肤绷急光亮；由于湿热壅滞三焦，气机不畅，故脘腹胀闷；热盛津伤，则烦热口渴，小便短赤，大便干结；苔黄腻，脉沉数或濡数均为湿热之征。本证主要病机为湿热内盛，壅滞三焦，气滞水停。以遍身浮肿，烦热口渴，小便短赤，苔黄腻为审证要点。

治法：分利湿热。

方药：疏凿饮子加减。方中羌活、秦艽疏风解表，使在表之水从汗疏解；以大腹皮、茯苓皮、生姜协同羌活、秦艽以祛肌肤之水；用泽泻、木通、椒目、赤小豆协同商陆、槟榔通利二便，使在里之水邪从下而夺。若烦热、口渴明显者，加栀子、黄芩、黄柏；若大便干结不通明显者，加大黄、枳实、厚朴；若尿血者，加大蓟、小蓟、白茅根；若肿甚喘满者，加葶苈子、桑白皮、杏仁、防己。若湿热久羁，化燥伤阴者，可用《伤寒论》猪苓汤，滋阴清热利水。

## 阴　　水

### 1. 脾阳虚衰

证候：肢体浮肿日久，腰以下为甚，按之凹陷不起，脘腹胀闷，纳呆便溏，面色无华，神倦肢冷，小便短少。舌质淡苔白腻或白滑，脉沉缓或沉弱。

证候分析：中阳不振，健运失司，气不化水，以致水湿下趋，泛滥肌肤，故肢体浮肿，腰以下尤甚，按之凹陷不起；脾虚运化无权，故脘腹胀闷，纳呆便溏；脾虚气血生化乏源，则面色无华；阳虚温煦失职，则神倦肢冷；气不化水，水湿不行，则小便短少；苔白腻或白滑，脉沉缓或沉弱是脾阳虚衰，水湿内聚之征。本证主要病机为脾阳虚衰，运化无权，土不制水。以肢体浮肿，腰以下为甚，纳呆便溏，神倦肢冷为审证要点。

治法：健脾温阳利水。

方药：实脾饮加减。方中干姜、附子、草果温运脾阳，白术、茯苓、甘草、生姜、大枣健脾和中，上药合用温阳健脾以治本；大腹皮、木瓜、木香、厚朴理气行水。若气短声弱，气虚甚者，可加党参、黄芪健脾补气；若小便短少，可加桂枝、泽泻、车前子以助膀胱化气行水。

若由长期饮食失调，脾胃虚弱，精微不化，气虚湿阻，而见水肿者，可选用参苓白术散加减。浮肿甚，大便溏薄，可加黄芪、桂枝益气通阳，或加补骨脂、附子温肾助阳，并配以饮食调养。

### 2. 肾阳衰微

证候：面浮身肿，腰以下尤甚，按之凹陷不起，腰部冷痛酸重，尿少或增多，四肢逆冷，怯寒神疲，甚则心悸，喘促难卧，面色晦暗或㿠白。舌质淡舌体胖苔白，脉沉细或沉迟无力。

证候分析：肾阳亏虚，气化无权，开阖不利，水湿停聚于下，故见腰以下肿甚，按之凹陷不起；水气上凌心肺，故见心悸喘促，难以平卧；腰为肾之府，肾虚而水气内盛，故腰部冷痛酸重；肾阳不足，蒸腾气化无权，不能升清降浊，故尿少或小便反多；肾阳亏虚，温煦失职，故四肢逆冷，怯寒神疲；阳气不能温煦上荣，肾水之色外现，故面色灰滞；面色㿠白，舌质淡胖苔白，脉沉细或沉迟无力，均为阳气虚衰，水湿内盛之候。本证主要病机为肾阳虚衰，气化无权，水湿内盛。以面浮身肿，腰以下为甚，按之没指，腰部冷痛酸重，四肢逆冷为审证要点。

治法：温肾助阳，化气行水。

方药：《济生》肾气丸合真武汤加减。前方用六味地黄丸滋补肾阴，以阴中求阳；配肉桂、附子温补肾阳，两相配合，则能补水中之火，温肾中之阳气；用白术、茯苓、泽泻、车前子健脾渗湿，通利小便；生姜温散水寒之气；白芍调和营阴缓附子辛燥之性；牛膝引药下行，直趋下焦，强壮腰膝。若小便清长量多，去泽泻、车前子，加菟丝子、补骨脂以温固下元；若症以面部浮肿为主，怯寒，神疲，形寒肢冷者，治宜温补肾阳为主，可用右归丸为主加减；若病久阳损及阴，可致肾阴亏损，症见五心烦热，口燥咽干，舌红，脉细数者，则又可以左归丸加泽泻、茯苓、冬葵子等为宜。

若肾阳虚极，中阳衰败，浊阴上逆，症见神倦嗜睡，泛恶呕吐，甚至口中尿味，病情严重者，治宜用制大黄、牡蛎、半夏以扶阳泄浊。此外，对顽固不消的水肿，常合活血化瘀之品，取血行水亦行之意，常用药有益母草、泽兰、桃仁、红花等。若见肾水凌心射肺，心阳被遏，瘀血内阻，出现心悸，喘促难卧，唇绀，宜重用制附子，去肉桂加桂枝、黄芪、丹参、葶苈子等温补心肾，活血行水，并配合抢救。

### 3. 瘀水互结

证候：水肿日久不退，肿势轻重不一，四肢或全身浮肿，下肢为甚，小便短少，或腰部刺痛，或伴尿血,肌肤或有紫红斑块,妇女月经不调或闭经,舌质暗红或暗紫,或有瘀点瘀斑,脉沉细涩。

证候分析:水湿之邪,日久阻滞经络,或因水停气滞,血行不畅,以致血瘀,水湿与瘀血互结,故水肿日久不退,四肢或全身浮肿,肌肤出现紫红斑块,妇女月经不调或闭经;瘀血阻络,血不循经,故腰部刺痛,可伴尿血;舌脉皆为瘀血之征。本证主要病机为瘀水互结,水停湿阻,气化不利。以水肿日久不退,肌肤出现紫红斑块,舌质紫暗或瘀斑等瘀血征象为审证要点。

治法:活血祛瘀,化气行水。

方药:桃红四物汤合五苓散加减。前方用桃仁、红花、白芍、川芎活血化瘀;当归、熟地黄养血活血。后方以白术、茯苓、泽泻、猪苓健脾渗湿利水。可加益母草、泽兰、凌霄花以增强化瘀利水之功。若气虚者,加黄芪、党参益气行水;若阳虚者,加附子温阳行水。

【其他疗法】

**1. 中成药**　肾炎解毒片(由连翘、荆芥、茯苓、白茅根等组成)可用于治疗急、慢性肾炎有风热证者,也常与皮质激素合用,以减轻激素的副作用。保肾康片(以川芎有效成分进行化学合成)具有抗凝及扩张血管作用,可用于慢性肾炎蛋白尿的治疗。

**2. 单方验方**

(1)鱼腥草汤:鱼腥草30g,半枝莲30g,益母草10g,鲜车前草30g,鲜白茅根30g,灯心草6g,水煎服。可用于治疗急性肾炎属阳水有热象者。

(2)黄芪30~60g,丹参15~30g,水煎服,每日1剂。有利尿消肿,消除蛋白尿作用。

【转归预后】水肿预后,一般而言,阳水易消,阴水难退。阳水初起,或由于摄养不足引起的浮肿,及时治疗,合理调养,预后较好。若属阴水,病程较长,反复发作,正虚邪恋,则缠绵难愈。

水邪壅盛或阴水日久,肾气虚衰,水湿潴留,均可出现水邪凌心犯肺的危重证候。阴水病久,或肿退之后,正虚不复,脾肾统摄固藏失职,精微下泄,气血阴阳严重亏损,脏气日渐虚衰,则可转为虚劳重证。若肺、脾、肾功能失调,致膀胱气化不利,可见小便点滴或闭塞不通,则可转为癃闭。若水肿后期,肾阳衰败,气化无权,浊毒内闭,可发展为关格危候。若阳损及阴,又可形成肝肾阴虚,肝阳上亢之眩晕证。

【预防调护】水肿常因感受外邪而发病或加重,故应适寒温,防外感;体虚易感者,可服玉屏风散以补气固表,并适当参加体育锻炼,提高机体抗病能力。注意劳逸结合,调畅情志,树立战胜疾病的信心。注意饮食调摄,水肿甚者,应无盐饮食;肿势渐退后,逐步改为低盐饮食,直至恢复普通饮食。因营养障碍而致水肿者,适当补充富含蛋白质的食物,饮食宜清淡易消化,忌食辛辣、油腻、生冷、烟酒等。保持皮肤清洁和干燥,避免抓破皮肤,以防皮肤破损感染。定期验尿,复查肾功能。水肿而尿少者,每日记录液体出入量。

【结语】水肿是指由于体内水液潴留,泛滥肌肤所致的临床以头面、眼睑、四肢、腹背,甚至全身浮肿为特征的一类病证。病因有风邪外袭,疮毒内侵,感受水湿,饮食所伤及体虚劳欲。基本病机为肺失通调,脾失转输,肾失开阖,三焦气化不利。临床辨证以阴阳为纲,分辨为阴水、阳水两大类,并注意分清病因、病位,注意寒热、虚实的错杂与转化。治疗以发汗,利小便,攻下逐水为基本原则。阳水以祛邪为主,应发汗、利水或攻逐,同时配合清热解毒、理气化湿等法;阴水以扶正为主,当健脾、温肾,同时配以利水、养阴、活血、祛瘀等法。对于虚实夹杂者,或先攻后补,或攻补兼施,应慎用攻逐法,以免伤正。一般而言,阳水易消,阴水难复。因疮毒内侵及饮食不足所致的水肿,若治疗得当,可望治愈。若阴水日久,导致正气大亏,肺、脾、肾三脏功能严重受损,则难治愈,常易转变为关格、癃闭、心悸、虚劳等证。

【临证参考】

**1. 区分水肿类型,明确疾病诊断**　水肿在西医学中是多种急慢性疾病的一个症状,包括肾性水肿、心性水肿、肝性水肿、营养不良性水肿、功能性水肿、内分泌失调及黏液性水肿引起的水肿等,临床应根据不同的原发病采用针对性治疗。

**2. 治疗水肿,应灵活应用攻与补** 攻下逐水法只适用于阳水实证,若水肿衰其大半即可停止应用,以免过用伤正。水肿日久反复发作时,多为脾肾已亏,应重视扶正,攻补兼顾,慎用攻下逐水之剂,若强攻之,极易伤正,病情反而加重。

**3. 重视活血化瘀利水法** 因水与血生理上相互倚行,互宅互生;病理状态下,则相互影响,水病可致血瘀,瘀血可致水肿。故对于瘀血之水肿,活血化瘀利水法可以显著提高疗效。

**4. 慎用肾毒性药物** 水肿病久,脾肾多虚,对于此类患者,须考虑到中西药物对肾脏的毒副作用,如避免使用氨基糖苷类抗生素等肾毒性药物,合理选择药物品种、合理调整剂量及用药时间;避免使用含有马兜铃酸的具有一定肾毒性的中药,如马兜铃、关木通、木防己、益母草等。

**5. 名医经验** ①岳美中经验方:炙黄芪 18g,党参 18g,炒白术 24g,龙眼肉 12g,薏苡仁 12g,山药 12g,白豆蔻 1.5g,干姜 6g,制附子 6g,陈皮 3g,牛膝 9g,生姜 3g,大枣 3 枚,水煎服。适宜于气虚水停,出现虚寒征象,全身或下肢浮肿,小便短少,舌淡苔白厚,脉虚者。②姜春华经验方:在肾病恢复期,常用自制黑大豆丸巩固疗效。处方:黑大豆 250g,怀山药 60g,苍术 60g,茯苓 60g,共研细末,水泛为丸。每服 6～9g,每日 2～3 次。

---

### 案例分析

徐某,女,6 岁半,1965 年 12 月 25 日初诊。

患者 3 个月前腹部生疮疖,继则面目浮肿,低热逗留。尿检有蛋白、红细胞,住某医院诊断为急性肾炎,治疗好转出院。不久,症状又出现,于 12 月 25 日来诊。当时食欲不振,小便黄赤。诊查:舌质偏绛,苔淡黄,脉细。尿检:红细胞(++),白细胞(++)。辨证:疮毒内攻,湿热蕴于肾经而发。治法:疏达清里,佐以渗利湿热。处方:净麻黄 0.9g,连翘 3g,饭赤豆 12g(杵),青蒿 9g,炒生地黄 4.5g,云茯苓 9g,鲜芦根 90g,玉米须 15g,生草梢 1.5g,血余炭 4.5g(包)。二诊:12 月 30 日。症状减轻,纳谷得增。守原意,原方生地黄改 12g。三诊:1966 年 1 月 8 日。精神好转,胃纳较香,小便转清,唯左侧乳蛾肿痛。尿检:红细胞少许,白细胞 0～2 个。风热为患,治以清咽解毒,渗利湿热为法。处方:黑玄参 4.5g,麦冬 9g,玉桔梗 2.4g,炒牛蒡 9g,济银花 4.5g,生薏苡仁 4.5g,南沙参 9g,鲜芦根 60g,荷叶 4.5g,玉米须 15g,血余炭 4.5g(包)。上方调治半月,症状消失,尿检正常。

*分析*:从现病史可知患者先发疮疖,继而出现面目浮肿,乃因湿热火毒未及时清解消散,内归脾肺,且蕴结下焦,热伤血络,三焦气化不利,水湿内停所致。以麻黄连翘赤小豆汤为主化裁治疗。方用麻黄宣肺行水;连翘清热解毒、散结;赤小豆、茯苓、玉米须利水消肿;生草梢善泻火解毒、利尿消肿;生地黄清热凉血止血;鲜芦根清热生津,兼以利尿消肿;血余炭凉血止血;青蒿善清退低热。全方共奏疏达清里,渗利湿热之功效,故起良效。(张小萍,陈明人.中医内科医案精选[M].上海:上海中医药大学出版社,2001)

---

淋证课件

淋证思维导图

# 第二节 淋 证

淋证是因外感湿热、饮食不节、情志失调、体虚劳欲,导致肾与膀胱气化不利或气化无权,以小便频数短涩,淋沥刺痛,小腹拘急,或痛引腰腹为主要临床表现的一类病证。

淋证之名,始见于《黄帝内经》。《素问·六元正纪大论》称本病为"淋""淋閟"。淋者,淋沥不尽,如雨淋而下;閟,通秘,不通之意。指出淋证为小便淋沥不畅,甚或闭阻不通之病证。汉代张仲景在《金匮要略·五脏风寒积聚病脉证并治》中称为"淋秘",《金匮要略·消渴小便不利淋病脉

淋证 概述

证并治》曰："淋之为病,小便如粟状,小腹弦急,痛引脐中。"说明淋证是以小便淋沥不爽,尿道刺痛为主症,这是对淋证临床表现的早期描述。淋证的分类,《中藏经》已有冷、热、气、劳、膏、砂、虚、实 8 种,为淋证临床分类的雏形。《诸病源候论》指出了淋证的主要病机为"肾虚而膀胱热",这种以肾虚为本,膀胱热为标的淋证病机分析,成为多数医家临床诊治淋证的主要依据,还将淋证分为石、劳、气、血、膏、寒、热 7 种,而以"诸淋"统之。唐代《备急千金要方》将淋证归纳为石、气、膏、劳、热淋 5 种,宋代《济生方》又分为气、石、血、膏、劳淋 5 种。上述两种五淋所指的内容,其差异在于血淋与热淋的有无。究其原因,乃基于《诸病源候论·淋病诸候》之"血淋者,是热淋之甚者"这一观点,即热淋和血淋同属一类,只是程度轻重不同。本节分为热淋、石淋、气淋、血淋、膏淋、劳淋 6 种。

西医学中某些泌尿系疾病,如急、慢性泌尿系感染,泌尿系结石,泌尿系结核,急、慢性前列腺炎,化学性膀胱炎,乳糜尿等疾患表现出淋证特征者,均可参照本节辨证论治。

【病因病机】 淋证的病因主要为外感湿热、饮食不节、情志失调、体虚劳欲。其主要病机为湿热蕴结下焦,肾与膀胱气化不利或气化无权。

## (一)病因

**1. 外感湿热** 下阴不洁,秽浊之邪上逆,内犯膀胱,酿成湿热,湿热久蕴,肾与膀胱气化不利,发为淋证。

**2. 饮食不节** 嗜食辛辣肥甘厚腻之品,或嗜酒太过,脾胃运化失常,积湿生热,湿热下注膀胱,膀胱气化不利,而成淋证。

**3. 情志失调** 忧思恼怒,肝气郁结,膀胱气滞,或气郁化火,气火郁于膀胱,膀胱气化不利,发为淋证。

**4. 体虚劳欲** 禀赋不足,或肾与膀胱先天畸形,或老年肾亏,劳伤过度,房事不节,多产多育,或久淋不愈等,耗伤正气,脾肾气虚,肾与膀胱气化无权,且膀胱易感外邪,而致本病。

---

### 知识链接

#### 严用和论淋证病因

严用和,字子礼,南宋庐陵(今江西吉安)人。17 岁开始行医,行医 50 余年,著书《济生方》10 卷(1253 年)。

《济生方·小便门》论病因:"此由饮酒房劳,或动役冒热,或饮冷逐热,或散石发动,热结下焦,遂成淋闭。"说明了淋证的发病多由湿热而致,其湿热可来源于外感,亦可由饮食不当而自生。

---

## (二)病机

**1. 基本病机** 湿热蕴结下焦,膀胱气化不利是淋证初起病机。而脾肾两虚,肾与膀胱气化无权是淋证久病的关键。

**2. 病位** 在膀胱和肾,且与肝、脾密切相关。

**3. 病理性质** 有实有虚,且多见虚实夹杂。初起多因湿热为患,正气尚未虚损,故多实证。但淋久湿热伤正,由肾及脾,每致脾肾两虚,由实转虚。亦可因邪气未尽,正气渐伤,或虚体受邪,则成正虚邪实的虚实夹杂证,常见阴虚夹湿热,气虚夹水湿等。因此,淋证多以肾虚为本,膀胱湿热为标。

**4. 病机转化** 淋证虽有六淋之分,但淋证的虚实之间可相互转化。如实证的热淋、血淋、气淋可转化为虚证的劳淋;反之虚证的劳淋,也可能转化为实证的热淋、血淋、气淋;其次,某些淋证间可以相互转化或并见,如热淋可转为血淋,血淋也可诱发热淋;又如在石淋的基础上,再发生热淋、血淋,或膏淋并发热淋、血淋等。

【诊断要点】

**1. 临床特征** 小便频数短涩,淋沥刺痛,小腹拘急,或痛引腰腹,为各种淋证的主症,是诊断淋证的主要依据。但还需根据各种淋证的不同临床特征,来确定不同类型的淋证。

**2. 病史** 本病多见于已婚女性,每因疲劳、情志变化、不洁房事、感受外邪等而诱发。病久或反复发作后,常伴有低热、腰痛、小腹坠胀、疲劳等症。

**3. 辅助检查** 尿常规检查、尿细菌培养、泌尿道超声、腹部平片、静脉肾盂造影、膀胱镜等检查,有助疾病的诊断。

【鉴别诊断】本病证应与癃闭、尿血、尿浊相鉴别。

**1. 癃闭** 淋证与癃闭均有小便量少,排尿困难等症状。淋证尿频而尿痛,且每日排尿总量多正常。癃闭则无尿痛,每日排尿总量常低于正常,严重时甚至无尿。

**2. 尿血** 血淋与尿血均有小便出血,尿色红赤,甚至溺出纯血等症状。其鉴别的要点是尿痛的有无。尿血多无疼痛之感,虽亦间有轻微的胀痛或热痛,但终不如血淋的小便滴沥而疼痛难忍,故一般以有尿痛者为血淋,无尿痛者为尿血。

**3. 尿浊** 膏淋与尿浊都可见小便混浊,但尿浊在排尿时无疼痛滞涩感。

【辨证论治】

**(一)辨证要点**

**1. 辨淋证的类型** 各类淋证之间除上述共同临床特征外,又各具不同的特殊表现。

(1)热淋:起病多急,小便短赤灼热刺痛,或伴恶寒发热等。多因湿热蕴结下焦,膀胱气化不利而致。

(2)石淋:小便中夹杂砂石,或排尿突然中断,尿道窘迫疼痛,或腰腹绞痛难忍,或肉眼可见血尿。常因湿热久蕴,煎熬尿液,尿中杂质结为砂石,石阻尿道而致。

(3)气淋:小腹胀满,小便艰涩疼痛,尿后余沥不尽。多因肝郁气滞,气火郁于膀胱而致;或因脾虚下陷而致。

(4)血淋:尿色深红或夹有血块,小便热涩刺痛或不显著。多因湿热、虚火损伤血络,迫血外溢而致;或因脾虚不能统血而致。

(5)膏淋:小便浑浊如米泔水,或滑腻如脂膏。多因湿热蕴结下焦,脂液不循常道,清浊相混而致;或因肾气虚衰,固摄无权,不能制约脂液而致。

(6)劳淋:小便淋沥不尽,时作时止,遇劳即加重或诱发,但小便不甚赤涩、溺痛不甚。常因淋证反复发作,脾肾两虚而致。

**2. 辨淋证的虚实** 一般说来,淋证初起或在急性发作阶段多属实,以膀胱湿热、砂石结聚、气滞不利为主,其病程较短,主要表现为小便涩痛不利;若病变反复发作,或因久病而致者多属虚,病在脾肾,以脾虚、肾虚、气阴两虚为主,其病程较长,主要表现为小便频急,痛涩不甚。同一种淋证,由于病机不同,也有虚实之分,如气淋,既有实,又有虚,实证缘于气滞不利,虚证缘于气虚下陷,一虚一实,迥然有别。又如同一血淋,由于湿热下注,热盛伤络者属实;由于阴虚火旺,扰动阴血者属虚。

**3. 辨标本缓急** 虚实夹杂者,须分清标本虚实主次。如以劳淋转为热淋为例,劳淋正虚为本,热淋邪实为标;热淋湿热蕴结膀胱为本,而热淋证候为标。又如石淋并发热淋时,石淋为本,热淋为标,如无尿道阻塞实情况,应先治热淋,再治石淋;此外,若石淋不愈,则热淋有再发可能,故治疗热淋后,必须顾及根治石淋本病。

**(二)治则治法**

实则清利,虚则补益,是治疗淋证的基本原则。实证中以膀胱湿热为主者,治宜清热利湿;以热伤血络为主者,治宜凉血止血;以砂石结聚为主者,治宜通淋排石;以气滞不利为主者,治宜利气疏导。虚证以脾虚为主者，治宜健脾益气；以肾虚为主者，治宜补虚益肾。同时，正确掌握标本缓急，在淋证治疗中尤为重要。对虚实夹杂者，又当通补兼施，审其主次缓急，兼顾治疗。

### （三）分证论治

#### 1. 热淋

证候：小便频数短涩，灼热刺痛，溺色黄赤，少腹拘急胀痛，或发热恶寒、口苦、呕恶，或腰痛拒按，或大便秘结。苔黄腻，脉濡数。

证候分析：湿热蕴结膀胱，膀胱气化失司，故见小便频数短涩，灼热刺痛，溺色黄赤；腰为肾之府，湿热阻滞于肾，气机不畅，则腰痛拒按；湿热内蕴，邪正相争，故见发热恶寒；湿热郁蒸，邪郁少阳胆，则见口苦，呕恶；热甚伤津，肠失濡润，则大便秘结；苔黄腻，脉濡数，均系湿热之征。本证主要病机为湿热蕴结下焦，膀胱气化不利。以小便频数短涩，灼热刺痛，溺色黄赤为审证要点。

治法：清热利湿通淋。

方药：八正散加减。方中萹蓄、瞿麦、木通、车前子、滑石通淋利湿；大黄、栀子、甘草梢清热泻火。热甚者，加金银花、蒲公英、黄柏、紫花地丁清热解毒；若大便秘结，腹胀者，可重用大黄，加枳实，以通腑泄热；若伴见寒热往来，口苦，呕恶者，可合小柴胡汤和解少阳；若湿热伤阴者，去大黄，加生地黄、知母、白茅根养阴清热。

#### 2. 石淋

证候：尿中时夹砂石，小便艰涩，或尿来中断，尿道窘迫疼痛，少腹拘急，或突发腰腹绞痛难忍，尿中带血，或兼尿频急，灼热而痛。舌红苔黄腻，脉滑数或弦数。

证候分析：湿热蕴结下焦，煎熬尿液成石，阻碍气机，故尿时夹砂石，小便艰涩；砂石随尿流而下，使尿道突然阻塞，故时或尿来中断；砂石阻闭气机，使气郁血瘀，则见腰腹绞痛难忍；石伤血络，则见尿血；若兼湿热下注，则尿频急、灼热而痛；舌红苔黄腻，脉弦滑数均为湿热、砂石蕴结下焦之征。本证主要病机为湿热蕴结下焦，煎熬尿液成石，膀胱气化不利。以尿中夹砂石，小便艰涩，或排尿中断，或突发腰腹绞痛，尿中带血为审证要点。

治法：清热利湿，排石通淋。

方药：石韦散加减。方中石韦、滑石、冬葵子通淋滑窍，排泄砂石；车前子降火利水；瞿麦利水通淋。可加金钱草、海金沙以加强利水通淋；加鸡内金化石；加王不留行活血软坚；加青皮、沉香增强理气导滞功效。如兼尿血，去王不留行，加大蓟、小蓟、白茅根，以凉血止血；若兼腰腹绞痛难忍者，加白芍、甘草缓急止痛；若舌质紫暗，兼有瘀象者，可酌加三棱、莪术、桃仁、红花破气活血、化瘀散结。

若石淋病久，砂石不去，证见虚实夹杂，当标本兼顾。气虚者，用补中益气汤加金钱草、海金沙、冬葵子等益气通淋；气血亏虚者，宜用八珍汤；阴液耗伤者，用六味地黄丸，酌加适量排石通淋药标本兼治；若结石过大，难以排出者，可碎石后再服药；若结石过大，阻塞尿路，肾盂严重积水者，宜手术治疗。

#### 3. 气淋

证候：实证者，小便涩滞，淋沥不宣，少腹满痛，苔薄白，脉多沉弦。虚证者，少腹坠胀，尿有余沥，面白无华，舌质淡，脉虚细无力。

证候分析：少腹乃足厥阴肝经循行之处，情志怫郁，肝失条达，气机郁结，膀胱气化不利，故见小便涩滞，淋沥不宣，少腹满痛；脉沉弦为肝郁之征。如病久不愈，或过用苦寒疏利之品，耗伤中气，气虚下陷，故见少腹坠胀；气虚不能摄纳，故尿有余沥；面白无华，舌淡，脉虚细，均为气血亏虚之征。实证病机为气机郁结，膀胱气化不利；以小便涩滞，少腹满痛为审证要点。虚证病机为中气下陷，膀胱气化无权；以少腹坠胀，尿有余沥，面白无华为审证要点。

治法：实证宜利气疏导，利尿通淋；虚证宜补中益气。

方药：实证用沉香散加味。方中用沉香、橘皮利气；当归、白芍养血和血；甘草清热；石韦、滑石、冬葵子、王不留行利尿通淋。胸闷胁胀者,可加青皮、乌药、小茴香以疏肝理气;日久气滞血瘀者,可加红花、赤芍、牛膝以活血行瘀。虚证用补中益气汤为主加减治疗。若兼血虚肾亏者,可用八珍汤加杜仲、续断、牛膝,以益气养血,脾肾双补。

### 4. 血淋

证候:实证者,小便热涩刺痛,尿色深红,或夹有血块,小腹疼痛满急加剧,或见心烦,苔黄,脉滑数。虚证者,尿色淡红,尿痛涩滞不显著,腰酸膝软,神疲乏力,舌淡红,脉细数。

证候分析:湿热下注膀胱,热盛伤络,迫血妄行,血溢小便,故小便热涩刺痛,尿色深红,或夹有血块;血块阻塞尿路,故小腹疼痛满急加剧;若心火亢盛,则可见心烦;苔黄,脉滑数,为实热之征。若病延日久,损伤肾阴,阴虚火旺,虚火灼络,络伤血溢,则见尿色淡红,涩痛不明显,腰膝酸软;舌淡红,脉细数,为虚热之征。实证病机为湿热下注膀胱,热盛伤络;以小便热涩刺痛,尿色深红伴实热证候为审证要点。虚证病机为肾阴不足,虚火灼络;以尿色淡红,尿痛涩滞不显著伴虚热表现为审证要点。

治法:实证宜清热通淋,凉血止血;虚证宜滋阴清热,补虚止血。

方药:实证用小蓟饮子加减。方中小蓟、生地黄、蒲黄、藕节凉血止血(生地黄、小蓟可重用);淡竹叶清心火、利小便;栀子清泻三焦之火;木通、滑石利水通淋;当归和血养血;甘草泻火止痛。若血多痛甚者,可另吞三七粉、琥珀粉,以化瘀通淋止血。虚证用知柏地黄丸以滋阴清热,可加墨旱莲、小蓟、仙鹤草、阿胶等补虚止血。

### 5. 膏淋

证候:实证者,小便混浊如米泔水,上有浮油如脂,置之沉淀,或伴有絮状凝块,或混有血液、血块,尿道热涩疼痛,舌质红,苔黄腻,脉数或濡数。虚证者,病久不已,反复发作,淋出如脂,涩痛反见减轻,但形体日渐消瘦,头昏乏力,腰酸膝软,舌淡,苔腻,脉细弱无力。

证候分析:湿热蕴结膀胱,气化不行,不能制约脂液而下流,故见小便混浊如米泔水,上有浮油如脂,或见絮状沉淀物,或见血液、血块,尿道热涩疼痛;舌质红,苔黄腻,脉濡数乃湿热内蕴之征。若日久反复不愈,肾虚下元不固,不能制约脂液,脂液下泄,故见淋出如脂;湿热不甚,则涩痛缓解;肾精不足,则形体消瘦,头昏乏力,腰膝酸软;舌淡、脉细弱,乃肾气亏虚之征。实证病机为湿热蕴结下焦,分清泌浊失司,脂液失于约束;以小便混浊如米泔水,尿道热涩疼痛为审证要点。虚证病机为脾肾亏损,脾虚气陷或肾虚下元不固,不能制约脂液;以淋出如脂,涩痛反见减轻,腰酸膝软为审证要点。

治法:实证宜清热利湿,分清泌浊;虚证宜补脾益肾固涩。

方药:实证用程氏萆薢分清饮加减。方中萆薢利湿,分清泌浊,石菖蒲通窍化浊而分利小便;黄柏、车前子清热利尿;白术、茯苓健脾除湿;莲子心、丹参清心活血通络。若小腹胀,尿涩不畅,加乌药、青皮疏利肝气;若小便热而痛者,加甘草梢、淡竹叶、清心导火;兼肝火者,加龙胆草、栀子;小便见血者,再加小蓟、白茅根。虚证宜膏淋汤加味。方中党参、山药益气补脾;生地黄、芡实滋肾;龙骨、牡蛎、白芍固涩脂液。可加山茱萸、菟丝子以增益肾固涩之力。若偏脾虚中气下陷者,可配补中益气汤化裁;若偏肾阴亏虚者,可予七味都气丸加减;偏肾阳亏虚者,可合《金匮》肾气丸加减。

### 6. 劳淋

证候:淋证日久,小便不甚赤涩疼痛,但淋沥不已,时作时止,遇劳即发,腰酸膝软,神疲乏力,舌质淡,脉细弱。

证候分析:诸淋日久,伤及脾肾,膀胱气化无权,故小便淋沥不已;因正虚邪恋,湿浊留恋不去,热邪不甚,故小便不甚赤涩疼痛;劳则气耗,故遇劳即发,时作时止;肾虚腰府失养,而见腰酸膝软,神疲乏力;舌质淡,脉细弱,均属脾肾亏虚之征。本证主要病机为脾肾两虚,正虚邪恋,膀胱气化无权。以淋证日久,小便淋沥不已,时作时止,遇劳即发为审证要点。

治法：健脾益肾。

方药：无比山药丸加减。方中山药、茯苓、泽泻健脾利湿；熟地黄、山茱萸、巴戟天、菟丝子、杜仲、牛膝、五味子、肉苁蓉益肾固涩。如脾虚气陷，少腹坠胀，小便点滴而出，可配合补中益气汤以益气升陷；如肾阴亏虚，面色潮红，五心烦热，舌质红，脉细数，可配知柏地黄丸以滋阴降火；若肾阳虚衰者，可配右归丸以温补肾阳。

【其他疗法】

**1. 中成药** 补中益气丸适用于气淋虚证和膏淋偏脾虚中气下陷者；七味都气丸、金锁固金丸适用于膏淋偏肾虚不固者；知柏地黄丸适用于血淋虚证；石淋通、排石片适用于石淋；癃清片适用于热淋。

**2. 单方验方**

（1）金钱草、海金沙各30g，郁金15g，鸡内金10g，水煎服，每日1剂。适用于石淋。

（2）金银花、野菊花、蒲公英、车前草各30g，水煎服，每日1剂。适用于热淋。

（3）飞廉、荠菜花、芹菜根、水蜈蚣、玉米须、向日葵（中心梗子）、糯稻根，任选1～2味，每味用30～60g，水煎服，每日1剂。适用于膏淋。

【转归预后】淋证的预后，往往与其类型和病情轻重有关。一般淋证初起，多较易治愈，但少数热淋、血淋，有时可发生湿热弥漫三焦，热毒入营血，出现高热、神昏、谵语等重危证候。淋证日久不愈或反复发作，可以转为劳淋，导致脾肾两虚，甚则脾肾衰败，或成为水肿、癃闭、关格；或肾亏肝旺，肝风上扰，而成为头痛、眩晕，出现头晕肢倦，恶心呕吐，不思纳食，甚则昏迷抽搐。至于血淋日久，尿血绵绵不止，患者面色憔悴，或少腹扪及肿块，此乃气滞血瘀，进而导致癥积形成。

【预防调护】平时应加强身体锻炼，增强体质，调畅情志，以提高机体抗病能力。消除各种外邪入侵和湿热内生的因素，如憋尿、纵欲、过劳、外阴不洁等，这是预防淋证发病和病情反复关键。积极治疗消渴等病证，避免不必要的导尿及泌尿道器械操作，可减少本病证的发生。淋证患者应多饮水，饮食宜清淡，忌肥腻辛辣酒醇之品，节房事，注意休息，畅情志，有利于康复。

【结语】淋证是因外感湿热、饮食不节、情志失调、体虚劳欲，导致肾与膀胱气化不利或气化无权，以小便频数短涩，淋沥刺痛，小腹拘急，或痛引腰腹为主要临床表现的病证。湿热蕴结下焦，肾与膀胱气化不利是淋证的基本病机，而脾肾两虚，肾与膀胱气化无权又是淋证久病的病机关键。其病位在肾与膀胱，与肝、脾关系密切。初起多实，久病则由实转虚，亦可呈现虚实夹杂证候。其临床症状有两类：一类是膀胱气化失司引起的证候，另一类是各种淋证的特殊症状。前者是诊断淋证的依据，后者是区别不同淋证的特征。在辨证时，应首辨淋证类别，再审证候虚实，三辨标本缓急。初起湿热蕴结，导致膀胱气化失司者属实，治宜清热利湿通淋，佐以行气；病久脾肾两亏，膀胱气化无权者属虚，治宜培补脾肾；虚实夹杂者，宜标本兼治。临床应根据各类淋证的特征，或参以止血，或配以排石，或佐以泄浊等。在不同淋证之间和同一淋证本身存在相互转化，亦可两种淋证同时并见，临床应加以辨识。

【临证参考】

**1. 淋证分清标本缓急** 各类淋证之间可相互转化或兼夹，临床应分清标本缓急而施治。如劳淋兼夹热淋，劳淋为本，热淋为标；正虚为本，湿热为标。此时，湿热已上升为主要矛盾，治疗时应以治热淋为急务，待湿热已清，再转为扶正为主。又如石淋兼夹血淋，石淋为本，血淋为标，倘若血淋不严重，未成为主要矛盾时，治疗应以排石通淋为主，止血为辅。只有出血量多时，才以治血淋为先。

**2. 慎用补法与汗法** 淋证古有忌补、忌汗之说。忌补是指实热之证而言，若为脾虚中气下陷，肾虚下元不固，仍可用健脾益气，补肾固涩之法。至于忌汗，是指非外邪袭表之恶寒发热，实为湿热熏蒸，邪正相搏所致，故不宜发汗解表。如淋证确为外感诱发，表证明显者，还应暂投解表之剂，不必有所禁忌。

**3. 辨病与辨证相结合** 热淋临床多见于急性尿路感染，多为湿热蕴结，膀胱气化不利的实热证，以清热解毒利湿为主，在辨证基础上，适当重用紫花地丁、蒲公英、金银花、连翘、野菊花、败酱草、黄柏、苦参、土茯苓、金钱草等，往往可提高疗效。对石淋的治疗，应视结石的大小形状而决定治疗方案，对直径少于1cm、边钝、易通过输尿管或尿道排出者，可用中药治疗。对结石过大，估计难以排出者，可先进行体外震波碎石，再服用中药。在治疗中，除使用利水通淋、排石消坚的中药外，可酌加用行气活血、化瘀软坚中药，如琥珀、川芎、牛膝、王不留行等；对体虚者，还可辅以补肾、温阳、滋阴、益气等治法和方药。金钱草、鸡内金、穿破石具一定溶石效果，重用白芍既可缓急止痛，又有舒张输尿管平滑肌痉挛作用，可以借鉴。梗阻、积水、感染是石淋的常见并发症，以清利行气，化瘀软坚，结合温肾或滋肾益气治疗，可促进利尿、消肿，以缓解梗阻和积水。

**4. 石淋者应注意饮食调理**　尿路结石与饮食之间存在有一定关系。含钙类结石患者，应避免过多食用含钙类高的乳类；草酸钙结石者，应少食菠菜、番茄、竹笋、红菜等；尿酸结石者，应减少高嘌呤食物的摄入，如各种海鲜、鱼类、肉类、动物内脏、可可、咖啡等，采用低蛋白饮食；磷酸盐结石者，少食牛乳、蛋黄、豆腐、芝麻酱，多食酸性食物；胱氨酸结石患者，应吃低蛋氨酸饮食，可少量食用豆腐等。

**5. 名医经验**　周仲瑛认为石淋的病理因素为湿热蕴结下焦，煎熬尿液凝结而成砂石，它的主要矛盾是"湿热"，其治疗应以清利湿热、化石通淋为主要大法，并且要始终贯穿"通利"这一基本原则。而湿热蕴积下焦，凝成砂石，势必壅阻气血，导致气滞血瘀，膀胱气化失司，故又常常配伍理气活血之品，既可行气化瘀又可加强清热利湿的效果。临证还应注意体质与疾病、局部与整体、病程长短等问题，凡体质虚弱不耐单纯通利者，应"通中寓补"，以求祛邪而不伤正，补正而邪易去。

---

### 案例分析

陈某，女，28岁，1973年4月24日初诊。

患者小便混浊，赤白相杂，甚则如膏7个月。诊断为乳糜尿，其原因不明，具体治疗不详。目前症见：小便混浊，赤白相杂，甚则如膏，头晕，腰酸乏力，舌淡红，脉虚弦。尿检：蛋白（++），红细胞（++++），找到脂肪滴。中医诊断：膏淋（脾肾两虚，湿热下注）。治疗原则：补脾肾化湿热。处方：党参12g，黄芪12g，炒白术9g，粉萆薢12g，炒知柏各6g，制熟地黄15g，小蓟草30g，茜草12g，墨旱莲12g。15剂。威喜丸9g，每日2次。二诊（5月10日）：小便浑浊已减，有不爽感，头晕、腰酸较轻，脉沉细，舌红润。湿热渐化未清，仍应前法出入。上方去粉草薢、炒知柏、小蓟草、茜草、墨旱莲，加怀山药12g，泽泻12g，益母草15g。14剂。三诊（5月19日）：尿清，头晕腰酸亦减，脉弦细苔薄，膏淋已瘥，尿检：蛋白阴性，红细胞未见，脂肪滴未见。仍宜培补脾肾以善后。处方：党参15g，黄芪12g，炒白术9g，制熟地黄15g，怀山药12g，山茱萸9g，枸杞子9g，潼白蒺藜各9g，菟丝子12g。7剂。威喜丸9g，每日2次。

*分析*：患者年少，其发病多由湿热下注膀胱，膀胱气化失司，脂液制约无权，下流而成膏淋。病变日久，精气丢失渐盛，形成脾肾亏虚，最终形成脾肾两虚，湿热下注之虚实夹杂证。治以补脾肾化湿热。用党参、黄芪、炒白术健脾益气，固摄精气；用黄柏、知母、制熟地黄、山药、墨旱莲、山茱萸、枸杞子、菟丝子补肾退虚热，助肾固摄精气；用粉草薢、泽泻分清泌浊；用小蓟草、茜草、益母草化瘀止血；威喜丸固涩降浊，专治精气不固，小便白浊之症。处方虚实兼顾，标本兼治，疗效显著。（张小萍，陈明人. 中医内科医案精选[M]. 上海：上海中医药大学出版社，2001）

**附：阳痿**

阳痿是指成年男子性交时，由于阴茎痿软不举，或举而不坚，或坚而不久，无法进行正常性生活的病证。但对发热、过度劳累、情绪反常等因素造成的一时性阴茎勃起障碍，不能视为病态。凡男子年老而精气衰，阳事不举，为正常生理衰退现象。

恣情纵欲、早婚、手淫、先天发育不全、劳伤心脾、大病久病等，均可致命门火衰，气血生化不足，宗筋失却温煦润养，作强不能，阳事不举而成本病；惊恐伤肾而气下，肝气郁结而失疏达，以及湿热下注等，致宗筋弛纵，阳痿不用，亦成本病。阳痿病理性质有虚实之分，且多虚实相兼。肝郁不舒，湿热下注属实，多责之于肝；命门火衰，心脾两虚，惊恐伤肾属虚，多与心、脾、肾有关。实证者，肝郁宜疏，湿热宜清利；虚证者，命门火衰，宜温补并结合养精，心脾血虚当调养气血，佐以温补开郁；虚实夹杂者，需标本兼顾。其分证论治如下：

### 1. 命门火衰

证候：阴茎痿软，勃起困难，腰膝酸软，畏寒肢冷，精冷滑泄，小便清长。舌淡苔白，脉沉迟。

治法：温肾壮阳。

主方：赞育丹加减。若滑精频繁，精薄精冷，可加覆盆子、金樱子、益智仁补肾固精；若火衰不甚，精血薄弱，可用左归丸治疗。

### 2. 心脾两虚

证候：阳事不举，或举而不坚，精神不振，心悸，失眠多梦，食少纳呆，腹胀便溏，面色少华。舌淡，苔薄，脉细无力。

治法：补益心脾。

主方：归脾汤加减。若夜寐不酣，可加夜交藤、合欢皮、柏子仁养心安神；若胸脘胀满，泛恶纳呆，属痰湿内盛者，加用半夏、厚朴、竹茹以燥湿化痰。

### 3. 湿热下注

证候：阴茎痿软，勃而不坚，阴囊潮湿，瘙痒，睾丸坠胀而痛，小便赤涩灼痛，下肢酸困。舌红，苔黄腻，脉滑数。

治法：清热利湿。

主方：龙胆泻肝汤加减。若阴囊潮湿瘙痒者，加地肤子、蛇床子、苦参以燥湿止痒。

### 4. 肝郁气滞

证候：阳事不举，性欲淡漠，胸闷不舒，常喜叹息，情志忧郁。舌淡，苔薄白，脉弦。

治法：疏肝解郁。

主方：逍遥散加减。肝郁化火者，加丹皮、栀子、龙胆草；气滞日久，兼血瘀者，可加丹参、赤芍、川芎等以活血化瘀。

### 5. 惊恐伤肾

证候：常有惊恐史，阳痿不振，举而不坚，心悸易惊，胆怯多疑，夜多噩梦。舌淡红，脉弦细。

治法：益肾宁神。

主方：大补元煎加酸枣仁、远志、龙齿等以镇惊安神。久病入络，经络瘀阻者，可加蜈蚣、露蜂房、川芎等通络化瘀。

**附：遗精**

遗精是指不因性活动而精液频繁遗泄的病证。其中有梦而遗者，称为"梦遗"；无梦而遗，甚至清醒时精液流出者，称为"滑精"。凡成年未婚男子，或婚后夫妻分居，长期无性生活，一月遗精1～2次者属生理现象；若遗泄次数超过每月4次，或清醒时精液流出，并有头昏，精神萎靡，腰腿酸软，失眠等症，则属病理表现。

遗精的病因多由于劳心太过，欲念不遂，饮食不节，恣情纵欲等。其基本病机是肾失封藏，精关不固；或阴虚火旺，湿热下注，精关被扰。治疗遗精，实证以清泄为主，依其君火、相火、湿热的不同，或清或泻；虚证以肾虚不固和心脾两虚，气不摄精为主，治以补益固涩为要。虚实夹杂者，应虚实兼顾。治疗遗精切忌一味采用固肾涩精单一治法。其分证论治如下：

### 1. 心肾不交

证候：少寐多梦，梦中遗精，伴有头晕耳鸣，心中烦热，心悸健忘，神疲乏力，口干口苦，小便短赤。舌质红，苔黄，脉细数。

治法：滋阴清火，交通心肾。

主方：黄连清心饮合三才封髓丹加减。可加酸枣仁、五味子、龙骨、牡蛎滋阴固涩。若心肾不交，火灼心阴者，可用天王补心丹加菖蒲、莲子心滋阴安神；若久遗伤肾，阴虚火旺者，可用知柏地黄丸加减，或用大补阴丸滋阴降火。

### 2. 湿热下注

证候：遗精频作，或尿时少量精液外流，小便热赤浑浊，或溺涩不爽，口干苦而黏腻，心烦，或大便溏臭不爽。舌质红，苔黄腻，脉濡数。

治法：清热利湿。

主方：程氏萆薢分清饮加减。若湿热中阻，腹胀、纳呆者，加厚朴、藿香、佩兰以理气运脾化湿；若湿热下注肝经，症见阴囊湿痒，小便短赤，口苦胁痛者，可用龙胆泻肝汤以清热利湿。

### 3. 劳伤心脾

证候：劳则遗精，惊悸怔忡，失眠健忘，面色萎黄，神疲乏力，食少便溏。舌质淡，苔薄，脉弱。

治法：补养心脾，益气摄精。

主方：妙香散加减。可加金樱子、芡实以固肾涩精。若中气下陷者，可改用补中益气汤以升提中气；若心脾血虚明显者，可改用归脾汤治疗。

### 4. 肾气不固

证候：遗精频作，甚则滑泄不禁，面白无华，头昏目眩，腰膝酸软，夜尿频而色清。舌质淡，苔白，脉沉细弱。

治法：补肾固涩。

主方：金锁固精丸加减。可加金樱子、桑螵蛸、刺猬皮等以加强固肾涩精。肾阳虚为主，应温肾壮阳，固涩止遗，加鹿角胶、肉桂、锁阳、仙茅、淫羊藿等加强温肾之力，或以右归丸为主加减。肾阴虚为主，可在金锁固精丸基础上，加熟地黄、山茱萸、龟板、阿胶等以滋养肾阴，固涩止遗；亦可用六味地黄丸或左归丸为主化裁。

瘫闭 课件

瘫闭 思维导图

## 第三节　瘫　闭

瘫闭是以小便量少，排尿困难，点滴而出，甚则小便闭塞不通为主症的一种病证。其中小便不利，点滴而短少，病势较缓者称为"瘫"；小便闭塞，点滴不通，病势较急者称为"闭"。瘫和闭虽然有区别，但均指排尿困难，仅是在程度上有所不同，因此多合称为瘫闭。

瘫闭之病名，首见于《黄帝内经》。其对病因、病机、病位均作了较为详细的论述，阐明其病位在膀胱，病因为外邪伤肾，病机为膀胱与三焦气化不利。如《素问·宣明五气》言"膀胱不利为瘫"；《素问·标本病传论》言"膀胱病，小便闭"；《灵枢·本输》言"三焦……实则闭瘫，虚则遗溺"。《伤寒论》《金匮要略》中无瘫闭之名，但在有关淋病和小便不利的记载中包含瘫闭内容。直至明代，才将淋、瘫分开，各自成为独立的疾病。唐代孙思邈在《备急千金要方》中载有用葱管导尿治小便不通的方法，成为世界上最早导尿术的记载。元代朱震亨认为小便不通的病因为"气虚""血虚""有痰""风闭""实热"等，提出用探吐法开上窍以通下窍的治法。

西医学中各种原因引起的尿潴留及无尿症，如神经性尿闭、膀胱括约肌痉挛、尿道结石、尿路肿瘤、尿道损伤、尿道狭窄、前列腺增生症、脊髓炎所出现的尿潴留，以及肾功能不全引起的少尿、无尿症，均可参照本节辨证论治。

【病因病机】瘫闭的病因主要有外邪侵袭，饮食不节，情志内伤，浊瘀阻塞，体虚久病所致。其基本病机为肾与膀胱气化功能失常。

（一）病因

**1. 外邪侵袭** 热毒之邪犯肺，肺热气壅，通调失司，不能下输膀胱；或燥热犯肺，肺燥津伤，水源枯少；或下阴不洁，湿热秽浊之邪侵及膀胱，膀胱气化不利，均能导致癃闭。

**2. 饮食不节** 嗜食辛辣醇酒、肥甘厚味，导致脾胃运化功能失常，湿自内生，酿湿生热，湿热中阻，下注膀胱，膀胱气化不利，而成癃闭。

**3. 情志内伤** 惊恐、忧思、郁怒、紧张引起肝气郁结，疏泄失司，导致三焦气化失司，水道不通，决渎受阻，形成癃闭。或因腹部疾患术后剧痛，造成气机闭滞，而致小便困难或不通。

**4. 浊瘀阻塞** 瘀血败精，或痰瘀肿块，或砂石内生，阻塞尿路，尿道不通，因而形成癃闭。

**5. 体虚久病** 年老体弱或久病体虚，可致肾阳不足，命门火衰，致膀胱气化无权；或因久病、热病耗损阴液，导致肾阴亏虚，化源不足，而致癃闭。

（二）病机

**1. 基本病机** 肾与膀胱气化功能失常是形成癃闭的基本病机。

**2. 病位** 主要在肾和膀胱，但与三焦、肺、脾、肝密切相关。

**3. 病理性质** 有虚实之别。实则由膀胱湿热、肺热壅盛、肝郁气滞、瘀浊阻塞等导致膀胱气化不利；虚则多由脾虚气陷、肾阳衰惫或肾阴亏虚导致的肾与膀胱气化无权。

**4. 病机转化** 病之初期多见实证，且诸证间可相互兼见或转化。如肺热壅盛证可转化为膀胱湿热证；实证日久，导致脾肾亏损，亦可转为脾气下陷、肾阳衰惫、肾阴亏耗等证。而脾肾亏损，气血运行失和，又可产生气滞、血瘀、水湿、浊毒等虚中夹实之候。若邪气壅实而正气衰败，病由癃转闭，由闭转关格。

【诊断要点】

**1. 临床特征** 小便不利，点滴不畅，甚则小便闭塞不通，尿道无涩痛，小腹胀满甚至胀痛。病情严重者，可伴头晕头痛、呕吐、腹胀、喘促、水肿、烦躁不宁等，甚至出现神昏。

**2. 病史** 新起突发者，多见于产后妇女，或肛门、会阴部手术，或腹部术后患者。渐起而逐渐加重者，多见于老年男性或水肿、淋证、消渴病日久不愈患者。

**3. 辅助检查** 可见小腹部膨隆、叩诊浊音等属水蓄膀胱之征，进一步肛门指检探查前列腺是否增大；亦见于膀胱内无尿液的"肾衰竭"。根据需要做膀胱镜、腹部超声、尿道膀胱造影 X 线摄片、尿流动力学、肾功能等检查，有助于明确癃闭的原因及疾病诊断。

【鉴别诊断】 癃闭应与淋证、关格相鉴别。

ER-6-10

癃闭的鉴别诊断

**1. 淋证** 两者均属膀胱气化不利，可出现排尿困难。淋证是以小便频数短涩，滴沥刺痛，欲出未尽为特征，且每日排出小便的总量多为正常。癃闭则无尿痛之感，每日排出的小便总量少于正常，甚则无尿排出。

**2. 关格** 两者均有小便量少或闭塞不通。关格常由水肿、淋证、癃闭等经久不愈发展而来，以小便不通与呕吐并见为特征，常伴有口中尿味，四肢抽搐，甚或昏迷危候。癃闭不伴呕吐，部分有水蓄膀胱之征，但癃闭进一步恶化，可转为关格。

【辨证论治】

（一）辨证要点

**1. 辨证候虚实** 因膀胱湿热、浊瘀阻塞、肝郁气滞、肺热气壅，膀胱气化不利所致者，多属实证。实证多起病急骤，小腹胀满疼痛，小便短赤灼热，苔黄腻或薄黄，脉弦涩或数。因脾气下陷、肾阳衰惫、膀胱气化无权所致者，多属虚证。虚证多发病缓慢，面色少华或面白无华，小便排出无力，精神疲乏，气短，语声低微，舌质淡，脉沉细弱。

**2. 辨病情轻重** 癃闭的临床表现主要是小便点滴而下，或点滴全无。癃闭本身是一个严重的疾病，但小便点滴能出，病情相对较轻；点滴全无，病情严重。起病突然发作者较重，逐渐形成者较轻。癃闭而见头晕、头痛、恶心、呕吐、胸闷、喘促、水肿，甚至神昏等症时，则病情十分严重，应及时救治。

## （二）治则治法

癃闭的治疗应根据"六腑以通为用"的原则，着重于"通"而分虚实。实证治宜清湿热，散瘀结，利气机而通水道；虚证治宜补脾肾，助气化，气化得行则小便自通。同时，要根据病变在肺、脾、肾的不同，进行辨证施治，不可滥用通利小便之品。此外，还可根据"上窍开则下窍自通"的理论，用开提肺气法，即所谓"提壶揭盖法"。对水蓄膀胱之急症，常配合针灸、取嚏、探吐、导尿法急通小便。

---

**课堂互动**

1. 何为"提壶揭盖法"？并举例其用法。
2. 思考癃闭辨证要点及治则治法。

---

## （三）分证论治

### 1. 膀胱湿热

证候：小便量少难出，点滴而下，短赤灼热，小腹胀满，口苦口黏，或口渴不欲饮，或大便不畅。苔黄腻，舌质红，脉数。

证候分析：湿热蕴结膀胱，膀胱气化不利，水道不畅，故小便量少难出，点滴而下，短赤灼热，小腹胀满；湿热中阻，气机不畅，故口苦口黏，大便不畅；津液不布，故口渴不欲饮；苔黄腻，舌质红，脉数均为下焦湿热之征。本证主要病机为湿热蕴结膀胱，膀胱气化不利。以小便点滴而下，短赤灼热，小腹胀满为审证要点。

治法：清利湿热，通利小便。

方药：八正散加减。方中木通、车前子、萹蓄、瞿麦通利小便；栀子清化三焦之湿热；滑石、甘草梢清利下焦之湿热；大黄泻火通便。若苔黄厚腻者，可加苍术、黄柏、薏苡仁，以加强其清化湿热的作用；若心烦，口舌生疮，加黄连、竹叶清心降火；若热盛伤阴，口干咽燥，手足心热，舌红少津，少腹胀满，欲尿不得，可改用滋肾通关丸，加生地黄、麦冬、牛膝，以滋肾阴，清湿热而助气化；若湿热蕴结三焦，气化不利，小便极少或无尿，面色晦滞，胸闷烦躁，恶心呕吐，口中有尿臭，甚则神昏谵语，宜用黄连温胆汤，加菖蒲、郁金、大黄和胃降逆泄浊。

### 2. 肺热壅盛

证候：小便点滴不通，或点滴不爽，咽干，烦渴欲饮，呼吸急促，或有咳嗽。舌质红，苔薄黄，脉数。

证候分析：肺热壅盛，失于肃降，不能通调水道，下输膀胱，故小便点滴不通；肺热上壅，气逆不降，故呼吸急促或咳嗽；咽干，烦渴，舌红，苔黄，脉数，均为里热内郁之征。本证主要病机为肺热壅盛，肺失肃降，通调失司，膀胱气化不利。以小便点滴不通，烦渴欲饮，呼吸急促为审证要点。

治法：清泄肺热，通利水道。

方药：清肺饮加减。方中黄芩、桑白皮、麦冬清泄肺热，滋养肺阴；车前子、木通、茯苓、栀子清热通利，使上清下利，则小便自通。若大便不通，加大黄、杏仁以宣肺通便；有鼻塞，头痛，脉浮等表证者，可加薄荷、桔梗以解表宣肺；肺阴不足者，加北沙参、天花粉、石斛以养阴生津。

### 3. 肝郁气滞

证候：小便不通或通而不畅，胁腹胀满，情志抑郁，或多烦善怒。舌质红，苔薄或薄黄，脉弦。

证候分析：七情内伤，肝失疏泄，气机郁滞，三焦气机失宣，膀胱气化不利，故小便不通或通而不畅；肝气不舒，则情志抑郁，胁腹胀满；肝郁化火扰心，故见多烦善怒；舌质红，苔薄黄，脉弦为肝郁化火之征。本证主要病机为肝郁气滞失于疏泄，三焦气机失宣，膀胱气化不利。以小便不通或通而不畅，情志抑郁，多烦善怒，胁腹胀满为审证要点。

治法：疏肝理气，通利小便。

方药：沉香散加减。方中沉香、橘皮疏达肝气；配当归、王不留行以行下焦之气血；石韦、冬葵子、滑石通利水道。可加柴胡、青皮、乌药加强疏肝理气；若少腹胀痛引阴器，加川楝子、小茴香以行气止痛；若气郁化火，加龙胆草、丹皮、栀子以清其火。

**4. 浊瘀阻塞**

证候：小便点滴而下，或尿细如线，或时时中断，甚则阻塞不通，小腹胀满疼痛。舌质紫暗，或有瘀点，脉涩。

证候分析：瘀血、败精或结石，阻塞于膀胱尿道之间，尿路不畅则小便点滴而下，或时时中断或尿细如线，甚则阻塞不通；尿路阻塞，水蓄膀胱，则小腹胀满疼痛；舌紫暗或有瘀点，脉涩，均为瘀阻气滞之征。本证主要病机为瘀血、败精或结石，阻塞尿路，水道不通。以小便点滴而下或不通，尿细如线，或时时中断，舌脉瘀阻为审证要点。

治法：行瘀散结，通利水道。

方药：代抵当丸加减。方中当归尾、穿山甲、桃仁、大黄、芒硝化瘀散结；辅以生地黄养血滋阴，使活血而不伤血；肉桂温通经脉，鼓舞气血以助生化，亦能温暖肾元，化气行水通利水道，唯肉桂用量应小，以免助热伤阴。若尿中夹血，加少许三七粉、琥珀粉冲服；若为结石阻塞，加金钱草、冬葵子、海金沙以排石利小便；若病久气血亏虚者，可加黄芪、党参之类益气养血。

**5. 脾气下陷**

证候：小腹坠胀，时欲小便而不得出，或量少而不畅，精神疲乏，食欲不振，气短声低。舌质淡，苔薄，脉细弱。

证候分析：脾胃虚弱，中气下陷，清阳不升，浊阴不降，膀胱气化无权，开合无力，则小腹坠胀，时欲小便而不得出，或量少而不畅，小便不利；脾胃气虚，运化无力，中气不足，故精神疲乏，气短声低，食欲不振；舌质淡，脉细弱，均为气虚之征。本证主要病机为脾气下陷，升降失职。以小腹坠胀，时欲小便而不得出，伴脾气虚为审证要点。

治法：升清降浊，化气利水。

方药：补中益气汤合春泽汤加减。两方中人参、黄芪、白术、甘草益气健脾；升麻、柴胡升提中气；桂枝通阳以助膀胱气化；茯苓、猪苓、泽泻利水渗湿；当归养血和营；陈皮理气行滞。方中可加少许肉桂，协同桂枝温肾化气；加通草、车前子以加强淡渗利水之力。若气虚及阴，舌红少苔，脾阴不足，清气不升者，可改用参苓白术散；若脾虚及肾，可合《济生》肾气丸以温补脾肾，化气利水。

**6. 肾阳衰惫**

证候：小便滴沥不畅，排尿无力，或尿闭，畏寒，腰膝冷而酸软无力，精神萎靡，面色淡白。舌淡，苔薄白，脉沉细无力。

证候分析：肾阳亏虚，命门火衰，膀胱气化无权，故小便滴沥不畅，排尿无力或尿闭；肾阳衰惫，命门火衰，温养失职，则畏寒，精神萎靡，面色淡白；腰为肾之府，肾阳亏虚，则腰膝冷而酸软无力；舌淡，苔薄白，脉沉细无力，均为肾阳不足，命门火衰之征。本证主要病机为肾阳虚衰，膀胱气化无权。以小便滴沥不畅，排出无力，或尿闭，畏寒腰膝冷而酸软无力为审证要点。

治法：温补肾阳，化气利水。

方药：《济生》肾气丸加减。方中肉桂、附子温补肾阳，以鼓舞肾气；熟地黄、山茱萸、山药补肾养阴，以阴中求阳；茯苓、泽泻、牛膝、车前子淡渗利水。若高龄或体弱，精气大衰，督阳不振，而见形神萎顿，腰脊酸痛，可加人参、鹿茸、淫羊藿、仙茅，或改用香茸丸补益精血，助阳通窍；若肾阳衰微，命火式微，致三焦气化无权，浊阴内蕴，小便量少，甚至无尿、呕吐、烦躁、神昏者，治宜《备急千金要方》温脾汤合吴茱萸汤以温补脾肾，和胃降浊。

若肾阴亏耗，证见小便滴沥不畅，或时欲小便而不得，咽干心烦，手足心热，舌质干红，脉细数，改用六味地黄丸合猪苓汤加减。

ER-6-11

肾毒性中药 拓展
阅读

**【其他疗法】**

**1. 取嚏或探吐法** 打喷嚏或呕吐,能开提肺气,举中气,而通下焦之气,是一种简单而有效的通利小便的方法。其方法是用消毒棉签,向鼻中取嚏或喉中探吐;也有用皂角末 0.3～0.6g,吹鼻取嚏。

**2. 外敷法**

(1)独头蒜1个,栀子3枚,盐少许,捣烂,摊贴脐部,良久可通。

(2)食盐半斤,炒热,布包熨脐腹,冷后再炒热敷之;或葱白500g,捣碎,入麝香少许拌匀,分2包,先置脐上1包,热熨约15分钟,再换1包,熨约15分钟,交替使用,以通为度。

**3. 针灸疗法** 针刺足三里、中极、三阴交、阴陵泉等穴,强刺激;体虚者可灸关元、气海。

**4. 推拿疗法** 以食指、中指、无名指三指并拢,按压中极穴;或按顺时针方向在下腹部由轻而重进行揉摩,待膀胱成球状时,用右手托住膀胱底,向前下方挤压膀胱,再用左手放在右手背上加压使排尿。

**5. 导尿法** 若经上述治疗无效,而小腹胀满特甚,叩触小腹膀胱区呈浊音,当用导尿法,以缓其急。

**6. 单方验方** 麝香 0.1～0.15g 装胶囊吞服,以通溺窍(孕妇忌服)。

**【转归预后】** 癃闭若得到及时有效治疗,尿量逐渐增多,由"闭"转"癃",则病情好转。若失治误治,或病情深重,正气衰惫,邪气壅盛者,则可由"癃"至"闭",变证迭生。尿闭不通,水气内停,上凌心肺,可并发喘证、心悸、水肿、呕吐等。若临床见头晕、眼花、胸闷、喘促、恶心、呕吐、水肿,甚则烦躁、神昏、抽搐等,此为脾肾衰败,气化不利,水毒湿浊内壅,则可转为关格,预后较差。

**【预防调护】** 注意情志调节,避免七情内伤;饮食有节,少食辛辣肥甘厚腻之品。去除诱发因素,老年人应尽量减少使用抗胆碱类药物,积极治疗原发病。癃闭严重时,可及时采取导尿法,以缓解病情。导尿时,应严格执行操作规范,避免感染。对暂时保留导尿管者,应保持会阴部卫生,多饮水,保证每日排尿量在 2 500ml 以上,且每 4 个小时开放导尿管 1 次。当患者能自行解出小便,尽快拔除导尿管,切忌长期持续留置导尿管。

**【结语】** 癃闭是以小便量少,排尿困难,点滴而出,甚则小便闭塞不通为主症的一种病证。引起癃闭的病因有饮食不节,情志内伤,瘀浊内停,外邪侵袭和体虚久病等。其病位在肾和膀胱,但和三焦、肺、脾、肝均有着密切的关系。肾与膀胱气化功能失常是形成癃闭的基本病机。其病理性质有虚实之分,膀胱湿热、肺热气壅、肝郁气滞、尿路阻塞,导致膀胱气化不利者为实证;脾气下陷、肾阳衰惫,导致膀胱气化无权者为虚证。癃闭的辨证首先细审主证,详辨虚实,权衡轻重。治疗原则以通利为大法。实证治宜清湿热,散瘀结,利气机而通水道;虚证治宜补脾肾,助气化,气化得行则小便自通。对虚实夹杂者,应标本同治,切忌一味利尿。在小便点滴不通的情况下,内服药缓不济急,可采用导尿或针灸等各种外治法急通小便。

**【临证参考】**

**1. 癃闭必须急则治标** 癃闭为临床急重病证之一,必须急则治其标,治标方法有以下两种:一是对水蓄膀胱证,内服药缓不济急,可用导尿、针灸、热敷、按摩、外敷、取嚏或探吐等方法,急通小便;二是对膀胱无尿危证,可用生大黄 30g(后下),生牡蛎 30g(先煎),六月雪 30g,浓煎约120ml,高位保留灌肠,约 2 小时后,用 300～500ml 温开水,清洁灌肠,每日 1 次,10 日为一疗程。此法可从大便排出水毒,为治标之法,一旦水毒症情有所缓解,应立即针对不同病因,缓图其本,防止其旧病复发。若出现尿毒症者,应采用血液透析疗法应急处理。

**2. 前列腺增生之癃闭宜综合治疗** 老年前列腺增生所致癃闭为临床常见,可采用热敷、膀胱按摩、导尿、雌激素应用和使用抗生素等。严重者,应考虑手术治疗。内科中药治疗主要有以下三种方法:①以治本为主,辅以治标。因老年肾气衰弱,气化不能,而致小便排出困难,临床以肾阳虚多见,选方用药多以补肾益气,温阳利水,活血化瘀,软坚散结为大法。如前列舒(八味丸基础上加淫羊藿、韭菜子、苍术、冬瓜子、薏苡仁、桃仁等组成)。②辨证论治,结合辨病。多数前列腺体不同程度增大是由湿热毒邪,痰瘀互阻所致,治宜清热解毒,活血化瘀,软坚散结,常选用以下中药酌情加入方中。如皂角刺、夏枯草、金银花、连翘、蒲公英、黄柏、半枝莲、半边莲、丹参、赤芍、桃仁等。③下病上治,欲降先升。小便的排泄,除了肾的气化外,尚需依赖肺的通调,脾的转输,因而本病还与肺、脾有关。当急性尿潴留,小便涓滴不下时,常可在原方基础上稍加开宣、升提肺气之桔梗、杏仁、荆芥、升麻、柴胡等,此为下病上治,提壶揭盖,升清降浊之法。应用取嚏法、探吐法均是取其旨意。

**3. 名医经验** 丁甘仁经验方:桔梗 3g,杏仁 9g,赤茯苓 9g,六一散 9g(包煎),炙升麻 2.4g,黑山栀 4.5g,盐黄柏 3g,肉桂心 0.6g,土牛膝 9g,鲜车前草汁、鲜藕汁各 60g(二味炖温冲服)。适用于癃闭,开提肺气以行水。

## 案例分析

任某,男,56 岁,1975 年 6 月 25 日初诊。

患者有前列腺肥大史,尿少色黄且痛,足肿按之如泥,凹陷不起,面色灰滞,眼睑浮肿,本月 6 日起尿闭,曾 3 次导尿。刻下小便不畅,尿频量少,夜 5～6 次,舌边红,苔白干燥,脉沉细涩。超声检查:膀胱积水 500ml。方药:炒知柏各 9g,肉桂丸 1.5g(分吞),木通 9g,萹蓄 18g,滑石 30g,金钱草 30g,红藤 30g,败酱草 30g,桃仁 12g,防己 12g,虎杖 30g,升麻 9g。7 月 2 日(二诊):小便较利,量亦增多,尿痛亦止,足肿亦消 2/3,苔薄白,脉沉细。超声复查:膀胱余尿仅 100ml。尿利肿消,水湿已得下泄,原方再进。7 月 9 日(三诊):足肿又退,小便次数减至每夜 1～2 次,但尿色深黄且混,味臭、纳呆乏力、脉沉细,苔薄,舌质红。下焦湿热未清,再守原意进退。炒知柏各 9g,肉桂丸 1.2g(分吞),红藤 30g,粉草薢 12g,败酱草 30g,薏苡仁 15g,木通 4.5g,竹叶 9g,虎杖 30g,生黄芪 15g,防己 9g,六一散 30g(包煎)。7 月 22 日(四诊):上方服 14 剂。年逾半百,脾肾两亏,阳不足则阴无以,故服通利之剂,足肿虽减而未能尽退,观其尿色黄混,量不多,而色灰黄。乃湿热尚未清彻之故也,法当标本兼顾。炒知柏各 9g,肉桂丸 1.8g(分吞),红藤 30g,败酱草 30g,制附子 6g,白术、白芍各 9g,猪苓、茯苓各 12g,泽泻 18g,椒目 6g,虎杖 30g。7 剂。服本方后,足肿退净、水湿得泻故也,尿量多,色淡黄。超声检查:膀胱积水已消,下焦湿热已得净化,患者已无自觉症状,再以前方续服,巩固疗效。

分析:本案癃闭(前列腺肥大、尿潴留),思患者年逾半百,脾肾两虚,阳气不足。阴无以化,又因下焦湿热,瘀血内停,膀胱宣化失司,以致虚实错杂,小便淋沥不通。此湿热未尽而补之过早有害无益,故用知、柏、萹蓄、金钱草清利湿热,肉桂温阳以助膀胱气化,红藤、败酱草清热活血消肿,升麻、虎杖既能清热解毒,又能升清降浊,通调气机。此案先治其标而后治其本,标本兼顾而效验巩固。(张伯臾.张伯臾医案[M].上海:上海科学技术出版社,1979)

(高 征 叶 菁)

## 复习思考题

1. 何谓水肿、淋证、癃闭?淋证与癃闭如何鉴别?

2. 分别阐述水肿、淋证、癃闭的主要病因、基本病机、病位及病理性质。

3. 水肿之阳水与阴水如何鉴别?阳水常见证型及各证型的审证要点、主要病机、治法、代表方分别是什么?阴水常见证型及各证型的审证要点、主要病机、治法、代表方分别是什么?

4. 淋证的主要临床表现特征是什么?六淋各自的临床表现特征又是什么?六淋的主要病机、治法与代表方各是什么?

FR-6-12

扫一扫,测一测

# 第七章　气血津液病证

　　1. 掌握郁证、血证、痰饮、消渴、内伤发热、虚劳、癌病各病证的含义与临床特征、诊断要点与鉴别诊断，以及临床常见证型的证候特征、治法和方药。

　　2. 熟悉上述各病证的病因和基本病机、病位、病性，以及辨证要点和治则治法。

　　3. 了解上述各病证的转归预后和预防调护。

　　气、血、津液是构成人体和维持人体生命活动的基本物质，它们既是脏腑组织器官功能活动的物质基础，又是脏腑组织器官功能活动的产物，三者之间相互联系，相互化生。

　　气以先天之精气、水谷之精气及自然界的清气为物质基础，通过肺、脾胃、肾的功能活动而生成。气运动的基本形式有升、降、出、入四种，也是机体各种生理活动的具体体现。气具有推动、温煦、防御、固摄、气化和营养作用。血的生成，以水谷精微和肾精为主要物质基础，经脾胃、心、肺、肝、肾等脏腑的共同作用而完成。血液的循行是由多个脏腑共同参与的过程，尤以心、肺、肝、脾四脏的功能为要，其主要作用是营养滋润和为神志活动提供物质基础。津液来源于饮食水谷，通过脾、胃、小肠、大肠等脏腑功能活动而生成。津液的输布、排泄也由多个脏腑共同参与、综合调节来完成。其中以肺、脾、肾三脏为要，而肾最为关键。津液主要具有滋润濡养、化生血液和排泄废物等作用。

　　在外感和内伤等致病因素的影响下，引起气血津液生成不足、运化失常、亏损过度，可出现一系列的病证，称气血津液病证。其涉及的范围非常广泛，几乎临床所有的病证均不同程度的与气血津液失常有关。本章重点介绍由于气血津液生化、输布、代谢失调直接演变的病证。包括气机郁滞的郁证；血溢脉外的血证；水液代谢异常的痰饮；阴虚燥热的消渴；以内伤为因，脏腑气血阴阳亏虚或失调而致的内伤发热；以脏腑亏损、气血阴阳不足，日久不复导致的虚劳；以正虚邪结，气、血、痰、湿、毒蕴结引起的癌病，以及汗证和厥证等病证。水肿病证虽系水液停聚体内所致，但因其病位主要在肾，故本书将其列入肾系病证一章内。

　　气血津液病证的治疗重在补益其亏损不足，纠正其运行失常。气血津液的生成均有赖于脾胃的运化功能，因此，对气血津液亏损不足的病证，应充分重视补益、调理脾胃，以助生化之源。气为血帅，气能生血、生津，气能行血、行津，气能摄血、摄津；血为气母，津能化气、载气，津血同源，精血同源，精能化气，应注意将这些理论用于指导临床，以便更好地完成治疗。根据气血津液病证虚实或夹杂的不同，分清标本缓急，虚实兼顾，治实当顾虚，补虚勿忘实。另外，做好调摄护理工作对气血津液病证的好转及治愈也有重要的作用。

## 第一节　郁　　证

　　郁证是由于情志内伤、体质因素等导致气机郁滞，以心情抑郁，情绪不宁，胸部满闷，胁肋胀痛，或易怒善哭，或咽中如有异物梗塞等为主要临床表现的病证。郁，有积、滞、蕴结不通之义。

所以,郁证既是一个病因病理学概念,又是一个综合病证,临床表现错综复杂。

郁证有广义和狭义之分。广义的郁证,泛指由外感六淫、内伤七情引起脏腑功能失调,形成气、血、痰、火、湿、食等病理产物后所导致的郁结。狭义的郁证,则主要指由情志不舒所引起的郁结。本节所讨论的内容主要为狭义的郁。

《黄帝内经》中无郁证的病名,但有五行郁、情志致郁的论述。《金匮要略·妇人杂病脉证并治》记载了属于郁证的脏躁、梅核气两种病证的证治。宋代陈言《三因极一病证方论》提出了七情致郁学说,为后世"郁不离乎七情"奠定了理论基础。金元时期,开始把郁证作为一个独立疾病,如元代《丹溪心法·六郁》将郁证列为一个专篇,提出了"六郁"之说,即气郁、血郁、火郁、痰郁、湿郁、食郁等,并创立了六郁汤、越鞠丸等治疗方剂。把郁证作为病证名称首见于明代《医学正传》。自明代后,逐渐把情志之郁作为郁证的主要内容。明代《古今医统大全·郁证门》说:"郁为七情不舒,遂成郁结,既郁之久,变病多端。"指出了气郁日久,常生他郁。《临证指南医案·郁》所载病例,不仅治法丰富,用药清新灵活,而且充分注意到了精神治疗对郁证具有重要的意义,提出"郁证全在病者能移情易性"。

西医学的神经官能症、癔病、焦虑症、围绝经期综合征及反应性精神病等,出现郁证临床表现时,均可参照本节辨证论治。

【病因病机】郁证的发生,主要由情志内伤所致。发病与肝的关系最密切。主要病机是肝气郁结,脾失健运,心失所养,脏腑气血阴阳失调。

（一）病因

**1. 情志内伤**　七情刺激过极、过久,尤以悲忧恼怒刺激最易致病。恼怒伤肝,肝失疏泄,气机郁滞,则形成气郁;气郁日久化火则成火郁;气滞血瘀则成血郁。忧思过度伤脾,脾失健运,食滞不消则蕴湿、生痰、化热等,又可以形成食郁、湿郁、痰郁、热郁。

**2. 体质因素**　素体肝旺或脏气素虚,阴阳气血失调,复加情志所伤,而致肝气郁结。

（二）病机

**1. 基本病机**　郁证的基本病机是气机郁滞。

**2. 病位**　主要在肝,与心、脾、肾密切相关。

**3. 病理性质**　初起多实,日久转虚或虚实夹杂。病之初,肝气郁结,以实证为主。日久损伤心脾,出现气血两虚;耗伤心阴、肾阴,又以虚证为主。还可以出现虚实夹杂的阴虚火旺之证。

**4. 病机转化**　郁证由肝气郁结而起,先形成气郁,在此基础上继发其他郁滞。气滞则血瘀,可转化成血郁;气滞湿阻,湿聚成痰,可转化成痰郁或湿郁;气郁化火,可转化成火郁;气滞食积,可转化成食郁。此六郁以气郁为先,互为因果,又相互兼夹。病久伤阴耗血,又可转化成肝阴亏虚、心脾两虚、心肾阴虚。

【诊断要点】

**1. 临床特征**　以心情抑郁,情绪不宁,胸部满闷,胁肋胀痛,或善怒易哭,或咽中如有异物梗塞为主要临床表现。多发于中青年女性。

**2. 病史**　多数患者有忧愁、焦虑、悲哀、恐惧、愤懑等情志内伤病史。病情随情志变化而波动。

**3. 辅助检查**　各系统检查和实验室检查均正常,必须除外器质性病变。

【鉴别诊断】本病证梅核气应与虚火喉痹、噎膈相鉴别,脏躁应与癫证相鉴别。

**1. 梅核气与虚火喉痹**　梅核气多见于青中年女性,因情志抑郁而起病,虽自觉咽中如有异物梗塞,却无咽痛与呼吸困难,咽中梗塞感觉与情绪波动有关。虚火喉痹多见于青中年男性,多因感冒、长期嗜烟酒,或嗜食辛辣食物而引起,咽部除有异物感外,尚觉咽干、灼热、咽痒;咽部症状与情绪无关,但过食辛辣食物或感受外邪时易加剧。

**2. 梅核气与噎膈**　梅核气的咽中如有异物梗塞感与噎膈的咽喉梗阻感相似。梅核气虽觉

郁证的诊断要点

咽中如有异物梗塞，但无进食困难及梗阻不下等表现。噎膈多见于中老年人，男性居多，梗塞部位主要在胸骨后，伴吞咽困难，甚则饮食难下，消瘦，做食管镜检查常有异常发现。

**3. 脏躁与癫证**　脏躁的神志恍惚、哭笑无常等情志异常表现与癫证的情志异常相似。但脏躁多发于青中年女性，可见神志恍惚、哭笑无常等症状，每在精神刺激时发作，发作过后如常人。癫证则多发于青壮年，男女发病率无明显差异，病程迁延，心神失常的症状极少自行缓解。

> ### 知识链接
>
> #### 张仲景治郁证
>
> 　　张仲景，名机，字仲景，南阳郡涅阳县（今河南南阳）人，东汉末年著名医学家，后世尊称为"医圣"，著有奠定中医辨证论治基础的《伤寒杂病论》，其在《金匮要略·妇人杂病脉证并治》中阐述了郁证之梅核气、脏躁两种病证的证治。云"妇人咽中如有炙脔，半夏厚朴汤主之"，"妇人脏躁，喜悲伤欲哭，象如神灵所作，数欠伸，甘麦大枣汤主之"。为后世医者治疗郁证，尤其是治疗梅核气和脏躁，创立了经典之方。

**【辨证论治】**

**（一）辨证要点**

**1. 辨脏腑与六郁**　郁证的发生主要因肝气郁结，脾失健运，心失所养所致，临证时应辨清受病主要脏腑及六郁的不同。一般说来，气郁、血郁、火郁，主要与肝相关；食郁、湿郁、痰郁主要与脾相关；而虚证则分别与心、肝、脾有关，其中与心的关系最为密切。

**2. 辨证候虚实**　初病多实，久病多虚。六郁中的气郁、血郁、火郁、食郁、湿郁、痰郁均属实证；而心、肝、脾等脏腑气血或阴精亏虚所导致的郁证均属于虚证。应注意虚实夹杂的复杂证候。

**（二）治则治法**

郁证以气机郁滞为基本病机，理气开郁，调畅气机，怡情易性是其基本治疗原则。对于实证，首当理气开郁，再根据其兼血瘀、痰结、化火、湿滞、食积等不同，分别配合活血、祛痰、降火、化湿、消食等法治疗。虚证则根据其虚损情况施以补益，如养心安神、补益心脾、滋养肝肾等。虚实夹杂者，视虚实情况，两者兼顾。

除药物治疗外，精神治疗对郁证有极为重要的作用。解除致病原因，使患者正确认识和对待自己的疾病，增强治愈疾病的信心，可促进郁证好转、痊愈。

**（三）分证论治**

**实　证**

**1. 肝气郁结**

证候：精神抑郁，情绪不宁，善太息，胸部满闷，胁肋胀痛，痛无定处，脘闷嗳气，不思饮食，大便不调，妇女月经不调，或经前乳房胀痛。舌质淡红，苔薄腻，脉弦。

证候分析：情志所伤，肝失条达，则精神抑郁，情绪不宁，善太息；肝之经脉布两胁，肝气郁结，气机不畅，经脉失和，则胸部满闷，胁肋胀痛，痛无定处；肝失疏泄，冲任失调，则妇女月经不调，经前乳房胀痛；肝气犯胃，胃失和降，则脘闷嗳气，不思饮食；肝郁乘脾，脾失健运，则大便不调；妇女以肝为用，肝郁则气血失和，冲任不调，故月经不调，经前乳胀；舌质淡红，舌苔薄腻，脉弦为肝郁乘脾之征。本证主要病机为肝气郁结，气机不畅。以精神抑郁，胸胁胀痛，痛无定处，脉弦为审证要点。

治法：疏肝解郁，理气畅中。

方药：柴胡疏肝散加减。方中柴胡、香附、枳壳、陈皮疏肝解郁，理气畅中；川芎、白芍、炙甘草活血定痛，柔肝缓急。可酌加郁金、青皮、佛手等以助行气解郁。若肝胃失和，伴嗳气，呕吐甚者，加代赭石、旋覆花、半夏、苏梗等和胃降逆；伴胸胃刺痛，舌有瘀点、瘀斑，或月经不调，经行腹痛者，加当归、丹参、桃仁、红花、益母草、延胡索等活血通络，调经止痛；若肝郁乘脾，脾失健运，而见腹胀，便溏，食欲不振等，可加白术、茯苓、苍术、厚朴等理气健脾化湿。

### 2. 气郁化火

证候：性情急躁易怒，失眠多梦，胸胁胀痛，口苦而干，或头痛、目赤、耳鸣，或嘈杂吞酸，大便秘结。舌质红，苔黄，脉弦数。

证候分析：肝气郁结，气机不畅，则胸胁胀痛；气郁化火，火热内扰，则急躁易怒，失眠多梦；肝火循经上炎，则头痛，目赤，耳鸣；肝火犯胃，胃肠热盛，则嘈杂吞酸，口苦而干，大便秘结；舌红，苔黄，脉弦数，为肝郁化火之征。本证主要病机为气郁化火，肝火上炎。以性情急躁易怒，火热内盛症状为审证要点。

治法：疏肝解郁，清肝泻火。

方药：丹栀逍遥散加减。方中逍遥散疏肝解郁，丹皮、栀子清肝泻火。若肝火犯胃，胁肋疼痛，口苦，嘈杂吞酸者，可加黄连、吴茱萸清肝泻火，降逆止呕；肝火上炎，头痛，目赤，耳鸣者，加菊花、钩藤、刺蒺藜平肝清热；郁火内灼，耗伤阴血，而见舌质红苔少，脉细数者，可去原方中当归、白术、生姜之温燥，酌加生地黄、麦冬、山药等养阴健脾，或改用滋水清肝饮养阴清热。

### 3. 痰气郁结

证候：精神抑郁，胸部闷塞，胁肋胀满，咽中如有异物梗塞，咯之不出，吞之不下，常随情绪变化而波动。舌苔白腻，脉弦滑。

证候分析：肝郁气滞，则精神抑郁，胸部闷塞，胁肋胀满；肝郁乘脾，脾失健运，聚湿生痰，痰气交阻咽中，则觉咽中如有异物梗塞，咯之不出，吞之不下，并随情绪变化而波动；舌脉之象为肝郁夹痰湿之征。本证主要病机为气郁痰凝，阻滞胸咽。以精神抑郁，咽部有异物感为审证要点。

治法：行气开郁，化痰散结。

方药：半夏厚朴汤加减。方中厚朴、紫苏叶理气宽胸，开郁畅中；半夏、茯苓、生姜化痰散结，和胃降逆。可酌加柴胡、香附、枳壳、佛手、桔梗等以升降气机，助其开郁，化痰，降逆。若痰郁化热见烦躁，舌质红苔黄者，加竹茹、瓜蒌、黄芩、黄连等清化痰热。病久入络有瘀血者，伴胸胁刺痛，舌质紫暗或有瘀点、瘀斑，脉涩者，加郁金、丹参、降香、姜黄等活血化瘀。

## 虚 证

### 1. 心神失养

证候：精神恍惚，心神不宁，坐卧不安，多疑易惊，悲忧欲哭，喜怒无常，或时时欠伸。舌质淡，苔薄白，脉弦细或细弱。

证候分析：忧郁伤神，心气耗伤，营阴暗耗，心神失养，故精神恍惚，心神不宁，坐卧不安，多疑易惊，或时时欠伸；心神惑乱，神不自主，则悲忧欲哭，喜怒无常；舌淡，苔薄白，脉弦细或细弱，为心气阴不足之征。此证多见于女性，常因情绪刺激而诱发或加重。本证主要病机为忧郁伤神，营阴暗耗，心神失养。以精神恍惚，心神不宁，喜怒无常为审证要点。

治法：甘润缓急，养心安神。

方药：甘麦大枣汤加味。方中甘草甘润缓急；小麦味甘微寒，补益心气；大枣益脾养血。可酌用酸枣仁、柏子仁、茯神、合欢花、龙齿、牡蛎、当归、白芍等助其养心安神。若喘促气逆者，可合五磨饮子开郁散结，理气降逆；血虚生风，手足蠕动或抽搐者，可加当归、白芍、生地黄、珍珠母、钩藤养血息风。

### 2. 心脾两虚

证候：多思善疑，心悸胆怯，失眠健忘，头晕神疲，纳呆，面色不华。舌质淡，苔薄白，脉细弱。

证候分析：忧愁思虑，损伤心脾，心脾两虚，气血不足，心失所养，则多思善疑，心悸胆怯，失眠健忘；气血不能上荣，则头晕神疲，面色不华；脾失健运，则纳呆；舌质淡，苔薄白，脉细弱，为气血两虚之征。本证主要病机为心脾两虚，心神失养。以心悸胆怯，头晕神疲，失眠，纳呆为审证要点。

治法：健脾养心，补血益气。

方药：归脾汤加减。方中人参、茯苓、白术、炙甘草、黄芪、当归、龙眼肉等益气健脾生血；酸枣仁、远志、茯神安神定志；木香理气醒脾，使之补而不滞。心胸郁闷，情志不舒者，可加郁金、合欢花、佛手理气开郁；头痛者，加川芎活血定痛。

### 3. 心肾阴虚

证候：心烦，心悸健忘，失眠多梦，五心烦热，盗汗，口咽干燥，男子遗精，女子月经不调。舌红少苔或无苔，脉细数。

证候分析：思虑太过，或情志内伤，暗耗心阴，心失所养，则心悸健忘，失眠多梦；阴虚内热，心神被扰，则心烦，失眠多梦；阴虚火旺，则五心烦热，盗汗，口咽干燥；舌红少苔或无苔，脉细数为阴虚火旺之征。本证主要病机为心阴亏虚，阴虚火旺，心神被扰。以心悸，心烦，失眠多梦与阴虚内热证并见为审证要点。

治法：滋阴清热，养心安神。

方药：天王补心丹合六味地黄丸加减。天王补心丹滋阴降火，养心安神；六味地黄丸滋补肾阴，共奏滋阴清热，养心安神之功。若心肾不交，而见心烦失眠，多梦遗精者，可合交泰丸交通心肾；遗精较频者，可加芡实、莲须、金樱子补肾固涩；心火旺盛者，加黄连、栀子清心除烦。

【其他疗法】

**1. 心理疗法**　本证主要由精神因素导致，精神治疗和心理疗法为不可忽视的重要疗法。

**2. 中成药**　逍遥丸适用于肝气郁结所致郁证；加味逍遥丸适用于肝郁血虚、肝脾不和所致郁证；越鞠丸适用于气郁及血、痰、火、湿、食诸郁之轻证。

【转归预后】郁证的预后一般较好。尽早解除情志致病的原因，对本病的预后有重要作用。若病后不能很好地控制情绪，病情常有反复和波动，病程延长。若发病时间较短，情志致病的原因能及时解除者，病情常可治愈；相反，病程较长，情志致病的原因难以消除者，往往病情反复波动，迁延难愈。

【预防调护】正确对待各种事物，保持心情愉快，避免忧愁思虑，防止情志内伤，是防治郁证的重要措施。医护人员应深入了解病史，详细进行检查，用诚恳、关怀、同情、耐心的态度对待患者，取得患者的信任，做好患者的思想工作，使患者能正确认识和对待疾病，增强治愈疾病的信心，怡情自遣，宽怀调养，以促进疾病的完全治愈。除药物治疗外，促使和帮助患者及家属解除情志致病的原因，亦是治疗郁证的重要措施。

【结语】郁证是由于情志内伤、体质因素导致气机郁滞，以心情抑郁，情绪不宁，胸部满闷，胁肋胀痛，或易怒善哭，或咽中如有异物梗塞等为主要临床表现的病证。郁证的病因主要是情志内伤，其基本病机为气机郁滞。郁证可分为虚、实两大类，初病多实，以气机郁滞为病变的基础。病久则由实转虚，引起脏腑阴阳气血亏损，以心、肝、脾气血阴精亏虚为多见，临床虚实夹杂证候亦不少见。实证以疏肝理气解郁为主，根据兼夹的不同，分别配以清肝泻火、化痰散结等治法。虚证根据阴阳气血偏虚的不同，分别采用养心安神、补益心脾、滋养肝肾等治法。虚实夹杂者，治当虚实兼顾。郁证一般预后良好，精神治疗对促进本病痊愈有重要意义。

【临证参考】

**1. 重视郁证发病**　据临床统计,类属郁证的病例,约占综合性医院内科门诊人数的10%。有医院抽样统计,内科住院病例中,有肝郁表现的约占21%。郁证的中医药疗效良好,应充分发挥中医药治疗本病的优势。

**2. 郁证用药不宜峻猛**　郁证实证,当理气而不耗气,活血而不破血,清热而不败胃,祛痰而不伤正;郁证虚证,应补益心脾而不过燥,滋养肝肾而不过腻。如《临证指南医案·郁》华岫云的按语所说,治郁证"不重在攻补,而在乎用苦泄热而不损胃,用辛理气而不破气,用滑润濡燥涩,而不滋腻气机,用宣通而不揠苗助长"。

**3. 郁证宜当移情易性**　本证主要由精神因素引起,因此精神治疗对本证具有重要意义。临床可以采用以下心理疗法:

(1)移情疗法:通过对患者使用释疑、顺意、怡悦、暗示等法,消除其紧张、忧郁等不良情绪。释疑法多采用假释的方法消除患者多疑情绪;顺意法用满足患者积虑日久的意愿来达到消除病因以祛病;怡悦法是通过谈笑、欣赏音乐、书法、种花等方法来改善患者郁闷的心境;暗示法是通过语言、药物或非语言的手势、表情来改变患者不良情绪。

(2)以情胜情法:根据五志相胜的原理,采用悲哀、喜乐、惊恐、激怒等情绪刺激来纠正相应所胜的情绪,如怒伤肝,悲胜怒等。抑郁者可用喜胜忧的方法治疗。

(3)情境疗法:通过改变外界环境来达到改善、消除异常情绪变化的目的。抑郁情绪多采用清洁、热烈、欢快的环境治疗。

(4)语言诱导法:郁证癔病发作时,可根据具体情况采用语言诱导、暗示等方法治疗,对控制发作,解除症状,具有一定的效果。

**4. 名医经验**　周仲瑛治疗郁证经验:①重在疏肝理气,用药慎防伤阴,习用柴胡疏肝散为基础方治疗;②以调为主,以平为期,用药苦辛凉润宣通,慎用攻伐;③更年期抑郁症重视补肾宁心,调理阴阳,选用知柏地黄丸、滋水清肝饮等治疗。

## 案例分析

张某,男,42岁,1964年5月27日初诊。

患者自觉咽喉不舒畅及梗阻1年。1年前不明原因开始自觉咽喉不舒畅,渐有梗阻之象,继则食管天突穴处似有阻物,咯之不出,咽之不下,多家医院疑为肿瘤,心情更加忧郁。曾服中药200多剂,病情未见改善。近期自觉梗阻之物增大如鸡子,妨碍吞咽,甚则微痛,不能吃硬的食物,大便秘结,不思饮食,胸部不适,素有头晕头痛,形体渐瘦,近日在北京某医院检查已除外食管癌,仅见十二指肠痉挛。目前自觉症状依然如故,近4日未大便,脘腹胀满,嗳气厌食,得矢气较舒,睡眠不实,多梦,小便黄,脉沉弦迟,舌质正红,苔薄白带秽。中医诊断:郁证 - 梅核气(痰气郁结,三焦不利)。治法:开胸降逆。处方:全瓜蒌15g,薤白9g,法半夏9g,黄连3g,炒枳实3g,郁李仁6g,厚朴4.5g,降香3g,路路通6g,姜黄3g。5剂。再诊:1964年6月1日。服药后喉部堵塞感减轻,肠鸣,矢气多,腹胀减轻,食欲好转,大便日1次,量少成形,睡眠略安,脉沉弦有力,舌质正常,秽腻苔减。续调三焦,宣通郁热,原方加通草3g。5剂。三诊、四诊,根据病情药味略有加减,进药10剂后,精神转佳,自觉病除八九,脉缓有力,舌质正常。郁热已解,肠胃渐和,嘱改善性情急躁,并继服越鞠丸1个月善后。

分析:综合病史、症、舌、脉,其病属气滞热郁,三焦不利,治宜开胸降逆,半夏厚朴汤加减治疗。法半夏、薤白、全瓜蒌燥湿化痰降逆;厚朴、炒枳实、郁李仁、降香、姜黄降气开郁;黄连退郁热;路路通利三焦祛痰湿,诸药合用,共奏开胸降逆之效。(中医研究院.蒲辅周医案[M].北京:人民卫生出版社,1972)

血证课件

血证思维导图

# 第二节　血　证

凡由外感或内伤原因引起火热熏灼或气虚不摄,致使血液不循常道,或上溢于口鼻诸窍,或下泄于前后二阴,或渗出于肌肤,所形成的一类出血性病证,统称为血证。本节主要讨论内科常见的鼻衄,齿衄,咳血,吐血,便血,尿血,紫斑等病证。

《黄帝内经》对血溢、血泄、衄血、咳血、呕血、溺血、溲血、便血等病证均有记载,对引起出血的原因及部分血证的预后有所论述。《金匮要略·惊悸吐衄下血胸满瘀血病脉证治》对吐血、衄血、下血等血证的病机、证治及预后做了重点论述,将下血分远血和近血分别论治,泻心汤、柏叶汤、黄土汤等治疗吐血、便血的有效方剂沿用至今。《济生方·血病门》对失血的病机,强调以热邪迫血妄行者为多。朱震亨提出阳盛阴虚导致出血的新见解。在《丹溪心法·吐血》中提出"诸见血,身热脉大者难治,是火邪胜也。身凉脉静者易治,是正气复也",对判断血证的预后具有重要的指导价值。《医学正传·血证》将各种出血病证进行了归纳,首次以"血证"之名概之,此后该病名为众多医家所采用。《先醒斋医学广笔记·吐血》中提出了著名的治吐血三要法,"宜行血不宜止血""宜补肝不宜伐肝""宜降气不宜降火",强调了行血、补肝、降气在治疗吐血中的重要作用。《景岳全书·杂证谟·血证》对血证的内容做了比较系统的归纳,将引起出血的病机概括为"火盛"及"气伤"两个方面,治疗强调掌握"有火无火"及"气虚气实"这两个关键。《血证论》是论述血证的专书,对各种血证的病因病机、辨证论治均有许多精辟的论述;在治法上,提出"止血""消瘀""宁血""补血"治血四法,乃"通治血证之大纲"。

西医学中多种急、慢性疾病所引起的出血,如血液系统中原发性血小板减少性紫癜、过敏性紫癜、再生障碍性贫血、白血病、血友病等以出血为主症者;其他系统疾病,如支气管扩张、消化性溃疡、溃疡性结肠炎、肝硬化、肺结核、肾炎、肾结核及多个系统的肿瘤等以出血为主要表现者,均可参照本节辨证论治。

【病因病机】血证的病因主要为感受外邪,饮食不节,情志过极,劳倦过度,久病或热病之后所致。其主要病机是火热熏灼,迫血妄行及气不摄血,血溢脉外。

## (一)病因

**1. 感受外邪**　外邪侵袭,以风、热、燥、火邪为主,或因热病损伤脉络而出血。其中,风热燥邪损伤上部脉络,引起衄血、咳血、吐血;热邪或湿热之邪损伤下部脉络,引起尿血、便血。

**2. 饮食不节**　饮酒过度,过食辛辣厚味,滋生湿热,热伤脉络,引起衄血、吐血、便血;或损伤脾胃,脾胃虚弱,气不摄血,引起吐血、便血、尿血、紫斑等。

**3. 情志过极**　忧思恼怒过度,肝气郁结,气郁化火,灼伤脉络导致出血。其中,肝火犯肺,引起衄血、咳血;肝火犯胃,引起吐血。

**4. 劳倦过度**　劳神过度伤心耗血,劳力过度伤脾耗气,房劳过度伤肾耗精,导致心、脾、肾等脏腑气阴损伤。气虚不能摄血,血溢脉外;阴虚火旺,迫血妄行,导致血证的发生。

**5. 久病、热病之后**　久病、热病耗气伤阴,阴津耗伤,阴虚火旺,迫血妄行而出血;正气亏损,气不摄血,血溢脉外而出血;久病入络,血脉瘀阻,血不循经而出血。

## (二)病机

**1. 基本病机**　火热熏灼,迫血妄行,或气不摄血,血溢脉外。

**2. 病位**　血证涉及脏腑广泛,与五脏六腑均有关系。但病因不同,影响脏腑有异,出血表现也不一样。

**3. 病理性质**　血证病理性质有虚实之别。火热亢盛为实;阴虚火旺及气虚不摄为虚;瘀血所致属实,或虚实夹杂。火热之中,有实火虚火之分。外感风热燥火,湿热内蕴,肝郁化火等均属实火；而阴虚火旺之火则属虚火。气虚之中，又有气虚及气损及阳、阳气亦虚之别。瘀血所致者，水湿痰浊阻络或离经之血瘀血者属于实；而阴虚、气虚及阳虚致瘀者，则多为虚证或虚实夹杂证。

**4. 病机转化**　血证虚、实之间在疾病的发展过程中可互相转化，以实证向虚证转化多见。如始为火热熏灼，迫血妄行，反复出血，则导致阴血亏耗，虚火内生；或出血过多，血少气衰，不能摄血。此外，出血之后，离经之血若蓄积体内，则留而为瘀，致使血行不畅，血不归经引起出血加重或反复不止。

【诊断要点】

**（一）鼻衄**

凡血自鼻道外溢，而非外伤、倒经所致者。

**（二）齿衄**

凡血自齿龈或齿缝外溢，非外伤所致者。

**（三）咳血**

**1. 临床特征**　咳血的病位在肺及气道。血由肺、气道而来，经咳嗽而出，或喉痒胸闷，一咯即出，血色鲜红，或夹泡沫，或痰血相兼，痰中带血。

**2. 病史**　多有慢性咳嗽、痰喘、肺痨等肺系疾患，或反复咳血病史。

**3. 辅助检查**　实验室检查白细胞计数及分类、红细胞沉降率、痰培养、痰镜检、胸部 X 线检查、纤维支气管镜检或造影、胸部 CT 等，有助于进一步明确咳血原因。

**（四）吐血**

**1. 临床特征**　吐血的病位主要在胃。血随呕吐而出，常夹食物残渣等胃内容物，呕吐液呈咖啡色或暗红色，吐血量多或出血急骤时可呈鲜红色，大便色黑如柏油样或暗红色；一般吐血发病急，吐血前多有恶心、胃脘不适等；呕血量多，常致血脱，可出现头晕、心悸、汗出肢冷、面色苍白、血压下降、脉微等症；切诊可见脘腹压痛，听诊可闻及频繁肠鸣。

**2. 病史**　多有胃痛、胁痛、黄疸、鼓胀、积聚等病史。

**3. 辅助检查**　呕吐物或大便隐血试验、胃肠钡餐造影检查、胃镜、肝功能及超声检查、腹部 CT 和 MRI 等，可明确出血原因。

**（五）便血**

**1. 临床特征**　大便色鲜红、暗红或紫暗，甚至色黑如柏油样，便次增多；可伴有头晕、心慌、气短及腹痛、腹块等症；出血量多，可出现晕厥、肢冷汗出、面色苍白、心率增快、血压下降。

**2. 病史**　有胃肠道溃疡、炎症、息肉、憩室或肝硬化等病史。

**3. 辅助检查**　血常规、大便常规及培养、大便隐血试验、胃肠钡餐造影、胃镜、纤维结肠镜检查及肛门指检，可明确出血原因。

**（六）尿血**

**1. 临床特征**　血随小便排出，小便中混有血液或夹有血丝，排尿时无疼痛；尿色多呈淡红、鲜红、洗肉水样，甚至夹有血块。亦有部分不能用肉眼观察而需在显微镜下才能发现的"镜下血尿"。

**2. 病史**　多有淋证、肾痨、肾炎、肾与膀胱肿瘤等病史，或肾外伤、剧烈过度运动史。

**3. 辅助检查**　尿常规、尿细菌学检查、泌尿系 X 线检查、肾脏 B 超、膀胱镜检查等有助于明确诊断。

**（七）紫斑**

**1. 临床特征**　紫斑是血络受损，血渗于肌肤之间，皮肤出现青紫斑点，小如针尖，大者融合成片状青紫斑块，四肢及全身均可见，好发于四肢，尤以下肢为甚，分布不均，颜色深浅不一，常反复发作。紫斑不高出皮肤，压之不褪色；重者可伴鼻衄、齿衄、尿血、便血，或伴腹痛、关节疼痛、尿血、水肿等症,女性可见崩漏;小儿及成人皆可罹患,以女性多见。

**2. 病史**　有积聚、鼓胀、痹证、外感热病,或有饮食不慎等病史。

**3. 辅助检查**　血小板计数,出、凝血时间,血管收缩时间,凝血酶原时间,毛细血管脆性试验等,必要时骨髓穿刺检查,有助于明确病因。

【鉴别诊断】

**（一）鼻衄**

鼻衄应与外伤鼻衄、经行鼻衄等病证相鉴别。

**1. 外伤鼻衄**　因碰伤、挖鼻等引起血管损伤导致鼻衄者,出血多在受损的一侧,经局部止血不再出血,无全身症状,与内科鼻衄不同。

**2. 经行鼻衄**　又名逆经、倒经,其发生与月经周期有密切关系,多于经行前或经期出现,与内科鼻衄机理不同。

**（二）齿衄**

齿衄应与舌衄相鉴别。

齿衄为血自牙龈、齿缝溢出;舌衄为血自舌面而出,舌面上常有针眼样出血点。

**（三）咳血**

咳血应与吐血相鉴别。

咳血与吐血均为血从口出。咳血是血由肺来,经气道随咳嗽而出,血色多为鲜红色,血中常夹有气泡痰液;咳血之前多有咳嗽、胸闷、喉痒,大量咳血后,痰中带血数天,大便一般不呈黑色。吐血是血由胃来,经呕吐而出,常夹有食物残渣,血色紫暗;吐血之前多有胃脘不适或胃痛、恶心等症状,吐血之后无痰中带血,大便多呈黑色。

**（四）便血**

便血应与痢疾、痔疮等病证相鉴别,便血中远血与近血应进行鉴别。

**1. 痢疾**　痢疾初起有发热恶寒等症,其便血为脓血相兼,且有腹痛,里急后重,肛门灼热等症;便血无里急后重,无脓血相兼。

**2. 痔疮**　痔疮属外科疾患,其便血特点为便时或便后出血,血色多鲜红,常伴肛门异物感或疼痛,作肛门及直肠检查时可发现内痔或外痔。

**3. 远血与近血**　远血与近血是指出血部位距离肛门远近而言,便血为其共同特征。远血出血处远离肛门,病位主要在胃及小肠(上消化道),血与粪便相混,血色如黑漆、如柏油或血色紫暗;近血出血处距肛门较近,病变多在肛门及大肠(下消化道),血便分开,或便外裹血,血色多呈鲜红色或暗红色。但远血量大时亦可表现为鲜红或暗红色,应予注意。

**（五）尿血**

尿血应与血淋、石淋等病证相鉴别。

**1. 血淋**　血淋与尿血均可见血随尿出,以小便时痛与不痛为其鉴别要点。不痛者为尿血,痛(多滴沥刺痛)者为血淋。

**2. 石淋**　两者均有血随尿出。但石淋尿中时有砂石夹杂,小便涩滞不畅,甚或小便中断,或伴腰腹绞痛等症,若砂石排出则痛止,此与尿血不同。

**（六）紫斑**

紫斑应与温病发斑、出疹、丹毒等病证相鉴别。

**1. 温病发斑**　紫斑与温病发斑在皮肤表现的斑块,区别不大,但两者病情、病势、预后有异。温病发斑是感受温热之邪,发病急骤,常伴有高热烦躁,头痛如劈,昏狂谵语,四肢抽搐,舌质红绛等症,病情险恶多变;紫斑发病缓慢,多见于内伤杂病,常有反复发作史,也有突然发生者,但全身症状较温病轻,传变不如温病之急速。

**2. 出疹**　出疹与紫斑均有局部肤色改变,紫斑呈点状者需与出疹鉴别。紫斑隐于皮肤之内,压之不褪色,触之不碍手;疹点高出皮肤,触之碍手,压之褪色。

**3. 丹毒**　丹毒属于外科皮肤病,以皮肤色红如红丹而得名,轻者压之褪色,重者不褪色,但其局部皮肤灼热肿痛,与紫斑有别。

【辨证论治】

### (一)辨证要点

**1. 辨病证类型**　血证以出血为主症,一般不易混淆。但由于引起出血的原因和部位不同,应注意辨清不同的病证。如口中出血,有吐血与咳血之分;小便出血,需排除血淋与石淋,方可确认为尿血;大便下血则需排除痔疮、痢疾等,才能诊断为便血。因此,临床上应根据临床表现,结合病史等辨明血证的病证类型。

**2. 辨病变脏腑**　同一血证,可以由不同的脏腑病变而引起,应注意辨明。如同属鼻衄,有在肺、在胃、在肝的不同;吐血有病在胃及在肝之别;齿衄有病在胃及在肾之分;尿血则有病在膀胱、在肾或在脾的不同。

**3. 辨证候虚实**　血证由火热熏灼,热迫血行引起者为多。但火热之中,有实火及虚火之别。一般初病多实,久病多虚;由实火所致者属实,由阴虚火旺、气虚不摄甚至阳气虚衰所致者属虚。

### (二)治则治法

治疗血证,应针对其病因病机及损伤脏腑的不同,结合证候虚实及病情轻重进行论治。对血证的治疗可归纳为治火、治气、治血3个原则。

**1. 治火**　实火当清热泻火;虚火当滋阴降火。并应结合病变脏腑的不同,选用相应的方药。

**2. 治气**　实证治当清气降气,虚证治当补气益气。

**3. 治血**　《血证论·吐血》说:"存得一分血,便保得一分命。"血证以出血为主症,应重视止血。常用有凉血止血、收敛止血或化瘀止血等法。

ER-7-7

血证的治则治法

---

**知识链接**

#### 血证治疗慎用汗、吐、下三法

出血之证多因于血热或气不摄血,出血日久常致营血不足,阴津亏耗。汗、津、血三者同源,发汗则伤津耗血。麻黄、桂枝等辛温发汗之方药,不但辛散动血,而且常耗伤阴血、阳气,故治疗外感风热或温毒所致出血,辛温发散之剂应视为禁忌。吐、下法在直接耗损津液的同时,还可伤及中焦脾胃之气,使水谷精微难以化生气血阴精,导致脏腑失养或气不摄血,加重病情,临床中均应慎用或禁用。

---

### (三)分证论治

以下分别论述鼻衄、齿衄、咳血、吐血、便血、尿血、紫斑七种血证的辨证论治。

**1. 鼻衄**　鼻衄即鼻腔出血,多由火热迫血妄行所致,以肺热、胃热、肝火为常见。少数患者可因正气亏虚,血失统摄引起。

鼻衄可因鼻腔局部疾病或全身疾病而引起。内科范畴的鼻衄主要见于某些传染病、发热性疾病、血液病、风湿热、高血压、维生素缺乏症、化学药品及药物中毒等引起的鼻出血。鼻腔局部病变引起的鼻衄,属于五官科的范畴。

(1)热邪犯肺

证候:鼻燥衄血,血色鲜红,口干咽燥或咽痛,或伴身热、恶风、头痛、咳嗽、痰少等。舌红苔薄,脉数。

证候分析:鼻为肺窍,肺内积热或热邪犯肺,血热妄行,上溢清窍,并耗伤肺阴,则鼻燥衄血;火为阳邪,故血色鲜红;风热上受,表卫受遏,则身热、恶风、头痛、咽痛;热邪犯肺,肺气不宣,则咳嗽；肺热伤津，故痰少，口干咽燥；舌质红，脉数为热盛之征。本证主要病机为邪热犯肺，血热妄行，上溢清窍。以鼻衄，口干，舌红，脉数为审证要点。

治法：清泄肺热，凉血止血。

方药：桑菊饮加减。方中桑叶、菊花、薄荷、连翘辛凉透表，宣散风热；桔梗、杏仁、甘草宣降肺气，利咽止咳；芦根清热生津。血热者可加丹皮、白茅根、墨旱莲、侧柏叶凉血止血；肺热盛而无表证者，去薄荷、桔梗，加黄芩、栀子、桑白皮清泄肺热；阴伤较甚，口、鼻、咽干显著者，加玄参、麦冬、生地黄养阴生津润肺。

（2）胃热炽盛

证候：鼻衄，或兼齿衄，血色鲜红，口渴欲饮，鼻干，口干臭秽，烦躁，便秘。舌红苔黄，脉数。

证候分析：胃热亢盛，循经上干于肺，灼伤肺络，迫血妄行，上出清窍，则鼻衄，血色鲜红；足阳明胃之经脉上绕齿龈，胃火炽盛，热迫血行，循经外溢，故致齿衄；胃火消灼胃津，故鼻干，口渴欲饮；胃火上熏，则口气臭秽；胃热损伤肠中津液，肠道失濡，故便秘；胃热扰心则烦躁；舌红苔黄，脉数均为胃热炽盛之征。本证主要病机为胃火上炎，迫妄血行。以鼻衄，口干臭秽，便秘，舌红苔黄，脉数为审证要点。

治法：清胃泻火，凉血止血。

方药：玉女煎加减。方中用石膏、知母清胃泻火；熟地黄、麦冬养阴清热凉血；牛膝引血引热下行。可加白茅根、大蓟、小蓟、藕节等凉血止血。热盛者，加栀子、丹皮、黄芩清热泻火；大便秘结，加生大黄通腑泄热；阴伤较重者，加天花粉、石斛、玉竹养胃生津。

（3）肝火上炎

证候：鼻衄，头痛，目眩耳鸣，烦躁易怒，两目红赤，口苦。舌红苔黄，脉弦数。

证候分析：气郁化火，迫血妄行，上溢清窍，故鼻衄；肝火上炎，故头痛目赤，目眩耳鸣；肝气郁结，胆汁失于疏泄，则口苦；肝火旺盛，则烦躁易怒；舌红，脉弦数为肝经实火之征。本证主要病机为肝郁化火，迫血妄行，上溢清窍。以鼻衄，烦躁易怒，舌红，脉弦数为审证要点。

治法：清肝泻火，凉血止血。

方药：龙胆泻肝汤加减。方中以龙胆草、柴胡、栀子、黄芩清肝泻火；木通、泽泻、车前子清利湿热；生地黄、当归滋阴养血；甘草调和诸药。可加白茅根、丹皮、大蓟、小蓟、藕节等凉血止血。阴虚甚者，可去木通、泽泻、车前子，酌加玄参、麦冬、女贞子、墨旱莲养阴清热凉血。

（4）气血亏虚

证候：鼻衄或兼齿衄、肌衄，血色淡红，神疲乏力，面色苍白，头晕耳鸣，心悸失眠。舌淡，脉细无力。

证候分析：气虚统摄失司，血溢清窍，故鼻衄，甚或齿衄、肌衄；气血亏虚，不能上荣于面，则面色苍白；四肢百骸失养，则神疲乏力；心失血养，则心悸失眠；气血不足，髓海失养，则头晕耳鸣；血脉不充，故舌淡，脉虚无力。本证主要病机为气血亏虚，统摄失职。以鼻衄，神疲乏力，舌淡，脉细无力为审证要点。

治法：补气摄血。

方药：归脾汤加减。方中人参、白术、炙甘草补气健脾；当归、黄芪益气生血；酸枣仁、远志、茯神、龙眼肉补益心脾，安神定志；木香理气醒脾，使其补而不滞。可加仙鹤草、阿胶、茜草等加强其止血作用。

鼻衄除内服汤药外，可结合局部用药治疗以及时止血。如用棉花蘸云南白药或青黛粉塞入鼻腔止血；或用湿棉条蘸塞鼻散（百草霜15g，龙骨15g，枯矾60g，共研极细末）塞鼻止血；严重者可结合鼻腔填塞法。

**2. 齿衄** 齿龈出血称为齿衄，又称牙衄、牙宣。主要与胃肠及肾病变有关。

齿衄可由齿龈局部病变或全身疾病所引起。内科范围的齿衄，多由血液病、维生素缺乏症及肝硬化等疾病所引起。

（1）胃火炽盛

证候：齿衄，血色鲜红，齿龈红肿疼痛，头痛，口臭口渴，大便秘结。舌红苔黄，脉洪数。

证候分析：胃火炽盛，循阳明经脉上犯，以致齿龈红肿疼痛；络损血溢，则齿龈出血，血色鲜红；胃热上蒸，故头痛，口臭；热邪伤津，则口渴；热结阳明，则大便秘结；舌红苔黄，脉洪数为阳明热盛之征。本证主要病机为胃火炽盛，灼伤血络。以齿衄，齿龈红肿疼痛，舌红苔黄，脉洪数为审证要点。

治法：清胃泻火，凉血止血。

方药：加味清胃散合泻心汤加减。前方以生地黄、丹皮、犀角（水牛角代）清热凉血；黄连、连翘清热泻火；升麻升散胃中郁火；当归、甘草养血和中。后方用黄芩、黄连、大黄苦寒清热泻火。可酌加白茅根、大蓟、藕节凉血止血；烦热口渴者，加生石膏、知母清热除烦。

（2）阴虚火旺

证候：齿衄，血色淡红，齿龈嫩红微痛，齿摇不坚，常因受热及烦劳而发。舌红苔少，脉细数。

证候分析：肾主骨，齿为骨之余，肝肾阴亏，相火上浮，热迫血行，以致齿衄，齿摇不坚；舌红苔少，脉细数为阴虚火旺之征。本证主要病机为阴虚火旺，络损血溢。以齿衄，齿摇不坚，舌红苔少，脉细数为审证要点。

治法：滋阴降火，凉血止血。

方药：六味地黄丸合茜根散加减。前方用熟地黄、山茱萸、山药滋补肝肾之阴；丹皮清退虚热；茯苓、泽泻泄浊。后方以茜草根、侧柏叶、黄芩清热凉血止血；生地黄、阿胶滋阴养血；甘草调中解毒。

**3. 咳血**　血由肺及气管外溢，经口而咳出，表现为痰中带血，或痰血相间，或纯血鲜红，间夹泡沫，均称咳血，亦称嗽血或咯血。

咳血见于多种疾病。内科范畴的咳血，主要见于呼吸系统的疾病。如支气管扩张症、急性气管及支气管炎、慢性支气管炎、肺炎、肺结核、肺癌等。其中由肺结核及肺癌所致者，参阅肺痨与肺癌施治。温热病中的风温、暑温亦可导致咳血，详见《温病学》有关内容。

（1）燥热伤肺

证候：喉痒咳嗽，痰少而黏，痰中带血，不易咳出，口干鼻燥，或有身热，恶寒等表证。舌红少津，苔薄黄，脉数。

证候分析：燥热伤肺，肺络受损，外溢气道，致喉痒咳嗽，痰中带血；燥热伤津，故口干鼻燥，吐痰不利；风热燥邪外袭，可见身热恶寒；舌红少津，苔薄黄，脉数，为燥热伤津之征。本证主要病机为燥热伤肺，肺失清肃，肺络受损。以干咳少痰，痰中带血，舌红少津，苔薄黄，脉数为审证要点。

治法：清热润肺，宁络止血。

方药：桑杏汤加减。方中以桑叶、栀子皮、淡豆豉清宣肺热；北沙参、梨皮养阴清热；杏仁、浙贝母润肺化痰止咳。可加白茅根、茜草、藕节、侧柏叶凉血止血。

（2）肝火犯肺

证候：咳嗽阵作，痰中带血或纯血鲜红，胸胁胀痛，烦躁易怒，口苦目赤，便秘溲赤。舌红苔薄黄，脉弦数。

证候分析：肝火上逆犯肺，肺失清肃，肺络受损，故咳嗽，咳血；肝火壅滞肝络，则胸胁胀痛；肝火上炎，胆气上逆，故口苦，烦躁易怒；火热内盛，则便秘溲赤；舌红苔薄黄，脉弦数为肝火偏亢之征。本证主要病机为肝火犯肺，肺络受损。以痰中带血，烦躁易怒，舌红苔薄黄，脉弦数为审证要点。

治法：清肝泻肺，凉血止血。

方药：泻白散合黛蛤散加减。两方组合，以桑白皮、地骨皮清泄肺热；海蛤壳、甘草清肺化痰；青黛清肝凉血。可酌加生地黄、墨旱莲、白茅根凉血止血。若肝火较重，烦躁易怒者，加丹皮、栀子、黄芩清肝泻火；若咳血较多，纯血鲜红者，可用犀角地黄汤加三七粉冲服，以清热泻火，凉血止血。

（3）阴虚肺热

证候：咳嗽痰少，痰黏难出，痰中带血或反复咳血，血色鲜红，口干咽燥，颧红，潮热盗汗。舌红少苔或无苔，脉细数。

证候分析：阴虚肺热，肺失清肃，故咳嗽痰少；阴津不足，则痰黏难出；虚火灼肺，脉络损伤，故痰中带血或反复咳血；阴虚津乏，不能上承，故口干咽燥；阴虚火旺，则颧红，潮热盗汗；舌红少苔或无苔，脉细数为阴虚有热之征。本证主要病机为虚火灼肺，肺络受损。以痰中带血，潮热，盗汗，舌红少苔或无苔，脉细数为审证要点。

治法：滋阴润肺，宁络止血。

方药：百合固金汤加减。本方以百合、麦冬、玄参、生地黄、熟地黄滋阴清热，养阴生津；当归、白芍柔润养血；贝母、甘草肃肺化痰止咳；桔梗性升提，于咳血不利，减去。可加白及、藕节、白茅根、茜草等止血，或合十灰散凉血止血。反复咳血及咳血量多者，加云南白药或三七粉冲服，以加强止血，并酌加阿胶、何首乌养血止血；颧红，潮热，盗汗阴虚甚者，加青蒿、鳖甲、地骨皮、白薇、糯稻根、牡蛎等清退虚热，收敛止汗。

**4. 吐血**　血由胃来，经呕吐而出，血色红或紫暗，或呈咖啡色，常夹食物残渣，称为吐血，亦称呕血。

吐血主要见于上消化道出血，其中以消化性溃疡出血及肝硬化所致的食管、胃底静脉曲张破裂最为多见。其次见于食管炎，急、慢性胃炎，胃黏膜脱垂症等，以及某些全身性疾病（如血友病、尿毒症、应激性溃疡）引起的出血。

（1）胃热壅盛

证候：吐血色红或紫暗，常夹有食物残渣，胃脘胀闷，甚则疼痛，嘈杂不适，口臭，便秘或大便色黑。舌红苔黄腻，脉滑数。

证候分析：胃中积热，热伤胃络，故吐血鲜红或紫暗；胃失和降，胃气上逆，故胃脘胀闷，甚则疼痛，呕血夹食；胃热伤津，肠道失濡，则便秘；血随糟粕而下，则大便色黑；舌红苔黄腻，脉滑数为内有积热之征。本证主要病机为胃热壅盛，热伤胃络。以吐血，口臭，便秘或大便色黑，舌红苔黄腻，脉滑数为审证要点。

治法：清胃泻火，化瘀止血。

方药：泻心汤合十灰散加减。前方用黄芩、黄连、大黄苦寒清热泻火，凉血止血。后方以大蓟、小蓟、荷叶、侧柏叶、茜草根、白茅根清热凉血止血；棕榈皮收敛止血；丹皮、栀子清热凉血；大黄通腑泄热，化瘀止血。胃气上逆，恶心呕吐者，加代赭石、竹茹、旋覆花和胃降逆；若泛酸较甚，加乌贼骨、煅瓦楞子制酸；若胃脘痛剧，加三七粉冲服。

（2）肝火犯胃

证候：吐血色红或紫暗，口苦胁痛，心烦易怒，寐少梦多。舌红苔黄，脉弦数。

证候分析：肝火横逆犯胃，胃络受伤，则吐血，色红或紫暗；肝火上炎，胆失疏泄，故口苦；肝气不舒，则胁痛；热扰心神，故心烦易怒，寐少梦多；舌红苔黄，脉弦数为肝火亢盛之征。本证主要病机为肝火犯胃，胃络损伤。以吐血，心烦易怒，舌红苔黄，脉弦数为审证要点。

治法：泻肝清胃，凉血止血。

方药：龙胆泻肝汤加减。可加白茅根、藕节、墨旱莲、茜草等，或合用十灰散凉血止血。胁痛甚者，加郁金、香附理气活络止痛。

（3）气虚血溢

证候：吐血缠绵不止，时轻时重，血色暗淡，神疲乏力，心悸气短，面色苍白。舌淡，脉细弱。

证候分析：脾气亏虚，统摄失司，血液外溢，故吐血缠绵不止，时轻时重，血色暗淡；反复出血，气随血去，气血亏虚，心失所养，则心悸气短；形体失养则神疲乏力；血虚不能上荣于面，则面色苍白；舌淡，脉细弱，为气血亏虚之征。本证主要病机为脾气亏虚，气虚不摄，血溢脉外。以吐血，神疲乏力，舌淡，脉细弱为审证要点。

治法：健脾益气摄血。

方药：归脾汤加减。方中人参、茯神、白术、炙甘草健脾益气；黄芪、当归益气生血；龙眼肉、酸枣仁、远志补血养心安神；木香理气醒脾。可加仙鹤草、白及、乌贼骨、炮姜炭温经固涩止血。若气损及阳，脾胃虚寒，可改用柏叶汤合理中丸。

临床上，吐血大多发病急骤，出血量较多，严重者可盈盆盈碗。若失血过多，导致气随血脱，表现面色苍白，肢冷汗出，脉微，甚至神情淡漠或昏迷等症者，亟当用独参汤，或参附汤，或参附注射液等益气固脱，并积极运用中西医结合方法进行抢救。

**5.便血** 便血系血随大便而下，或大便呈柏油样为主要临床表现的病证。

便血均由胃肠之脉络受损所致。内科杂病的便血主要见于胃肠道的炎症、溃疡、肿瘤、息肉、憩室炎等。

（1）肠道湿热

证候：便血色红，大便不爽或稀溏，或有腹痛，口苦。舌红苔黄腻，脉濡数。

证候分析：湿热蕴结肠道，脉络受损，血溢肠道，以致便血；肠道传化失常，则大便不爽或稀溏；湿热蕴结，肠道气机阻滞，则腹痛；舌红苔黄腻，脉濡数为内有湿热之征。本证主要病机为湿热蕴结肠道，脉络受损。以便血色红，大便不爽或稀溏，舌红苔黄腻，脉濡数为审证要点。

治法：清化湿热，凉血止血。

方药：地榆散合槐角丸加减。前方以地榆、茜草根凉血止血；栀子、黄芩、黄连清热燥湿，泻火解毒；茯苓淡渗利湿。后方以槐角、地榆凉血止血；黄芩清热燥湿；防风、枳壳、当归疏风、理气、活血。若便血日久，湿热未尽而营阴已亏，应虚实兼顾，清热利湿与补益阴血同用，可酌加阿胶、四物汤等养血之品，或酌情选用清脏汤或脏连丸。

（2）气虚不摄

证候：便血日久不愈，反复发作，血色淡红或暗淡，食少体倦，面色苍白，心悸少寐。舌淡，脉细弱。

证候分析：脾气亏虚，统摄无权，血液外溢，故便血色淡红或暗淡，日久不愈，反复发作；脾虚运化无力，气血生化无源，失于濡养，故食少体倦，面色苍白，心悸少寐；舌淡，脉细弱为气血亏虚之征。本证主要病机为气不摄血，血溢胃肠。以便血日久，血色淡红或暗淡，食少体倦，面色苍白，舌淡，脉细弱为审证要点。

治法：益气摄血。

方药：归脾汤加减。可酌加地榆、槐花、白及、仙鹤草等加强止血。

（3）脾胃虚寒

证候：便血紫暗，甚则黑色，脘腹隐痛，喜热饮，面色不华，神倦懒言，便溏。舌淡，脉细。

证候分析：脾胃虚寒，中气不足，统血无力，血溢胃肠之内，随大便而下，故血色紫暗，甚至色黑；中虚有寒，寒凝气滞，故脘腹隐痛，喜热饮；脾虚失运，故便溏；脾胃虚寒，气血不足，失于温养，故面色不华，神倦懒言；舌淡，脉细，为气血不足之征。本证主要病机为脾胃虚寒，统血无力，血溢胃肠。以便血紫暗，脘腹隐痛，喜热饮，神倦懒言，舌淡，脉细为审证要点。

治法：健脾温中，养血止血。

方药：黄土汤加减。方中灶心土温中止血；白术、附子、甘草温中健脾；阿胶、干地黄养血止血;黄芩苦寒坚阴,起反佐作用。可加白及、乌贼骨收敛止血,三七、花蕊石化瘀止血。若阳虚较甚,畏寒肢冷者,可去黄芩,加鹿角霜、炮姜炭、艾叶以温阳止血。

**6. 尿血** 小便中混有血液,甚或伴有血块而排尿不痛的病证,均称为尿血。

西医学中的尿路感染、肾结核、肾小球肾炎、泌尿系肿瘤,以及全身性疾病,如血液病、结缔组织疾病等出现的血尿,可参照本病辨证论治。

（1）下焦湿热

证候:小便黄赤灼热,尿血鲜红,心烦口渴,面赤口疮,夜寐不安。舌红苔黄腻,脉数。

证候分析:热盛于下焦,故小便黄赤灼热;脉络受损,血渗膀胱,故尿血鲜红;热扰心神,则心烦失眠;火热上炎,故面赤口疮;热伤津液,则口渴;舌红苔黄腻,脉数为湿热壅盛之征。本证主要病机为下焦湿热,灼伤阴络,血渗膀胱。以尿血,小便灼热,面赤口疮,舌红苔黄腻,脉数为审证要点。

治法:清热利湿,凉血止血。

方药:小蓟饮子加减。方中以小蓟、生地黄、藕节、蒲黄凉血止血;栀子、淡竹叶清利湿热;木通、滑石、甘草利水泄热,导热下行;当归养血活血。若热盛,心烦口渴者,加黄芩、天花粉清热生津止渴;若尿血较重者,加槐花、白茅根凉血止血;若有瘀血,尿中见血块者,加桃仁、红花、牛膝、益母草等活血化瘀。

（2）肾虚火旺

证候:小便短赤带血,头晕耳鸣,神疲乏力,颧红,潮热盗汗,腰膝酸软。舌红苔少,脉细数。

证候分析:肾阴亏虚,虚火内炽,灼伤脉络,故小便短赤带血;肾阴亏虚,髓海不足,故头晕耳鸣;肾虚失养,故腰膝酸软,神疲乏力;虚火上炎,故颧红,潮热盗汗;舌红苔少,脉细数,为阴虚火旺之征。本证主要病机为虚火内炽,热伤脉络。以尿血,颧红,潮热盗汗,腰膝酸软,舌红苔少,脉细数为审证要点。

治法:滋阴降火,凉血止血。

方药:知柏地黄丸加减。方中以六味地黄丸滋补肾阴,知母、黄柏滋阴降火。可加墨旱莲、大蓟、小蓟、藕节、蒲黄凉血止血。

（3）脾不统血

证候:久病尿血,甚则兼见齿衄、肌衄,面色不华,食少,体倦乏力,气短声低。舌淡,脉细弱。

证候分析:脾气亏虚,统血无力,血不循经,下渗膀胱,故见尿血,甚则见齿衄、肌衄;脾虚运化无力,气血生化乏源,故食少,体倦乏力,气短声低,面色不华;舌淡,脉细弱,为气血亏虚,血脉不充之征。本证主要病机为脾气亏虚,统血无力,血渗膀胱。以久病尿血,面色不华,体倦乏力,舌淡,脉细弱为审证要点。

治法:补中健脾,益气摄血。

方药:归脾汤加减。可加熟地黄、阿胶、仙鹤草等养血止血。气虚下陷,少腹坠胀者,可加升麻、柴胡以益气升阳,也可用补中益气汤加减。

（4）肾气不固

证候:久病尿血,血色淡红,头晕耳鸣,精神困倦,腰膝酸软。舌淡,脉沉弱。

证候分析:劳倦或久病及肾,肾虚不固,血随尿出,故久病尿血,血色淡红;肾气亏虚,肾精不足,失于濡养,故精神困倦,腰膝酸软,头晕耳鸣;舌淡,脉沉弱,为肾气虚衰之征。本证主要病机为肾虚不固,血失藏摄。以久病尿血,头晕耳鸣,腰膝酸软,舌淡,脉沉弱为审证要点。

治法:补益肾气,固摄止血。

方药:无比山药丸加减。方以熟地黄、山药、山茱萸、牛膝补肾益精;肉苁蓉、菟丝子、杜仲、巴戟天温肾助阳；茯苓、泽泻健脾益气；五味子、赤石脂益气固涩止血。可加煅牡蛎、金樱子、补骨脂等固涩止血。腰脊酸痛，畏寒神怯者，可加鹿角片、狗脊温助肾阳。

**7. 紫斑**　血液溢出于肌肤之间，皮肤表现青紫斑点或斑块的病证，称为紫斑，亦称肌衄。由外感温毒所致者称葡萄疫。

内科杂病的紫斑，常见于西医学的原发性血小板减少性紫癜及过敏性紫癜。此外，药物、化学和物理因素等引起的继发性血小板减少性紫癜及特发性血小板减少性紫癜等亦可参照本病辨证论治。外感温热病热入营血所出现的发斑，可参照《温病学》有关内容。

（1）血热妄行

证候：皮肤出现青紫斑点或斑块，或伴有鼻衄、齿衄、便血、尿血，或有发热，口渴便秘。舌红苔黄，脉弦数。

证候分析：热壅脉络，迫血妄行，血溢肌肤，故见青紫斑点或斑块；若热毒极盛，损伤鼻、齿、肠胃、膀胱等处之脉络，则见鼻衄、齿衄、便血、尿血；内热郁蒸，故发热；热盛津伤，故口渴，便秘；舌红苔黄，脉弦数为实热之征。本证主要病机为热壅经络，迫血妄行，血溢肌肤。以皮肤出现青紫斑点或斑块，舌红苔黄，脉弦数为审证要点。

治法：清热解毒，凉血止血。

方药：十灰散加减。方中大蓟、小蓟、荷叶、侧柏叶、茜草根、白茅根清热凉血止血；棕榈皮收敛止血；丹皮、栀子清热凉血；大黄通腑泄热，化瘀止血。若热毒炽盛，发热，出血广泛者，加生石膏、龙胆草、紫草，冲服紫雪丹。若热邪阻滞经络，兼见关节肿痛者，伍用木瓜、秦艽、桑枝等舒筋通络。

（2）阴虚火旺

证候：肌肤青紫斑点或斑块，时发时止，常伴鼻衄、齿衄或月经过多，颧红心烦，潮热盗汗，口渴。舌红苔少，脉细数。

证候分析：阴虚则火旺，灼伤血络，故见肌肤或他处出血；水亏不能上济心火，心火扰动，故心烦；火热迫津外泄，则盗汗；阴虚火旺，故颧红，潮热，口渴；舌红苔少，脉细数为火旺而阴液不足之征。本证主要病机为阴虚火旺，火伤脉络，血溢肌腠。以皮肤青紫斑点或斑块，颧红，潮热盗汗，舌红苔少，脉细数为审证要点。

治法：滋阴降火，宁络止血。

方药：茜根散加减。方中用茜草根、侧柏叶、黄芩清热凉血止血；生地黄、阿胶滋阴凉血止血；甘草和中解毒。若阴虚较盛者，酌加玄参、龟甲、女贞子、墨旱莲等养阴清热；潮热者，可加地骨皮、白薇、秦艽清退虚热。

（3）气不摄血

证候：反复发生肌衄，日久不愈，神疲乏力，头晕目眩，面色苍白或萎黄，食欲不振。舌淡，脉细弱。

证候分析：气虚不摄，血溢肌肤，故反复发生肌衄；气血亏耗，脏腑失于濡养，故神疲乏力，头晕目眩，面色苍白或萎黄；脾虚不能运化水谷，故食欲不振；舌淡，脉细弱，为气血亏虚之征。本证主要病机为脾气亏虚，统摄无力，血溢肌肤。以肌衄，神疲乏力，食欲不振，面色萎黄，舌淡，脉细弱为审证要点。

治法：益气摄血。

方药：归脾汤加减。可酌加仙鹤草、棕榈炭、地榆、蒲黄、茜草根等加强止血及化瘀消斑的作用。若兼见肾虚腰痛者，加用菟丝子、鹿角胶、阿胶、续断等温补肾气。

**【其他疗法】**

**1. 中成药**　紫地宁血散适用于胃中积热之吐血、便血及咳血；血宁糖浆适用于血友病、血小板减少性紫癜、鼻衄、齿衄等症；一清胶囊适用于火毒血热所致的吐血、咳血、衄血、痔血等；维血宁颗粒适用于阴虚血热所致的血小板减少症及出血；云南白药、三七粉或白及粉适用于各种出血；人参归脾丸适用于脾虚不摄之各种出血。

**2. 单方验方**

（1）茜草根、艾叶各 30g，研末蜜丸，用乌梅 9g，煎汤送服。治鼻衄。

（2）新鲜仙鹤草半斤捣汁，加藕汁 1 盏，炖热后凉服。治疗咳血。

（3）臭椿根皮 30g，乌梅 10g，水煎服。治便血。

（4）红枣 10 个，花生衣 30g，水煎服。治血小板减少性紫癜。

【转归预后】血证的转归预后与 3 个因素有关。一是引起出血的原因，二是与出血量有关，三是与兼症有关。一般外感易治，内伤难愈；新病易治，久病难疗。出血量少者病轻，出血量多者病重，甚至形成气随血脱危证；出血伴有发热、咳喘、脉数等症者一般病情较重，治疗较难；而身凉、脉静者病情较轻，易于治疗。出血伴有多脏腑病变者病重，单一脏器病变者病轻。

【预防调护】饮食宜清淡，易于消化，富有营养，如新鲜蔬菜、水果、瘦肉、禽蛋等，忌食辛辣香燥，油腻炙烤之品。戒除烟酒，起居有常，劳逸适度，精神愉快。消除血证患者的紧张、恐惧、忧虑情绪。

严密观察病情的发展和变化。若出现头晕，心慌，烦躁不安，面色苍白，四肢湿冷，血压下降，脉芤或细数等，常为大出血的征兆，应及时救治，以防止厥脱证的发生。

【结语】凡由外感或内伤原因引起火热熏灼或气虚不摄，致使血液不循常道，或上溢于口鼻诸窍，或下泄于前后二阴，或溢出于肌肤，所形成的一类出血性疾患，统称为血证。血证以血液不循常道，溢于脉外为共同特征。随出血部位的不同，而有鼻衄、齿衄、咳血、吐血、便血、尿血、紫斑等类型。其基本病机为火热熏灼及气不摄血，治疗应掌握治火、治气、治血 3 个基本原则。严密观察病情变化，做好预防调摄护理，对治愈血证有重要的意义。

【临证参考】

**1. 注意虚实证的联系与转化** 实证出血，火热伤阴，阴血耗损后，可转化为阴虚证；阴虚出血，迁延日久，血去气伤，可转化为气虚证、气血两虚证或气阴两虚证。虚证中气虚，无力运行血液而瘀血，可转化为因虚致实的虚实夹杂证；实热证出血暴急量多，"气随血脱"，可以转化为阳气虚脱的危象。

**2. 出血的阶段不同，治法和方药各异** 血证初期及急性期，应急塞其流，以止血为首要目标，可即服云南白药、十灰散、花蕊石散等以求迅速止血，同时可配合黄芩、黄连、栀子、大黄等清热泻火凉血之剂。血止之后或血势渐缓，则应固本澄源，即采用消瘀、宁血、补虚等法。有瘀血存留者，常用三七、当归、川芎、醋炒大黄、花蕊石散、失笑散等活血化瘀。止血、消瘀之后，又恐血再潮动，则须采用宁血的治疗方法。宁血即对因治疗，具体因证而异，祛邪调气、凉血止血、滋阴润燥等均为宁血之法。症情平稳，宜采用补虚扶正以善其后，以促进康复和防止再度出血。

**3. 吐血急证治宜综合疗法** 吐血一证，病情较急，尤其出血量多者，往往危及生命。若吐血量多，出现面色苍白，心慌气短，汗出肢冷，舌质淡，脉细数无力之气随血脱的危证，此时应全力以赴，急用独参汤益气固脱，或参附汤益气回阳固脱，并可加三七粉、云南白药、阿胶等止血，必要时采取输血、补液等中西医结合疗法进行积极救治。

**4. 单验方治疗急性上消化道出血** 单验方治疗急性上消化道出血，以大黄、白及、云南白药、三七粉等多用。现代药理研究证实，大黄具有多方面的止血作用。因此，在治疗上消化道出血时，大黄常作为首选药物。可将大黄研极细粉剂，每次 3～5g，每日 4 次，温水调服。或将大黄粉调成糊剂，冷冻，以不凝为度，用法与次数同上。气血大亏的上消化道出血在出血阶段可用大黄粉止血，但应中病即止，血止之后，再针对出血病因辨证论治。

**5. 重视治疗血证的剂型和给药途径**　近年来,在传统汤剂治疗的基础上,成功研制了利于保存,使用方便,能随时应急的散剂、片剂、口服液和针剂。如血宁冲剂、紫地合剂、紫地宁血散、大黄醇提片、金不换注射药、黄及散、消斑合剂等。给药途径方面,一种采取局部给药,如上消化道出血患者,采取在内镜直视下对准出血病灶喷洒中药单药或复方,或经胃管注药灌注洗胃的局部止血疗法,亦可采用中药保留灌肠的方法进行止血;另一种是经静脉全身给药,在口服用药的同时,配合静脉用药,可提高止血疗效。

**6. 名医经验**　邓铁涛经验方:①阿胶 10g(烊化),田七末 3～5g(炒黄,冲服)。用于消化道出血;②止血散:煅花蕊石,白及末,炒三七粉,等份共为极细末,每次冲服 1～3g。用于治疗肺病大咯血或胃病大吐血。

---

### 案例分析

杨某,女,42 岁。1982 年 10 月 14 日初诊。

主诉及病史:3 年来全身散在紫色瘀点,时隐时现,四肢关节处明显;牙龈出血,心慌失眠,口干纳少,头晕心烦。诊查:舌红苔薄黄,脉浮数。四肢散在紫色瘀点,牙龈溢血。化验:血小板计数 26×10⁹/L,白细胞计数 89g/L,出血时间 15 分钟,凝血时间 2 分钟。辨证:阴虚血热,脾失统血,热迫血行。治法:清热养阴,健脾化瘀,凉血止血。处方:丹皮 10g,赤小豆 15g,茅芦根各 30g,生地黄 15g,白芍 10g,炒薏苡仁 10g,紫草 10g,金银花 15g,连翘 15g,桃仁 10g,杏仁 10g,赤芍 10g,炒三仙 30g。7 剂。二诊:齿衄已止,周身出血点转为淡红色,心烦减轻,食欲增加,有时心悸、气短。舌苔薄白,脉弦细。营热见清,中气虚弱。原方加生黄芪 15g,大枣 15g,墨旱莲 15g,养阴止血。三诊:诸症痊愈,血小板计数正常。续服药 14 剂,以固其效。

分析:本案系阴虚血热,迫血妄行,加之脾虚血失统摄,外溢肌肤,血瘀于肌肤而发为紫斑。治疗当先清热养阴、凉血止血,并佐以健脾之品,使血能归经。方中金银花、连翘、生地黄、白芍、杏仁清热养阴,丹皮、紫草、赤芍、赤小豆、茅芦根、墨旱莲凉血止血,黄芪、大枣、炒薏苡仁、炒三仙健脾益气摄血。(董建华.中国现代名中医医案精粹[M].北京:人民卫生出版社,2010)

---

# 第三节　痰　饮

痰饮是指由于外感寒湿、饮食不当或劳欲体虚等,导致肺、脾、肾功能失调,三焦气化不利,体内水液输布运化失常,停聚于某些部位的一类病证。

痰饮有广义和狭义之分。广义痰饮为诸饮之总称,包括《金匮要略》提出的痰饮、悬饮、溢饮、支饮;狭义痰饮是指诸饮中的一个类型,即饮停胃肠之痰饮。本节讨论是以《金匮要略》痰饮病内容为主的广义痰饮。

对于痰饮,《黄帝内经》既有"饮""积饮"之名,又述其水液代谢过程。如《素问·经脉别论》曰:"饮入于胃,游溢精气,上输于脾。脾气散精,上归于肺,通调水道,下输膀胱,水精四布,五经并行。"《素问·至真要大论》又曰:"太阴在泉……湿淫所胜……民病饮积心痛。"《素问·气交变大论》则谓:"岁土太过,雨湿流行,肾水受邪……饮发中满食减。"这些论述是对痰饮认识的开端,为后世痰饮学说的形成和发展奠定了理论基础。《金匮要略》首创"痰饮"病名,并立专篇加以详细论述,成为后世对痰饮病辨治的重要依据;其提出的"病痰饮者,当以温药和之"的治疗原则,一直被后世奉为治疗寒痰水饮的准绳。隋唐至金元,有痰证、饮证之分,逐渐发展了痰的病理学说,

痰饮 课件

痰饮 思维导图

痰饮的概念

提出"百病兼痰"的论点,对临床实践有十分重要的指导价值。《仁斋直指方》提出"稠浊为痰,清稀为饮",将痰和饮的概念明确进行了区分。叶天士《临证指南医案》总结前人治疗痰饮病经验,重视脾肾,提出"外饮治脾,内饮治肾"的大法。

西医学中的慢性支气管炎、支气管哮喘、渗出性胸膜炎、胃肠功能紊乱、胃扩张、不完全性幽门梗阻、肠梗阻、慢性心功能不全等疾病的某些阶段,均可参照本节辨证论治。

【病因病机】痰饮的病因主要是外感寒湿、饮食所伤、劳欲体虚等。

### (一)病因

**1. 外感寒湿**　凡气候湿冷,或冒雨涉水,或坐卧湿地,寒湿之邪侵袭卫表,困遏卫阳,导致肺气不能宣布津液;或寒湿之邪由表及里,中阳受困,脾失运化,水津停滞,积而成为痰饮。

**2. 饮食所伤**　暴饮暴食,恣食生冷,损伤中阳,中州失运,水液停积,而为痰饮。

**3. 劳欲体虚**　劳倦、纵欲太过,或年高体弱、久病体虚,伤及脾肾之阳,或素体脾肾阳气不足,水液失于输化,停而成饮。

### (二)病机

**1. 基本病机**　肺、脾、肾功能失调,三焦气化不利,津液停聚。

**2. 病位**　与肺、脾、肾、三焦密切相关,可影响到五脏。

**3. 病理性质**　痰饮的病理性质总属阳虚阴盛,本虚标实。中阳素虚,脏气不足,是本病发生的内在病理基础。

**4. 病机转化**　痰饮最常见的病机转化为虚实转化。实证可转化为虚证,如寒饮伤阳,饮热伤阴,可出现阳虚或阴虚证;虚证亦可兼夹实象,如阳气不足,则水液内停,阻滞气机,日久形成血瘀之候;虚证之间也可发生转化,如初病气虚,日久及阳,甚则形成气阴两虚证候。

【诊断要点】

**1. 临床特征**

(1)痰饮:心下满闷,呕吐清水痰涎,胃中有振水声,肠间沥沥有声,头昏目眩等,形体素盛今瘦,属饮停胃肠。

(2)悬饮:胸胁饱满,咳唾胸胁引痛,喘促不能平卧,或有肺痨病史,属饮流胁下。

(3)溢饮:身体疼痛沉重,甚则肢体浮肿,当汗出而不汗出,或伴咳喘,属饮溢肢体。

(4)支饮:咳逆倚息,短气不得平卧,其形如肿,属饮邪支撑胸肺。

**2. 病史**　常有脾胃、心肺、肝肾等脏腑的相关病史可询。

**3. 辅助检查**　四饮涉及疾病较多,应根据痰饮所发生部位,结合相关检查。如胸部 X 线、超声、胸腔积液常规、胃镜、尿常规、肾功能等。

【鉴别诊断】悬饮应与胸痹相鉴别;溢饮应与水肿之风水证相鉴别;支饮、伏饮还应与肺胀、喘证、哮病等病证相鉴别。

**1. 悬饮与胸痹**　两者均有胸痛。但胸痹为胸膺部或心前区闷痛,且可痛及左侧肩背或左臂内侧,常于劳累、饱餐、受寒、情绪激动后突然发作,历时较短,休息或用药后得以缓解。悬饮为胸胁胀痛,持续不解,多伴咳唾,转侧、呼吸时疼痛加重,肋间饱满,并有咳嗽、咳痰等肺系证候。

**2. 溢饮与风水证**　水肿之风水相搏证,可分为表实、表虚两型。表实者,水肿而无汗,身体疼重,与水泛肌表之溢饮基本相同。如见肢体浮肿而汗出恶风,则属表虚,与溢饮有异。

**3. 支饮、伏饮与肺胀、喘证、哮病**　支饮、伏饮、肺胀、喘证、哮病五者均有咳逆上气,喘满,咳痰等表现。但肺胀是肺系多种慢性疾患,日久积渐而成;喘证是多种急慢性疾病的重要主症;哮病是反复发作的一个独立疾病;支饮是痰饮的一个类型,因饮邪支撑胸肺而致;伏饮是指伏而时发的饮证。它们的发生、发展、转归虽有不同,但其间亦有一定联系。如肺胀在急性发病阶段，可以表现支饮证候；喘证的肺寒、痰饮两证，又常具有支饮特点；哮病又属于伏饮范围。

【辨证论治】

## （一）辨证要点

**1. 辨痰饮停积部位**　饮停胃肠为痰饮，饮流胁下为悬饮，饮溢四肢为溢饮，饮停胸肺为支饮。

**2. 辨标本虚实主次**　痰饮总属阳虚阴盛，本虚标实之证。其本虚指肺、脾、肾阳气亏虚，不能运化水湿；标实指水饮留聚。在疾病的不同阶段，或表现本虚为主，或表现标实为主。

**3. 辨病邪兼夹**　痰饮虽为阴邪，寒证居多。正如《症因脉治·痰饮论》曰："饮主于水，寒多热少。"但亦有郁久化热者；初起若有寒热见症，为夹表邪；饮积不化，气机升降受阻，常兼气滞。

## （二）治则治法

EB-7-11

痰饮的治则治法

痰饮治疗宜谨遵《金匮要略·痰饮咳嗽病脉证并治》"病痰饮者，当以温药和之"之旨，以温阳化饮为基本治疗原则。同时，还应根据标本缓急、表里虚实的不同，采取相应的治疗措施。水饮壅盛者，应祛饮以治标；阳微气衰者，宜温阳以治本；在表者，当温散发汗；在里者，应温化利水；若邪实正虚者，当攻补兼施；饮热夹杂者，当温清并用。饮邪基本消退，无论虚证还是实证，皆应继续健脾温肾，以固其本。

---

### 知识链接

#### 张仲景"温和"治痰饮

"病痰饮者，当以温药和之"语出张仲景《金匮要略·痰饮咳嗽病脉证并治》，它十分精辟地揭示了痰饮的病因病机与治则治法，而成为后世医家治疗广义痰饮病的总则。

"温药和之"，其含义在于治疗痰饮病方药组成方面当以"温""和"为原则。"温药"为借助于温热性药以温补脾肾，振奋阳气，化气利水。仲景多以茯苓、桂枝、生姜、干姜、半夏、细辛、白术、五味子等作为基本药物。"和之"是指调和人体阳气，寓温药使用不可太过，非燥之、补之所为，而应以"温和"为其原则。

---

## （三）分证论治

**1. 痰饮**

（1）脾阳虚弱

证候：胸胁支满，心下痞闷，胃中振水音，脘腹喜温畏寒，背寒，呕吐清水痰涎，水入易吐，口渴不欲饮，心悸气短，头晕目眩，食少便溏，形体逐渐消瘦。舌苔白滑，脉弦细滑。

证候分析：胃中停饮，支撑胸胁，故脘痞胸满，胃中有振水音；寒饮内停，阳气不能外达，则脘腹喜温畏寒，背寒；水饮上逆，故呕吐清水痰涎，水入易吐；水停中焦，津不上承，则渴不欲饮；饮凌心肺，故心悸气短；水饮中阻，清阳不升，则头晕目眩；脾运不健，故食少便溏；脾虚水谷不化精微充养，则形体日瘦；舌苔白滑，脉弦细滑均系阳虚水停之象。本证主要病机为脾阳虚弱，饮停于胃，清阳不升。以胸胁支满，心下痞闷，胃中有振水音，脘腹喜温畏寒，舌苔白滑，脉弦细滑为审证要点。

治法：温脾化饮。

方药：苓桂术甘汤合小半夏加茯苓汤加减。前方用茯苓健脾渗湿，以绝生痰之源；桂枝通阳化气，温化痰饮；白术健脾燥湿，炙甘草益气调中。后方以半夏、生姜、茯苓化饮和胃降逆。若小便不利，头晕目眩者，加猪苓、泽泻渗湿升清；若脘部冷痛，呕吐涎沫，加吴茱萸、干姜、肉桂、椒目等温中和胃。

（2）饮留胃肠

证候：心下坚满或痛，自利，利后反快，虽利心下续坚满，或水走肠间，沥沥有声，腹满便秘，口舌干燥。舌苔腻，色白或黄，脉沉弦或伏。

证候分析：水饮留胃，则心下坚满或痛；水饮下行，则利后反快；饮去难尽，新饮复积，故虽利心下续坚满；饮邪下流于肠，则肠间沥沥有声；饮结于中，可致腹满便秘；饮郁化热，故口舌干燥，苔黄；舌苔白腻，脉沉弦或伏为水饮壅盛，阳气郁遏之象。本证主要病机为水饮郁结，留于肠胃。以心下坚满或痛，自利，利后反快，虽利心下续坚满，或水走肠间，沥沥有声，苔腻，脉沉弦或伏为审证要点。

治法：攻下逐水。

方药：甘遂半夏汤或己椒苈黄丸加减。前方以甘遂、半夏逐饮降逆；白芍、蜂蜜酸甘缓中，以防伤正，借甘遂、甘草相反相激，祛逐留饮。后方用大黄、葶苈子攻坚决壅，泻下逐水，逐热饮从大便而去；防己、椒目辛宣苦泄，导水饮从小便而除。此两方均为攻逐之剂，临证时须注意不可图快一时，以防攻逐太过，损伤正气，导致水邪复积，应中病即止。

### 2. 悬饮

（1）邪犯胸肺

证候：胸痛气急，伴寒热往来，身热起伏，汗少或发热不恶寒，有汗热不解，咳嗽少痰，呼吸、转侧疼痛加重，心下痞硬，干呕，口苦咽干。舌苔薄白或黄，脉弦数。

证候分析：时邪外袭，热郁胸肺，少阳枢机不利，则胸痛气急，呼吸、转侧加重；热郁少阳，则来寒热往，心下痞硬，干呕，口苦咽干；肺热内蕴，肺气失宣，故身热有汗不解，咳喘气急；舌苔薄白或黄，脉弦数属邪在上焦肺卫。本证主要病机为邪犯胸肺，枢机不利，肺失宣降。以寒热往来，咳嗽少痰，胸痛气急，呼吸、转侧疼痛加重为审证要点。

治法：和解宣利。

方药：柴枳半夏汤加减。方中柴胡、黄芩和解清热；瓜蒌仁、半夏化痰开结；枳壳、桔梗、杏仁、青皮理气和络；甘草和中。若咳逆气急，胁痛，加白芥子、桑白皮；若心下痞硬，口苦干呕，加黄连；若热盛有汗，咳嗽气粗，去柴胡，加麻杏石甘汤以清热宣肺化痰。

（2）饮停胸胁

证候：咳唾引痛，胸胁疼痛较前减轻，呼吸困难反加重，咳逆气喘，息促，不能平卧，或仅能偏卧于停饮的一侧，患侧肋间饱满，甚则可见患侧胸廓隆起。舌苔白，脉沉弦或弦滑。

证候分析：肺气郁滞，气不布津，停而为饮，饮停气滞，脉络受阻，故咳唾引痛；因水饮已成，气机痹窒，反见痛轻，而喘息加重；饮邪上迫肺气，则咳逆不能平卧；饮在胸胁，故肋间胀满隆起；舌苔白，脉沉或弦滑为水结于里。本证主要病机为饮停胸胁，脉络受阻，肺气郁滞。以胸胁疼痛，咳逆气喘，不能平卧，肋间饱满或隆起为审证要点。

治法：泻肺祛饮。

方药：椒目瓜蒌汤合十枣汤或控涎丹加减。前方用紫苏子、葶苈子、瓜蒌、桑白皮泻肺化痰，降气平喘；橘红、半夏化痰除饮，宣通肺气；椒目、茯苓利水逐饮；蒺藜疏肝理气，生姜和胃降逆化痰。十枣汤用甘遂、大戟、芫花研末，大枣煎汤送下，空腹顿服。控涎丹系十枣汤去芫花，加白芥子为丸，善祛皮里膜外之痰水，有宣肺理气之功。后两方剂量均宜小量递增，连服3～5日，必要时停二三日再服。如服药后出现剧烈呕吐、腹痛腹泻，应减量或停服。

（3）络气不和

证候：胸胁疼痛，如灼如刺，胀闷不舒，呼吸不畅，或有闷咳，甚至迁延经久不愈，阴雨天加重，可见患侧胸廓变形。舌质暗苔薄，脉弦。

证候分析：饮邪久郁，气机不利，脉络痹阻，故胸胁疼痛，胀闷不舒，呼吸不畅，或闷咳，或刺痛,迁延不愈,患侧胸廓变形;气郁化火,则痛势如灼;内有水湿,阴雨天时内、外湿相合,故症状加重;舌苔薄,质暗,脉弦为气滞络痹之象。本证主要病机为饮邪久郁,气机不利,脉络痹阻。以胸胁疼痛,如灼如刺,呼吸不畅,天阴时加重为审证要点。

治法:理气和络。

方药:香附旋覆花汤加减。方中旋覆花、苏子霜、半夏、薏苡仁、茯苓降气化痰;香附、陈皮理气解郁。若痰气郁阻,胸闷苔腻加瓜蒌、枳壳;久痛入络,痛势如刺,加当归、赤芍、桃仁、红花、乳香、没药以活血止痛;水饮未尽,加通草、路路通、冬瓜皮。

（4）阴虚内热

证候:咳呛时作,咳吐少量黏痰,口干咽燥,或午后潮热,颧红盗汗,五心烦热,或伴胸胁闷痛,病久不复,形体消瘦。舌红少苔或无苔,脉细数。

证候分析:饮阻气郁,化热伤阴,阴虚肺燥,故咳呛痰黏量少,口干咽燥;阴虚火旺,则午后潮热,颧红盗汗,五心烦热;脉络不和,故胸胁闷痛;病久正虚,形体失养,则消瘦;舌红少苔或无苔,脉细数属于阴虚内热之象。本证主要病机为饮阻气郁,化热伤阴,阴虚肺燥。以咳呛,咳吐少量黏痰,潮热盗汗,午后颧红,舌红少苔或无苔,脉细数为审证要点。

治法:滋阴清热。

方药:沙参麦冬汤合泻白散加减。前方用北沙参、麦冬、玉竹、天花粉养阴生津。后方用桑白皮、地骨皮、甘草等清肺降火。潮热者,加鳖甲、十大功劳叶;胸胁闷痛者,酌加瓜蒌皮、枳壳、广郁金、丝瓜络;积液未尽者,加牡蛎、泽泻。

### 3. 溢饮

证候:身体沉重疼痛,甚则肢体浮肿,恶寒无汗,或有咳喘,痰多白沫,胸闷干呕,口不渴。苔白,脉弦紧。

证候分析:水为阴邪,其性重浊,寒邪收引凝滞、主痛,感受寒水,则身体沉重疼痛;玄府闭塞,故恶寒无汗,或咳喘,痰多白沫,胸闷干呕;肺失宣降,通调失职,脾不运水,泛溢肢体,则肢体浮肿;水湿为阴邪,津液未损,则口不渴;苔白,脉弦紧为体内有寒之征。本证主要病机为肺脾失调,寒饮内留,泛流肢体。以身体沉重疼痛,恶寒无汗,肢体浮肿,苔白,脉弦紧为审证要点。

治法:发表化饮。

方药:小青龙汤加减。方中用麻黄、桂枝解表散寒;半夏、干姜、细辛温化寒饮;白芍、五味子敛肺,使散中有收;炙甘草和中,配合白芍、五味子防止麻黄、桂枝辛散太过。若外有表寒,内有郁热,伴有发热,烦躁,苔白而兼黄,加石膏以清泄内热;若表寒之象不显,改用大青龙汤以发表清里;水饮内聚,肢体浮肿明显,尿少者,可配茯苓、猪苓、泽泻利水消肿。

### 4. 支饮

（1）寒饮伏肺

证候:咳逆喘满不得卧,咳吐白沫量多,经久不愈,天冷受寒加重,甚则面浮跗肿;或平素伏而不作,遇寒即发,发则寒热背痛,目泣自出,身体振振眴动。舌苔白滑或白腻,脉弦紧。

证候分析:受寒饮冷,饮邪留伏阻肺,肺失宣降,不能布津,肺气上逆,则咳逆喘满不得卧,痰吐白沫量多,经久不愈;天冷受寒,外寒引动内饮,故咳喘加重,甚则面浮跗肿;舌苔白滑或白腻,脉弦紧为内有寒饮。本证主要病机为寒饮伏肺,遇感引触,肺失宣降。以咳逆喘满不得卧,咳吐白沫量多,舌苔白滑或白腻,脉弦紧为审证要点。

治法:宣肺化饮。

方药:小青龙汤加减。若兼肺气虚,证见咳嗽,咳痰量多,清稀色白,咳逆喘满不得卧,动则喘甚,自汗出,舌苔白滑,脉弦滑,治宜苓甘五味姜辛汤加减以温肺化饮。若喘息痰鸣不得卧者,加杏仁、射干、葶苈子泻肺逐饮。

（2）脾肾阳虚

证候：喘促，动则尤甚，心悸气短，或咳而气怯，痰多，胸闷食少，蜷卧肢冷，神疲，少腹拘急不仁，脐下动悸，小便不利，足跗浮肿，或吐涎沫，头目昏眩。舌淡胖，苔白润或腻，脉沉细而滑。

证候分析：久病及肾，肾不纳气，则喘促，动则尤甚；肺脾气虚，痰饮内蓄，故咳而气怯，痰多，胸闷食少；水气凌心，则心悸气短；脾肾阳虚，肢体失煦，则蜷卧肢冷，神疲；肾阳虚衰，膀胱气化失司，水饮留蓄下焦，则小便不利，少腹拘急；饮溢肌肤，则足跗浮肿；饮逆于上，则呕吐涎沫，头目昏眩；舌淡胖，苔白润或腻，脉沉细而滑为阳虚，水湿内停之象。本证主要病机为支饮日久，脾肾阳虚，饮凌心肺。以喘促，动则尤甚，心悸气短，舌淡胖，苔白润或腻，脉沉细而滑为审证要点。

治法：温脾补肾，以化水饮。

方药：《金匮》肾气丸合苓桂术甘汤加减。两方合用，桂枝、附子温阳化饮；怀山药、白术、炙甘草补气健脾；茯苓、泽泻、丹皮泻肾利水；熟地黄、山茱萸补肾纳气。喘促甚者，加钟乳石、沉香、补骨脂补肾纳气。

【其他疗法】

**1. 中成药**　痰饮可选用二陈丸、理中丸、附子理中丸等；悬饮可选用十枣丸、控涎丹、急支糖浆、十味龙胆花颗粒、血府逐瘀口服液、百合固金丸等；溢饮可服用小青龙口服液；支饮可用桂龙咳喘宁、小青龙口服液、桂附地黄丸、固本咳喘片等。

**2. 单方验方**

（1）白芥子 15g，白术 30g，炒熟，共为细末，枣肉 60g，合捣作丸，如梧桐子大，每次 5g，白开水送服，日服 3 次。适用于饮停胸胁之悬饮。

（2）生、熟莱菔子各 15g，生赭石 9g。先将莱菔子捣碎煮汤一大碗，送服生赭石细末。半小时后，再用此方一次。适用于痰饮凝结上脘，阻隔饮食不下。

【转归预后】痰饮病若施治得法，一般预后尚佳。若饮邪内伏，或久留体内，其病势多缠绵难愈，且易因感受外邪或饮食不当而诱发，反复难愈。若长期反复不愈，则可由脾及肾，或由肺及肾，终至肺、脾、肾同病之复杂证候，或见水饮凌心射肺之危象。

【预防调护】凡有痰饮病史者，平时应加强体育锻炼，提高抗病能力；避免风寒，预防感冒，慎起居，怡情志；饮食宜清淡，忌甘肥生冷；戒烟酒；注意劳逸适度，以防诱发。在应用发汗、利水、峻下逐饮之法时，应中病即止，勿伤正气，注意顾护胃气，可适当辅以清淡饮食、稀粥等，或用白豆蔻、砂仁等芳香健胃之品调配药膳。

【结语】痰饮是由外感寒湿，饮食不节及劳欲体虚等原因，导致肺、脾、肾功能失调，三焦气化失常，津液停聚而成的一类病证。痰饮有广义与狭义之分。辨证应首从饮停部位以区分，即痰饮饮停在胃走于肠间，悬饮饮留胁下，溢饮饮溢肢体，支饮饮伏胸膈等；其次分清标本虚实的主次及病邪兼夹。痰饮总属阳虚阴盛，本虚标实，故治疗应以温化为原则，但又有治标、治本、善后调理等区别。其中发汗、利水、攻逐为治标之法，只可权宜用之；健脾、温肾为治本之法，亦用作善后调理。本病若施治得法，预后较佳；若长期反复不愈，则可久病及肾，终至肺、脾、肾同病，则病趋复杂，缠绵难愈，预后较差；若出现水饮凌心射肺，则病属至危之候。

【临证参考】

**1. 注意崇土制水**　痰饮病乃水液停积，不得输化，停聚于局部所产生的一种病证。其成因主要为肺、脾、肾三脏功能失调而引起。在痰饮产生过程中，脾失健运，首当其冲，故治疗上强调崇土以制水。

**2. 重视无形之痰**　痰可分为有形与无形两大类。目前对痰的实质研究侧重于无形之痰，认为其与脂质代谢紊乱、能量代谢障碍、血液流变学异常、免疫功能紊乱及基因表达异常等有关。痰饮为病，病程长，治疗难，反复发作，缠绵难愈，治疗较为棘手。前人有"怪病多痰"和"百病多由痰作祟"之说,可试用祛痰之法治疗。

**3."四饮"与现代疾病的关系**　在西医学疾病中,一部分胃肠神经官能症的表现,与饮停胃肠之痰饮相似;渗出性胸膜炎与饮停胸胁的悬饮类似;慢性支气管炎、支气管哮喘、肺源性心脏病在一定阶段,与饮停心肺的支饮表现相同;风水、皮水等水肿的某些病例,又与溢饮相近,临床上以上诸病皆可结合四饮内容进行辨治。

**4.名医经验**　周仲瑛治痰饮病四则:①通阳化饮,宗长沙法。用《金匮要略》苓桂术甘汤加减治疗。②外饮治脾,内饮治肾。脾阳虚为外饮,肾阳虚为内饮。外饮用苓桂术甘汤加苍术或理中汤。内饮用《金匮要略》真武汤、肾气丸治疗。根据兼证不同,合用黑锡丹、坎脐,或配参附汤、参蛤散等。③痰饮夹(外)感,标本兼顾。用小青龙汤加附子治疗,常配麻黄附子细辛汤。④久病必瘀,痰瘀同治。轻则苏木、丹参,重则水蛭、蒲黄。水蛭一般以 3g 入煎,或每次吞服水蛭粉 1.5g,每日 1～2 次。水蛭性寒,宜与降香末或沉香粉和匀另吞。

---

### 案例分析

宋某,女,成人。

患者胸满胸痛 7 个多月。医诊结核性胸膜炎。先以抽水、抗痨药、激素治之,胸腔积液明显改善,但至今仍不见全部吸收。为此曾反复穿刺以抽液,但只能抽出少量胸腔积液。后又邀中医以攻逐水饮法治之,然 10 日后,诸证非但不减,且出现恶心泄泻。细审其证,右侧胸痛,气短,舌苔白,脉沉弦涩。综合脉证,思之:此久病已入血分也,不可但从气治。拟疏肝理气,活血化痰。处方:柴胡 10g,赤芍 10g,枳壳 10g,白芥子 10g,陈皮 10g,降香 10g,杏仁 10g,甘草 10g。服药 2 剂,胸满胸痛,气短均减,继服 10 剂,诸证消失而愈。

分析:胸满胸痛 7 个月余,西医诊断为"结核性胸膜炎",当属中医"悬饮"范畴。该患者病程已久,前医以攻逐水饮法治之,其证不减反而加重。朱进忠不为病拘,遵循医理,严谨认真,细心辨证,抓住久病入络、久病多瘀,且脉沉弦而涩,辨证为气滞血瘀证,治以疏肝理气,活血化痰。药用柴胡、枳壳、陈皮疏肝理气;赤芍、降香活血化瘀;白芥子、杏仁理肺化痰;甘草健脾和中而获效。(朱进忠.中医临证经验与方法[M].北京:人民卫生出版社,2005)

---

### 附:汗证

汗证是以汗液外泄失常为主症的疾病。凡不因劳作、天气炎热、衣着过厚及用发汗药物等因素影响,白昼时时汗出,动辄益甚者,为自汗;睡时汗出,醒后自止者,为盗汗,亦称寝汗。

汗证常因体虚久病、肺卫表虚受风、思虑烦劳过度、情志失调、饮食不节等导致肌表疏松,表虚不固,腠理开泄而出汗,或津液不能自藏而外泄。汗证的基本病机为阴阳失调,腠理不固,营卫失和,而致津液外泄失常。主要包括两个方面:一是肺气不足或营卫不和,以致卫外失司,津液外泄;二是阴虚火旺或邪热郁蒸,迫津外泄。自汗、盗汗有虚实之分,以虚居多。一般自汗多气虚,盗汗多阴虚。但也不可拘泥,自汗既有营卫不和的表虚证和肺卫不固的气虚证,又有里热迫蒸、迫汗外泄的实热证;盗汗既有阴虚火旺证,又有心血不足、心液不藏证。虚证亦可兼有火旺或湿热。自汗日久可伤阴,盗汗日久可伤阳,以致出现气阴两虚或阴阳两虚之证。虚证益气固表、调和营卫、补血养阴;实证清肝泄热、化湿和营;虚实夹杂者,则需标本兼顾。其分证论治如下:

**1.肺卫不固**

证候:汗出恶风,稍劳汗出尤甚,易于感冒,体倦乏力,面色少华。舌苔薄白,脉弱。

治法:益气固表。

主方:玉屏风散加减。可酌加麻黄根、浮小麦、煅牡蛎固表敛汗;若气虚甚,重用黄芪、白术,酌加党参、炙甘草益气固表；兼阴虚者，加麦冬、五味子养阴敛汗；兼血虚者，加熟地黄、川芎、肉苁蓉等补益精血；兼阳虚者，加附子温阳敛汗。

**2. 营卫不和**

证候：汗出恶风，周身酸楚，时寒时热，或半身、局部出汗。苔薄白，脉缓。

治法：调和营卫。

主方：桂枝汤加减。汗多者，加煅龙骨、煅牡蛎固涩敛汗；气虚者，加黄芪益气固表；半身或局部出汗者，可合用甘麦大枣汤甘润缓急。

**3. 心血不足**

证候：盗汗或自汗，心悸少寐，气短神疲乏力，面色无华，纳差。舌淡，脉细。

治法：养血补心。

主方：归脾汤加减。汗出多者，加五味子、浮小麦、煅牡蛎收敛止汗；血虚甚者，加熟地黄、制首乌补益精血；心阴亏虚，心烦失眠，舌红少苔，脉细数者，改服天王补心丹。

**4. 阴虚火旺**

证候：盗汗，或有自汗，五心烦热，潮热颧红，口干咽燥。舌红少苔，脉细数。

治法：滋阴降火。

主方：当归六黄汤加减。汗出多者，加麻黄根、浮小麦、五味子收敛止汗；潮热甚者，加白薇、知母、地骨皮、银柴胡、鳖甲清退虚热；阴虚为主，虚火不甚者，改用麦味地黄丸加浮小麦、龙骨、牡蛎滋补肝肾，养阴泄热。

**5. 邪热郁蒸**

证候：蒸蒸汗出，汗出易黏或衣被黄染，面赤烘热，烦躁口苦，小便色黄。苔薄黄或黄腻，脉弦数。

治法：清肝泄热，化湿和营。

主方：龙胆泻肝汤加减。湿热内蕴，热势不盛者，可改用四妙丸清热除湿；大便干结者，加大黄、厚朴、枳实以泻热结。

# 第四节 消 渴

消渴 课件

消渴 思维导图

消渴是因先天禀赋不足、饮食不节、情志失调、劳倦内伤等导致阴虚内热，以多饮、多食、多尿、消瘦、乏力，或尿有甜味为主症的疾病。

消渴之名，首见于《素问·奇病论》，其曰："此人必数食甘美而多肥也，肥者令人内热，甘者令人中满，故其气上溢，转为消渴。"根据病机与症状的不同，《黄帝内经》还有"消瘅""肺消""膈消""消中"等名称的记载，认为五脏虚弱，过食肥甘，情志失调是引起消渴的原因，内热是其主要病机。汉代张仲景《金匮要略》对此病立专篇讨论，并最早提出治疗方药，主方有白虎加人参汤、肾气丸等。隋代巢元方《诸病源候论·消渴病诸候》认识到消渴病易见痈疽和水肿等并发症。《外台秘要》最先记载了消渴病尿甜的表现，"消渴者……每发即小便至甜"。刘完素《三消论》是阐述三消燥热学说的专著，它认为消渴皆归于"燥热太甚"，得出了"三消者，燥热一也"的结论，提出消渴的治疗应"补肾水阴寒之虚，而泻心火阳热之实，除肠胃燥热之甚，济人身津液之衰，使道路散而不结，津液生而不枯，气血利而不涩，则病日已矣"。《宣明论方·消渴总论》曰消渴一证"可变为雀目或内障"。元代张从正《儒门事亲·三消论》罗列了消渴的诸多并发症，"夫消渴者，多变聋盲，疮癣、痤痱之类"，"或蒸热虚汗，肺痿劳嗽"。明代戴思恭《证治要诀》明确提出消渴病的上、中、下之分类。《证治准绳·消瘅》对三消的临床分类作了规范："渴而多饮为上消（经谓膈消），消谷善饥为中消（经谓消中），渴而便数有膏为下消（经谓肾消）。"明清及其之后，对消渴的治疗原则及其方药,有了更为广泛而深入的研究。

西医学中的糖尿病、尿崩症、神经性多尿症等,如有多尿、烦渴、消瘦等表现者,均可参照本节辨证论治。

【病因病机】消渴病的病因比较复杂,禀赋不足,情志失调,饮食不节,劳欲过度,是引起消渴病的主要原因。

## (一)病因

**1. 禀赋不足**　先天禀赋不足,五脏虚弱,尤其是肾脏素虚,阴虚体质最易罹患本病。《灵枢·五变》篇曰:"五脏皆柔弱者,善病消瘅。"

**2. 情志失调**　长期精神刺激,如郁怒伤肝,肝气郁结,或劳心竭虑,营谋强思等,以致气郁化火,上燔肺津,中消胃液,下灼肾阴而发消渴。正如《临证指南医案·三消》曰:"心境愁郁,内火自燃,乃消证大病。"

**3. 饮食不节**　长期过食肥甘,醇酒厚味,辛辣香燥,损伤脾胃,致脾胃运化失司,积热内蕴,化燥伤津,消谷耗液,发为消渴。

**4. 劳欲过度**　房事不节,劳欲过度,耗伤肾精,虚火内生,上灼肺胃,终至肾虚肺燥胃热俱现,发为消渴。《外台秘要》曰:"房室过度,致令肾气虚耗故也,下焦生热,热则肾燥,肾燥则渴。"

## (二)病机

**1. 基本病机**　消渴的病机主要在于阴虚燥热,而以阴虚为本,燥热为标,两者互为因果。阴愈虚则燥热愈盛,燥热愈盛则阴愈虚。

**2. 病位**　病变部位主要在肺、胃(脾)、肾,尤以肾为关键。

**3. 病理性质**　本虚标实,虚实夹杂为本病特点。本虚指阴虚、气虚,甚则阳虚,其中以阴虚为主,气虚、阳虚为阴虚转化而成。标实是指燥热、瘀血、痰浊等,其中又以燥热为主,痰瘀为继发因素。燥热在上,则肺燥津亏,口渴多饮;燥热在中,则胃火炽盛,消谷善饥;燥热在下,则下耗肾阴,肾失封藏固摄,故小便量多,尿甜。阴虚与燥热密切相关,相生相伴。

**4. 病机转化**　消渴病日久,较易发生以下两种病机变化。一是阴损及阳,阴阳俱虚,其中以肾阳虚与脾阳虚较多见;二是病久入络,瘀血阻滞。瘀血一旦形成,可影响津液的生成与输布而使消渴加重,以致本病更加缠绵难愈而变证丛生。

### 知识链接

#### 糖尿病"脾不散精""散精障碍"病机论

　　糖尿病是糖代谢紊乱的疾病,而糖代谢紊乱当属于中医饮食的消化、吸收与精微输布失常范畴。饮食的消化吸收与精微输布是在肝的疏泄调控帮助下、肾的元气温煦激发推动下,由脾胃的纳、运、升、降协调共同完成的。因此,水谷精微输布失常,病变脏腑应在肝、脾、肾,而脾主运化,更应是其最主要的核心病变部位;从临床所见,糖尿病患者多有倦怠乏力,相对消瘦,形体肥胖,便秘或便溏等脾病症状;从其病因来看,不论是饮食不节、情志失调,还是"痰湿体质""形体肥胖",甚或是外感六淫,毒邪内侵,无不与损伤脾胃、脾失健运有关。总之,"脾不散精""散精障碍"是糖尿病的基本病机;脾虚"脾不散精"为其始,中满内热为其化,气阴两虚为其常,痰瘀阻络为其变,阴阳两虚为其果,阴阳衰败为其终。

【诊断要点】

**1. 临床特征**　口渴多饮,多食易饥,尿频量多,形体消瘦的"三多一少"或尿有甜味等为主要临床特征。部分患者病情初起"三多一少"症状不著,常以胸痹心痛、中风、雀目、疮痈,或水肿、关格、肺痨等病而就诊。

**2. 病史**　本病多发于中年以后，以及嗜食膏粱厚味，醇酒炙煿者。有的患者"三多"症状不明显，但一发病，即可见并发症。本病与禀赋不足有关，故消渴病的家族史可供诊断参考。

**3. 辅助检查**　查空腹与餐后2小时血糖和尿糖、尿比重、葡萄糖耐量实验、C肽释放试验、胰岛素释放试验、糖化血红蛋白等，有助于明确诊断。

【鉴别诊断】　消渴应与瘿病、口渴症等病证相鉴别。

**1. 瘿病**　瘿病证属气郁化火、阴虚火旺者，以情绪激动，多食易饥，形体日渐消瘦，心悸，眼突，颈部一侧或两侧肿大为特征。其中的多食易饥、消瘦，类似消渴病的中消，但眼球突出，颈前瘿肿有形则与消渴病有别，且无消渴病的多饮、多尿、尿甜等症及血糖升高，两者一般不难辨别。

**2. 口渴症**　口渴症系指口渴饮水的一个临床症状，尤为外感热病所常见，与消渴病的口渴引饮相类似，但这类口渴无多食、多尿、尿甜、消瘦等特点，故不属于消渴病。

【辨证论治】

**（一）辨证要点**

**1. 辨病位**　消渴病的"三多"症状，往往同时存在，但根据程度上的轻重不同，而有上中下三消之分，即肺燥、胃热、肾虚之别。通常把以肺燥为主，多饮症状较突出者，称为上消；以胃热为主，多食症状较突出者，称为中消；以肾虚为主，多尿症状较突出者，称为下消。

**2. 辨标本**　本病以阴虚为本，燥热为标。一般初病多以燥热为主，病程较长则阴虚与燥热互见，日久则以阴虚为主，进而阴损及阳，导致气阴两虚、阴阳俱虚之证。

**3. 辨本症与并发症**　多饮、多食、多尿及消瘦之"三多一少"为消渴病本症的基本临床特征，而易发生诸多并发症为本病的另一特点。一般以本症为主，并发症为次。多数患者，先见本症，随病情发展而出现并发症，但也有少数患者与此相反。如少数中老年患者"三多"及消瘦的症状并不明显，常因痈疽、眼疾、心脑病证等为线索而发现本病。

**（二）治则治法**

清热润燥，养阴生津为本病的基本治疗大法。《医学心悟·三消》言"治上消者，宜润其肺，兼清其胃"，"治中消者，宜清其胃，兼滋其肾"，"治下消者，宜滋其肾，兼补其肺"。可谓深得治疗消渴之要旨。

由于本病常发生血脉瘀滞及阴损及阳的病变，以及易并发痈疽、眼疾、劳嗽等症，故还应针对具体病情，配合活血化瘀、清热解毒、健脾益气、滋补肾阴、温补肾阳等治法，慎用攻伐寒凉之品。

**（三）分证论治**

**1. 上消（肺热津伤）**

消渴分证论治
（上消）

证候：烦渴多饮，口干舌燥，尿频量多，烦热多汗。舌边尖红，苔薄黄，脉洪数。

证候分析：肺热炽盛，耗液伤津，故烦渴多饮，口干舌燥；肺为水之上源，通调水道，燥热伤肺，水不化津，直趋于下，故尿频量多；邪热扰心，迫津外泄，则烦热多汗；舌边尖红，苔薄黄，脉洪数是内热炽盛之征。本证主要病机为肺热炽盛，津液失布。以口渴多饮，口干舌燥，尿频量多为审证要点。

治法：清热润肺，生津止渴。

消渴分证论治
（中消）

方药：消渴方加减。方中重用天花粉以生津清热；黄连清热降火；生地黄、藕汁等养阴增液。可酌加葛根、麦冬以加强生津止渴作用。若烦渴不止，小便频数，脉数无力者，为肺热津亏，气阴两伤，可选用二冬汤或玉泉丸。二冬汤中重用人参益气生津，天冬、麦冬、天花粉、黄芩、知母清热生津止渴；玉泉丸中以人参、黄芪、茯苓益气，天花粉、葛根、麦冬、乌梅、甘草等清热生津止渴。

**2. 中消**

（1）胃热炽盛

证候：多食易饥，形体消瘦，大便干燥，口渴，尿多。苔黄燥，舌干质红，脉细数。

证候分析：胃火内炽，腐熟水谷力强，则时欲水谷以填充，但所食之物随火而化，故虽能食而善饥；水谷精微耗损过多，肌肉得不到充养，则形体消瘦；阳明之热灼伤胃肠之津，大肠失其濡润，故大便干燥；胃热灼伤肺津，燥热内生，故烦渴引饮；肺主宣发，肺失宣降，则治节失职，水不化津，肾关不固，则尿频量多；舌干质红，苔黄燥，脉细数是胃热津亏之象。本证主要病机为胃火内炽，胃热消谷，耗伤津液。以多食易饥，形体消瘦，大便干燥，口渴，尿多，舌干质红，脉细数为审证要点。

治法：清胃泻火，养阴增液。

方药：玉女煎加减。方中石膏、知母清肺胃之热；熟地黄、麦冬滋肺胃之阴；牛膝引热下行，活血化瘀。可加黄连、栀子清热泻火。若大便秘结不行，可加用增液承气汤润燥通腑。本证亦可选用白虎加人参汤，既能清热又可益气生津。

（2）气阴亏虚

证候：口渴引饮，能食与便溏并见，或腹胀，饮食减少，精神不振，四肢乏力，形体消瘦。舌质淡红，苔白而干，脉弱。

证候分析：多为病程久延，或过用寒凉之品，消渴未止而脾胃反伤，脾失健运，谷气下泄，从大便而出，则能食与便溏并见；若脾虚不运，湿浊中阻，则腹胀食少；阴亏液损，津不上承，故口渴引饮；中土不健，消谷而不化，水谷精微既乏源泉又失输布，机体失于充养，故日渐消瘦；脾主四肢，脾虚则无以濡养四肢，故四肢乏力；舌质淡红，苔白而干，脉弱均为气阴亏虚之征。本证主要病机为气阴亏虚，脾失健运。以能食与便溏并见，四肢乏力，形体消瘦，舌质淡红，苔白而干，脉弱为审证要点。

治法：益气健脾，生津止渴。

方药：七味白术散加味。方中四君子汤健脾益气；木香、藿香醒脾行气散津；葛根升清以生津止渴。方中可加黄芪、山药加强益气健脾之功，加天冬、麦冬养阴生津。若肺有燥热，加地骨皮、知母、黄芩以清肺热；若口渴明显，加天花粉、生地黄养阴生津；若气短汗多，加五味子、山茱萸敛气生津；若食少腹胀，加砂仁、鸡内金健脾助运，并可合生脉散益气生津止渴。

**3. 下消**

（1）肾阴亏虚

证候：尿频量多，浑浊如脂膏，或尿甜，腰膝酸软，乏力，头晕，耳鸣，口干唇燥，皮肤干燥，或五心烦热，骨蒸潮热，盗汗，遗精等。舌质红，苔少，脉细数。

证候分析：肾阴亏虚，肾失固摄，无以约束小便，故尿频量多；水谷精微下注，故小便混浊如脂膏，有甜味；腰为肾之府，肾虚则腰膝酸软，乏力；脑为髓海，肾开窍于耳，肾阴（精）不足，脑海空虚，则头晕耳鸣；大量津液随尿排出，不能濡润口舌、皮肤，则口干唇燥，皮肤干燥；阴虚而生内热，虚火内炽，故见五心烦热，骨蒸潮热；相火妄动，可见遗精盗汗；舌质红，苔少，脉细数均为阴虚火旺之象。本证主要病机为肾阴亏虚，肾失固摄。以尿频量多，伴肾阴亏虚见症为审证要点。

治法：滋阴固肾。

方药：六味地黄丸加减。方以熟地黄滋肾填精；山药滋养脾阴，固摄精微；山茱萸滋补肝肾，而收敛精气；山药、山茱萸药用量要大。茯苓健脾渗湿；泽泻、丹皮清泻肝肾火热。若阴虚火旺者，可加黄柏、知母、龙骨、牡蛎、龟板以滋阴降火；尿多而混浊者，可加益智仁、桑螵蛸、五味子以益肾缩尿；若烦渴，头痛，唇红舌干，呼吸深快，阴伤阳浮者，用生脉散加天冬、鳖甲、龟板等养阴潜阳。

（2）阴阳两虚

证候：小便频数量多，浑浊如膏，甚至饮一溲一，面容憔悴，耳轮干枯，腰膝酸软，四肢欠温，畏寒肢冷，阳痿或月经不调。舌质淡，苔白而干，脉沉细无力。

ER-7-16

消渴分证论治
（下消）

证候分析：下消日久，肾阴日损，阴损及阳，肾阳亦衰，肾失固藏，约束无权，水谷精微下注，故小便频数量多，浑浊如膏；肾开窍于耳，腰为肾府，肾虚精气失充，不能濡养，故耳轮干枯，腰膝酸软；水谷精微随尿下注，无以充养肌肤，故面容憔悴；命门火衰，宗筋弛缓，故四肢欠温，畏寒肢冷，阳痿或月经不调；舌质淡，苔白而干，脉沉细无力为阴阳俱虚之象。本证主要病机为阴损及阳，肾阳衰微，肾失固摄。以小便频数量多，伴肾阳亏虚见症为审证要点。

治法：温阳滋阴，补肾固摄。

方药：《金匮》肾气丸加减。方中以六味地黄丸滋阴补肾，用附子、桂枝温阳补肾。若阳虚畏寒肢冷者，加鹿茸粉0.5g冲服以启动元阳，助全身阳气之气化；气虚明显者，加黄芪、人参以益气；大便溏薄者，去熟地黄、丹皮，加补骨脂、煨肉豆蔻补肾收敛；若阴阳俱衰而浮肿者，可选用《济生》肾气丸加减；若神志昏迷，四肢厥冷，脉微细者，为阴竭阳亡的危险证候，急用生脉散合参附汤加龙骨、牡蛎益气敛阴，回阳救逆。

消渴容易发生多种并发症，应在治疗本证的同时，积极治疗并发症。白内障、雀目、耳聋，是消渴日久，肝肾精血亏耗，不能上承耳目所致，治宜滋补肝肾，益精补血，可用杞菊地黄丸、石斛夜光丸或明目地黄丸。疮疡、痈疽多为热毒伤营，治宜解毒凉血，消散痈肿，用五味消毒饮加减；若病久气营两伤，脉络瘀阻，蕴毒成脓，治宜益气解毒排脓，用黄芪六一汤合犀黄丸加味。并发肺痨、中风、水肿者，可参考有关章节辨证论治。

【其他疗法】

**1. 中成药** 消渴丸适用于消渴之气阴两虚型，对多饮、多尿、多食、消瘦、体倦乏力的患者疗效显著；降糖甲片适用于消渴证属脾肾气阴两虚型；降糖舒片适用于气阴两虚而便秘的2型糖尿病；玉泉丸对肾亏气虚、内热心烦的糖尿病较适合；糖脉康颗粒可补气养阴，活血化瘀，适用于气阴两虚而有心脑血管并发症者。

**2. 单方验方**

（1）玉米须适量，新鲜或干品均可，配枸杞子10g，以开水冲泡后代茶饮。适用于消渴口干多饮者。

（2）苦瓜300～500g，炒后吃；或鲜苦瓜干燥打粉，开水调服。每次10g，每日服2次，宜长期服。可助降血糖。

（3）黄连素0.3～0.6g，每日服3次。可助降血糖，改善胰岛素抵抗。但应注意久服可能致大便干燥。

【转归预后】病至中后期，常可并发多种病证。上焦肺燥津伤，肺失滋润，瘵虫乘虚侵袭而发肺痨；燥热内结，脉络瘀阻，蕴毒成痈，而发疮疖痈疽；脾肾衰败，不能化气行水，水液潴留，泛溢肌肤而为水肿；肝肾阴亏，精血不能上承耳目，可致白内障、雀目、暴盲、耳聋；阴虚阳亢，内风暗动，炼液为痰，风痰上扰，或蒙蔽神机，可致中风偏瘫；若阴津极度耗损，阴不敛阳，阴虚阳浮，可出现烦躁、昏迷、闭脱等危候。

【预防调护】本病除药物治疗外，饮食调摄十分重要。作为糖尿病患者的基础治疗，它直接关系到病情的控制和血糖的稳定。在保证机体合理需要的情况下，定时定量进食米、麦、杂粮，配以蔬菜、豆类、瘦肉、鸡蛋等，限制粮食、油脂的摄入，忌食糖类。戒烟戒酒、浓茶及咖啡，养成良好的生活习惯和卫生习惯。保持心情舒畅，避免精神紧张，生气恼怒。适当参加体育锻炼，调节劳逸，节制房事等。坚持定期复诊，及时调整治疗方案。

【结语】消渴是以多饮、多食、多尿、形体消瘦乏力，或尿有甜味为主要临床表现的一种疾病。病因有禀赋不足，情志失调，饮食不节，劳欲过度等。其病机主要为阴虚燥热，以阴虚为本，燥热为标。病情迁延则可导致气阴两虚或阴阳俱虚。由于脏腑虚损，常致变证丛生。其主要病位在肺、胃（脾）、肾，尤其与肾的关系最为密切。治疗原则为清热润燥，养阴生津，对上、中、下消有侧重润肺、养胃（脾）、益肾之别。辨证时应注意病位、标本及本证与并发症的辨别。

由于消渴易发生血脉瘀滞，阴损及阳的病变，以及发生多种并发症，故应早发现、早诊断和早治疗。

【临证参考】

**1. 重视活血化瘀治疗**　消渴日久多伴有瘀血阻络，故对各种证型中伴有舌质紫暗，或有瘀点、瘀斑，脉涩或结、代，或兼见其他瘀血证候者，均可在辨证论治的基础上酌加活血化瘀药。常用药物有：丹参、川芎、红花、益母草、当归、赤芍、泽兰、山楂、三七、蒲黄、鬼箭羽等。

**2. 重视综合治疗**　中医药治疗消渴，对改善症状、防治并发症方面均有较好的疗效，但在降低血糖而言，不如西药见效迅速。因此对于血糖升高难以纠正，尤其西医诊断为 1 型糖尿病，或已发生糖尿病酮症等严重并发症，应配合西药综合治疗，以迅速控制血糖。

**3. 重视食物调摄**　消渴治疗需重视食物调摄，如菠菜、萝卜、苦瓜、冬瓜、粟米、山药、猕猴桃、荸荠、海参、田螺、乌骨鸡、鸭肉、兔肉、牛奶等能清热生津、益气养阴，而姜、椒、韭、酒等食物易助热伤阴，宜少食之。饮食要清淡，避味重、荤腥食物。

**4. 名医经验**　①施今墨经验方：玄参 90g，苍术 30g，麦冬 60g，杜仲 60g，茯苓 60g，生黄芪 120g，枸杞子 90g，五味子 30g，葛根 30g，二仙胶 60g，熟地黄 60g，怀山药 120g，山茱萸 60g，丹皮 30g，人参 60g，玉竹 90g，冬青子 30g。研为细末，另用黑大豆 1 000g，煎成浓汁去渣，共和为小丸。每次 6g，每日 3 次。适用于成年人糖尿病，血糖尿糖控制不理想者。②仝小林认为糖尿病患者的病程分为"郁、热、虚、损"4 个阶段，并提出"糖络病"学说。其中郁、热期相当于现代糖尿病的早中期，虚、损期相当于糖尿病的中晚期，即并发症期。郁、热主要表现为肝胃郁热，治以开郁清热，苦酸治甜，以大柴胡汤加减；虚、损阶段主要表现为瘀热互结、气阴两虚，治以清热活血，益气养阴，以加味三黄汤为基础加减。

---

### 案例分析

患者，女，33 岁，1991 年 9 月 21 日初诊。

患者因多饮、多尿、体重减轻确诊为胰岛素依赖型糖尿病 6 年。曾因反复发生酮症酸中毒而注射胰岛素治疗，但病情仍不稳定。近查空腹血糖 20.11mmol/L，尿糖 +++～++++。现"三多"症状明显，视物模糊，乏力腿软，大便干结，两三日一解。月经量少，色黑，10 日方净。每日用胰岛素总量 48U。舌红，苔薄白，脉细弦。中医诊断：消渴。辨证立法：气阴两伤兼燥热内盛，瘀血阻络。治拟益气养阴，清热润燥，活血化瘀。方用降糖对药方加味。方药：生黄芪 30g，大生地 30g，苍术 15g，玄参 30g，葛根 15g，丹参 30g，续断 15g，菟丝子 10g，枸杞子 10g，杭菊花 10g，谷精草 10g，黄芩 10g，黄连 5g，黄柏 10g，知母 10g，天花粉 20g。每日 1 剂，水煎服。服药 48 剂。复诊"三多"症状减轻，体力增加，空腹血糖为 17.83mmol/L，月经仍量少，改用降糖活血方加味治疗。即上方去续断、菟丝子、枸杞子、黄芩、黄连、黄柏、知母、天花粉，加当归 10g，川芎 10g，赤芍 15g，益母草 30g，广木香 10g，决明子 30g。再服 2 个月，"三多"症状消失，大便较畅，胰岛素用量减至 40U/d，空腹血糖 9.72mmol/L。以后治疗过程中血糖基本波动于 11.11mmol/L 左右，再未发生过酮症酸中毒，病情稳定。

分析：该女性患者表现为视物模糊，月经量少，色黑等症，首诊辨为"气阴两伤，燥热内盛，瘀血阻络"。采用祝谌予自拟"降糖对药方"（生黄芪、生地黄、葛根、丹参、苍术、玄参）加减治疗。以生黄芪补气，枸杞子、生地黄、天花粉、续断滋阴润燥治其本；黄芩、黄连、黄柏、知母、玄参清热坚阴治其标，其中用"三黄"直折其热；佐用葛根、丹参活血化瘀；谷精草性味甘平，清肝明目，协助改善视物模糊。复诊后气阴两伤症状好转，血糖有所下降，但仍控制不理想，"血瘀"证候成为主要矛盾，故加强活血化瘀力度。（祝勇. 名老中医传略学术传人丛书·祝谌予 [M]. 北京：人民军医出版社，2007）

内伤发热课件

内伤发热思维
导图

内伤发热概述

# 第五节　内伤发热

内伤发热是指以内伤为病因，由脏腑功能失调，气血阴阳亏虚或气血痰湿郁遏所引起的，以发热为主要临床表现的病证。一般起病较缓，病程较长，临床多表现为低热，或仅自觉发热或五心烦热而体温不高，有时亦可见高热。凡是不因感受外邪所导致的发热，均属于内伤发热的范畴。

早在《黄帝内经》即有关于内伤发热的记载，其中对阴虚发热的论述最详。《金匮要略·血痹虚劳病脉证并治》以小建中汤治疗手足烦热，为后世甘温除热治法的先声。巢元方《诸病源候论·虚劳病诸候·虚劳热候》中明确指出阴虚发热非外邪引起，其病机是阴气不足，阳气有余，阴阳失调所致。钱乙《小儿药证直诀》将肾气丸化裁为六味地黄丸，为阴虚内热的治疗提供了一个重要方剂。李杲《脾胃论》对气虚发热的辨证及治疗作出了重要贡献，指出"脾胃气衰，元气不足"，会导致阴火内生。拟定了补中益气汤作为治疗的主要方剂，使甘温除热法更加具体化。朱震亨《格致余论》对阴虚发热强调了保养阴精的重要性；创立了六郁之说，对其实证病因病机的认识具有重要指导意义。张介宾《景岳全书·杂证谟·寒热》对阳虚发热的论述补前人所不及，其以右归饮、理中汤、大补元煎、六味回阳饮等作为治疗阳虚发热的主要方剂，值得参考。秦景明《症因脉治·内伤发热》最先提出"内伤发热"这一病证名称，并将内伤发热分为气分发热及血分发热两大类。李用粹在《证治汇补·发热》将外感之外的发热进行归类分为：郁火发热、阳郁发热、骨蒸发热、内伤发热（主要指气虚发热）、阳虚发热、阴虚发热、血虚发热、痰证发热、伤食发热、瘀血发热、疮毒发热等，对内伤发热的分类具有一定的指导意义。《医林改错》及《血证论》二书则对瘀血发热的辨证及治疗作出了重要贡献，使瘀血发热辨证论治渐趋完善，王清任的血府逐瘀汤至今仍被广泛应用。

西医学中的功能性低热、肿瘤、血液病、结缔组织病、结核病、内分泌疾病，或部分慢性感染性疾病所引起的发热，以及某些原因不明的发热，具有内伤发热的临床表现时，均可参照本节辨证论治。

【病因病机】内伤发热的病因主要为久病体虚、饮食劳倦、情志失调及外伤出血等；其病机主要为气血阴阳亏虚，脏腑功能失调，或气血痰湿郁遏。

## （一）病因

**1. 久病体虚**　若素体阴虚，或热病日久，耗伤阴液，或误用、过用温燥药物，致使阴精耗伤，阴不制阳，阳气独亢而致阴虚发热；或素体阳虚，过用寒凉药物，或寒证日久，或久病气虚，气损及阳，脾肾阳气亏虚，虚阳外浮，导致阳虚发热；久病中气不足，阴火内生，导致气虚发热；久病或长期慢性出血，致心肝血虚，阴血不足，无以制阳，形成血虚发热。

**2. 饮食劳倦**　饮食劳倦、久病伤脾胃，导致脾胃气虚，中气不足，阴火内生，而致气虚发热；或脾虚不能化生阴血，阴血亏虚，无以敛阳，导致血虚发热；或饮食不节，脾胃运化失职，湿浊内生，聚而成痰，痰湿内停，郁而发热。

**3. 情志失调**　情志抑郁，肝失条达，气郁化火而发热；或恼怒过度，肝火内盛而发热。

**4. 外伤出血**　外伤后气血瘀阻，或失血后离经之血停积体内，经脉壅遏不畅，瘀阻发热；或血证失血过多，或长期慢性失血，致阴血不足，无以敛阳，导致血虚发热。

气虚发热与阳虚
发热 拓展阅读

**知识链接**

**李杲论气虚发热**

李杲,字明之,号称东垣老人,是中国医学史上著名的金元四大家之一,其著《脾胃论·饮食劳倦所伤始为热中论》中,对气虚发热(阴火)论述较详。概而言之,李杲认为:①饮食劳倦、情志损伤,导致脾肾气虚;②脾肾气虚,导致心火亢盛;③心火属于阴火;④阴火内生可以形成三方面的病理改变:一是阴火上冲、二是"乘其土位"继续损伤脾胃、三是不任风寒而见发热之症;⑤阴火内生之发热为内伤而非外感;⑥其证之治当遵《黄帝内经》温补之法治疗,而有甘温除大热之补中益气汤治疗气虚发热的专论。

**(二)病机**

**1. 基本病机**　脏腑功能失调,气血阴阳亏虚或气血痰湿郁遏。

**2. 病位**　在气,在血;脏腑主要与肝、脾、肾关系密切。

**3. 病理性质**　本病有虚、实两类,虚者以肝、脾、肾亏虚,气血阴阳不足为主;实者以气滞、血瘀、痰湿郁遏为主。

**4. 病机转化**　本病证有虚实之不同。虚实之间可以相互兼夹、转化。气血阴阳亏虚而致发热者,可兼夹痰湿、气郁、瘀血等实邪,形成虚实错杂之证。相反,气郁、瘀血、痰湿所致的发热,日久必然损及气血阴阳,出现由实转虚,病情由轻转重的虚实错杂证候。例如气郁发热,日久伤阴,则由气郁发热转为气郁阴虚之发热;气虚发热日久,病损及阳,阳气虚衰,则发展为阳虚发热。

【诊断要点】

**1. 临床特征**　内伤发热起病缓慢,病程较长,或有反复发作病史。发热多表现为低热,或自觉发热,或为五心烦热而体温不高,少数也可以出现高热,但无恶寒、脉浮等表证证候,或虽感怕冷但得衣被而缓解。其热可时作时止,或发作有时,常伴有头晕、神疲、自汗、盗汗、脉弱等症。

**2. 病史**　一般有饮食失调、劳欲过度、情志抑郁、跌打损伤、血证史,或脏腑阴阳气血亏虚或气郁、血瘀、湿阻的病史,或有反复发热史。

**3. 辅助检查**　必要时应作有关实验室检查,如血、尿、粪三项常规检查,红细胞沉降率测定,心电图及胸部X线透视或摄片等。怀疑为有关疾病时应做相应检查,以协助诊断。

【鉴别诊断】内伤发热应与外感发热相鉴别。

外感发热因感受外邪而引起,基本病机为正邪相争,多属于实证。且起病急,病程短,发热大多数体温较高,常呈持续发热,发热初期多伴有恶寒,常兼有头身疼痛、鼻塞、流涕、咳嗽、脉浮等症。内伤发热由内伤病因所致,基本病机为脏腑功能失调,气血阴阳亏虚或气血痰湿郁遏,起病缓,病程长,发热多为低热或自觉发热,不恶寒,或虽有怯冷,但得衣被则温,其热大多时热时止,或发无定时,无表证,常伴有头晕,神疲,自汗、盗汗,脉弱无力等症。

【辨证论治】

**(一)辨证要点**

**1. 辨虚实**　应依据病史、症状、脉象等辨明证候的虚实。由气郁、血瘀、痰湿所致的内伤发热属实;由气虚、血虚、阴虚、阳虚所致的内伤发热属虚。邪实伤正及因虚致实者,可以既有正虚,又有邪实,而表现为虚实夹杂的证候。

**2. 辨轻重**　发热间歇时间逐渐延长,病证单一,兼症少,有胃气,舌脉症相合者,病情较轻;若内脏无实质性病变,仅属一般体虚所致者,病情亦轻;病程较长,热势亢盛,持续不减,或反复发作,胃气衰败,兼症复杂,舌脉症不相应者,病情较重。

**3. 辨疾病**　内伤发热见于西医多种疾病中。如功能性低热、内分泌疾病、慢性感染性疾病、部分结缔组织病和不明原因的发热，若表现为气郁、湿郁，以及气血阴阳亏虚证候，中医药治疗可获良效。但若见于肿瘤、血液病和部分结缔组织病（如红斑狼疮）等，临证虚实错杂，则多缠绵难愈。

## （二）治则治法

内伤发热应分清虚实，审证求因，调理阴阳，补虚泻实。实火宜泻，虚火宜补，虚实夹杂者应补虚泻实。根据证候、病机的不同，分别采用相应的治法。属实者，以解郁、活血、除湿为主，适当配伍清热。属虚者，补虚为主，治以益气、养血、滋阴、温阳，阴虚发热尚可适当配伍清退虚热之药。对虚实夹杂者，则宜兼顾之。治疗内伤发热，忌见热退热，禁用发散，慎用苦寒，以免耗气伤津，或败胃、化燥伤阴，而使病情缠绵或加重。

对西医已经确诊的肿瘤、血液病、结核等疾病，应适当配合抗肿瘤、抗痨等药物治疗，以提高疗效。

## （三）分证论治

### 1. 气郁发热

证候：发热多为低热或午后潮热，热势常随情绪波动而起伏，精神抑郁，胸胁胀满，烦躁易怒，口干而苦，纳食减少。舌红，苔黄，脉弦数。

证候分析：本证多由情志内伤，气郁化火而致。气郁化火，故发热低或午后热盛，且热势随情绪波动而起伏；肝气郁结，疏泄不利，故精神抑郁，胸胁胀满；火热内扰，故烦躁易怒；火热上蒸，故口干口苦；肝郁乘脾，脾失运化，故纳食减少；舌红，苔黄，脉弦数，均为肝火之象。本证主要病机为气郁日久，化火生热。以发热随情绪波动而起伏，伴有肝气郁结的症状为审证要点。

治法：疏肝解郁，清肝泄热。

方药：丹栀逍遥散加减。方中丹皮、栀子清肝泄热；柴胡、薄荷疏肝解热；当归、白芍养血柔肝；白术、茯苓、甘草培补脾土。若气郁较甚，可加郁金、香附、青皮理气解郁；热象较盛，舌红口干便秘者，加黄芩、龙胆草，或改用龙胆泻肝汤清肝泻火；妇女月经不调者，可加泽兰、益母草活血调经；肝郁发热日久，出现肝肾阴虚，而见发热，胸胁胀痛，口干咽燥，舌红、少苔，脉细数等，可改用滋水清肝饮滋养肝肾，疏肝清热。

### 2. 血瘀发热

证候：午后或夜晚发热，或自觉身体某些部位发热，口燥咽干，但不多饮，肢体或躯干有固定痛处或肿块，面色萎黄或晦暗。舌质青紫或有瘀点、瘀斑，脉弦或涩。

证候分析：本证瘀血阻滞，病在血分，属阴，故发热多在下午或夜晚；热在血分，故口干咽燥，渴不多饮；瘀血停着，气血运行受阻，故身体某些部位发热；瘀血停滞，积而不散，故痛处固定，或有肿块；瘀血阻络，肌肤失于濡养，故面色萎黄或晦暗；舌质青紫或有瘀点、瘀斑，脉弦或涩，均为瘀血之象。本证主要病机为瘀血阻滞，气血壅遏，瘀热内生。以发热伴舌质青紫或有瘀点、瘀斑，痛处固定或有肿块为审证要点。

治法：活血化瘀。

方药：血府逐瘀汤加减。方中当归、川芎、赤芍、生地黄养血活血；桃仁、红花、牛膝活血祛瘀，柴胡、枳壳、桔梗理气行气；甘草调和诸药。发热较甚者，可加秦艽、白薇、丹皮清热凉血；肢体肿痛者，可加丹参、郁金、延胡索活血散肿定痛。

### 3. 痰湿郁热

证候：低热，午后热甚，或发热持久不退，胸闷脘痞，周身困重，不思饮食，渴不欲饮，呕恶，大便稀薄或黏滞不爽。舌苔白腻或黄腻，脉濡数或滑数。

证候分析：脏腑功能失调，湿浊内生，湿郁化热，故发热；痰湿为阴邪，故多为低热，且午后热甚；湿性黏滞，故发热持久不退；湿邪阻滞气机，故见胸闷脘痞、身重；湿滞中焦，脾胃升降失常，故不思饮食，渴不欲饮，呕恶；湿滞肠道，则大便稀薄或黏滞不爽；舌苔白腻或黄腻，脉濡数

内伤发热辨证
论治

或滑数,均为痰湿郁而化热之象。本证主要病机为痰湿内蕴,壅遏化热。以低热、午后较甚,胸闷纳呆,呕恶,渴不欲饮,苔腻为审证要点。

治法:燥湿化痰,清热和中。

方药:黄连温胆汤合中和丸加减。前方用半夏、陈皮、茯苓、甘草燥湿化痰;枳实行气;黄连、竹茹清热化痰。后方以苍术、半夏燥湿,香附行气,黄芩清热。呕恶甚者,加藿香、白豆蔻和胃降逆;胸闷,苔腻,加郁金、佩兰芳香化湿;热势较甚或湿热阻滞少阳枢机,症见寒热如疟,寒清热重,口苦呕逆者,加青蒿,重用黄芩清利湿热。

本证亦可选用三仁汤加减治疗。方中杏仁宣降肺气,开上焦;白豆蔻芳化湿浊,和畅中焦;薏苡仁益脾渗湿,疏导下焦;配以半夏、厚朴理气燥湿;通草、滑石、竹叶清热利湿。

### 4. 气虚发热

证候:发热,热势或高或低,常在劳累后发作或加剧,倦怠乏力,气短懒言,自汗,易于感冒,食少便溏。舌质淡,苔薄白,脉弱。

证候分析:脾胃气虚,中气下陷,阴火内生,故发热;劳则气耗,故发热多在劳累后发作或加剧;脾胃虚弱,气血生化不足,充养失职,故倦怠乏力,气短懒言;气虚卫表不固,故自汗,易感冒;脾虚运化失健,则食少便溏;舌淡,苔薄白,脉弱,皆为气虚之象。本证主要病机为中气不足,阴火内生。发热,劳累后发生或加重,伴有脾胃气虚的症状为审证要点。

治法:益气健脾,甘温除热。

方药:补中益气汤加减。方中黄芪、人参、白术、甘草益气健脾;当归养血活血;陈皮理气和胃;柴胡、升麻升举清阳,透泻热邪。自汗较多者,加牡蛎、浮小麦、糯稻根固表敛汗;时冷时热,汗出恶风者,加桂枝、芍药调和营卫;脾虚夹湿,而见胸闷脘痞,舌苔白腻者,加苍术、茯苓、厚朴健脾燥湿。

### 5. 血虚发热

证候:发热,多表现为低热,头晕眼花,倦怠乏力,心悸不宁,面白少华,唇甲色淡。舌质淡,脉细弱。

证候分析:阴血不足,无以制阳,阳气偏亢,故发热;血虚失养,故头晕眼花,倦怠乏力,面白少华,唇甲色淡;血不养心,则心悸不宁;舌淡,脉细弱,均为血虚之象。本证主要病机为血虚失养,阴不配阳,阳气偏亢。以发热伴有血虚失养的症状为审证要点。

治法:益气养血。

方药:归脾汤加减。方中黄芪、人参、茯神、白术、炙甘草益气健脾;当归、龙眼肉补血养血;酸枣仁、远志养心安神;木香健脾理气,使全方补而不滞。血虚较甚者,加熟地黄、枸杞子、制首乌补益精血;发热较甚者,可加银柴胡、白薇清退虚热;若仍有少许出血者,可酌加三七粉、仙鹤草、茜草、棕榈皮等止血;若见脾虚失健,兼纳差腹胀者,去黄芪、龙眼肉,加陈皮、神曲、谷芽等健脾助运。

### 6. 阴虚发热

证候:午后潮热,或夜间发热,手足心热,或骨蒸潮热,心烦,少寐,颧红,盗汗,口干咽燥。舌红少津或有裂纹,苔少或无苔,脉细数。

证候分析:阴虚阳盛,虚火内炽,故午后或夜间发热,手足心热或骨蒸潮热;虚火上炎,则颧红;虚火内扰心神,故心烦,少寐;内热迫津外泄,则盗汗;津亏失润,故口干咽燥;舌红少津或有裂纹、苔少或无苔,脉细数,均为阴虚火旺之象。本证主要病机为阴虚阳盛,虚火内炽。以发热伴见阴虚火旺的症状为审证要点。

治法:滋阴清热。

方药:清骨散加减。方中银柴胡、知母、胡黄连、地骨皮、青蒿、秦艽清退虚热;鳖甲滋阴潜阳;甘草调和诸药。盗汗较甚者,可去青蒿,加煅牡蛎、浮小麦、糯稻根固表敛汗;阴虚较甚者,加玄参、生地黄、制首乌滋养阴津；失眠者，加酸枣仁、柏子仁、夜交藤养心安神；头晕气短，体倦乏力者，加太子参、麦冬、五味子益气养阴。

**7. 阳虚发热**

证候：发热而欲近衣被，畏寒肢冷，少气懒言，头晕嗜卧，腰膝酸软，纳少便溏。舌质淡胖或有齿痕，苔白润，脉沉细或浮大无力。

证候分析：肾阳虚衰，火不归原，虚阳外浮，故发热；阳虚不能温煦形体，故畏寒肢冷，少气懒言，头晕嗜卧，发热而欲近衣被；肾阳虚衰，则见腰膝酸软；脾阳虚衰，运化无权，故纳少便溏；舌淡胖或有齿痕，脉沉细，为阳气衰弱之象；脉浮大无力为虚阳外越之候。本证主要病机为肾阳虚衰，火不归原，虚阳浮越。以发热伴有阳虚温煦失职的症状为审证要点。

治法：温补阳气，引火归原。

方药：《金匮》肾气丸加减。方中附子、桂枝温补阳气，山茱萸、熟地黄补养肝肾，山药、茯苓补肾健脾，丹皮、泽泻清泻肝肾为佐，共奏温补阳气，引火归原之效。短气甚者，加人参补益元气；便溏腹泻者，加白术、干姜温运中焦。

【其他疗法】

**1. 中成药**  大补阴丸、龟板鳖甲膏、知柏地黄丸、六味地黄丸、生脉饮、生脉口服液可用于阴虚发热；补中益气丸、人参归脾丸、参芪片可用于气虚发热；加味逍遥丸可用于气郁发热；《金匮》肾气丸、龟龄集可用于阳虚发热；归脾丸、八珍丸可用于血虚发热；阿胶补血膏、当归补血膏可用于血虚发热。

**2. 食疗方**  常食海参、银耳、老母鸭、鳖甲等，可作为阴虚发热的辅助治疗。

【转归预后】内伤发热的预后，与起病的原因、患者的身体状况相关。大多内伤发热的患者，经适当治疗及护理，可获治愈。少数患者病情缠绵，病程较长，需经过一定时间的治疗才能获得明显疗效。而兼夹多种病证，病情复杂，以及体质极度亏虚的患者，疗效及预后较差。

【预防调护】在预防方面，应及时治疗外感发热及其他疾病，防止久病伤正。同时保持精神愉快，避免过劳，注意调节饮食，保护脾胃功能，减少或避免内伤发热的发生与发展。

在调摄护理方面，应让患者注意休息，安心养病。高热患者宜卧床，少活动。长期低热者，在体力许可的情况下，适当活动。保持乐观情绪，避免不良精神刺激。饮食宜吃清淡、易消化、富有营养的食物，忌烟酒、辛辣等物。平时注意温润适宜，出汗时避风，防止感受外邪。

【结语】内伤发热是以发热为主要临床表现的病证。导致内伤发热的病因主要有久病体虚、饮食劳倦、情志失调及外伤出血等；其病机主要为气血阴阳亏虚，脏腑功能失调，或气血痰湿郁遏。在治疗上，实热宜泻，虚热宜补，并应根据证候的不同而采用解郁泄热、活血化瘀、化痰燥湿、甘温除热、益气养血、滋阴清热、引火归原等治法。对虚实夹杂者，应分清主次，适当兼顾。

【临证参考】

**1. 内伤发热禁用汗法，慎用苦寒**  内伤发热病程较长，日久阴阳气血都已亏虚，辛散发汗后，更伤阴血。阴血虚，火更旺，热更甚，导致病情久治不愈。再者苦寒之剂，易伤脾阳，又易化燥伤阴，故苦寒之剂应慎用。但知柏地黄丸中的黄柏，是苦寒药配合滋阴药同用，用之以坚阴。

**2. 治疗内伤发热用药宜轻**  内伤发热病程较长，脾胃气血已弱，补益太过，则虚不受补，滋阴太过，则又碍脾胃，故用药剂量宜轻。宁可再剂，勿用重剂，服服停停，以保脾胃，缓缓而图功。否则欲速而不达。

**3. 名医经验**  周仲瑛治疗内伤发热：①细问病史，审证求机；②治分虚实主次；③实证发热之肝郁化火证，习用丹皮、栀子、柴胡、黄芩、龙胆草、夏枯草；湿热壅滞证，常用藿香、佩兰、青蒿芳香化湿及法半夏、茯苓、薏苡仁等淡渗之品；瘀血证，喜用川芎、赤芍、丹皮、丹参、桃仁、红花、制香附，并配合地龙、炙水蛭等虫类药物治疗；④虚证发热，结合脏腑辨证用药；⑤重视顾护胃气。

郭某,女,40岁,1973年6月17日初诊。

患者反复下午低热3年。3年来,不明原因出现下午低热,常为37.7～38.8℃,每到夜间两腿发麻,精神萎顿不振,经西医检查原因未明,久治无效。目前症状同前,脉细稍数,左关稍弦,无舌苔,舌质略红。辨证:阴虚肝旺。治疗原则:滋肾调肝。选方:都气丸加柴、芍、桂。处方:生地黄24g,山茱萸12g,怀山药12g,丹皮12g,泽泻9g,茯苓9g,柴胡9g,五味子6g,白芍9g,肉桂6g。水煎服,嘱进7剂。6月26日二诊:体温下降到37℃,嘱再服前方10余剂,以巩固疗效。

分析:综观症舌脉,其证为肝肾阴虚,肝阳上亢。都气丸加白芍养肝肾之阴以平肝,柴胡疏肝泄热助退热,肉桂引火归原退虚热。(中医研究院.岳美中医案集[M].北京:人民卫生出版社,1978)

# 第六节　虚　劳

虚劳课件

虚劳是指由多种原因所导致的,以脏腑亏损,气血阴阳虚衰,久虚不复为主要病机,以五脏虚证为主要临床表现的多种慢性虚弱证候的总称。又称虚损。

历代医籍中对虚劳的论述颇多。《素问·通评虚实论》有"精气夺则虚"的论述,可作为虚证的提纲。《素问·调经论》指出"阳虚则外寒,阴虚则内热",进一步说明虚证有阴虚和阳虚及其特点的不同。《金匮要略·血痹虚劳病脉证并治》首次提出虚劳的病名,并详述证因脉治。在治法上重视温补脾肾,同时应用扶正祛邪,祛瘀生新等治法,倡导补虚不忘治实。《诸病源候论·虚劳病诸候》较详细地论述了虚劳的原因及各类症状,对五劳、六极、七伤的具体内容进行了说明。金元以后,对虚劳的理论认识及临床治疗都有较大的发展。如李杲《脾胃论》重视脾胃,擅长运用甘温补中法治疗劳倦内伤病证;《丹溪心法》提出"阳常不足,阴常有余"理论,对阴虚者从肝肾论治,善用滋阴降火。《景岳全书》对阴阳互根的理论作了深刻阐发,提出"阴中求阳,阳中求阴"的治则,在治疗肾阴虚、肾阳虚的理论及方药方面有新的发展。《理虚元鉴》为虚劳专书,指出"治虚有三本,肺、脾、肾是也。肺为五脏之天,脾为百骸之母,肾为性命之根,治肺、治脾、治肾,治虚之道毕矣"。重视肺、脾、肾在虚劳中的作用。《不居集》对历代虚劳资料作了比较系统的汇集整理,并创"外损"理论观点,是研究虚劳的一部有价值的参考书。

虚劳思维导图

西医学中的多种慢性、消耗性疾病和功能衰退性疾病,如慢性疲劳综合征、席汉综合征、恶性肿瘤化疗后血细胞减少症、再生障碍性贫血、艾滋病等,出现类似于虚劳的临床表现时,均可参照本节辨证论治。

【病因病机】本病多因禀赋薄弱,或劳倦过度,饮食失节,或大病久病,或失治误治,导致五脏气血阴阳亏损而成。

## (一)病因

**1.禀赋薄弱**　父母体弱多病,年老体衰,孕育不足,胎中失养或出生后喂养失当,导致先天之精气不足,后天水谷之精气不充,造成禀赋薄弱,体质不强,易于患病不易恢复而致日久成劳。

**2.劳倦过度**　忧愁思虑,所欲未遂,积思过度,劳伤心脾,心失所养,脾失健运,气血亏虚,久而成劳;早婚多育,房事不节,色欲所乱,致肾精亏虚,肾气不足,久虚不复而成劳。

**3.饮食不节**　长期饮食不节,营养不良,饥饱失调,或暴饮暴食,或饮食偏嗜,或过食生冷,或饮酒过度,或误服伤胃药物等,损伤脾胃,脾失健运,气血生化乏源,无以滋养濡润五脏六腑,四肢百骸,日久成劳。

**4. 大病久病**　大病邪气伤正,热病耗血伤阴,寒病伤气损阳,或失血气随血耗,或瘀血内结,新血不生,或久病不愈,或病后、产后失调,正气难复,均可导致气血耗伤,阴精亏损,日久成劳。

**5. 失治误治**　诊断错误,治法、用药不当,延误治疗等,损伤阴精阳气,日久成劳。过用某些化学药物或过度接触有害物质(如放射线),损伤气血、阴精,形成虚劳。

### (二)病机

**1. 基本病机**　脏腑亏损,气血阴阳虚衰,久虚不复。

**2. 病位**　虚劳病变涉及五脏,尤其与脾、肾关系密切。一般来说,气虚多在肺、脾,血虚多在心、肝,阴虚、阳虚多根于肾。

**3. 病理性质**　虚劳属于虚证,但由于导致虚劳的病因不同,或因虚致病,因病成劳;或因病致虚,久虚不复成劳,导致虚实夹杂证。

**4. 病机转化**　在虚劳病变过程中,引起虚损的病因,往往首先导致某一脏的气、血、阴、阳单方面的亏损。由于五脏生理相互联系,气血相互滋生,阴阳互根互用,在病变过程中常相互影响。一脏受病,可及他脏。气虚不能生血,血虚无以生气;气虚久则阳亦虚,血虚久则阴不足;阳虚久则伤阴,阴虚久则耗阳,以致病势日渐发展,病情趋于复杂和严重,形成气、血、阴、阳皆虚的复杂证候。

### 【诊断要点】

**1. 临床特征**　多见形神衰惫,身体羸弱,大肉尽脱,食少厌食,心悸气短,面容憔悴,自汗盗汗,或五心烦热,或畏寒肢冷,脉虚无力等症。若病程较长,久虚不复,症状可逐渐加重。

**2. 病史**　具有引起脏腑亏损、气血阴阳虚衰的病因和较长的病史,症状逐渐加重,短期不易康复。

**3. 辅助检查**　虚劳涉及病种很多,应结合原发病有针对性、选择性地进行相关检查。一般常选用血常规、血生化、心电图、X线摄片、免疫功能测定等。

### 【鉴别诊断】虚劳应与肺痨及其他疾病中的虚证等病证相鉴别。

**1. 肺痨**　肺痨是由于正气不足,痨虫侵袭所致,具有传染性;主要病位在肺,阴虚是其主要病机,以咳嗽,咯血或痰中带血,颧红,潮热,盗汗,消瘦等为主要临床表现;治疗以补虚培元、抗痨杀虫为基本原则。虚劳则是由多种原因所导致的,以脏腑亏损,气血阴阳虚衰为主要病机,病位涉及五脏,无传染性,以脏腑气血阴阳虚衰,日久不复为主要临床表现,治疗以补益为基本原则。

**2. 其他疾病中的虚证**　虚劳与内科其他疾病中的虚证在临床表现和治法方面多相类似。主要区别为:虚劳的各种证候,均以出现一系列精气虚衰的症状为特点,久虚不复,病程均长,病情较重,往往涉及多脏甚至整体。其他疾病出现虚证时,各以其疾病所具有的相应症状为突出表现,同时兼夹虚证表现,病程有长有短,病变脏腑较为单一。

### 【辨证论治】

#### (一)辨证要点

**1. 辨五脏气血阴阳亏虚**　虚劳应以气血阴阳为纲,五脏虚候为目进行辨证。一般来说,病情单纯者,病变比较局限,容易辨清气血阴阳的虚衰及病变脏腑的所在。但由于气血同源,阴阳互根,五脏相关,所以在病变过程中各种虚损常相互影响,由一虚而渐致多虚,由一脏受病而累及多脏同病,使病情趋于复杂和严重,辨证时应予注意。

**2. 辨兼夹**　虚劳一般病程较长,辨治时应注意有无以下兼夹情况。

(1)原发疾病是否继续存在:因病致虚、久虚不复者,应辨明原发疾病是否继续存在。如因热病、寒病，或瘀结致虚者，要明确原发疾病是否已经治愈。

（2）有无因虚致实的表现：因虚致病者，应辨有无外感、停食、湿聚、血瘀等因虚致实的表现。如因气虚运血无力，以致出现瘀血；脾气虚不能运化水湿，以致水湿停留等。

（3）是否兼感外邪：虚劳之人，表卫不固，易受外邪，且感邪后不易恢复，治疗用药与常人感邪不同。

（4）病变涉及多个脏腑者，应辨明发病的先后次序及脏腑之间的相关联系。

### （二）治则治法

根据"虚则补之""损者益之"的理论，虚劳的治疗以补益为基本原则。治疗时，一是根据病理性质的不同，分别采取益气、养血、滋阴、温阳的治法；二是结合五脏病位的不同而选用方药，以加强治疗的针对性。同时应注意以下四个方面：其一，重视补益脾肾。其二，对虚中夹实或兼感外邪者，应补中有泻，扶正祛邪。其三，将药物治疗、饮食调养及生活调摄结合起来，以取得更好的治疗效果。其四，除了使用汤剂治疗外，还可做成丸剂、膏方等较长时间地服用。

### （三）分证论治

气　　虚

**1. 肺气虚**

证候：咳嗽无力，咳痰清稀，短气自汗，声音低怯，时寒时热，平素易于感冒，面色白。舌淡苔薄白，脉弱。

证候分析：肺气不足，表卫不固，故咳嗽无力，短气自汗，声音低怯；肺气亏虚，肺不布津，津聚为痰，故咳痰清稀；肺气亏虚，营卫失和，则时寒时热；肺虚则腠理疏松，故易感外邪而感冒；肺气亏虚，不能助心行血，血脉不充，故面色白，舌淡苔薄白，脉弱。本证主要病机为肺气亏虚，腠理疏松，表卫不固。以咳嗽无力，短气自汗，平素易感冒，舌淡苔薄白，脉弱为审证要点。

治法：补益肺气。

方药：补肺汤加减。方中以人参、黄芪补肺益气固表；熟地黄、五味子益肾固元敛肺，以达金水相生；桑白皮、紫菀肃肺止咳。若无咳嗽，去桑白皮、紫菀；若自汗较多，加牡蛎、麻黄根固表敛汗；肺虚日久，子盗母气，导致肺脾气虚，此时治疗当培土生金，可用参苓白术散。

**2. 心气虚**

证候：心悸气短，神疲体倦，自汗，劳则加重。舌淡，脉弱。

证候分析：心气亏虚，运血无力，心失所养，故心悸气短；劳则气耗，故活动后诸症加重；心气不足，汗液不藏，故自汗；气虚形体失养，故神疲体倦；舌淡，脉弱为心气亏虚之象。本证主要病机为心气亏虚，心失所养。以心悸气短，自汗，劳则加重为审证要点。

治法：益气养心。

方药：七福饮加减。方中人参、白术、炙甘草益气养心；熟地黄、当归滋阴补血；酸枣仁、远志宁心安神。若自汗较多者，加黄芪、五味子益气固摄；若气虚及阳，畏寒肢冷，舌淡胖，脉沉者，加肉桂温通心阳；阳虚运血无力，出现胸闷，舌紫暗或有瘀点者，加用丹参、红花、桃仁、三七等养血活血。

**3. 脾气虚**

证候：纳呆食少，脘腹胀满，食后尤甚，倦怠乏力，大便溏泻，面色萎黄。舌淡苔薄，脉弱。

证候分析：脾失健运，胃纳不足，故纳呆食少，脘腹胀满，食后尤甚；脾虚不运，升降失常，水谷清浊相混，则大便溏泻；脾虚气血生化无源，形体失养，故倦怠乏力，面色萎黄；舌淡苔薄，脉弱为脾虚之象。本证主要病机为脾虚失运，生化乏源。以纳呆食少，脘腹胀满，食后尤甚，倦怠乏力为审证要点。

治法：健脾益气。

方药:加味四君子汤加减。方中人参、黄芪、白术、炙甘草健脾益气;茯苓、白扁豆健脾除湿。若胃失和降,胃气上逆,呕吐嗳气者,加陈皮、半夏和胃降逆;若兼食积停滞,脘闷腹胀,嗳气酸腐,苔腻者,加神曲、麦芽、山楂、鸡内金健胃消食;若中气不足,气虚下陷,脘腹坠胀,脱肛者,改用补中益气汤以补益中气,升阳举陷。

### 4. 肾气虚

证候:神疲乏力,腰膝酸软,尿频而清,男子滑精早泄,女子带下清稀。舌淡,脉弱。

证候分析:肾气亏虚,腰府失养,故腰膝酸软,神疲乏力;肾气不固,膀胱失约,故尿频而清;肾气亏虚,冲任不固,故男子滑精早泄,女子带下清稀;舌淡,脉弱为肾气亏虚之象。本证主要病机为肾气虚损,腰府失养,固摄无权。以神疲乏力,腰膝酸软,尿频而清为审证要点。

治法:益气固肾。

方药:大补元煎加减。方中人参、山药、炙甘草益气固肾;杜仲、山茱萸温补肾气;熟地黄、枸杞子、当归补养精血。若神疲乏力明显者,加黄芪益气;尿频较甚,甚至小便失禁者,加菟丝子、五味子、益智仁补肾固涩;若脾失健运,大便溏泻者,去熟地黄、当归等滋腻之品,加肉豆蔻、补骨脂温补固涩。

在气、血、阴、阳的虚衰中,气虚是临床上最常见的一类。其中尤以肺、脾气虚为多,而心、肾气虚亦不少见。肝的气病以气郁为多见,历代医籍中极少论及肝气虚的辨证论治。若肝病日久,出现神疲乏力,食少便溏,舌淡脉弱者,多在原有肝病基础上结合脾气虚论治。

## 血　虚

### 1. 心血虚

证候:心悸怔忡,健忘失眠,多梦,面色不华。舌淡,脉细弱或结代。

证候分析:心血亏虚,血不养心,心神不宁,故心悸怔忡,健忘失眠,多梦;血虚不能上荣,故面色不华,舌淡;血虚气少,血脉不充,故脉细弱或结代。本证主要病机为心血亏虚,心失所养。以心悸怔忡,面色不华,舌淡,脉细弱或结代为审证要点。

治法:养血宁心。

方药:养心汤加减。方中人参、黄芪、茯苓、大枣、甘草益气生血;当归、川芎、五味子、柏子仁、茯神、酸枣仁、远志养血安神;肉桂、半夏曲、生姜温中健脾,助气血生化。若失眠多梦较重者,可加合欢花、夜交藤养心安神;心悸较重者,加龙骨、牡蛎镇惊安神。

### 2. 肝血虚

证候:头晕目眩,两胁疼痛,肢体麻木,筋脉拘急,或筋惕肉瞤,妇女月经不调,甚则闭经,面色不华。舌淡,脉弦细或细涩。

证候分析:肝血亏虚,清窍失养,故头晕目眩;肝脉布于两胁,血不养肝,肝失疏泄,肝气郁滞,故两胁疼痛;血虚生风,筋脉失养,致肢体麻木,筋脉拘急,或筋惕肉瞤;肝血不足,冲任空虚,则月经不调,甚或闭经;面色不华,舌淡,脉弦细或细涩,为肝血不足,血脉不充之象。本证主要病机为肝血亏虚,筋脉失养。以头晕目眩,两胁疼痛,肢体麻木,面色不华,舌淡,脉弦细或细涩为审证要点。

治法:补血养肝。

方药:四物汤加减。方中以熟地黄、当归补血养肝;白芍、川芎和营调血。可加党参、黄芪、白术补气生血;血虚甚者,加制何首乌、枸杞子、鸡血藤补养肝血。若胁痛,加柴胡、郁金、香附、丝瓜络理气通络;视物模糊者,加楮实子、枸杞子、决明子养肝明目;若肝血虚兼血瘀者,肌肤甲错,舌青紫,脉细涩者,可同服大黄䗪虫丸祛瘀生新。

血虚之中,以心、肝的血虚较为常见。但脾为气血生化之源,脾气虚与心血虚常同时并见,称之为心脾血虚。临床表现为体倦乏力,纳差食少,心悸气短,健忘失眠,多梦,面色萎黄,舌淡苔薄白,脉细缓,归脾汤为其基本方。

## 阴 虚

### 1. 肺阴虚

证候：干咳，咽燥，甚或失音，咯血或痰中带血，两颧潮红，潮热盗汗。舌红少津，脉细数。

证候分析：肺阴亏虚，肺失濡润，肺气上逆，故干咳，咽燥，失音；阴虚火旺，肺络损伤，故咯血或痰中带血；虚火上炎，故潮热颧红；阴虚迫津外泄，故盗汗；舌红少津，脉细数为阴虚有热之象。本证主要病机为肺阴亏虚，肺失清润。以干咳，咯血或痰中带血，两颧潮红，潮热盗汗，舌红少津，脉细数为审证要点。

治法：养阴润肺。

方药：沙参麦冬汤加减。方中以北沙参、麦冬、玉竹滋养肺阴；天花粉、桑叶清肺润燥；白扁豆、甘草益气培中，培土生金。咳嗽甚者，加百部、款冬花润肺止咳；潮热甚者，加地骨皮、银柴胡、秦艽、鳖甲养阴清热；若肺肾阴虚，当肺肾双补，用麦味地黄丸加减。

### 2. 心阴虚

证候：心悸，虚烦失眠，潮热盗汗，面色潮红，或口舌糜烂。舌红少津，脉细数。

证候分析：心阴亏虚，心失所养，心神不宁，故心悸失眠；阴虚生内热，虚火亢盛，故烦躁，面色潮红，口舌糜烂；虚热迫津外泄，故盗汗；舌红少津，脉细数为阴虚内热，津液不足之象。本证主要病机为心阴亏虚，心失所养。以心悸失眠，潮热盗汗，舌红少津，脉细数为审证要点。

治法：滋阴养心。

方药：天王补心丹加减。方中以生地黄、玄参、麦冬、天冬养阴清热；人参、茯苓、五味子、当归益气养血；丹参、柏子仁、酸枣仁、远志养心安神；桔梗载药上行。若火热较旺，烦躁不安，口舌生疮者，可去辛温之当归、远志，加黄连、木通、淡竹叶清心泻火，导热下行；若见潮热盗汗，可参照肺阴虚证酌加滋阴清热之品。

### 3. 胃阴虚

证候：不思饮食，口干唇燥，甚则干呕，呃逆，大便燥结，面色潮红。舌干苔少或无苔，脉细数。

证候分析：胃阴虚，胃失濡润，纳运失常，故不思饮食；津亏不能上承，故口干唇燥；胃阴亏虚，大肠失濡，则大便燥结；阴亏较甚，胃失和降，则干呕呃逆；面色潮红，舌干苔少或无苔，脉细数为阴虚内热之象。本证主要病机为胃阴亏虚，失于濡养。以不思饮食，口干唇燥，大便燥结，舌干苔少或无苔，脉细数为审证要点。

治法：养阴和胃。

方药：益胃汤加减。方中以北沙参、麦冬、生地黄、玉竹滋阴养液；冰糖养胃和中。若口干唇燥甚者，加石斛、天花粉滋养胃阴；大便干燥者，冰糖改用蜂蜜，或加火麻仁、肉苁蓉润肠通便；不思饮食者，加麦芽、白扁豆、山药益胃健脾；呃逆，加刀豆、柿蒂、竹茹降逆止呃。

### 4. 肝阴虚

证候：头痛，眩晕耳鸣，两目干涩，视物昏花，性急易怒，或肢体麻木，筋惕肉瞤，颜面潮红。舌干红，脉弦细数。

证候分析：肝阴不足，不能制约肝阳，肝阳偏亢，上扰清空，故头痛，眩晕，耳鸣；肝阴不足，肝失疏泄，则性急易怒；肝阴亏虚，目失所养，故两目干涩，视物昏花；肝阴亏虚，筋脉失濡，虚风内动，故肢体麻木，筋惕肉瞤；阴虚火旺，虚火上炎，则颜面潮红；舌干红，脉弦数为阴虚肝旺之象。本证主要病机为阴虚阳亢，上扰清窍。以头痛，眩晕耳鸣，急躁易怒，颜面潮红，舌干红，脉弦细数为审证要点。

治法：滋养肝阴。

方药：补肝汤加减。方中四物汤养血柔肝；木瓜、炙甘草酸甘化阴；酸枣仁滋阴养肝。若头痛，眩晕，耳鸣较重，或筋惕肉瞤者，加石决明、菊花、钩藤、刺蒺藜平肝潜阳；若目干涩畏光，或视物不明者，加枸杞子、女贞子、决明子养肝明目，或选用杞菊地黄丸；若肝阴亏虚，肝脉失养，以胁痛为主，可加川楝子、郁金理气疏肝，或改用一贯煎加减。

**5. 肾阴虚**

证候：腰膝酸软，遗精，眩晕耳鸣，甚则耳聋，口干咽痛，颧红盗汗。舌红少津，脉沉细。

证候分析：肾虚腰府失养，故腰酸；肾阴亏虚，虚火内动，扰动精室，精关不固，则男子遗精；肾阴亏乏，上不能濡养髓海，下不能充养肢体，则眩晕耳鸣，甚则耳聋，两膝酸软；虚火上炎，故口干咽痛，颧红；舌红少津，脉沉细为肾阴亏乏之象。本证主要病机为肾精亏虚，失于濡养。以腰酸膝软，遗精，眩晕耳鸣，舌红少津，脉沉细为审证要点。

治法：滋补肾阴。

方药：左归丸加减。方中以熟地黄、枸杞子、山药、龟板胶、牛膝滋补肾阴；"善补阴者，必于阳中求阴"，山茱萸、菟丝子、鹿角胶温补肾气，助阳生阴。虚火较甚，潮热者，加知母、黄柏、地骨皮滋阴泻火；精关不固，腰酸遗精者，加煅牡蛎、金樱子、芡实、莲须等固肾涩精；精血枯竭，见耳聋，足痿者，加紫河车填补精血。

五脏的阴虚在临床上都比较常见，病情较重者，可见气阴两虚或阴阳两虚，治疗当分清主次，兼顾治疗；肾为五脏之主，寓藏真阴，肾阴亏虚，可影响他脏，故滋养肾阴对恢复五脏之阴有至关重要的作用。

## 阳 虚

**1. 心阳虚**

证候：心悸自汗，神疲嗜卧，心胸憋闷疼痛，形寒肢冷，或气短息促，面色苍白或面青唇紫。舌淡或紫暗，脉细弱或沉迟。

证候分析：心阳不足，心气亏虚，心神失养，心液不藏，故心悸自汗，气短息促；阳虚不能温养四肢百骸，故形寒肢冷，面色苍白，神疲嗜卧；阳虚气弱，血运无力，心脉瘀阻，气机壅塞，故心胸憋闷疼痛，面青唇紫；舌淡或紫暗，脉细弱或沉迟均属心阳亏虚，运血无力之象。本证主要病机为心阳不振，心气亏虚，运血无力。以心悸自汗，心胸憋闷疼痛，形寒肢冷，舌淡或紫暗，脉细弱或沉迟为审证要点。

治法：益气温阳。

方药：保元汤加减。方中以人参、黄芪、甘草益气扶正；肉桂、生姜温通阳气。若血脉瘀滞，心胸憋闷疼痛较甚者，加郁金、川芎、丹参、三七活血止痛；阳虚明显，形寒肢冷，脉迟者，酌加附子、巴戟天、仙茅、淫羊藿、鹿茸等温补心阳。

**2. 脾阳虚**

证候：面色萎黄，脘胀食少，肠鸣，腹中冷痛，神疲乏力，少气懒言，形寒肢冷，肠鸣便溏，常反复发作，每因受寒或饮食不慎而加重。舌淡苔白，脉弱。

证候分析：脾阳亏虚，不能运化水谷，化生气血，充养形体，故面色萎黄，食少神疲，少气懒言；阳虚则寒，清阳不展，寒凝气滞，故脘胀，肠鸣，腹中冷痛，大便溏薄；感受寒邪或饮食不慎，更伤脾阳，使病情加重；舌淡苔白，脉弱均为中阳虚衰之象。本证主要病机为中阳亏虚，温煦乏力，运化失常。以面色萎黄，形寒肢冷，神疲乏力，少气懒言，便溏为审证要点。

治法：温中健脾。

方药：附子理中汤加减。方中以人参、白术、甘草益气健脾，燥湿和中；干姜、附子温中祛寒。若腹中冷痛较重者，加高良姜、香附或丁香、吴茱萸温中理气止痛；食后腹胀、呕逆者，加砂仁、半夏、陈皮和胃降逆；腹泻较重者，加肉豆蔻、补骨脂、薏苡仁温补脾肾，涩肠除湿止泻。

**3. 肾阳虚**

证候：腰脊酸痛，遗精阳痿，多尿或小便失禁，面色苍白，畏寒肢冷，下利清谷或五更泄泻。舌淡胖，边有齿痕，苔白，脉沉迟。

证候分析：肾阳不足，失于温养，故腰脊酸痛，畏寒肢冷；阳气衰微，精关不固，故遗精阳痿；若肾气不固，膀胱失约，则小便失禁，多尿；命门火衰，火不暖土，故下利清谷或五更泄泻；面色苍白，舌质淡胖，边有齿痕，苔白，脉沉迟均为阳气亏虚，阴寒内盛之象。本证主要病机为肾阳亏虚，失于温煦，固摄无权。以腰脊酸痛，畏寒肢冷，下利清谷或五更泄泻，舌质淡胖，脉沉迟为审证要点。

治法：温补肾阳。

方药：右归丸加减。方中附子、肉桂温补肾阳；杜仲、山茱萸、菟丝子、鹿角胶补益肾气；熟地黄、山药、枸杞子、当归补益精血，滋阴以济阳。遗精者，加金樱子、桑螵蛸、莲须，或合金锁固精丸以收涩固精；下利清谷者，去熟地黄、当归，加党参、白术、薏苡仁益气健脾，渗湿止泻；阳虚水泛，浮肿尿少者，加茯苓、泽泻、白术、车前子，或合五苓散以利水消肿。

在阳虚之中，以心、脾、肾的阳虚为多见。由于肾阳为人一身之阳，所以心、脾之阳虚日久，常累及于肾，而出现心肾阳虚或脾肾阳虚的病变，治疗应分别温补心肾或温补脾肾。阳损日久，损及肾阴，治宜阴阳双补。

【其他疗法】

**1. 中成药**　金水宝胶囊、百令胶囊适用于肺气虚、肾阴虚及肺肾两虚证；六君子丸、健脾丸、补中益气丸适用于脾气虚证；理中丸、附子理中丸适用于脾阳虚证；龟苓膏适用于脾胃阴虚证；六味地黄丸、益龄精适用于肾阴虚证；龟龄集、参茸鞭丸适用于肾阳虚证；阿胶补血膏、当归补血丸适用于血虚证；生脉饮、贞芪扶正胶囊适用于气阴两虚证；归脾丸、十全大补丸适用于气血两虚证；人参精、参芪片、北芪精适用于心、肺、脾气虚证。

**2. 单方验方**

（1）西洋参 10g，以水 300ml，浸泡 2 小时，温服，不拘时，喝完药汤后再食药渣，每日 1 剂。适用于气阴两虚之虚劳。

（2）鹿角 60g，牛膝 45g。牛膝酒浸透焙干，与鹿角共为末，炼蜜为丸，每晚 10g，每服 1 丸，早晚空腹服，盐水为引。适用于肾阳不足之虚劳。

【转归预后】虚劳的转归不外三种途径：好转、缠绵与恶化。转归的关键是体质的强弱和脾肾的盛衰。体质素盛，虚损不重，脾肾未衰，通过调治，易于好转。若调治不当，或稍有好转，过早停药，或因辨证不确切，治疗不当，则病情缠绵，迁延不已。如调治得当，仍可向好转方面转化；如调治不当，脾肾日亏，元气衰败，则转归恶化。恶化病例，大多体质薄弱，或病损太重所致。

虚劳的预后与体质的强弱，脾肾的盛衰，是否及时、正确的治疗、护理，能否消除致病因素等有密切关系。脾肾未衰，元气未败，形体未脱，胃气尚存，无大热，或有热能解，无喘不得续，虚能受补者，为虚劳顺证，预后较好；若形神衰惫，肉削骨痿，食欲不振，泄泻不止，喘急气短，发热难解，声哑息微，或有实邪不受伐，或有诸虚不受补，舌质淡胖无华或镜面舌，脉象急促弦细或浮大无根等，为虚劳逆证，预后较差。

【预防调护】避免引起虚劳的病因，是预防虚劳的根本措施。如避风邪，适寒温，防止外邪乘虚而入。注意劳逸，起居有常，饮食有节，营养合理，易于消化吸收，防止脾胃受损。调畅情志，排除烦扰，保持乐观情绪，养成良好生活行为习惯，戒除烟酒等不良嗜好。锻炼身体，增强体质等，对预防虚劳均有重要的意义。

虚劳除药物治疗外，还应注意饮食调理，配合饮食疗法。可根据个人体质和阴阳气血的亏虚情况，选择适当的食物进行调理。如气虚阳亏者，忌食寒凉生冷，宜进食温补类食物，如羊肉、母鸡等；阴虚者忌食燥热食物，宜进清淡类食物，如银耳、百合等。临床还可指导患者在食物中配伍能做药膳的中药。如气虚者，可食用党参、黄芪炖母鸡；脾虚者，可食用山药和粳米煮粥等。此外，在气候骤变时，尤须防止感冒，注意预防接触感染等。

知识链接

### 膏方治疗虚劳

虚劳的根本是由于脏腑气血阴阳亏虚，短期内不易恢复，故而除用一般的汤药、丸药治疗之外，膏方亦是一种合适的选择。

膏方，又称膏滋、煎膏，是一种将中药饮片反复煎煮，去渣取汁，经蒸发浓缩、加蜂蜜等制成的半流质状制剂。膏方有素膏、荤膏之分。素膏由草药组成，荤膏中则含有动物胶等动物药，主要用于滋补养生与调治慢性疾病。秦伯未在《膏方大全》中指出："膏方者，盖煎熬药汁成脂液，而所以营养五脏六腑之枯燥虚弱者也，故俗称膏滋药。"

膏方在处方时应以协调体内阴阳平衡为原则，同时注意人体脏腑、气血、阴阳等各方面的不足，使机体恢复阴平阳秘的和谐状态，从而预防和治疗疾病。处方时切忌蛮补，应根据具体情况而选用峻补、清补、温补、缓补之品，补泻同施；同时注重脾胃功能，可适当佐以健运脾胃之品。

膏方进补期间，如遇感冒、发热、伤食，以及急性病或慢性病活动期，应暂停服用，须先祛邪外出，以免闭门留寇，不利于疾病的治疗。

【结语】虚劳是由多种原因所导致的，以脏腑亏损，气血阴阳虚衰为主要病机，以五脏虚证为主要特征的多种慢性虚弱证候的总称。五脏功能衰退，气、血、阴、阳亏虚是虚劳的基本病机。辨证以气、血、阴、阳为纲，五脏虚候为目。由于气血同源，阴阳互根，五脏相关，故应同时注意气血阴阳相兼为病及五脏之间的相互影响。补益是治疗虚劳的基本大法，应根据病理属性，并结合五脏病位，阴阳气血，分别采用益气、养血、滋阴、温阳的治法。对于虚中夹实及兼感外邪者，治疗当补中有泻，补泻兼施，防止因邪恋而进一步耗伤正气。同时，还应重视调理脾肾，做好调摄护理，对虚劳的康复具有重要的意义。

【临证参考】

**1. 气血与阴阳亏虚既有联系又有区别**　一般来说，病程短者，多伤及气血；病程长者，多伤及阴阳，甚至气血阴阳俱亏之证候错杂互见。

（1）气血相生，益气生血：补血养血是血虚的基本治疗原则，但由于气为血帅，血为气母，气能生血，所以，在补血药中适当配伍补气药，可达益气补血之效。

（2）阴中求阳，阳中求阴：阴阳互根互用，治疗阴虚证加用补阳药，所谓阳中求阴；治疗阳虚证加用补阴药，所谓阴中求阳。

（3）治宜缓补，首重脾胃：虚劳治疗虽以补益为治疗大法，但因其病程较长，气血俱虚，故治疗不宜急功近利，宜缓缓调补。具体来说，一则用药宜平和，刚柔相济，寒热同用，攻补兼施，散收相济，升降协调；再则用药剂量宜轻，服药见效后，逐渐加大药量；三则药食同治，治养并调，并注重心理调节。此外，出现虚不受补之象时，用药宜首健脾胃。

**2. 补益中药治疗虚劳疾病**　现代药理研究证实，许多补益中药可通过调节机体免疫功能治疗虚劳疾病。其中，人参、党参、黄芪、山茱萸、枸杞子、补骨脂、灵芝、丹参、大枣等可促进白细胞数量的增加；人参、白术、当归、黄芪、桑寄生、茯苓等能促进单核巨噬细胞功能的增强；人参、丹参、灵芝、何首乌、淫羊藿等能促进T细胞数量增加及淋巴细胞的转化；黄芪、当归、地黄、淫羊藿等对干扰素具有诱生作用；人参、黄芪、当归、白术等还能参与预防肿瘤免疫反应。

**3. 中医辨治慢性疲劳综合征**　慢性疲劳综合征是介于健康与疾病之间的状态，又称亚健康状态，是在现代高效快节奏生活方式下出现的一组以长期极度疲劳（包括体力疲劳和脑力疲劳）为突出表现的全身性综合征。中医辨证治疗有明显优势，其临床表现多以气血阴阳的亏虚为主，病程长，属于中医"虚劳""虚损"等范畴。临床常将其分为心脾两虚、肺脾气虚、肝肾阴虚、痰湿阻滞等证型,但临床也可见其他证型,或虚实夹杂证型,当辨证施治。

**4. 名医经验** 张琪注重大补肾元治虚劳。治疗虚损及慢性消耗性疾病,必须注意阴阳两伤,滋阴扶阳兼顾,既可促进生化之机,又可避免互伤之弊。但辨证时应注意其偏性,如阴虚为主,应侧重滋阴,稍加助阳之剂;阳虚突出,宜重在助阳,稍佐滋阴之品,力避只注意一面,而忽视另一面,方能达到补偏救弊之目的。

### 案例分析

刘某,男,32岁,1976年2月13日初诊。

主诉及病史:头昏心悸,神疲乏力,腰膝酸软,失眠纳呆,大便溏薄,白细胞总数 $2.1 \times 10^9$/L,中性粒细胞36%,单核细胞2%。西医诊断为"白细胞减少症"。诊查:舌质淡,苔薄白,脉细弱。辨证:气血两虚,肺卫不固。治法:扶正固表。处方:党参9g,鹿角片9g,女贞子15g,丹参9g,鸡血藤12g,穿山甲12g,龙葵30g,珍珠母12g(先煎),炙甘草9g,大枣10枚。14剂。二诊:胃纳转佳,睡眠欠安,大便成形,余证同前。舌质转淡红苔薄白,脉细。前方去鹿角片、珍珠母,加鹿角胶9g,阿胶12g(二胶烊冲)。14剂。三诊:投药28剂,诸症悉平。复查血象:白细胞总数 $4.3 \times 10^9$/L,中性粒细胞62%,淋巴细胞44%,单核细胞4%。原方续服14剂以巩固疗效。药后2个月来院复查:白细胞总数 $9.4 \times 10^9$/L,中性粒细胞66%。虽恢复日常工作亦不觉疲劳。

分析:本案系白细胞减少症,辨证属气血两虚,肺卫不固。治宜益气固表,健脾养血,补肾填精。方中党参、大枣、阿胶、黄精、鹿角片、女贞子、炙甘草益气养血,补肾填精;丹参、鸡血藤、珍珠母养血镇惊安神,龙葵、穿山甲清热解毒、活血散瘀。动物实验证实,女贞子、龙葵、穿山甲、鸡血藤、鹿角片等具有提升白细胞的作用。(董建华.中国现代名中医医案精粹[M].北京:人民卫生出版社,2010)

## 第七节 癌 病

癌病课件

癌病是因脏腑组织发生异常增生,以肿块逐渐增大,表面高低不平,质地坚硬,时有疼痛,并常伴见纳差,乏力,发热,消瘦并进行性加重为主症的疾病。

"癌"首见于宋代东轩居士所著《卫济宝书》,该书将"癌"作为痈疽五发之一。中医学里的许多病名与西医学的癌症密切相关,可视为不同癌症的古代命名,如腹腔肿瘤包括于"积证"文中,肝癌与"肝积"、胃癌与"伏梁"相似等。《素问·玉机真脏论》言:"大骨枯槁,大肉陷下,胸中气满,喘息不便,内痛引肩项,身热,脱肉破䐃,真脏见;十月之内死。"与肺癌晚期临床表现类似,并指出预后不良。《仁斋直指方》指出"癌者上高下深,岩穴之状,颗颗累垂……毒根深藏,穿孔透里,男则多发于腹,女则多发于乳,或项或肩或臂,外症令人昏迷",较为深刻地概论了癌病的特征。对于癌病的治疗,亦有内治、外治、药物和手术等许多方法。明代张介宾之《景岳全书·杂证谟·积聚》言"凡积聚之治,如经之云者,亦既尽矣。然欲总其要,不过四法,曰攻、曰消、曰散、曰补,四者而已",高度概括了积证的治法。

癌病 思维导图

西医学中的各种恶性肿瘤可参考本节辨证论治,癌病常与积证、噎膈、瘿病等病证相关,可适当互参。

**【病因病机】** 癌病多由于正气内虚,感受邪毒,情志怫郁,饮食损伤,宿有旧疾等因素,使脏腑功能失调,气血津液运行失常,产生气滞、血瘀、痰凝、湿浊、毒聚等病理变化,蕴结于脏腑组织,相互搏结,日久渐积而成的一类恶性疾病。

癌病 概述

癌病的病因病机

## （一）病因

**1. 六淫邪毒** 外感六淫之邪，或工业废气、石棉、烟毒、放射性物质等邪毒之气，由表入里，邪毒久留，致脏腑气血阴阳失调，产生气滞、血瘀、痰凝、邪毒等病变，日久结成肿块而发癌病。

**2. 七情郁结** 情志不舒，气机郁结，日久则气滞血瘀，或气不布津，津凝成痰，气滞、血瘀、痰浊互结，渐而成块，发为癌病。

**3. 饮食失调** 嗜好烟酒，过食烧烤腌炸辛辣食物，损伤脾胃，脾失健运，一方面使正气亏虚，气虚血瘀；另一方面脾失健运，不能升清降浊，运化水湿，使痰湿内生；痰瘀、湿毒内结，日久不去，积滞成块，生成癌病。

**4. 素体内虚** 年老脏腑气血渐衰，大病久病，耗伤正气，可致气虚血瘀；或生活失于调摄，劳累过度，气阴耗伤，外邪乘虚而入，客邪留滞不去，气机不畅，终致血气瘀滞，结而成块。

## （二）病机

**1. 基本病机** 癌病的发生，是正气虚弱，脏腑功能失调，加之外邪留滞，而致气滞血瘀、痰凝毒聚，相互搏结，蕴郁体内，日久而成有形之肿块。

**2. 病位** 不同的癌病，其病位亦不同。脑瘤病位在脑，肺癌病位在肺，肝癌病位在肝，胃癌病位在胃，肾癌及膀胱癌病位在肾与膀胱。但肝主疏泄、条达气机，脾为气血生化之源，肾藏元阴元阳，故与肝、脾、肾等关系密切。

**3. 病理性质** 本虚标实，多为因虚而致病，因虚而致实，是一种全身虚弱，局部属实的病症。初期邪盛为主，以气滞、血瘀、痰凝、湿浊、毒聚为实证；中晚期以正虚为主，可见气血、阴阳亏虚，脏腑功能衰败之象。

**4. 病机转化** 癌病发病趋势为邪愈盛而正愈虚，本虚标实，错综复杂，日渐深重。

---

### 知识链接

#### 痰与癌病发病

　　清代沈金鳌在《杂病源流犀烛》指出："痰为诸病之源，怪病皆由痰成也。"中医认为"痰"乃因体内津液输布失常，水湿凝聚而成，具有全身上下，皮里膜外，无处不到的特点。若脏腑功能障碍，升降出入失常，气血失和，气滞血瘀，痰气交搏，痰瘀互结，络脉不畅，肿块内生，即成癌病。如痰浊滞肺，痰瘀热毒，互结成块，发生肺积；痰浊滞胃，痰瘀互结，肿块内生，阻隔胃气，发生胃积；痰注于肠，痰毒互结，气滞血瘀，发生脏毒。

　　现代医家越来越重视"痰"在癌病的发病及病机变化过程中的作用。痰浊与瘀血一样，既是病理产物，又是新的致病因素，可以加剧病情发展，特别是与瘀血交搏时，则危害性更大。这也为治疗提供了一个新思路。

---

【诊断要点】

1. 病程早期可能发生与病变部位有关的局部表现。如脑瘤患者可有头痛、呕吐、视力障碍等表现；肺癌患者可有呛咳、顽固性干咳或痰中带血及胸痛、气急、发热等表现；肝癌患者可有右胁疼痛、乏力、纳差、黄疸等表现；大肠癌可有大便习惯改变，如腹泻或便秘等表现；肾癌可有腰部不适、尿血等表现。

2. 病变局部有坚硬、表面不平的肿块，肿块进行性增大，伴乏力、纳差、疼痛及消瘦，并进行性加重，是癌病诊断的主要依据。

3. **辅助检查** 借助 B 超、X 线摄片、CT、MRI 等影像学检查，血清肿瘤标志物检查，胃镜、肠镜、纤维支气管镜等检查，手术或病灶穿刺活检病理检查，可明确诊断。

【鉴别诊断】癌病（恶性肿瘤）应与良性肿瘤等病证相鉴别。

良性肿瘤以局部肿块为主，生长缓慢，一般不伴有明显全身症状，预后较好；癌病早期症状隐匿，肿块生长较快，中晚期伴见明显的全身症状，如神疲倦怠、消瘦等，预后欠佳。应详细询问病史，四诊合参，并借助现代理化检查以资鉴别。

【辨证论治】

### （一）辨证要点

**1. 辨病位** 可根据患者临床表现、部位的经络循行，以及所属脏腑功能、体征等特点来定位。

**2. 辨病性** 须区分其气血、阴阳、表里、虚实的属性。由于癌病是在正虚的基础上发病的，故表现局部为实，整体为虚。其实者有气滞、血瘀、痰瘀、湿聚、毒火之辨；其虚者则为全身气血阴阳虚衰。在肿瘤发展迅速时，各种病理因素常相互兼夹，进一步又耗伤正气，形成正虚邪实的局面。

ER-7-23
癌病的辨证要点

**3. 辨病程** 明确患者处于早、中、晚期的不同，以选择适当的治疗方法和估计预后。

### （二）治则治法

癌病治疗基本原则是扶正祛邪，攻补兼施。早期邪盛而正虚不甚明显时，宜先攻之；中期邪实正亦虚，宜攻补兼施；晚期正气大伤，不耐攻伐，当以补为主，扶正培本，以抗邪气。祛邪主要针对病理因素而采用清热解毒、理气除湿、化痰散结、活血化瘀等法，并适当配伍现代药理研究有抗肿瘤作用的中药。扶正之法依据正虚侧重的不同，分别采用补气、补血、滋阴和温阳。

### （三）分证论治

**1. 气郁痰瘀**

证候：胸膈痞闷，善太息，神疲乏力，脘腹胀满，或胀痛不适，或隐痛或刺痛，纳呆食少，便溏或呕血、黑便，或咳嗽咳痰，痰质稠黏，痰白或黄白相兼。舌暗隐紫，苔薄腻，脉弦或细涩。

证候分析：情志抑郁，肝郁气滞，横逆犯脾胃，故见胸膈痞闷，善太息，脘腹胀满；咳嗽咳痰，痰质稠黏为痰浊，阻滞气机，亦见胀闷；困阻脾胃，则见纳呆食少，便溏；刺痛，黑便，舌紫暗，脉涩为血瘀之象。本证主要病机为气滞、血瘀、痰浊胶着，郁积为块。以胸膈痞闷，刺痛，纳呆食少，咳嗽咳痰，痰质稠黏，舌暗隐紫，脉弦或细涩为审证要点。

治法：行气解郁，化痰祛瘀。

方药：越鞠丸合化积丸加减。前方中香附行气解郁；川芎既可活血祛瘀治血郁，又可助香附行气解郁；栀子治火郁；苍术燥湿运脾，以治湿郁；神曲消食导滞，以治食郁。后方中三棱、莪术、苏木、五灵脂活血化瘀止痛，阿魏、海浮石、瓦楞子消积散结；香附、槟榔行气消胀除痞。疼痛较明显者，加郁金、延胡索、石见穿以活血定痛；肿块明显者，加浙贝母、土鳖虫破血逐瘀，软坚散结；呕血、黑便者加三七粉、白及、仙鹤草化瘀止血。

**2. 毒热壅盛**

证候：局部肿块灼热疼痛，发热，口咽干燥，心烦寐差，或热势壮盛，久稽不退，咳嗽无痰或少痰，或痰中带血，甚则咯血不止，胸痛或腰酸背痛，小便短赤，大便秘结或便溏泄泻。舌质红，舌苔黄腻或薄黄少津，脉细数或弦细数。

证候分析：灼热疼痛，热势壮盛，为毒热炽盛；热灼津伤，故见口咽干燥，无痰或少痰，小便短赤，大便秘结；热扰心神，故见心烦寐差；热盛迫血，故见痰中带血，甚则咯血不止；舌红，脉数为热盛之象。本证主要病机为热邪炽盛，热盛酿毒。以局部肿块灼热疼痛，心烦寐差，热势壮盛，久稽不退，舌质红，脉数为审证要点。

治法：清热解毒，抗癌散结。

方药：犀角地黄汤合犀黄丸加减。前方中苦咸寒之犀角（水牛角代），凉血清心解毒；甘苦寒之生地黄，凉血滋阴生津；赤芍、丹皮清热凉血、活血散瘀。后方中牛黄清热解毒，化痰散结；麝香开经络，行气滞，散瘀血，消痈疽肿毒；乳香、没药活血祛瘀，消肿定痛；黄米饭调养胃气，以防诸药寒凉碍胃。若热毒伤阴，加天冬、麦冬、北沙参；若热毒久稽，损伤络脉，出现血证，加大蓟、小蓟、藕节炭、侧柏叶、白茅根；热毒壅盛，腑气不通，加生大黄、芒硝。

### 3. 湿热郁毒

证候：时有发热，恶心，胸闷，口干口苦，心烦易怒，胁痛或腹部阵痛，身黄，目黄，尿黄，便中带血或黏液脓血便，里急后重，或大便干稀不调，肛门灼热。舌质红，苔黄腻，脉弦滑或滑数。

证候分析：湿郁发热，故见时有发热；阻滞气机，故见胸闷，胁腹阵痛；湿热困阻脾胃，邪迫大肠，故见恶心，大便改变等；熏蒸肝胆，故见身目尿黄；热扰心神，故见心烦易怒；舌质红，苔黄腻，脉弦滑或滑数均为湿热之象。本证主要病机为湿邪化热，湿热蕴毒。以恶心，胸闷，口干口苦，身目尿黄，大便干稀不调，舌质红，苔黄腻，脉弦滑或滑数为审证要点。

治法：清热利湿，泻火解毒。

方药：龙胆泻肝汤合五味消毒饮加减。前方中龙胆草上泻肝胆实火，下清下焦湿热；黄芩、栀子俱苦寒泻火；泽泻、木通、车前子清热利湿，使湿热从水道排出；生地黄、当归滋阴养血，以使标本兼顾；柴胡引诸药入肝胆；甘草调和诸药。后方中金银花、野菊花，清热解毒散结；蒲公英、紫花地丁为痈疮疔毒之要药；蒲公英兼与紫花地丁相配，善清血分之热结；紫背天葵能入三焦，善除三焦之火。腹痛较著者，加香附、郁金、延胡索行气活血定痛；大便脓血黏液，泻下臭秽，为热毒炽盛，加白头翁、败酱草、马齿苋以清热解毒，化湿消肿；尿血者，酌加小蓟、白茅根、仙鹤草清热凉血止血。

### 4. 瘀毒内阻

证候：面色晦暗，或肌肤甲错，胸痛或腰腹疼痛，痛有定处，如锥如刺，痰中带血或尿血，血色暗红，口唇紫暗。舌质暗或有瘀点、瘀斑，苔薄或薄白，脉涩或细弦或细涩。

证候分析：血瘀凝滞，气机不利，气血不达，不荣肌肤，故见面色晦暗，或肌肤甲错；不通则痛，故见刺痛，痛有定处；血暗、唇暗、舌质瘀点瘀斑、脉涩均为血瘀之象。本证主要病机为瘀血蓄结，壅阻气机。以面色晦暗，胸痛或腰腹疼痛，痛有定处，如锥如刺，舌质暗或有瘀点、瘀斑，脉涩为审证要点。

治法：活血化瘀，理气散结。

方药：血府逐瘀汤或膈下逐瘀汤加减。前方中以桃红四物汤活血化瘀而养血；四逆散疏理肝气，使气行则血行；加桔梗引药上行达于胸中；牛膝引瘀血下行而通利血脉。后方中当归、川芎、赤芍养血活血；桃仁、红花、五灵脂、丹皮散瘀消癥；香附、乌药、枳壳、延胡索行气止痛，甘草调和。发热者，加丹皮、丹参清热凉血；胸痛明显者，加延胡索、郁金、全蝎、九香虫理气通络，活血定痛；反复咯血者，去桃仁、红花，加蒲黄、三七、藕节、仙鹤草、茜草炭祛瘀止血。

### 5. 气阴两虚

证候：口咽干燥，盗汗，头晕耳鸣，视物昏花，五心烦热，腰膝酸软，乏力，纳差，腹痛隐隐，大便秘结或溏烂。舌质淡红少苔，脉细数或细。

证候分析：阴液耗伤，阴虚内热，故见口咽干燥，盗汗，五心烦热；头晕耳鸣，视物昏花，腰膝酸软，为肝肾阴虚，不能荣养；气虚则乏力，纳差，腹痛，大便改变，为脾气亏虚，脾失健运所致；舌质淡红少苔，脉细数或细，为气阴亏虚之象。本证主要病机为脏腑阴伤，气阴两虚。以口咽干燥，头晕耳鸣，五心烦热，乏力，纳差，舌质淡红少苔，脉细数为审证要点。

治法：益气养阴，扶正抗癌。

方药：生脉地黄汤加减。生脉散方中人参大补元气，麦冬养阴生津，五味子敛补肺津；六味地黄汤滋补肾阴。阴虚明显者，加北沙参、炙鳖甲、炙龟甲养阴生津；气虚明显者，加生黄芪、太子参、白术益气补肺健脾；口渴明显者，加芦根、天花粉、知母滋阴生津；咳痰不利，痰少而黏者，加贝母、百部、杏仁利肺化痰；五心烦热，潮热盗汗者，加知母、地骨皮滋阴清热。

**6. 气血双亏**

证候：形体消瘦，面色无华，唇甲色淡，气短乏力，动则为甚，伴头昏心悸，目眩眼花，动则多汗，口干舌燥，纳呆食少。舌质红或淡，脉细或细弱。

证候分析：血主滋润濡养，血为赤色，血虚则见面色无华，唇甲色淡，舌淡；血不养心，不能濡养清窍，则见头昏心悸，目眩眼花；气虚则气短乏力，动则为甚，不固摄则自汗出；脾气亏虚，脾失健运，则见纳呆食少；久病气血亏虚，形体失养，则见形体消瘦；舌淡脉细为气血亏虚之象。本证主要病机为久病伤正，气虚血亏。以形体消瘦，面色无华，气短乏力，纳呆食少，舌质淡，脉细弱为审证要点。

治法：益气养血，扶正抗癌。

方药：十全大补汤加减。方中四君补气，四物补血，更与补气之黄芪和少佐温燥之肉桂组合，则补益气血之功更著。气虚明显者，加仙鹤草补气，白扁豆健脾；血虚明显者，加阿胶、制何首乌、鸡血藤养血补血；纳呆食少者，加党参、白术、薏苡仁、神曲开胃健脾；下利清谷，腰酸膝冷突出者，可加补骨脂、肉豆蔻、吴茱萸、五味子温补脾肾，涩肠止泻。

**【其他疗法】**

**1. 中成药**　犀黄丸，清热解毒、消肿散结，适用于肺癌、肝癌热毒证；鳖甲煎丸，化痰消瘀，适用于痰瘀互结型肝癌；肝复乐，疏肝理脾，适用于肝郁脾虚的各型肝癌，还可用于大肠癌肝转移。平消胶囊，活血化瘀、止痛散结、清热解毒、扶正祛邪，对肿瘤具有一定的缓解症状、缩小瘤体、抑制肿瘤生长的作用，并能提高人体免疫力。贞芪扶正胶囊，补气养阴，用于久病虚损，气阴不足；蟾酥膏，活血化瘀、消肿止痛，适用于各种癌症引起的疼痛；正元胶囊，益气健脾、补肾填精，适用于肿瘤放、化疗之脾肾两虚证。

**2. 针灸疗法**　针灸对改善肿瘤患者的临床症状，减轻放化疗不良反应有帮助。如：肺癌咳喘者，选定喘、风门、肺俞、列缺、合谷等穴，以宣肺平喘。放化疗后骨髓造血抑制时，选大椎、足三里、肾俞等穴针刺，以健脾补肾，补气生血。亦可用艾灸相关穴位。选内关、曲池、足三里、中脘等穴，用于放化疗后胃肠道反应的辅助治疗，并可在放化疗开始前同时进行，隔日针1次。

**3. 综合疗法**　如穴位注射、穴位激光疗法、贴耳穴、外贴药、气功、熏吸法（用于肺癌）等，对癌症患者的康复均有一定疗效。

**【转归预后】**癌病的预后一般较差，近年来通过采用中西医结合的方法治疗，对提高疗效，减少毒副反应，提升生存质量，延长生存期等有一定的效果。

**【预防调护】**中医认为，保养精气，劳逸结合，养成良好的生活、饮食习惯，戒烟酒，保持心情愉快，坚持体育锻炼，加强必要的防护措施，对预防本病有重要的意义。

应加强普查工作，早期发现，早期诊断，早期治疗。对于癌病患者，要帮助树立战胜疾病的信心，使之积极配合治疗。在饮食上，宜食易于消化、营养丰富之品。

**【结语】**癌病是在脏腑阴阳气血失调的基础上，六淫邪毒入侵，并与痰、湿、气、瘀、热等搏结积滞而成。其病理性质为本虚标实，本虚为脏腑气血阴阳亏损，标实为气滞、痰凝、瘀血、热毒互结，聚结成块。治疗原则当扶正祛邪，攻补兼施。

**【临证参考】**

**1. 癌病治疗注意攻与补**　本病患者就诊多属中晚期，本虚标实突出，患者局部多见有形之包块，治疗时常用活血化瘀，化痰散结，理气行气之法；另一方面，多有脏腑阴阳气血之不足，故补益气血阴阳,扶正以抗邪,也实属必要。临证可根据病情采用先攻后补,或先补后攻,或攻补兼施等方法。同时,应把顾护胃气的指导思想贯穿于治疗的始终,以期调理脾胃,滋养气血生化之源,扶助正气。

**2. 结合西医不同疗法,分期辨证论治** 中医药配合手术、化疗、放疗、生物靶向、免疫治疗癌症,有减毒增效的作用,应根据不同的治疗阶段辨证论治。

**3. 应用抗癌中药** 经过现代药理及临床研究筛选出的一些具有抗肿瘤作用的中药,可以在辨证论治的基础上配伍使用,以期提高疗效。如清热解毒类的白花蛇舌草、半边莲、半枝莲、藤梨根、龙葵、蚤休、石见穿等;活血化瘀类的莪术、三棱、丹参、桃仁等;化痰散结类的瓜蒌、浙贝母、胆南星、半夏等;利水渗湿类的猪苓、泽泻、防己、土茯苓、菝葜等。虫类药如蟾皮、蜈蚣、蜂房、全蝎、土鳖虫、蜣螂等,可辨证选用。

**4. 名医经验** 王三虎经验:①海白冬合汤:海浮石30g,白英30g,麦冬15g,百合12g,人参10g,生地黄20g,瓜蒌15g,玄参12g,半夏12g,穿山甲10g,鳖甲20g,生牡蛎30g,灵芝10g,炙甘草10g。功能化痰散结,益气养阴,主治痰浊泛肺、气阴两虚型肺癌;②软肝利胆汤:柴胡12g,黄芩12g,法半夏12g,红参12g,田基黄30g,垂盆草30g,丹参20g,鳖甲20g,生牡蛎30g,夏枯草20g,山慈菇12g,土贝母12g,延胡索12g,姜黄12g,甘草6g。功能软肝利胆,化痰解毒,扶正祛邪,主治湿热成毒,蕴结肝胆的肝癌;③通补三升汤:红参10g,黄芪40g,灵芝10g,熟地黄20g,山茱萸15g,黄精12g,鹿角胶10g,穿山甲10g,当归12g,茜草30g,鸡内金12g。功能益气养阴,补精血,主治放、化疗所致的气阴两虚,精血亏损之血液白细胞、红细胞和血小板减少。

---

### 📋 案例分析

易某,女,56岁,1989年5月3日初诊。

患者1989年1月开始出现阵发性腹痛,同年2月10日在某医院就诊,经乙状结肠镜检查发现肿块,经肿瘤病理活检,确诊为结肠腺癌(混合型,中分化Ⅱ级)。3月14日行手术治疗,术后合用化疗,出现头晕,呕吐,严重耳鸣,脱发,食量进一步减少,白细胞计数下降,被迫停止化疗;经过输血等治疗,病情略有好转而出院。出院后仍感到腹部不适,隐隐作痛,大便时干时稀,伴有黏液;全身乏力,精神倦怠,形体消瘦,食欲欠佳。症见精神倦怠,声音微弱,形体消瘦,面色萎黄,纳差;舌淡,苔白腻,脉沉细。处方:太子参24g,当归9g,白芍药9g,白术12g,生黄芪21g,焦麦芽、焦山楂、焦六神曲各27g,茯苓12g,甘草6g,广陈皮9g,厚朴12g,何首乌9g。每日1剂,水煎服。二诊:上方服用20余剂后,患者自觉腹痛明显减轻,食欲、精神有所好转,体力逐渐恢复;大便调畅,日行1次,无黏液。前方加赤芍9g,桑椹子15g。三诊:服上方30剂后,患者精神、体力基本恢复正常,食欲与体重也相继增加。前方去桑椹子,加山药15g,枳壳9g。同时予犀黄丸每日2g,分2次服。1992年11月10日行CT、B超及癌胚抗原等检查,均无异常。1993年5月来信告知,一直坚持服用中药,健康状况良好。

分析:本案治疗起始阶段,刘志明未用一味清热解毒药,乃虑及苦寒之品更伤脾胃。患者病本在肠,涉及脾、胃、肾,证属脾肾两虚,故先投以异功散加味,以四君子健脾益气,使后天之本得复;并以当归补血汤养血和血,重用黄芪更益脾气;伍用厚朴、陈皮以理气醒脾,使补而不滞;佐以何首乌补肾益髓,善先天之本。全方配伍共奏健脾益肾之功,从而使机体正气渐复,有力抗邪外出,抑制了肿瘤的复发和转移。待患者临床症状改善、病情稳定、正气渐复、抵抗力增加之时,刘志明在继用扶正方药基础上少佐犀黄丸以清热解毒祛瘀,助正气驱邪外出,进一步加强了抗肿瘤作用,起到扶正祛邪之妙。(刘如秀.刘志明医案精解[M].北京:人民卫生出版社,2010)

附：厥证

厥证是指由于阴阳失调，气机逆乱所引起的以突然昏倒，不省人事，或伴有四肢逆冷为主要临床表现的一种病证。病情轻者，一般在短时间内苏醒；病情重者，则昏厥时间较长，严重者甚至一厥不复而导致死亡。西医学中各种原因所致之晕厥，如虚脱、癔病、高血压脑病、脑血管痉挛、低血糖昏迷、排尿性晕厥、出血性或心源性休克等，均可参考本病进行辨证论治。厥证的病因主要有体虚劳倦，情志内伤，亡血失津，饮食不节等方面。厥证的病机主要是气机逆乱，升降失常，气血阴阳不相顺接。气盛之人，骤遇恼怒惊骇，气机上冲逆乱，清窍壅塞而发为气厥之实证；素来元气虚弱之人，陡遇恐吓，清阳不升，神明失养，而发为气厥之虚证；素有肝阳偏亢，遇暴怒伤肝，肝阳上亢，肝气上逆，血随气升，气血逆乱于上，发为血厥之实证；大量失血，气随血脱，气血不能上达清窍，神明失养，昏不知人，则发为血厥之虚证；由于情志过极，以致气机升降逆乱，或痰随气升，阻滞神明，则发为痰厥；暴饮暴食，积滞内停，上下痞塞，气机升降受阻，则发为食厥。其分证论治如下：

## 气　厥

**1. 实证**

证候：精神刺激而诱发，突然昏倒，不省人事，或四肢逆冷，口噤不开，两拳握固，呼吸气粗。舌苔薄白，脉沉弦或伏。

治法：开窍，顺气，解郁。

主方：通关散合五磨饮子加减。若肝阳偏亢，加钩藤、石决明、丹皮；若醒后哭笑无常者，可加远志、茯神、酸枣仁、丹参；痰涎壅盛，加胆南星、川贝母、橘红、竹沥。

**2. 虚证**

证候：素体虚弱，多由悲恐或劳倦过度、饥饿受寒而诱发，发作时眩晕昏仆，面色苍白，汗出肢冷，气息低微。舌淡，脉沉弱。

治法：补气，回阳，醒神。

主方：生脉注射液、参附注射液、四味回阳饮加减。自汗多，加玉屏风散、煅龙骨、煅牡蛎、五味子敛汗；心悸不宁，加丹参、远志、酸枣仁安神；纳差，加白术、茯苓、陈皮行气健脾。

## 血　厥

**1. 实证**

证候：多因急躁恼怒而发，突然昏倒，不省人事，牙关紧闭，面赤唇紫。舌暗红，脉沉弦有力。

治法：活血顺气。

主方：苏合香丸或玉枢丹，温开水灌服或鼻饲以急救，待患者苏醒后，再以通瘀煎加减内服。

**2. 虚证**

证候：常因失血过多，或大汗吐下后，突然昏厥，面色苍白，口唇无华，四肢震颤，目陷口张，自汗肢冷，呼吸微弱。舌质淡，脉芤或细数无力。

治法：补养气血。

主方：急用独参汤灌服，继用人参养荣汤。出血不止，加仙鹤草、藕节、侧柏叶止血；若自汗肢冷，呼吸微弱，加附子、干姜温阳；若心悸少寐，加龙眼肉、远志、酸枣仁安神；若口干少津，加麦冬、玉竹、北沙参养阴生津。

## 痰　厥

证候：素有咳喘宿痰，多湿多痰，恼怒或剧烈咳嗽后，突然昏厥，喉有痰声或咳吐涎沫，呼吸气粗。舌苔白腻，脉沉滑。

治法：行气豁痰。

主方：导痰汤加减。痰湿化热，口干便秘，苔黄腻，脉滑数，加黄芩、栀子、竹茹、瓜蒌仁、天竺黄清热化痰。

## 食　厥

证候：暴饮暴食，又骤逢恼怒之事，突然昏厥，气息塞滞，脘腹胀满，或恶心呕吐，嗳腐厌食。舌苔厚腻，脉滑实。

治法：和中消导。

主方：昏厥发生在食后不久，先用盐汤探吐以祛实邪。醒后继用神术散合保和丸加减。若腹胀而大便不通，可用小承气汤导滞下行。

（王晓戎　陆　慧　王大伟）

扫一扫，测一测

### ❓ 复习思考题

1. 何谓郁证和六郁？试述郁证的主要病因及病机。郁证临床常见哪几种证型？试述郁证各证型主症、治法和方药。

2. 血证的基本病机和治疗方法是什么？咳血与吐血、尿血与血淋应如何鉴别？咳血、吐血、便血、尿血及紫斑如何辨证施治？

3. 简述痰饮形成的病机、治则治法及其形成的原因。试述痰饮的分类与常见证型的病机、治法和方药。

4. 简述消渴的主要病因病机、常见并发症及其形成的原因。试述上、中、下三消的辨证施治。

5. 何谓内伤发热？如何鉴别内伤发热与外感发热？内伤发热常见哪几种证型？各证型的病机、临床特点、治法和方药如何？

6. 虚劳和虚证有何区别和联系？试述虚劳的病因和病机转化，并以阴阳气血为纲，列出虚劳五脏常见证型的治法和方药。

7. 试述癌病各证的主要病机、审证要点、治法和方药。

# 第八章　肢体经络病证

> **学习目标**
>
> 1. 掌握痹证、痿证、颤证、腰痛各病证的含义与临床特征、诊断要点与鉴别诊断，以及临床常见证型的证候特征、治法和方药。
> 2. 熟悉上述各病证的病因和基本病机、病位、病性，以及辨证要点和治则治法。
> 3. 了解上述各病证的转归预后和预防调护。

　　肢体是指四肢和外在的躯体，与经络相连，具有防御外邪、保护内在脏腑的作用，在生理上以通利为顺；经络是经脉和络脉的总称，是人体的气血、营卫、阴阳循行的通道，是联络脏腑组织、四肢百骸、沟通内外、联系上下、运行气血、输布营养、维持机体生命活动的网络系统。《灵枢·本脏》云："经脉者，所以行血气而营阴阳，濡筋骨，利关节也。"概括了经络的功能作用。经络既是躯体各部的联络系统，气血运行的循环系统，主束骨而利关节的运动系统，又是传变疾病的反应系统，抗御外邪的防卫系统。经络参与生理、病理及治疗的全过程，能反映证候、感应传导、调整阴阳之平衡。

　　肢体经络病证系指由于外感或内伤等因素，导致经络肢体失养或气血瘀滞，出现肢体经络相关症状，甚或肢体功能障碍、结构失常的一类病证。其临床特征多为肢体疼痛、麻木、震颤、肢体不用或屈伸不利等。它所表现的症状虽在肢体经络，但其病机常涉及多个脏腑，不便于归属于某个单一脏腑系列进行讨论，故单列一章。本章仅就痹证、痿证、颤证、腰痛等进行阐述。

　　肢体经络病证与肺、脾、肝、肾各脏器密切相关。若因风、寒、湿、热之邪闭阻经络，气血运行受阻，则发为痹证；若因外感或内伤导致肢体痿弱不用，则发为痿证；若因情志失调、年老体虚等导致气血阴精亏虚，风火痰瘀互结，肝风内动，筋脉失养，则发颤证；若因外感内伤或外伤导致腰部经络气血运行不畅，或肾亏腰府失养，则发为腰痛。肢体经络功能失调，多因瘀滞或失养而发病，在临床常见风寒、湿热、痰、瘀阻滞经络的邪犯经络证和瘀血阻络证或经络空虚证。故肢体经络病证的临床特征以郁痹与虚亏为主，常见证候有邪痹经络与经络空虚两大类。但前者为实，后者为虚，且又可在本虚的基础上形成标实，如风阳内动、络虚血瘀等。

　　肢体经络病证在临床辨证中首辨虚实，虚者以气、血、肝肾亏虚多见，实者以风、寒、湿、热、痰浊、瘀血为主。在治疗上以"通"为目的，以通经活络，缓急补虚为大法。但"通"为广义之通，即祛风、散寒、除湿、清热、化痰、豁痰、息风、益气养血、舒筋活络、培补肝肾、养阴、温阳等治法，均可起"通"的作用。临证应"谨守病机，各司其属"，才能善用"通"。

　　治疗肢体经络病证需注意标本缓急，过攻易伤正，过补致壅。慎起居，适寒温，根据不同的病情，也可对痹证、痿证、颤证、腰痛等采用针灸、理疗、推拿等综合疗法。

痹证课件

痹证思维导图

痹证概述

# 第一节 痹 证

痹证是由于风、寒、湿、热等邪气闭阻经络,导致肢体筋骨、关节、肌肉等处发生疼痛、重着、酸楚、麻木,或关节屈伸不利、僵硬、肿大、变形等症状的一种病证。

痹证病名首见于《素问·痹论》,该篇根据感邪的偏胜和疾病的特点,将本病分立行痹、痛痹、着痹之名;根据邪气伤人之季节和部位的差异,又分为皮、肌、脉、筋、骨之五体痹;根据病变内伤五脏的不同,又创心、肝、脾、肺、肾之五脏痹。《金匮要略·中风历节病脉证并治》称本病为"历节病",认为"历节疼,不可屈伸""疼痛如掣""诸肢节疼痛,身体魁羸,脚肿如脱"是其主症,病位在肝肾,创乌头汤与桂枝芍药知母汤分别治疗感受寒湿与风湿的痹证。唐代王焘《外台秘要》述其症状为痛如虎咬,昼轻夜重,称为"白虎病";孙思邈《备急千金要方》更创独活寄生汤治疗本病,至今仍为临床常用方剂。金元时期,李杲、朱震亨又将此病名为"痛风",认为病因有血虚、血热、风、湿、痰、瘀之别。明代王肯堂对膝关节肿大者,称为"鹤膝风";手指关节肿大者,称为"鼓槌风"。李中梓《医宗必读·痹》提出"治风先治血,血行风自灭"的痹证治则,叶天士对痹久不愈,邪入于络,主张用活血化瘀法治疗,重用虫类药剔络搜风,对临床均有较大的指导意义。

根据痹证的临床表现,西医学中风湿热、风湿性关节炎、类风湿关节炎、反应性关节炎、痛风、肌纤维炎、强直性脊柱炎、坐骨神经痛、骨质增生性疾病(如颈椎病、增生性脊柱炎、骨刺)等,在其病程中出现类似痹证的临床表现时,均可参照本节辨证论治。

【病因病机】痹证的发生与体质强弱、气候条件、生活环境及饮食等关系密切。正虚卫外不固是发病的内在因素,感受外邪是发病的外在条件。邪气痹阻经脉为其根本病机,病变多累及肢体筋骨、肌肉、关节,甚至影响五脏。

## (一)病因

### 1. 外因

(1)感受风寒湿邪:久居湿地,贪凉露宿,严寒冻伤,冒雨涉水,外邪侵入肌腠经络,滞留于关节筋骨,导致气血痹阻而发为风寒湿痹。其中风邪偏盛者为行痹,寒邪偏盛者为痛痹,湿邪偏盛者为着痹。

(2)感受风湿热邪:居处潮湿或外感风湿热邪,袭于肌腠,壅阻经络,痹阻气血经脉,滞留于关节筋骨,发为风湿热痹。

### 2. 内因

(1)劳逸不当:劳欲过度,精气亏损,卫外不固,或汗出当风,肌疏不固,或气血不足,外邪乘虚而入。

(2)体虚久病:年老体虚,肝肾不足,筋脉失养;或久病大病后气血不足,腠理空虚,外邪乘虚而入。

此外,恣食酒热海腥发物或肥甘厚腻,使脾失健运,痰浊湿热内生;或跌仆外伤,损伤肢体筋脉,气血经脉痹阻,导致痹证发生。

## (二)病机

**1. 基本病机** 风、寒、湿、热、痰、瘀等邪气滞留肢体筋脉、关节、肌肉,经络闭阻,不通则痛。

**2. 病位** 邪在经脉,累及筋骨、肌肉、关节。

**3. 病理性质** 病初以邪实为主,风寒湿热或痰浊、瘀血痹阻经脉。痹证日久,耗伤气血,损及肝肾,病理性质多虚实相兼。

**4. 病机转化**　本病的发生，初起因感受风、寒、湿邪者，多为风寒湿痹，但因体质阴阳偏盛差异而有寒热转化。若素体阳气偏盛或阴虚内热，风寒湿痹郁久从阳化热，发为风湿热痹；若素体阳气虚衰者，则寒自内生，复感外邪，多从阴化寒，成为风寒湿痹。

痹证日久，容易出现下述三种病理变化：一是风寒湿痹或热痹日久不愈，影响气血津液输布，湿聚为痰，血滞为瘀，痰浊瘀血痹阻经络，出现皮肤瘀斑、关节周围结节、屈伸不利，甚则关节肿胀变形等症；二是病久又可耗伤气血，损及肝肾，出现气血亏虚或肝肾亏虚的证候；三是痹证日久不愈，病邪由经络而累及脏腑，出现脏腑痹。其中以心痹较为多见，临床可见心烦、心悸、气喘，甚则下肢水肿，不能平卧。

---

### 知识链接

#### 类风湿关节炎

类风湿关节炎（rheumatoid arthritis，RA），是一种以侵蚀性、对称性多关节炎为主要临床表现的慢性、全身性自身免疫性疾病。基本病理改变为关节滑膜的慢性炎症、血管翳形成，并逐渐出现关节软骨和骨破坏，最终导致关节畸形和功能丧失，本病呈全球性分布，是造成人类丧失劳动力和致残的主要原因之一。流行病学资料显示，RA可发生于任何年龄，80%发病于35～50岁，女性患者2～3倍于男性。我国RA的患病率为0.32%～0.36%。

病因和发病机制复杂，在遗传、感染、环境等多因素共同作用下，自身免疫反映导致的免疫损伤和修复是RA发生和发展的基础。本病在中医属于"痹证""历节""厄痹"范畴，中医药治疗本病，可显著改善症状，对阻断病程发展具有重要作用。

---

【诊断要点】

**1. 临床特征**　肢体关节或肌肉疼痛，屈伸不利，或疼痛游走不定，甚则关节剧痛、肿大、强硬、变形。

**2.** 本病可发生于任何年龄，不同年龄的发病与疾病的类型有一定的关系。

**3.** 发病及病情的轻重与寒冷、潮湿、劳累及天气变化诱因有关。某些痹证的发生或加重可与饮食不当有关。

**4. 辅助检查**　如红细胞沉降率（ESR）增快，类风湿因子（RF）阳性，抗链球菌溶血素（ASO）>500单位，关节X线摄片、病变部位的CT等影像学检查有助于本病的诊断。

【鉴别诊断】痹证应与痿证等病证相鉴别。

痹证与痿证同属肢体疾患，且痹证后期可出现肢体痿废不用。但两者鉴别要点首先在于痛与不痛，痹证以关节疼痛为主，而痿证则为肢体力弱而无疼痛的症状；其次是观察肢体的活动障碍情况，痿证是无力运动，痹证是因痛而影响活动；再者，部分痿证病初即有肌肉萎缩，而痹证则是由于疼痛甚或关节僵直不能活动，日久废而不用导致肌肉萎缩。

【辨证论治】

#### （一）辨证要点

**1. 辨病因**　以游走性疼痛为主症，多属风邪偏盛，为行痹；若痛势较盛，痛有定处，遇寒加剧者，系寒邪偏盛，为痛痹；若关节肿胀麻木，重着不移，乃因湿邪偏盛，为着痹；关节红肿热痛，或兼发热烦渴者，为风湿热邪壅滞，为风湿热痹。关节肿大，多为有形之邪留注其间，湿未变成痰者，多见漫肿，按之柔软，但疼痛一般并不剧烈；若痰瘀互结，则按之稍硬，肢体麻木，疼痛剧烈；若有瘀血，则舌有瘀斑，痰浊则舌苔白腻。

**2. 辨虚实**　痹证初起，风寒湿邪入侵，多以邪实为主。若渐进发展或反复发作，可致湿聚为痰，血滞成瘀，痰瘀互结，多为正虚邪实之证。病久因气血亏耗，肝肾亏损，筋骨失养，遂成正虚邪恋之证，以正虚为主。新病多实，久病多虚，但临床往往虚实夹杂，以邪实为主者多见。

### （二）治则治法

痹证的基本病机为风、寒、湿、热、痰、瘀等闭阻经络气血，故祛邪通络是其基本治则。根据邪气的偏盛，分别予以祛风、散寒、除湿、清热、化痰、行瘀，兼顾"宣痹通络"。

痹证的治疗还应重视养血活血，即所谓"治风先治血，血行风自灭"；治寒宜结合温阳补火，使其阳气充足，阴寒自散；治湿宜结合健脾益气，则脾旺可胜湿。久痹正虚者，应重视扶正，益气养血、补益肝肾则是痹证常用扶正之法。若痹证日久，痰瘀互结，与外邪相合，阻闭经络，深入骨骱，病难愈者，化瘀软坚、活血化瘀，则为痹证痰瘀互阻的常用治法。

---

**思政元素**

#### 树 德 为 怀

焦树德（1922—2008）是全国著名中医专家，一生精研岐黄，济世活人，尤其在治疗风湿病方面卓有成就，被誉为"风湿泰斗"。对具有关节变形、骨质受损、肢体僵曲的痹证（包括类风湿关节炎、强直性脊柱炎等），他补充了《黄帝内经》的痹证分类方法，创议"尪痹"的新病名，提出"尪痹"的初步诊治规律，并指导研制新药，促进和启发了尪痹学术研究和类风湿关节炎发病机制的研究，为中医风湿病的发展作出了贡献。

焦树德是名医，更是"树德为怀"的名医。他经常教导学生，要急患者之所急，痛患者之所痛，做到"患者至上"。他不仅以"言教"，更是以高尚的品德，为患者服务，落实了"身教"，激励和鞭策着学生们。每逢他的出诊日，诊室总是被北京本地和全国各省市，甚至世界各地慕名而来的患者挤得水泄不通。即使他年逾八旬，但还是竭尽全力地诊治患者。他从不询问患者的社会地位，不分贫富，均以仁心相待，认真诊察、处方、选药，并耐心解答患者的询问，为此上午出门诊时，从未在12点之前下过班。他的辛勤付出，换来了患者病痛的减轻、病情的缓解和痊愈，换来了患者发自肺腑的感激和赞誉，成为名副其实的"全国卫生文明先进工作者"。

---

### （三）分证论治

#### 1. 风寒湿痹（行痹）

证候：肢体关节疼痛酸楚，游走不定，屈伸不利，可涉及肢体多个关节，或伴恶风发热。舌苔薄白或腻，脉浮或浮缓。

证候分析：风邪兼夹寒湿，风偏胜，留滞经络关节，故肢体关节疼痛酸楚，屈伸不利；风邪袭表，故初起可伴有恶风、发热等表证；风善行数变，故痛以肢体多关节，且游走不定；舌苔薄白，脉浮或浮缓为风寒湿邪在表之征。本证主要病机为风邪兼夹寒湿，留滞经络，闭阻气血。以肢体关节游走性疼痛为审证要点。

治法：祛风通络，散寒除湿。

方药：防风汤加减。方中防风、秦艽祛风除湿，通络止痛；麻黄、杏仁散寒宣肺，达邪外出，是取肺主皮毛之意；葛根解肌祛邪；茯苓淡渗利湿；当归养血活血；肉桂温阳，取补火助阳，以增散寒之功；生姜、大枣、甘草和中调营；唯黄芩一味是反佐，防其辛温过甚，化火伤血耗气之弊。以腰背酸痛为主者，多与肾气不足有关，加桑寄生、杜仲、巴戟天、淫羊藿、续断；而膝关节肿胀，加土茯苓、薏苡仁、车前子清热利湿，消肿止痛；若疼痛日久，可酌选白花蛇、乌梢蛇、地龙、蜈蚣、露蜂房等祛风通经活络。

痹证分证论治

### 2. 风寒湿痹（痛痹）

证候：肢体关节疼痛剧烈，痛有定处，得热痛减，遇寒增剧，日轻夜重，关节屈伸不利，局部有冷感。舌淡，苔白，脉弦紧。

证候分析：寒邪兼夹风湿，留滞经络关节，痹阻气血，寒邪为盛，寒邪凝滞收引，故肢体关节疼痛剧烈，痛有定处，关节屈伸不利，局部时有冷感；血得温则行，遇寒则凝，故得热痛减，遇寒痛增；夜晚气温下降，血行较白天滞缓，痛亦较白天加剧；舌淡，苔白，脉弦紧皆为寒甚之征。本证主要病机为寒邪兼夹风湿，留滞经络关节，痹阻气血。以肢体关节疼痛剧烈，痛有定处，得热痛减为审证要点。

治法：散寒通络，祛风除湿。

方药：乌头汤加减。方中川乌、麻黄温经散寒，除湿止痛；黄芪益气固表、升阳通痹；白芍、甘草缓急止痛。若痛剧遇寒更甚，可加桂枝、细辛、当归温经散寒，通络止痛；若寒湿甚者，可选用制草乌、苍术、白术、威灵仙等散寒除湿；关节发凉、疼痛者，加制附子、当归、细辛温经散寒，通脉止痛；抽掣疼痛，肢体拘挛者，加全蝎、蜈蚣、乌梢蛇搜剔通络而止痛。

### 3. 风寒湿痹（着痹）

证候：多见于下肢，肢体关节肌肉疼痛重着，或肿胀，痛有定处，肌肤麻木不仁，活动不便，得热得按可略缓。苔白腻，脉濡缓。

证候分析：湿为黏腻重浊之阴邪，故常易犯下，留而难去，则下肢肌肉、关节发病偏多，而以重着、肿胀为显，且有定处；湿邪滞停，阳气不通，遂麻木不仁；重着麻木痛胀较甚时，下肢则难于活动；得热得按，气血即暂可宣通，诸症遂缓；舌、脉之象均为湿甚之征。本证主要病机为湿邪兼寒，留滞经络关节，痹阻气血。以肢体关节重着麻木，苔腻，脉濡缓为审证要点。

治法：除湿健脾，祛风散寒。

方药：薏苡仁汤加减。方中羌活、独活、防风祛风湿；麻黄、桂枝、制川乌温经散寒，除湿止痛；当归、川芎养血通脉；薏苡仁、苍术、生姜、甘草，健脾渗湿和中。若关节肿胀，或有积液者，加猫爪草、萆薢、木通、薏苡仁利水通络；若肌肤麻木不仁，加豨莶草、海桐皮祛风通络；若小便不利，浮肿者，加茯苓、泽泻、车前子利水祛湿；若痰湿盛者，加半夏、胆南星等，温化痰湿。久痹风、寒、湿邪偏盛并不明显，亦可用蠲痹汤，以益气和营，祛风胜湿，通络止痛。

### 4. 风湿热痹

证候：关节痛剧，局部灼热红肿，得冷则舒，痛不可触，筋脉拘急，难以屈伸，可有皮下结节或红斑，常伴有发热，恶风，口渴，纳少，烦躁不安等。舌质红，苔黄或黄腻，脉滑数。

证候分析：风湿热邪壅滞经脉，热为阳邪，属火而性急迫，壅于经络关节，气血郁滞难通，使局部灼热红肿，痛剧喜冷，筋脉拘急，难以屈伸；表卫不和，故恶风；热甚伤津，故发热口渴、烦躁不安；舌质红，苔黄或黄腻，脉滑数，均为湿热壅滞之征。本证主要病机为风湿热邪壅滞经脉，气血闭阻不通。以关节灼热红肿，舌红，苔黄或黄腻，脉滑数为审证要点。

治法：清热通络，祛风除湿。

方药：白虎加桂枝汤合宣痹汤加减。前方以白虎汤清热除烦，养胃生津；桂枝疏风通络。后方用防己、蚕沙、薏苡仁、赤小豆皮祛风除湿，疏利经络；连翘、栀子、滑石清热利湿；半夏、杏仁燥湿化痰。若皮肤有红斑者，选用紫草、赤芍、生地黄、丹皮、水牛角凉血活血定痛；若发热，恶风，咽痛者，选用牛蒡子、荆芥、薄荷、桔梗、金银花等疏风清热利咽；热毒炽盛，脏腑气机失宣，关节红肿，选用忍冬藤、黄柏、土茯苓、姜黄、虎杖、木防己、泽泻、薏苡仁等清热消肿止痛；痛甚者，加全蝎、地龙、露蜂房、白芍以搜剔通络，缓急止痛。若皮肤有红斑者，改用犀角地黄汤合白虎汤，加紫草、蚕沙、地肤子、赤小豆、地龙等凉血活血以定痛。

### 5. 痰瘀痹阻（顽痹、尪痹）

证候：痹证日久，关节肌肉痛剧，痛处固定不移，或骨节僵硬变形，或关节附近皮色紫暗，或有皮下结节或环形红斑，或麻木肿胀，或难以屈伸，或筋脉拘紧，或肌肉萎缩。苔白腻，舌偏紫暗，或有瘀斑，脉细涩。

证候分析：痹证日久，经络为外邪壅遏，使气滞难以化湿运血，遂致湿化为痰，血凝成瘀，痰瘀互结，留滞肌肤，闭阻经脉，停留于关节，终使关节僵硬变形，筋脉拘紧，关节附近皮色紫暗，皮下结节或环形红斑；痰瘀胶结，痹阻加重，故痛剧而有定处，麻木肿胀，难以屈伸；日久因活动受限，肌肉筋脉失濡养而萎缩；舌脉之象亦为痰瘀征象。本证主要病机为痰瘀互结，留滞肌肤，闭阻经脉。以痹证日久，关节肌肉痛剧，痛处固定不移，关节痛剧变形，功能障碍为审证要点。

治法：活血化瘀，蠲痹通络。

方药：益肾蠲痹丸或双合汤加减。前方用熟地黄、淫羊藿、肉苁蓉、鸡血藤温肾固本养血；鹿衔草、土鳖虫、蜣螂、老鹳草、炮山甲、蜂房、蕲蛇、僵蚕、全蝎、蜈蚣、地龙、甘草搜风止痛，化痰通络。后方用桃仁、红花、当归、川芎、白芍、生地黄活血化瘀，通络止痛；半夏、陈皮、茯苓、甘草健脾燥湿化痰；白芥子、鲜竹沥、生姜祛痰。皮下有结节者，加天竺黄、白芥子、胆南星化痰散结；关节强直畸形，脉涩，瘀血症状明显，加莪术、三七、乳香、没药；疼痛剧，痰瘀交结者，加水蛭、白花蛇、全蝎、蜈蚣、露蜂房、土鳖虫等，搜剔络道；痰瘀化热者，加虎杖、黄柏、丹皮，清热解毒化瘀。

### 6. 肝肾两虚

证候：痹证日久不愈，关节屈伸不利，肌肉瘦削，腰膝酸软，或畏寒肢冷，阳痿，遗精，或骨蒸劳热，心烦口干。舌质淡红，舌苔薄白或少津，脉沉细弱或细数。

证候分析：痹证日久不愈，肝肾精血亏虚耗伤，则腰膝酸软，关节不利，甚则肌瘦肉削；肾阳亏虚，则畏寒肢冷，阳痿，遗精，舌苔薄白，脉沉细弱；肾阴亏虚，则骨蒸劳热，心烦口干，舌质红少津，脉细数。本证主要病机为肝肾亏损，筋脉失于濡养、温煦。以痹证日久，肝肾亏损表现为审证要点。

治法：培补肝肾，舒筋止痛。

方药：补血荣筋丸加减。方中熟地黄、肉苁蓉、五味子补肾，养血暖肝；菟丝子、牛膝补肝肾，壮筋骨；天麻、木瓜祛风舒筋，通络止痛。肾气虚，腰膝酸软，乏力较著，加鹿角霜、续断、杜仲、桑寄生、狗脊；畏寒肢冷，关节疼痛拘急者，加附子、鹿茸、干姜、巴戟天，或合用阳和汤加减；肝肾阴亏，腰膝疼痛，低热心烦，或午后潮热，加龟板、熟地黄、女贞子，或合用河车大造丸；痹证日久，证见关节疼痛，反复发作日久不愈，肢体倦怠，面色少华，腰冷痛，肢体屈伸不利，舌淡苔白，脉细弱，为正虚邪留，气血亏虚，筋骨失养所致，可选用独活寄生汤加减治疗。

### 【其他疗法】

痹证证型复杂、虚实寒热错杂，病程绵长，单一疗法见效较慢，临床常采取多种疗法并用以提高疗效。如推拿、针灸、拔罐、穴位注射、蜡疗、水疗、理疗、药浴、药膳等。

**1. 中成药**　正清风痛宁片、小活络丸、风湿骨痛胶囊、追风透骨丸适用于风寒湿痹证；尪痹冲剂适用于久痹体虚的顽痹尪痹；壮骨关节丸适用于各种退行性骨关节病，腰肌劳损等；二妙丸、四妙丸适用于湿热下注、足膝红肿热痛、筋骨疼痛；大活络丸可用于慢性风湿性关节炎、类风湿关节炎；新癀片可用于治疗急性痛风性关节炎；骨刺丸可用于骨质增生；消络痛可用于风湿性关节炎；精制海马追风膏、麝香镇痛膏外敷，可治疗关节、腰背肢体局部酸痛麻木等。

**2. 单方**　药用大黑蚂蚁烘干研粉，蜜为丸，成人每日服3次，每次5g。治风湿性关节炎和类风湿关节炎。

**3. 食疗方**　胡椒根煲蛇肉汤：胡椒根50g，蛇肉250g，共煲汤服食，适用于风寒湿痹。老桑枝煲鸡汤：老桑枝100g，母鸡1只，共煲汤，盐调味饮汤食鸡，适用于风湿热痹。

**4. 外治法**　威灵仙 60g（研末），葱白 30g（捣烂），用醋适量共调成糊状，外敷贴于痛处。食盐 500g，小茴香 120g，研末，共炒热，用布包熨痛处。

【转归预后】本病预后与感邪的轻重、患者素体强弱、治疗调摄是否得当等因素密切相关。痹证初起，正气尚未大虚，病邪较浅，采取及时有效的治疗，多可痊愈。若反复发作，或失治、误治等，转为虚实夹杂的尪痹，以及痰浊相结、气虚血亏证，甚至损及脏腑，病情缠绵难愈，多预后较差。

【预防调护】痹证的预防，首先应注意防寒、防潮。尤其在气候变化时，注意增减衣服，避免久居阴冷潮湿之地。不宜劳汗当风，冒雨涉水，忌汗后冷水浴。居处环境应干燥、向阳。一般痹证患者，在能耐受限度内，可进行适当功能锻炼，避免关节僵硬、挛缩，防止肌肉萎缩。可因人、因病制宜，适可而止，量力而行。风湿热痹者，应忌食辛辣厚味和海腥发物。

【结语】痹证是由于外感风、寒、湿、热等邪侵袭人体，导致肢体经络闭阻，出现肢体筋脉、关节、肌肉等处疼痛、麻木、酸楚、重着，或关节肿胀、变形，屈伸不利、僵硬，甚至内舍于五脏为主要表现的病证。正虚卫外不固是痹证发生的内在基础，感受外邪为引发本病的外在条件，内因系正气不足，营卫空疏，外因系感受风寒湿热。其基本病机为风、寒、湿、热、痰、瘀等邪气滞留肢体筋脉、关节、肌肉，经脉闭阻，不通则痛。临床主要分风寒湿痹、风湿热痹、久痹三大类。祛邪通络是痹证的基本治则。审证求因，根据邪气的偏盛，分别予以祛风、散寒、除湿、清热、化痰、行瘀，兼顾"宣痹通络"。痹证的治疗还应重视养血活血，治寒宜结合温阳补火，治湿宜健脾益气；久痹正虚者，应重视扶正，益气养血、补益肝肾则是痹证常用扶正之法。若痹证日久，痰瘀互结，则宜化痰软坚、活血化瘀。日久反复发作之顽痹当益肾活血，化痰通络。若病由表（五体痹）深入脏腑，则预后较差。

【临证参考】

**1. 有关毒性中药的使用**　在治疗痹证时，如风寒湿痹疼痛较剧，往往选用附子、川乌、草乌，尤其是雷公藤、马钱子等散寒止痛，祛风除湿的药物，用之得当是很有效的治疗痹证之要药。此类药物生用毒性大，内服时须经炮制，若内服过量或炮制、煎煮方法不当，可引起中毒。首先要注意其剂量应用时应从小剂量开始，逐渐增加，不可久服。文火久煎，使其含毒性物质乌头碱遇热分解，而保留其治疗成分；或与甘草同煎，可以缓和其毒性。一旦有中毒反应，如心率变慢、唇舌发麻、肢麻、恶心、脉迟等症状，应立即停服，并用绿豆甘草汤频饮。如有抽搐昏迷者，按药物中毒抢救处理。

**2. 辨病位用药**　根据痹证部位不同，针对性选择使用引经药，可提高治疗效果。痹在上肢或肩者，可选用桂枝、桑枝、片姜黄、羌活祛风除湿；疼痛以下肢为主者，可选用牛膝、独活、木瓜、五加皮祛风除湿，通经活络；痹证累及颈椎，可选用葛根、羌活、伸筋草以祛风通络，舒筋止痛；痹证以腰背为主者，可酌用杜仲、续断、桑寄生、狗脊壮腰补肾，祛风胜湿止痛；痹证以四肢小关节为主者，可选用露蜂房、威灵仙解毒散结，消肿止痛。

**3. 名医经验**　①焦树德"补肾祛寒治尪汤"加减，主要用于肾虚寒盛证。其常用药物及剂量为：续断 12～20g，补骨脂 9～12g，熟地黄 12～30g，淫羊藿 9～12g，制附子 6～12g（15g 或以上时，须先煎 20～30 分钟，或用蜜水煎，兑入汤药中），骨碎补 12～25g，桂枝 9～15g，赤、白芍各 9～12g，知母 9～15g，羌、独活各 10g，防风 10g，麻黄 3～6g，苍术 6～10g，威灵仙 15g，伸筋草 30g，牛膝 10～15g，松节 15～20g，炙山甲 6～10g，土鳖虫 6～10g。水煎服，每日 1 剂，分 2 次服。功用补肾祛寒，散风祛湿，活血通络。②朱良春药袋热敷法，药袋处方：羌活、独活、川芎、白芷、徐长卿、青木香、苏木、桂枝、当归、制乳香、制没药、细辛各等分，冰片少许。上药研细末，与淘洗干净的细砂 2 份拌匀，装入布袋内，放锅内隔水蒸半小时取出，叠在另一未蒸之药袋上，放于疼痛处，留置 0.5～1 小时，每日 1 次，10 次为 1 个疗程，具有温经散寒、祛瘀止痛之功效。

---

**案例分析**

周某，男，68岁，退休工人。

初诊（1999年11月26日）：双侧腰腿疼痛、麻木2个月，不能行走，邀请出诊。顷见口干，便秘，舌质红，苔薄黄，脉弦。CT示：①L4～L5椎间盘膨隆退变；②L3～L4，L5～S1椎间盘突出；③L2～S1椎管轻度狭窄；④椎体及小关节增生退变。此肾督亏虚之骨痹，予益肾壮督通络之剂。处方：生熟地各15g，全当归10g，鸡血藤、豨莶草、炒延胡索、全瓜蒌各30g，补骨脂、骨碎补、乌梢蛇、露蜂房、土鳖虫、赤芍、白芍各10g，甘草6g。10剂。另：浓缩益肾蠲痹丸4g×30包，每次1包，每日3次，餐后服。嘱卧硬板床休息。二诊（1999年12月9日）：药后疼痛大减，能自行上下楼梯，口干、便秘亦除。舌红苔薄黄，脉细小弦。仍以上方加桑寄生、续断各15g。14剂，丸药继服。三诊（2000年1月25日）：服药后疼痛已除，活动自如，唯足趾麻木，夜间下肢痉挛，有时便秘。舌红苔黄腻，脉细弦。气血不畅，络脉欠利，营阴亏耗，续当调气血、和络脉、养阴液。改拟下方续治：生白芍、豨莶草、伸筋草、全瓜蒌、鸡血藤各30g，生地黄20g，生熟薏苡仁各20g，宣木瓜、葛根各15g，乌梢蛇、土鳖虫、炙蜂房、川石斛、全当归、桃仁、红花各10g，甘草5g。14剂。四诊：诸症均除，黄腻苔亦退，予浓缩益肾蠲痹丸每次4g，每日3次，餐后服，连服3～6个月以资巩固。随访未见复发。

分析：朱良春治疗此病，首先注重肾虚之内因。揆其病因病机、临床表现，无疑属于骨痹、顽痹范围，以补肾、壮督为主，而用熟地黄、补骨脂、骨碎补、桑寄生、炙蜂房、续断；同时针对病变予以祛痰通络而除痹着，而用益肾蠲痹丸及乌梢蛇、土鳖虫、桃仁、红花、豨莶草等。疼痛甚者选用延胡索、当归、赤芍、白芍，活血定痛；偏寒者加制川乌、制草乌；偏气血虚者加黄芪、党参以补气养血；如是辨证、辨病结合，方能达到满意的疗效。当然，有些重症患者，必须综合治疗，如配合针灸、推拿、牵引等始能获得显效。至于活血化瘀之品，即使脉、舌无瘀症可辨，但按照本病病理改变必有瘀阻，故虫蚁之通瘀搜剔之药物也必不可少。（朱良春.朱良春医集[M].长沙：中南大学出版社，2008.）

# 第二节　痿　证

痿证是指肢体筋脉弛缓，软弱无力，不能随意运动，或伴有肌肉萎缩的一种病证。一般以下肢痿弱多见，故有"痿躄"之称。"痿"是指肢体痿弱不用，"躄"是指下肢软弱无力，不能步履之意。

《素问·痿论》指出痿证产生的主要病机是"肺热叶焦"，肺燥不能输精于五脏，使五体失养，并将其分为皮、肉、脉、筋、骨五痿，在治疗上提出了"治痿独取阳明"的基本原则。《素问·生气通天论》则指出："因于湿，首如裹，湿热不攘，大筋软短，小筋弛长，软短为拘，弛长为痿。"强调湿热也是痿证成因之一。隋唐至北宋时期，将痿列入风门，较少进行专篇讨论。直至金元，张从正《儒门事亲·指风痹痿厥近世差玄说》强调"痿病无寒"，认为痿证的病机是"由肾水不能胜心火，心火上烁肺金。肺金受火制，六叶皆焦，皮毛虚弱，急而薄著，则生痿躄。"并对风、痹、痿、厥予以鉴别，指出"夫四末之疾，动而或劲者为风，不仁或痛者为痹，弱而不用者为痿，逆而寒热者为厥，此其状未尝同也"。朱震亨承张从正之说，力纠"风痿混同"之弊，《丹溪心法》立专篇论述痿证，明确指出"痿证断不可作风治，而用风药"。在治疗方面提出"泻南方，补北方"的治疗原则，首创名方虎潜丸，并在辨证方面指出有湿热、湿痰、气虚、瘀血之别。张介宾《景岳全书·杂症谟·痿证》强调"元气败伤，则精虚不能灌溉，血虚不能营养者"，强调精血亏虚致痿。清代邹滋九

痿证课件

痿证思维导图

痿证概述

在《临证指南医案·痿》按语中将痿证概括为肝肾肺胃四经之病，其因是气血津精亏虚，使补益肝肾成为本病的施治大法。

西医学中的神经系统疾病，如多发性神经炎、运动神经元病、急性脊髓炎、重症肌无力、周期性瘫痪、进行性肌营养不良，表现为软瘫的中枢神经系统感染后遗症、药源性肌病，以及癔病性瘫痪等，若临床表现与痿证相似者，均可参照本节辨证论治。

ER-8-9

运动神经元病
拓展阅读

【病因病机】痿证的病因颇为复杂，外感温热毒邪、内伤情志、饮食劳倦、禀赋不足、房劳太过、跌打损伤及接触神经毒性药物等，均可致五脏受损，精津不足，气血耗伤，肌肉筋脉失养，而发为本病。

## （一）病因

**1. 感受温热毒邪** 温热毒邪内侵，或温病高热持续不退，内热燔灼伤津耗气，皆令"肺热叶焦"，肺不能敷布津液以润泽五脏，遂致四肢筋脉失养，痿弱不用。

**2. 湿热浸淫** 久处湿地或冒雨涉水，湿邪入侵，久郁化热，湿热蕴积，浸淫筋脉，气血运行不利，筋脉肌肉失于濡养，以致弛纵不收成痿。

**3. 饮食毒物所伤** 饮食不节，过食肥甘，或嗜酒，或多食辛辣，损伤脾胃，内生湿热，阻碍运化；或素体脾胃虚弱，或久病致虚，中气受损，则受纳、运化、输布的功能失常，使津液气血生化之源不足，则筋脉肌肉失养而渐痿。此外，服用或接触毒性药物，损伤气血经脉，经气运行不畅，脉络失畅，亦可使筋脉肌肉失养而成痿。

**4. 久病劳欲** 先天禀赋不足，或病久体虚，或房劳过度，或劳役太过，使筋脉失养，经脉失濡润而致痿。

**5. 跌仆瘀阻** 跌仆或其他外伤，瘀血内阻，新血不生，络脉不通，筋脉失养；或产后恶露未尽，瘀血流注于腰膝，以致气血瘀阻不畅，脉道不利，四肢失于濡润滋养，发为痿证。

## （二）病机

**1. 基本病机** 津液、气血、精髓受损，不能濡养肌肉筋脉。

**2. 病位** 在筋脉肌肉，病变脏腑涉及肺、脾（胃）、肝、肾。

**3. 病理性质** 以热证、虚证为多，虚实夹杂者亦不少见。外感温毒或湿热之邪所致者，病初邪热偏重，故属实证；病久则肺胃津伤，肝肾阴血耗损，则由实转虚，成虚实夹杂之证。内伤致病，脾胃虚弱，肝肾亏损，气血阴津亏耗，则以虚证为主，但夹湿、热、痰、瘀，表现为本虚标实之候。

**4. 病机转化** 久病劳欲，肝肾精血亏损，不能濡养筋骨，皆可导致骨弱筋软无力。湿热、毒物、瘀血均能使筋骨气血运行受阻，筋脉失养而致痿。

痿证病变累及五脏，但常常相互传变。如肺热叶焦，精津失其敷布，久则五脏失濡而致痿；邪热内盛，肾水下亏，水不制火，则火灼肺金，导致肺热津伤；脾虚不运与湿热蕴积也可互为因果；湿热亦能下注于肾，伤及肾阴；湿热毒邪，灼伤阴津，或湿热久稽，化热津伤，易致阴津耗损；脾胃虚弱，运化无力，又可津停成痰，痹阻经脉；肝肾阴虚，虚火内炽，灼伤津液，而致津亏血瘀，脉络失畅，致病程缠绵难愈。

【诊断要点】

**1. 临床特征** 肢体筋脉迟缓，软弱无力，日久不能随意运动而肌肉萎缩，甚至瘫痪。可一侧或两侧，下肢或上肢，但以下肢痿弱不用较为多见。部分患者可伴有眼睑下垂、抬头乏力，甚则影响呼吸、吞咽等。

**2. 病史** 具有感受外邪与内伤积损的病因，有缓慢起病的病史，也有突然发病者。也可有神经毒性药物接触史或家族遗传史。

**3. 辅助检查** 神经系统检查可有肌力降低、肌萎缩，必要时做脑脊液检查、肌电图、肌活检与酶学检查，有助于明确诊断；测定血中乙酰胆碱受体抗体，对神经-肌肉接头部位疾病有较高诊断价值；CT、MRI检查有助于疾病的鉴别诊断。

【鉴别诊断】痿证应与痹证、偏枯等病证相鉴别。

**1. 痹证（见痹证节）**

**2. 偏枯** 偏枯又称半身不遂，表现为一侧上、下肢不能随意运动，日久患侧肌肉亦可见肢体瘦削，痿弱不用，但偏枯为中风所致，起病急骤，常伴口舌歪斜，或语言謇涩。而痿证多不伴有口舌歪斜、语言謇涩等。

【辨证论治】

## （一）辨证要点

**1. 辨虚实** 感受温热毒邪或湿毒所致者，多急性发病，病程发展快，属实证。热邪易耗伤津液，则由实转虚。久病耗损，多见肝肾阴虚和脾胃虚弱，多属虚证，但可夹湿、热、痰、瘀等实邪，表现为虚中有实，临证需仔细分辨。

**2. 辨病位** 起病时见发热、咳嗽、咽痛，在热病中或热病后出现肢体痿弱不用者，病位多在肺；凡肢体痿软，食少便溏，面浮，下肢微肿，纳呆腹胀，病位多在脾；凡下肢逐渐痿软，甚至不能站立，伴腰脊酸软，头晕耳鸣，遗精阳痿，月经不调，病位多在肝肾。

## （二）治则治法

痿证的治疗，虚证宜扶正补虚为主，肝肾亏虚者，宜滋养肝肾；脾胃虚弱者，宜益气健脾。实证宜祛邪和络，肺热伤津者，宜清热润燥；湿热浸淫者，宜清热利湿；瘀阻脉络者，宜活血行瘀。虚实兼夹者，又当兼顾之。《素问·痿论》提出"治痿独取阳明"，是指从补脾胃、清胃火、祛湿热以治痿证的一种重要措施。

---

**课堂互动**

1. 何谓"治痿独取阳明"？
2. 什么是泻南补北法？

---

## （三）分证论治

**1. 肺热津伤**

证候：起病急，病起发热，常在发热后突现肢体痿软无力，甚至腰脊手足痿弱不用，口渴心烦，呛咳痰少，咽干不利，皮肤枯燥，大便干燥，小便黄少。舌红，苔黄，脉细数。

证候分析：温热之邪犯肺，令肺热叶焦，高源化绝，津虚难以敷布全身，遂致筋脉肌肤失养，而肢体痿软，皮肤枯燥；热耗气阴，则口渴心烦，溲少便艰；津亏不能奉养肺系，致咽干不利，呛咳痰少；舌红，苔黄，脉细数，均为气阴亏耗，虚热内炽之象。本证主要病机为肺热津伤，水亏火旺，筋脉失濡。以热病后突然出现下肢痿软，并伴肺热津伤之证为审证要点。

治法：清热润燥，养阴生津。

方药：清燥救肺汤加减。方中以人参、麦冬、甘草甘润生津，益气养阴；石膏、桑叶、杏仁宣肺清热，润燥降逆；炙枇杷叶、阿胶、炒胡麻仁润肺滋阴清燥。切忌过用苦寒，以免化燥伤阴。若加石斛、玉竹、白芍则更佳。若热重，可重用石膏，并加金银花、知母；若呛咳少痰，加瓜蒌皮、川贝母；若咽干不利，加天花粉、芦根；若食欲减退，去阿胶，加鸡内金、谷芽、生白术。

**2. 湿热浸淫**

证候：起病缓慢，逐渐出现身体困重，四肢痿软，或麻木微肿，扪之微热，喜凉恶热，多见于下肢，常伴发热，胸痞脘闷，小便短涩赤痛。舌偏红，苔黄厚腻，脉濡数。

证候分析：湿热浸渍肌肤，故肢体困重或微肿；气血因湿热阻滞而难达四肢，致麻木痿软；湿

痿证分证论治

热久郁,则喜凉恶热,扪之发热;湿热阻滞气机,则胸痞脘闷;湿热下注,则小便短涩赤痛;舌脉之象皆为湿热内蕴之征。本证主要病机为湿热浸淫,气血难运,筋脉弛纵。以下肢痿软微肿,伴湿热内蕴表现为审证要点。

治法:清热燥湿,利筋通脉。

方药:加味二妙散加减。方中苍术、黄柏清热燥湿;萆薢、防己、牛膝利湿通络,导药下行;当归、龟板滋阴养血。可加木瓜、蚕沙、薏苡仁利湿通络。若两足红肿热甚,口燥舌干,为湿郁化热,加金银花、赤芍、知母;如肌肉消瘦,两足奇热,心烦便干,舌绛,苔少,脉细数,为湿热伤阴,去苍术,加生地黄、石斛、白芍,或改用知柏地黄丸;若麻木较甚,运动不利,舌紫或舌下络脉如蚓,脉涩,乃湿热夹瘀,加桃仁、红花、地龙、丹皮、鸡血藤等;若胸痞脘闷较甚,咳痰颇多,麻木肿胀,舌胖,苔浊腻,脉滑,乃湿热夹痰,加白芥子、白蒺藜、白僵蚕、白茯苓、白附子、白术等。

### 3. 脾胃虚弱

证候:起病缓慢,肢体痿软无力逐渐加重,肌肉渐见萎缩,神疲肢倦,面浮色白无华,腹胀纳呆便溏。舌苔薄白,脉细。

证候分析:脾胃虚弱致气血生化受碍,四肢筋脉失荣,致痿且渐重;脾失健运,则纳呆腹胀,便溏,面浮不华;脾胃气虚,故神疲,舌苔白,脉细。本证主要病机为脾胃虚弱,气血化源不足,筋脉失荣。以肌肉萎缩逐渐加重伴脾胃虚弱为审证要点。

治法:补中益气,健脾升清。

方药:参苓白术散合补中益气汤加减。前方用党参、白术、山药、白扁豆、莲子肉益气健脾;茯苓、薏苡仁利湿扶脾;陈皮、砂仁和胃理气;桔梗载药上行,输精于肺。后方以黄芪、人参、白术、甘草益气健脾;当归养血活血;陈皮理气和胃;柴胡、升麻升举清阳。若气虚致瘀,改用补阳还五汤加减。

### 4. 肝肾亏损

证候:病起缓慢,渐见下肢痿软无力,腰脊酸软,不能久立,甚则步履全废,腿胫大肉尽脱,或伴眩晕,耳鸣,遗精早泄,妇女白带绵下,月经失调。舌红苔少,脉细数。

证候分析:肝肾亏损,则精血难以濡养经脉筋骨,渐成痿证;腰为肾之府,膝为筋所主,肾主骨,肝主筋,精髓不足,则腰脊酸软,难耐久立,日久骨枯筋痿,肌肉失养,大肉尽脱,步履全废;肾司二便而藏精,肾精亏衰不固,则男子遗精,妇女带频,月经失调;舌脉之象皆为肝肾亏损之征。本证主要病机为肝肾精血亏损,筋骨失养。以病起缓慢,伴有肝肾精血亏损症状为审证要点。

治法:补益肝肾,滋阴清热。

方药:虎潜丸加减。方中虎骨(狗骨代)壮筋骨、利关节;锁阳温肾益精;知母、黄柏、熟地黄、龟板滋阴清热;白芍养血柔肝;陈皮、干姜温中和胃,既防苦寒败胃,又使滋补而不滞。若病久阴损及阳,阴阳两虚,兼有神疲,怯寒怕冷,阳痿早泄,尿频而清,妇女月经不调,脉沉细无力,去黄柏、知母,加淫羊藿、鹿角霜、附子、肉桂;或服用鹿角胶丸、加味四神丸。若见面色无华或萎黄,头昏心悸,加黄芪、党参、何首乌、龙眼肉、当归以补气养血;腰脊酸软,加续断、补骨脂、狗脊补肾壮腰;热甚者,可去锁阳、干姜,或服用六味地黄丸加牛骨髓、鹿角胶、枸杞子滋阴补肾,以去虚火;阳虚畏寒,脉沉弱,合右归丸加减。

### 5. 脉络瘀阻

证候:四肢痿弱日久,肌肉瘦削,肢体麻木不仁,或四肢青筋显露,肌肉隐痛。舌质暗或有瘀点、瘀斑,脉细涩。

证候分析:气血亏虚,血行滞涩不能荣筋,则四肢痿弱,肌肉瘦削;气虚无力推动血行,则手足麻木不仁;气虚血瘀,经脉瘀阻,则四肢青筋显露,肌肉隐痛;舌质暗或有瘀点、瘀斑,脉细涩,均为气滞血瘀之象。本证主要病机为气虚血瘀,阻滞经络,筋脉失养。以四肢痿弱,麻木不仁或疼痛,舌有瘀象为审证要点。

治法:益气养营,活血化瘀。

方药:圣愈汤合补阳还五汤加减。两方合用,人参、黄芪益气;当归、川芎、熟地黄、白芍养血和血;赤芍、地龙、桃仁、红花活血化瘀通脉。若手足麻木,舌苔腻者,加橘络、木瓜、僵蚕、鸡矢藤祛风舒筋通络;下肢痿软无力,加杜仲、锁阳、桑寄生、牛膝;若见肌肤甲错,形体消瘦,手足痿弱,为瘀血久留,可用圣愈汤送服大黄䗪虫丸补虚活血,以丸缓图。

【其他疗法】

**1. 中成药**　补中益气丸、归脾丸可用于痿证脾气虚者;十全大补丸可用于痿证气血虚者;健步丸、虎潜丸、健步壮骨丸可用于痿证肝肾亏虚者;强肌力片适用于重症肌无力属奇经亏虚,真元颓废者;大活络丸可用于足痿痹痛、筋脉拘急,证属瘀血阻络者。

**2. 饮食疗法**

(1)烤干牛骨髓粉 300g,黑芝麻 300g,炒香后研细末,加白糖适量合拌,每次服 9g,每日 2 次。适用于肝肾亏虚证。

(2)黄芪 50g,猪脊骨适量,水煎,盐调味服食。适用于脾胃虚弱的痿证。

**3. 综合治疗**　对痿证的治疗除内服药物外,还应配合针灸、推拿、耳针、气功等综合疗法,并应加强肢体活动,有助于提高疗效。针刺、推拿治疗对痿证的治疗有较好疗效,具体治法见《针灸学》和《推拿学》教材。

【转归预后】　痿证的预后与感邪轻重、病程长短及正气强弱有关。初起,感受外邪为主者,治疗及时得当,数周或数月可获痊愈或基本痊愈;若久病、渐进,病程长,正虚邪实,经坚持长期治疗,有望治愈或控制发展;痿证日久,多脏受损,气血两虚,阴阳俱损,病情日重,肌肉瘦削,则预后较差,恢复困难。若痿证热邪炽盛,邪热逆传心包,出现神昏,病情严重,患者预后不良;若痿证出现胸闷气促,声哑,呼吸吞咽困难,面色青紫者,是肺脾脏气极虚之象,需积极抢救,预后差。

【预防调护】　注意起居,谨防感冒和湿邪外侵;怡情适性,树立战胜疾病之信心;忌食辛辣甘肥之品;加强功能锻炼,防止跌仆伤损。在发病急性期,需卧床;高热者,应予物理降温。若出现神昏、呼吸或吞咽困难者,当予特护,注意生命体征变化,并应及时抢救。另外运用针灸、推拿等综合疗法和适当的肢体活动训练,有助于康复。

【结语】　痿证是指由于外感或内伤等原因,导致肢体筋脉肌肉失濡养而弛缓不收,临床以肢体筋脉弛缓,软弱无力,不能随意运动或伴有肌肉萎缩的一种病症。主要病因有感受温热毒邪,饮食毒物所伤,久病劳欲,跌仆瘀阻等,导致肌肉、筋骨失去气血濡养而弛缓不收。病位在筋脉和肌肉,与肺、脾(胃)、肝、肾关系密切。本病虚多实少,热多寒少,或虚实错杂。临床治疗痿证虽以调理脾胃为原则,但不应拘泥。还应根据病因、病机之异,佐以清热、利湿、化痰、消瘀,或培补肝肾,填精益髓。若过用苦寒、燥热之品,则易败胃、耗气伤津,痿更难复。

【临证参考】

**1. "治痿独取阳明"**　由于《素问·痿论》曰:"阳明者,五脏六腑之海,主润宗筋,宗筋主束骨而利机关。"故前人提出"治痿独取阳明"之说。其含义有三:一是补益后天,选方用药都应重视脾胃,即采用益胃养阴和健脾益气;二则清阳明之热邪,包括清胃火、祛湿热,以调理脾胃;三是选方用药,针灸取穴,一般都重视调理脾胃这一治疗原则。由于痿证虚实错杂者居多,故不能单以"独取阳明"的法则治疗各种痿证,临证时仍须重视辨证施治。临床治疗痿证虽以调理脾胃为原则,但不应拘泥。还应根据病因、病机之异,佐以清热、利湿、化痰、消瘀,方可获效。朱震亨治痿"泻南方,补北方",即以补肾清热为主要治疗手段。痿证日久,可累及肝肾,故重视补益肝肾也是治痿的原则之一。治痿还当慎用辛温燥热之品，以防伤津耗液。

**2. 痿证的中西医结合研究**

（1）参照西医学诊断，分期分型施治：如对急性多发性神经根炎的治疗，急性期用乌药顺气散，恢复期用神效黄芪汤；也有将此病分为 3 型：湿热浸润型，治以清暑利湿，益气通络，用清暑益气汤加减；湿热阻络型，治以清热利湿，益气通络，用《本事方》调元健步丸加减；脾肾不足、寒湿下注型，治以祛寒湿，补脾胃，用麻黄附子细辛汤合参术汤加味。对重症肌无力，多按照西医的分型如眼肌型、全身型、球型施治，其中以四君子汤为主用健脾法治疗，对单纯眼肌型和眼面肢体型效果较好。将脊髓空洞症分为脾虚血痿、肺气不足、肾虚血滞三型，以健脾补肾，活血通络治则为主治疗。

（2）辨病与辨证相结合：先使用西药控制和改善症状，为中医治疗创造有利时机。应用抗胆碱酯酶药物，以控制轻型患者的症状和保持重型患者的正常进食，维持起居，直至抢救肌无力危象都是必需的，也为中医长期调理脾胃，培本开源创造有利时机。其中少数病例为减少激素用量而加用中药治疗，可以减轻激素的部分副反应，调整激素所致的对机体环境的干扰状态。另外，培补肝肾的方法对重症肌无力患者逐步摆脱激素依赖或递减激素剂量有所帮助，并可改善免疫功能。

**3. 名医经验**　王永炎强调脾、肾、肝三脏虚损、毒邪内侵、瘀血停著于络脉而成本病。络病是病邪内侵，客于十五别络、孙络、浮络而发生的病变，是以络脉阻滞为特征的一类疾病。"络病"是本病的病位，又是其核心机制。对这种络病，王永炎认为可用叶氏辛香通络、甘缓补虚、辛泄宣瘀之法以配合扶正之剂。常用桃红四物汤、丹参、葛根养血活血为基本方，加千年健、豨莶草、白芥子等品以通络，甚者可用全蝎、僵蚕、蜈蚣等虫类药物以加重通络之功；根据病情表现加上补气、养血、解毒、化湿之品。本病的各个类型，都应当考虑到络病的特点以用药，使处方用药更具针对性。

---

### 案例分析

沈某，女，18 岁。1989 年 7 月 14 日入院，住院号 54923。

患者因吞咽困难，构音不清 4 个月入院。于 1989 年 3 月起出现吞咽困难，每餐时间约 1～2 小时，时有饮水反呛，继见讲话带鼻音，自感发音困难，甚则讲话断断续续。近来四肢无力，颈软，抬头无力，尤以活动后为甚，面部表情呆滞，舌淡红，苔白，脉细弱。6 月 1 日本院肌电图结果：肌疲劳试验左眼轮匝肌平均衰减 14.3%，左三角肌平均衰减 15%，左腓肠肌平均衰减 12.8%。入院诊断：重症肌无力（成人 Ⅱ-B 型），中医诊断：脾胃虚损，辨证为脾胃气虚。法当益气健脾，予强肌健力饮，黄芪用至 90g，病情日渐好转，黄芪用量减至 60g，最后 45g。住院 43 日，吞咽困难，构音不清晰均消失，仅时感乏力。8 月 23 日复查肌电图：肌疲劳试验左眼轮匝肌和左腓肠肌均无衰减，左三角肌平均衰减 4%，疲劳试验阴性，于 8 月 25 日出院。出院后继续服强肌健力饮巩固治疗。现已大学毕业在某医院工作。

分析：吞咽困难或饮水反呛，中医认为是脾胃的病变，脾胃气虚者，其吞咽饮食功能亦随之低下，摄纳运化无权，发生吞咽困难。严重时饮水反从鼻孔倒流呛出，则不单是脾胃病变，肺窍亦受损害。重症肌无力之声音嘶哑，构音不清，中医称为"音哑"，肺主声，肾主纳气，脾土虚损则不能充养肺金，滋养肾气，致使气机无力鼓动声门而出现构音不清或嘶哑。颈软，抬头无力，此脾虚损及肾。脊柱骨由肾所主，如李杲《脾胃论》说，脾病则下流承肾，土克水则骨脊软乏无力。脸部表情肌无力呆滞，呈苦笑面容，中医认为心主血脉，其华在面，表情呆滞是心脾两虚之证候。邓氏运用五脏相关理论解释重症肌无力系列症状，辨证用药，故能取效。

（邓铁涛．中国百年百名中医临床家丛书——邓铁涛[M]．北京：中国中医药出版社，2001）

颤证课件

颤证思维导图

颤证概述

# 第三节 颤 证

颤证是指由于年老体虚，或饮食、情志、劳倦等因素，导致肝风内动、筋脉失养，出现头身摇动颤抖，不能自制的一种病证。轻者仅为头摇动或手足微颤，尚能坚持工作和生活自理；重者可见头部振摇，肢体颤动，甚则有痉挛扭转样动作，两手及上下肢颤动不止，或兼有项强、四肢拘急。本病又称"振掉""颤振""震颤"。

《黄帝内经》无颤证之名，但对本病已有认识。《素问·至真要大论》曰："诸风掉眩，皆属于肝。"掉，即震颤之义。《素问·脉要精微论》云："骨者，髓之府，不能久立，行则振掉，骨将惫矣。"《素问·五常政大论》又有"其病摇动""掉眩巅疾""掉振鼓栗"等描述，阐述了本病的主要症状、病性和病位，认为该病与肝、肾有关，属风象。明代楼英在《医学纲目·颤振》中言"风颤者，以风入于肝脏经络，上气不守正位，故使头招面摇，手足颤掉也"。"此证多由风热相合，亦有风寒所中者，亦有风夹湿痰者，治各不同也"。"颤，摇也；振，动也。风火相乘，动摇之象，比之瘛疭，其势为缓"。王肯堂在《证治准绳·诸风门·颤振》中指出"此病壮年鲜有，中年以后乃有之，老年尤多。夫老年阴血不足，少水不能制盛火，极为难治"。"病之轻者，或可用补金平木、清痰调气之法，在人自斟酌之。中风手足瘛曳，星附散、独活散、金牙酒，无热者宜之；摧肝丸，镇火平肝，消痰定颤，有热者宜之；气虚而振，参术汤补之；心虚而振，补心丸养之；夹痰，导痰汤加竹沥；老人战振，宜定振丸"。孙一奎《赤水玄珠·颤振门》又提出"气虚颤振，用参术汤"，"血虚而振，用秘方定心丸"，"木火上盛，肾阴不充，下虚上实，实为痰火，虚则肾亏"，治宜"清上补下"。《张氏医通·颤振》在系统总结了前人经验的基础上，对颤证作了较全面的阐述，认为本病多因风、火、痰、瘀、虚所致，并载列相应的治疗方药10余首，使本病的辨证施治理论逐渐完善。

西医学中某些锥体外系疾病和某些代谢性疾病所致的不随意运动，如震颤麻痹、舞蹈病、肝豆状核变性、手足徐动症、甲状腺功能亢进等，均可参照本节辨证论治。

【病因病机】颤证多因年老体虚、情志失调、饮食不节、劳逸失当等，导致气血阴精亏虚，风火痰瘀互结，肝风内动，筋脉失养。

## （一）病因

**1. 年老体虚** 中年之后，脾胃渐损，肝肾亏虚，精气暗衰，筋脉失养；或禀赋不足，肾精虚损，脏气失调；或罹患沉疴，久病体弱，脏腑功能紊乱，气血阴阳不足，筋脉失养，虚风内动。

**2. 情志失调** 郁怒伤肝，肝气郁结不畅，气滞而血瘀，筋脉失养；或肝郁化火生风，风阳暴张，窜经入络，扰动筋脉；若思虑太过，则损伤心脾，气血化源不足，筋脉失养；或因脾虚不运，津液失于输布，而聚湿生痰，痰浊流窜经络，扰动筋脉。

**3. 饮食不节** 恣食膏粱厚味或嗜酒成癖，损伤脾胃，聚湿生痰，痰浊阻滞经络而动风；或滋生内热，痰热互结，壅阻经脉而动风；或因饥饱无常，过食生冷，损伤脾胃，气血生化乏源，致使筋脉失养而发为颤证。

**4. 劳逸失当** 行役劳苦，动作不休，使肌肉筋膜损伤疲极；或房事劳欲太过，肝肾亏虚，阴血暗损，虚风内动；或贪逸少动，使气缓脾滞而气血日减，筋脉失于调畅而不得任持自主，发为颤证。

## （二）病机

**1. 基本病机** 肝风内动，筋脉失养。其中又有肝阳化风，血虚生风，阴虚风动，瘀血生风，痰热动风等不同病机。

**2. 病位** 病位在筋脉，与肝、肾、脾等脏关系密切。

**3. 病理性质** 颤证的病理性质总属本虚标实。本虚为气血阴阳亏虚，以阴津精血亏虚为主;标实为风、火、痰、瘀为患。

**4. 病机转化** 颤证的病理因素为风、火、痰、瘀。风多以阴虚生风为主,也有阳亢动风或痰热化风者。痰多因脾虚不能运化水湿而成,也有热邪煎熬津液所致者。痰邪多与肝风或热邪兼夹为患,致使肌肉筋脉失养,痰郁日久也可化热生风致颤。火有实火、虚火之分。虚火为阴虚生热化火,实火为五志过极化火,火热耗灼阴津,扰动筋脉不宁以致成颤。久病多瘀,瘀血常与痰浊合并,阻滞经脉,影响气血运行,致筋脉肌肉失养而病颤证。

---

### 知识链接

#### 震颤麻痹

　　震颤麻痹又称为帕金森病,是一种影响患者活动能力的中枢神经系统慢性疾病,多发生于中老年以上的人群。本病早期主要表现包括静止性震颤、肌强直、行动缓慢、动作起动困难和姿势异常等。静止性震颤即患者的手或臂不受控制地发抖,在休息时出现或情绪紧张时加重;其他早期症状包括开始活动时感到困难,其后双臂和双腿经常震颤,上肢不能作精细动作,乃致日常生活不能自理,如穿衣、脱鞋、洗漱都感到困难。帕金森病常伴有抑郁、焦虑、肢体酸痛不适、便秘、多汗、流涎等,中医多将其归属于"颤证"范畴。

　　震颤麻痹的药物治疗主要在提高脑内多巴胺的含量及其作用,降低乙酰胆碱的活力,多数患者的症状可得到缓解,但不能阻止病变的自然进展。中医多从肝肾不足、气血亏虚、风邪内动、痰火瘀血等立论进行治疗,通过运用中药、针灸等治疗方法对改善症状能起到一定的积极作用。

---

**【诊断要点】**

**1. 临床特征** 以头部及肢体摇动、颤抖,不能自制为主要症状。轻者仅两手颤抖,持物不稳,甚者头摇肢颤,四肢强急。

**2. 病史** 多发生于中老年人,男性多于女性。一般呈隐袭起病,逐渐加重。部分患者发病与情志有关,或继发于脑部病变。早期主要为肢体震颤,病久常伴动作笨拙,行动迟缓,表情淡漠,呆滞,口角流涎,多汗,语言缓慢不清,烦躁不寐等症状。

**3. 辅助检查** 颅脑 CT、MRI 等影像学检查,有助于诊断脑部疾病引起颤证;眼底角膜色素环(K-F 环)检查,血铜、尿铜的测定和肝功能的检查,有助于诊断因铜代谢异常引起的颤证;检测 $T_3$、$T_4$ 及甲状腺功能,有助于内分泌疾病的诊断。

**【鉴别诊断】** 颤证应与瘛疭等病证相鉴别。

　　瘛疭,即抽搐,多见于急性热病或某些慢性疾病急性发作期,其症见手足屈伸牵引,弛纵交替,部分患者可有发热,两目上视,神昏等症状。颤证是一种慢性疾病,以头颈、手足颤动、振摇不能自主为主要症状,手足颤抖动作幅度小,频率较快,且无肢体抽搐牵引和发热、神昏等。根据病史及症状,两者不难鉴别。

**【辨证论治】**

**(一)辨证要点**

**1. 辨标本** 以病象而言,头摇肢颤为标,脑髓受损与肝肾阴虚、气血不足为本;从病因病机看,精气血亏虚为病之本,属虚;痰热、内风为病之标,属实。

**2. 辨虚实** 一般震颤较剧,遇郁怒而发,肢体僵硬,烦躁不宁者,多属实证;颤抖无力,遇烦劳而加重,缠绵难愈,腰膝酸软者,多为虚证。病久者常标本虚实夹杂,需仔细辨别其主次偏重。

**(二)治则治法**

　　初期阶段,本虚之象不明显,常见风火相煽、痰热壅阻之标实证,治以清热、化痰、息风为主;

病久其肝肾亏虚、气血不足等本虚之象逐渐突出，治宜滋补肝肾、益气养血、调补阴阳为主，兼以息风化瘀通络。本病好发于中老年人，多在本虚的基础上导致标实，因此补益肝肾是常用之法。

### （三）分证论治

#### 1. 风阳内动

颤证分证论治

证候：肢体颤动幅度较大，程度较重，心情紧张时颤动加重，眩晕头胀，腰膝酸软，耳鸣如蝉，失眠多梦，面赤烦躁，易激动，口苦而干，或伴有肢体麻木，语言迟缓不清，流涎，尿赤便干。舌质红，苔黄，脉弦。

证候分析：肝肾阴虚不能制约亢阳，阳动无制，故肢颤幅度大，程度重；虚阳亢盛于上，故见眩晕头胀，面赤烦躁，易激动，口苦而干；肝肾阴虚于下，故见腰膝酸软，耳鸣如蝉，失眠多梦；肢体麻木，语言迟缓不清，流涎为肝风夹痰阻络之象；尿赤便干，舌质红，苔黄，脉弦均为肝火上炎，风阳上扰之征。本证主要病机为肝阳上亢，化火生风，扰动筋脉。以肢体颤动幅度较大，眩晕头胀，面赤烦躁，舌质红，苔黄，脉弦为审证要点。

治法：镇肝息风，舒筋止颤。

方药：天麻钩藤饮合镇肝熄风汤加减。前方用天麻、钩藤、石决明平肝息风；栀子、黄芩清热泻火；益母草活血利水；牛膝引血下行；配合杜仲、桑寄生补益肝肾；夜交藤、茯神安神定志。后方以龙骨、牡蛎、龟板以镇肝息风；代赭石以降胃、降冲，熟地黄、山茱萸以补肾敛肾。若肝火偏盛，焦虑心烦，加龙胆草、夏枯草、青黛；痰多者，加胆南星、鲜竹沥、天竺黄；肾阴不足，虚火上扰，眩晕耳鸣者，加知母、黄柏；病久颤动不止者，加僵蚕、全蝎、白花蛇；便干尿黄，口干口苦者，可稍佐大黄，以泻代清。

#### 2. 痰热风动

证候：头摇不止，肢麻震颤，甚则手不能持物，四肢不知痛痒，头晕目眩，胸闷泛恶，口苦口黏，甚则呕吐痰涎。舌体胖大，有齿痕，舌质红，舌苔黄腻，脉弦滑数。

证候分析：痰热夹风上扰，故见头摇不止，肢麻震颤，头晕目眩；痰热中阻，故见胸闷泛恶，甚则呕吐痰涎；风痰阻络，故四肢不知痛痒；口苦口黏，舌质红，舌苔黄腻，脉弦滑数均为痰热内蕴之象。本证主要病机为痰郁化热，痰热内蕴生风，风动体摇。以头摇肢麻震颤，胸闷泛恶，舌体胖大，有齿痕，舌质红，舌苔黄腻，脉弦滑数为审证要点。

治法：清热化痰，平肝息风。

方药：导痰汤加减。方中制天南星燥湿化痰、祛风散结；枳实下气行痰；半夏燥湿祛痰；陈皮下气消痰；茯苓渗湿；甘草和中。若胸闷恶心，呕吐痰涎，苔厚腻，脉滑者，加莱菔子、白芥子、鲜竹沥；若震颤较重，加珍珠母、石决明、全蝎、白花蛇；心烦易怒者，加龙胆草、丹皮、郁金；肌肤麻木不仁者，加地龙、丝瓜络、络石藤；神情呆滞者，加郁金、石菖蒲、远志。

#### 3. 气血亏虚

证候：头摇肢颤，表情淡漠，面色萎黄无华，眩晕，心悸健忘，神疲乏力，动则汗出气短，纳呆。舌体胖大，舌质淡红，舌苔薄白，脉沉无力或沉细弱。

证候分析：血虚筋脉失养，故头摇肢颤；血虚脑髓不充，故表情淡漠，眩晕健忘；气虚鼓动无力，故见神疲乏力，动则汗出气短；面色萎黄无华，舌质淡红，舌苔薄白，脉沉无力或沉细弱均为气血亏虚之象。本证主要病机为气血两虚，筋脉失养，虚风内动。以头摇肢颤，面色萎黄无华，神疲乏力，汗出气短，舌淡苔薄白，脉沉无力或沉细弱为审证要点。

治法：益气养血，濡养筋脉。

方药：人参养荣汤加减。方中熟地黄、当归、白芍养血；人参、黄芪、茯苓、白术、甘草、陈皮补气行气。气虚运化无力，每易湿聚成痰，酌加半夏、白芥子、胆南星；若血虚失养，见心悸，失眠，健忘，加菖蒲、远志、炒酸枣仁、柏子仁；气虚血滞，肢体颤抖，疼痛麻木者，加鸡血藤、丹参、桃仁、红花、丝瓜络；脾虚失运，见纳呆者，加神曲、麦芽。

#### 4. 髓海不足

证候：头摇肢颤，持物不稳，腰膝酸软，头晕目眩，耳鸣，心烦失眠，健忘，老年患者常兼有喑痱颠倒，啼笑反常，言语失序，重则痴呆。舌质淡红，舌苔薄白，或红绛无苔，脉象细数。

证候分析：脑为"元神之府"，为髓之所聚，脑髓不足，神明无主，故见失眠健忘，重则痴呆；肾主骨生髓，髓海不足，究其根源，乃肾精不足，故伴见腰膝酸软，头晕目眩，耳鸣；舌质淡红，舌苔薄白，或红绛无苔，脉象细数均为肾虚髓海不足之象。本证主要病机为髓海不足，神明失养，肢体筋脉失主。以头摇肢颤，腰膝酸软，头晕目眩，耳鸣，舌淡苔白，或红绛无苔，脉象细数为审证要点。

治法：填精补髓，育阴息风。

方药：龟鹿二仙膏合大定风珠加减。两方合用，阿胶入肝补血，入肾滋阴；麦冬、干地黄、白芍滋阴增液，养血柔肝；生龟板、生鳖甲、生牡蛎益阴潜阳，平肝息风；火麻仁养阴润燥；五味子收敛欲脱之阴。若肝风较甚，肢体颤抖，眩晕较重，加天麻、菊花、全蝎、石决明；若阴虚火旺较重，五心烦热，躁动失眠，加知母、黄柏、丹皮；若肢体麻木，加木瓜、僵蚕、地龙、路路通、鸡血藤，重用白芍、甘草以舒筋缓急；便秘溲赤者，加大黄、车前子、石韦。

#### 5. 阳气虚衰

证候：头摇肢颤，筋脉拘挛，四肢麻木，畏寒肢冷，心悸气短懒言，动则自汗，小便清长或自遗，大便稀溏。舌质淡，舌苔薄白，脉沉迟无力。

证候分析：阳气虚衰，肢体筋脉失于温养，故见头摇肢颤，筋脉拘挛，四肢麻木；阳气不达于四末，故见畏寒肢冷；阳虚鼓动无力，故见心悸气短懒言，动则自汗；尿清便溏，舌质淡，舌苔薄白，脉沉迟无力均为阳气虚衰之象。本证主要病机为阳气虚衰，失于温煦，筋脉不用。以头摇肢颤，四肢麻木，畏寒肢冷，舌质淡，舌苔薄白，脉沉迟无力为审证要点。

治法：补肾助阳，温煦筋脉。

方药：地黄饮子加减。方中熟地黄、巴戟天、山茱萸、肉苁蓉大补肾元不足，附子、肉桂温养真阳。大便稀溏者，加干姜、肉豆蔻温中健脾止泻；心悸者，加远志、龙眼肉、柏子仁养心安神；小便清长或自遗者，加桑螵蛸、益智仁固涩缩尿；四肢麻木者，加伸筋草、鸡血藤、丹参。

【其他疗法】中成药及验方

**1. 益脑强神丸**　鹿角胶 50g，麝香 4g，海马 50g，龟板胶 50g，燕菜 50g，西红花 50g，玳瑁 100g，枸杞子 100g，石菖蒲 50g，山茱萸 75g，桃仁 25g，何首乌 100g，熟地黄 75g，黄精 100g，豨莶草 100g，生槐米 100g，五味子 50g，共为细面，制大蜜丸，每服 1 丸，日 3 次，淡盐水送服。适用于髓海不足证

**2. 化痰透脑丸**　九制南星 25g，天竺黄 100g，煨皂角 5g，麝香 4g，琥珀 50g，郁金 50g，半夏 50g，蛇胆陈皮 50g，远志肉 100g，珍珠 10g，沉香 50g，石花菜 100g，海胆 50g，共为细面，制大蜜丸，每服 1 丸，1 日 3 次，白开水送服。适用于痰热动风证

**3.** 颤证患者常伴有心脑血管疾病，气虚血瘀者，可用丹参 100g，田七 100g，西洋参 30g，天麻 100g，全蝎 30g，蜈蚣 10 条，共为细面，温水冲服，每次 5g，1 日 2 次。

【转归预后】本病年龄尚轻，病情轻浅者，运用中医治疗能缓解症状，延缓自然加重过程，保持良好生活质量。若病情较重，逐渐进展，全身僵硬，活动困难，甚者痴呆，终至不能起床，预后不良。

【预防调护】预防颤证应注意生活调摄，保持心情愉快和情绪稳定，切忌忧思郁怒等不良精神刺激；饮食宜清淡而富有营养，进食尽可能定时定量，戒除烟酒等不良嗜好，忌暴饮暴食及嗜食肥甘厚味。注意加强肢体功能锻炼，参加力所能及的体育活动，如太极拳、八段锦、内养功等。对卧床不起的患者，注意帮助患者翻身，经常进行肢体按摩，以防发生压疮。病室应保持安静，通风好，避免受风、受热、受潮。避免中毒、中风和颅脑损伤。

【结语】本病是以头部或肢体摇动、颤抖为主要特征的老年难治病。其常见原因有年老体虚、情志过极、饮食劳倦或其他慢性病证致使肝、脾、肾受伤。肝藏血主筋，血虚筋脉失养，则风动而颤；脾为气血生化之源，脾虚气血生化不足，不能濡养四肢筋脉；肾阳虚衰，筋脉失于温煦；肾虚精亏，筋脉失于润养，神明失用，均可导致筋惕肉瞤，渐成颤证。治疗缓则以治本为主，急则以治标为主。治本当滋补肝肾、益气养血、调补阴阳；治标当息风、祛痰、化瘀。并需根据辨证结果灵活变通，风阳内动者，宜潜阳；痰热动风者，宜清热化痰息风；气血亏虚者，宜补益气血；髓海不足者，宜填精益髓；阳气虚衰者，宜补肾温阳。对本虚标实、虚实夹杂者，宜标本兼治。此外，临床各种证型均可适当配伍息风止颤之品。除药物治疗外，重视调摄与预防是不可忽视的问题。

【临证参考】

**1. 治风先治血**　颤证痰浊瘀血阻滞经脉，气血不畅，筋脉失养者，据"治风先治血，血行风自灭"之理，临证当用养血活血，化痰祛瘀通脉之品，对提高治疗效果有重要意义。

**2. 配合息风之法**　颤证属"风病"范畴，临床治疗时，均可在辨证的基础上配合息风之法，而清热、平肝、滋阴、潜阳等也多与息风相伍。常用的药物有钩藤、白蒺藜、天麻、珍珠母、生龙骨、生牡蛎、全蝎、蜈蚣、白僵蚕等。其中虫类药不但息风定颤，还能搜风通络。运用虫类药物，以焙研为末吞服为佳。羚羊角粉在颤证的治疗上有肯定的疗效，久颤不愈者可配合应用，但其价格较贵，临证可用山羊角代替。

**3. 年高病久，治宜缓图**　因老年体衰，加之震颤日久，脏腑气血失调，病理变化复杂，往往难收速效，欲速反易招致诸多变证，故治疗只宜缓缓图之，慎用耗伤气血阴阳等攻伐之品。如能减轻症状，控制发展，则应坚持治疗。

**4. 名医经验**　周仲瑛治疗震颤麻痹多以滋肾柔肝、平肝息风为主，仿地黄饮子立方：熟地黄12～15g，石斛15g，白芍15～30g，肉苁蓉10～15g，续断15g，白蒺藜15g，海藻12g，僵蚕10g，炙鳖甲30g（先煎），煅龙骨、牡蛎各20g（先煎），石决明30g（先煎），炮山甲10g（先煎）。

### 案例分析

冯某，女，54岁，2003年11月20日初诊。

患者于1988年有颅脑外伤史。自1998年起出现头部、四肢颤抖，且呈进行性加重，近1年来出现口齿不清，心烦、舌麻，大便不畅，舌紫、苔薄，脉小弦。1年前曾进行脾切除术。体格检查：肌力正常，未引出锥体束征，四肢共济差，指鼻试验（+）。头颅MRI检查示：小脑轻度萎缩。诊断为小脑萎缩，小脑变性。考虑瘀浊夹风交于清阳之巅，络脉不通而致震颤。处方：磁石30g（先煎），鳖甲15g（先煎），丹参15g，赤芍9g，蒲黄9g，苏木9g，灵芝15g，石菖蒲9g，全蝎1.5g，蜈蚣2条，桃仁9g，川芎9g，熟大黄4.5g，葛根9g，水蛭3g，水煎服。2周后，震颤小安，再守前法，上方改熟大黄为6g，加百合15g。2个月后，患者症状已趋安定，震颤明显减轻，举步稳定。

分析：颜德馨教授认为，颤证多由瘀血作祟，其多属筋脉病变。心主血液以养脉，肝主气机疏泄以濡筋，若气滞血瘀，血气不能滋润筋脉，则颤振频发。本例为外伤引起的颤证，病程较长。久病有瘀，瘀血生风。故取众多活血化瘀之药，并配以水蛭、全蝎、蜈蚣等虫蚁之类药以搜剔经络之瘀血，顽疾得以好转。（胡泉林，王宇锋．颜德馨医案医话集［M］．北京：中国中医药出版社，2010）

附：痉证

痉证是因感受外邪，或他病久病，导致邪阻经络，筋脉失养拘急，以项背强直，四肢抽搐，其则角弓反张为主要特征的一种病证。痉证可以单独成病，也可出现在其他疾病过程中。西医学中各种原因引起的热性惊厥及某些中枢神经系统病变，如流行性脑脊髓膜炎、流行性乙型脑炎、中毒性脑病、脑脓肿、脑寄生虫病、脑血管疾病等出现痉证的表现，符合本病临床特征者，均可参考本病论治。

痉证的病因病机，可分为外感和内伤，外感多感受风、寒、湿、热邪侵袭人体，壅阻经络，气血不畅，或热盛动风，或热灼津液致痉；内伤是肝肾阴虚，肝阳上亢，阳亢化风，或阴虚血少，虚风内动，筋脉失养而致痉。无论外感，内伤，均为阴阳失调，阳动而阴不濡所致。其分证论治如下：

### 1. 邪壅经络

证候：头痛，项背强直，恶寒发热，无汗或汗出肢体酸重，甚至口噤不语，四肢抽搐。舌苔薄白。脉浮紧。

治法：祛风散寒，除湿通络。

主方：羌活胜湿汤加减。若寒甚，宜解肌发汗，用葛根汤治之；若风邪盛，治宜和营养津，方用瓜蒌桂枝汤；若湿热偏盛，宜用三仁汤加地龙、丝瓜络、威灵仙清热化湿，通经和络。

### 2. 肝经热盛

证候：高热头痛，口噤齘齿，手足躁动，心烦易怒，口苦咽干，面红目赤，甚则项背强急，四肢抽搐，角弓反张。舌质红，舌苔黄，脉弦细而数。

治法：清肝潜阳，息风镇痉。

主方：羚角钩藤汤加减。若肝火盛，口苦苔黄者，加龙胆草、栀子、黄芩以泻肝火；口渴甚者，加生石膏、天花粉、麦冬以生津止渴；痉证反复发作，加全蝎、蜈蚣、蝉蜕息风止痉；神昏惊厥者，选用安宫牛黄丸、局方至宝丹或紫雪丹，清心泻火，开窍醒神，息风镇惊止痉。

### 3. 阳明热盛

证候：壮热汗出，心胸烦闷，项背强急，四肢抽搐，甚至角弓反张，腹满便结，口渴喜冷饮。舌质红，苔黄燥，脉弦数。

治法：清泄胃热，增液止痉。

主方：白虎汤和增液承气汤加减。若抽搐甚者，可酌加地龙、全蝎、僵蚕、菊花、钩藤、天麻等息风通络之品；热甚烦躁者，加莲子心、栀子、黄芩清心泻火除烦；热甚动血，斑疹显现，舌质红绛，加水牛角、生地黄、丹皮，或合犀角地黄汤加减。

### 4. 心营热盛

证候：高热烦躁，神昏谵语，项背强急，四肢抽搐，甚则角弓反张，皮肤紫斑或瘀点。舌质红绛，苔黄少津，脉细数。

治法：清心凉营，开窍止痉。

主方：清营汤加减。若高热烦躁明显，加生石膏、知母、栀子；伴神昏谵语，躁动不安，角弓反张，可酌用清营汤送服安宫牛黄丸，至宝丹或紫雪丹。

### 5. 痰浊阻滞

证候：头痛昏蒙，神识呆滞，项背强急，四肢抽搐，胸脘满闷，呕吐痰涎。舌苔白腻，脉滑或弦滑。

治法：豁痰开窍，息风止痉。

主方：导痰汤加减。若抽搐甚者，加全蝎、地龙、蜈蚣以息风止痉；胸闷甚者，加瓜蒌皮、郁金理气行滞宽胸；语言不利者，加白芥子、远志、石菖蒲以祛痰开窍醒神；痰郁化热者，加鲜竹沥、黄芩、天竺黄。

### 6. 阴血亏虚

证候：项背强急，四肢麻木，抽搐或筋惕肉瞤，直视口噤，头目昏眩，自汗，神疲气短。舌质淡红,少苔或无苔,脉沉细。

治法:滋阴养血,息风止痉。

主方:四物汤合大定风珠汤加减。若阴虚内热,加青蒿、胡黄连、淡竹叶;心烦失眠者,加栀子、酸枣仁、龙齿、夜交藤;气虚自汗者,加黄芪、麻黄根、浮小麦;气虚血滞,瘀血阻络,加丹参、赤芍、川芎、黄芪;虚风内动,肢体挛急者,加全蝎、天麻、钩藤。

# 第四节 腰 痛

腰痛课件

腰痛思维导图

腰痛是指因外感、内伤或闪挫,导致腰府经脉痹阻,或肾虚腰府失养,表现腰脊或脊旁部位、腰的一侧或两侧以疼痛为主症的一种病证。

腰痛一证,早在《黄帝内经》就有大量论述。《素问·刺腰痛》阐述了足三阴、足三阳及奇经八脉为病所引起的各种腰痛病证,并提出针刺治疗的原则与取穴。《素问·脉要精微论》指出:"腰者,肾之府,转摇不能,肾将惫矣。"指明了腰痛与肾的关系。《金匮要略·五脏风寒积聚病脉证并治》篇列出"肾着"之病,记载了寒湿腰痛的主症为"腰以下冷痛,腰重如带五千钱",所立甘姜苓术汤温经祛湿,至今仍为临床所用。《诸病源候论·腰背病诸候》指出腰痛病因为"肾经虚,风冷乘之","劳损于肾,动伤经络又为风冷所侵,血气相搏,故腰痛也"。《丹溪心法·腰痛》谓"腰痛主湿热、肾虚、瘀血、挫闪、有痰积",指出了腰痛的多种病因。而《张氏医通》《杂病源流犀烛》对腰痛作了概括,归纳为风腰痛、寒腰痛、肾虚腰痛、气滞腰痛、瘀血腰痛等证型,使腰痛的辨证施治更为系统。清代李用粹《证治汇补·腰痛》言:"治惟补肾为先,而后随邪之所见者以施治,标急则治标,本急则治本,初痛宜疏邪滞,理经隧,久痛宜补真元,养血气。"对临床有重要指导意义。

西医学中的腰肌纤维炎、腰椎间盘病变、骨质增生、强直性脊柱炎、脊柱旁组织疾患、脊神经根疾患、腰肌劳损等腰部病变,以及某些内脏疾病,若以腰痛为主要症状时,均可参照本节辨证论治。如因外科、妇科疾患引起的腰痛不属于本节讨论范围。

【病因病机】腰痛的发生,主要是因外邪侵袭、跌扑闪挫、年老体虚等所致。

(一)病因

**1. 感受外邪** 凡风、寒、湿、热之邪乘虚侵入,均可引起腰痛,其中以寒湿和湿热最为多见。寒湿者,多为久居冷湿之地,或涉水冒雨、身劳汗出,寒湿入侵,凝滞痹阻腰部经络,发为腰痛;湿热者,或因直接感受湿热,或因于寒湿之邪蕴久化热,邪阻经脉引起腰痛。

**2. 跌仆闪挫** 坠落跌仆、屏气闪挫、强力负重、暴力扭转,或长期体位不正,用力不当,导致腰部经络气血运行失畅,瘀血留着发为腰痛。

**3. 肾亏体虚** 先天禀赋不足,或久病体虚,或年老体衰,或房事过度,均可使肾之精气亏损。精血不足则腰府失濡养,阳气不足则腰府失温煦,均属于"不荣亦痛"。

(二)病机

**1. 基本病机** 寒湿、湿热、瘀血痹阻经脉,"不通则痛";或肾虚腰府失养,"不荣亦痛"。

**2. 病位** 主要在肾与腰部,涉及脾脏,其中与足少阴肾、足太阳膀胱,以及督、带脉密切相关。

**3. 病理性质** 本病的病理要素为寒、热、湿、瘀、虚,属本虚标实,虚实夹杂。本虚以肾虚为主,标实多为寒湿、湿热、瘀血为患。凡因外邪、瘀血等致邪阻腰部,经脉不利而痛者为实;因肾精气亏虚,不能濡养、温煦腰部,致经脉失荣而痛者为虚。

**4. 病机转化** 本病的病机演变在于本虚标实之间的变化。寒湿之邪,可损伤肾阳;湿热之邪,可损伤肾阴。肾阴肾阳不足,又易招外邪入侵肾之经络。

【诊断要点】

**1. 临床特征** 以腰脊或脊旁一侧或两侧疼痛为主要表现，疼痛可呈酸痛、坠痛、隐痛、冷痛、弛痛、胀痛、刺痛、绞痛、重痛。腰脊或脊旁部位常有明显压痛，多遇劳加剧，得逸则减。慢性腰痛疼痛较轻，多酸痛、隐痛，缠绵难愈。

**2. 病史** 常有居处潮湿阴冷，涉水冒雨，跌仆闪挫，腰椎劳损或劳累过度等相关病史。

**3. 辅助检查** 血常规、尿常规、抗链球菌溶血素"O"、红细胞沉降率、类风湿因子，腰椎、骶髂关节 X 线、CT、MRI 及泌尿系统影像学等检查，有助于本病的诊断。

腰痛的诊断要点

【鉴别诊断】腰痛应与淋证、肾痹、背痛等病证相鉴别。

**1. 淋证** 石淋、热淋、血淋患者有时腰痛明显，但多伴有小便频数、短涩、滴沥、刺痛等小便异常表现。

**2. 肾痹** 肾痹是指腰背强直弯曲，不能屈伸，行动困难而言，多由痹证的骨痹日久发展而成。

腰痛的鉴别诊断

**3. 背痛** 背痛是指由于身体某组织受伤或怀孕、肥胖、不佳的静态姿势等，所致的背脊以上部位出现疼痛的症状。

**4. 尻痛** 尻痛是尻骶部位的疼痛。

**5. 胯痛** 胯痛是指尻尾以下及两侧胯部的疼痛。

 知识链接

### 腰肌纤维织炎

腰肌纤维织炎表现为腰背部弥漫性钝痛，尤以两侧腰肌及髂嵴上方更为明显，属典型的中医"腰痛"。

腰肌纤维织炎是指因寒冷、潮湿、慢性劳损，而使腰部肌筋膜及肌组织发生水肿、渗出及纤维性变，而出现的一系列临床症状，是身体富有白色纤维组织，如筋膜、肌膜、韧带、肌腱、腱鞘、骨膜及皮下组织等的一种非特异性变化。其也是一种临床常见，而又常被忽略或误诊的痛症。治疗应解除病因，注意保暖，局部热敷，防止受凉，急性期注意休息。宜理疗、按摩、膏药、药物及封闭等疗法综合运用，中医内科治疗亦有优势。

【辨证论治】

**（一）辨证要点**

**1. 辨病因** 外感腰痛发病较急，疼痛较剧，常伴有外感症状。如表现冷痛即为寒盛，重痛即为湿重，或弛痛伴热感即为湿热为主；内伤者起病缓慢，疼痛较轻，劳累后加剧，表现为隐痛、酸痛、坠痛，常伴有肾虚等脏腑虚损症状。若系跌仆闪挫，常有外伤史，突然发作，痛势剧烈，呈刺痛、胀痛，不能转侧、俯仰。

**2. 辨虚实** 外感或跌仆闪挫所致腰痛多为实证，内伤腰痛多为虚证。若复感外邪，或跌仆闪挫，则为虚中夹实证。

**（二）治则治法**

治疗腰痛，当分清标本虚实。邪实者，分清湿、寒、热、瘀的不同，分别或综合给予温化、清利、活血化瘀等治疗；正虚者，治宜补肾益精，或温补肾阳，或滋补肾阴。本虚标实或虚实夹杂者，应权衡主次，标本兼顾。

腰痛分证论治
（寒湿腰痛）

**（三）分证论治**

**1. 寒湿腰痛**

证候：腰部冷痛重着，转侧不利，静卧痛不减，遇阴雨天则加重。舌质淡，苔白腻，脉沉而迟缓。

证候分析：寒湿外邪侵袭腰部，经络痹阻，气血不畅则痛；寒主收引凝滞，湿性重着，故痛有冷感且重着、转侧不利；湿为阴邪，得阳始化，卧则湿邪更易停滞，故痛不减；阴寒天气寒湿加重，故痛亦剧；舌、脉表现均为寒凝湿聚之征。本证主要病机为寒湿阻滞，气血失运，经脉不利。以腰冷痛重着，舌质淡苔白腻，脉沉而迟缓为审证要点。

治法：散寒除湿，温经通络。

方药：甘姜苓术汤加味。方中用干姜辛温散寒；白术苦温燥湿健脾；茯苓甘温除湿；甘草培中健脾。可加桂枝，以增温经散寒之功；加桑寄生、狗脊、续断、杜仲以补肾壮腰。若寒甚，腰拘急不舒，加附子、细辛温经祛寒；若腰部重着，牵连背胁，板滞不舒，纳呆，舌苔浊厚腻，加苍术、薏苡仁醒脾化湿；若腰痛左右不定，牵引两足，或连肩背，或关节游走疼痛，可与独活寄生汤合用，以利标本兼顾。

**2. 湿热腰痛**

证候：腰髋弛痛，重着而热，暑湿阴雨天痛剧，活动后或可减轻，身体困重，小便短赤，大便黏腻不爽。舌红，苔黄腻，脉濡数。

证候分析：湿热壅滞经脉，致经气不利，故腰髋痛且伴有热感，身体困重；暑湿阴雨天，湿增热加，痛亦随剧；活动后气机略可舒展，湿热得以疏散，痛亦稍减；湿热下注，故小便短赤，大便黏腻不爽；舌、脉之象均为湿热之征。本证主要病机为湿热壅滞，经气不畅，筋脉不利。以腰髋弛痛，重着而热，小便短赤，舌苔黄腻为审证要点。

治法：清热利湿，舒筋止痛。

方药：四妙丸加味。方中苍术、黄柏、薏苡仁清利下焦湿热；牛膝通行经脉，引药下行，直达病所，兼有强壮腰脊作用。方中可加防己、草薢、虎杖、土茯苓加强祛湿清热之效；加木瓜、鸡血藤、伸筋草舒筋通络止痛。若烦热口渴，小便短赤热涩，脉弦数，乃热象偏重，加焦栀子、泽泻以助清利湿热；湿热蕴久，肾阴耗伤，以四妙丸合二至丸加味。

**3. 瘀血腰痛**

证候：腰痛如刺，痛有定处，痛处拒按，日轻夜重，轻则俯仰不便，重者不能转侧。舌质紫暗，或有瘀斑，脉涩。常有外伤或劳损史。

证候分析：瘀血阻滞经脉，气血运行不畅，故腰痛如刺、痛有定处而拒按；入夜寒甚，血运更缓，瘀阻尤甚，而痛亦重；舌、脉表现均为瘀血阻滞之征。本证主要病机为瘀血阻滞，经脉痹阻。以腰痛如刺，痛处固定，舌紫暗或有瘀斑为审证要点。

治法：活血化瘀，通络止痛。

方药：身痛逐瘀汤加减。方中用桃仁、红花、当归、川芎活血化瘀，疏通经脉；香附、没药、五灵脂、地龙行气活血，通络止痛；秦艽、羌活祛风胜湿；牛膝强腰壮肾，引药下行直达病所；甘草调和诸药。若兼有风湿者，加独活、狗脊；有肾虚之腰膝酸软者，加杜仲、续断、熟地黄；有闪挫病史者，加乳香、青皮；腰痛入夜更甚者，加全蝎、蜈蚣、白花蛇等虫类药以通络止痛。

**4. 肾虚腰痛**

（1）肾阳虚

证候：腰部酸软隐痛，缠绵不愈，腿膝无力，遇劳痛甚，卧则减轻，反复发作，常伴见少腹拘急，面白无华，或局部发凉，或肢冷怯寒，喜揉按。舌淡，脉沉细无力。

证候分析：腰为肾之府，久病肾之精气亏虚，因腰脊失于濡养，故腰部酸软隐痛，缠绵不愈；肾之精气亏虚，虚证多喜揉按；劳则耗气伤阴，故遇劳痛甚，卧则减轻；肾阳亏虚，不能温煦脏腑肢体，故少腹拘急，局部发凉，肢冷怯寒；面色无华，腿膝无力，舌淡，脉沉细无力，均为肾阳虚表现。本证主要病机为肾阳不足，不能温煦经脉，不荣亦痛。以腰部酸软隐痛，遇劳痛甚，卧则减轻，兼见肾阳虚表现为审证要点。

治法：补肾壮阳，温煦经脉。

方药：右归丸加减。方中肉桂、附子、鹿角胶、菟丝子、杜仲温阳补肾，强壮腰脊；熟地黄、山药、当归、山茱萸、枸杞子滋阴补肾，阴中求阳。对肾虚日久，不能温煦脾土；或久行久立，劳力太过，腰肌劳损，可致脾虚气陷，肾脏下垂，当用右归丸配合补中益气汤加减。

（2）肾阴虚

证候：腰部酸软隐痛，缠绵不愈，腿膝无力，遇劳痛甚，卧则减轻，反复发作，或兼见心烦失眠，口燥咽干，面色潮红，手足心热。舌红，少苔，脉弦细数。

证候分析：腰为肾之府，久病肾之精气亏虚，腰脊失于濡养，故腰部酸软隐痛，缠绵不愈；劳则耗气伤阴，故遇劳痛甚，卧则减轻；肾阴不足，虚火上炎，则心烦失眠、口燥咽干；阴虚火旺，则面色潮红，手足心热，舌红，少苔，脉细数。本证主要病机为肾阴不足，腰失濡养，不荣亦痛。以腰部酸软隐痛，遇劳痛甚，卧则减轻，兼见肾阴虚表现为审证要点。

治法：滋补肾阴，濡养经脉。

方药：左归丸加减。方中熟地黄、枸杞子、山茱萸、山药、龟板胶以滋补肾阴；菟丝子、鹿角胶、牛膝温肾壮腰，阳中求阴。若虚火甚，可予大补阴丸送服。

【其他疗法】

**1. 中成药** 壮腰健肾丸可用于肾亏腰痛；腰痛宁胶囊、腰椎痛痹丸可用于风寒湿邪所致的腰痛；独活寄生合剂适用于属于肝肾亏虚、气血不足者腰痛；中华跌打丸、三七伤药片可用于跌仆闪挫所致的瘀血腰痛。

**2. 敷贴法**

（1）伤湿止痛膏，外贴痛处。适用于寒湿腰痛。

（2）狗皮膏，适用于风寒湿邪，气滞血瘀引起的腰腿疼痛、跌打损伤、闪腰岔气等。将膏药加温软化，贴于患处或穴位。孕妇禁贴腰部和腹部。

（3）肉桂、吴茱萸、葱头、花椒四味捣匀，炒热，以绢帕裹包熨痛处，冷则再熨之，外用阿魏膏贴之。用于寒湿腰痛、肾虚腰痛、瘀血腰痛。

**3. 综合治疗** 腰痛临证强调综合治疗。根据病情选用牵引复位、推拿、针灸、拔罐、理疗、穴位注射、药物外敷、蜡疗、中药离子透入等方法，有助于疾病的治疗与康复。

【转归预后】腰痛患者经及时正确的治疗，一般预后良好。若延误治疗时机，其病迁延日久，痛久入络，气滞血阻，络脉不通，肢节失荣，则可能合并痿证，预后欠佳。

【预防调护】避免坐卧湿地，若涉水冒雨或劳后汗出，应及时擦身，更换干衣，或服生姜红糖水发散寒湿。急性腰痛应及时治疗，注意休息，防止转为慢性。慢性腰痛应保暖，或加用腰托，避免房劳，适当锻炼。长期伏案工作者，需注意坐姿；体力劳动者，勿强立负重。

【结语】腰痛是指因外感、内伤或闪挫，导致腰府经脉痹阻，或肾虚腰府失养，表现腰脊或脊旁部位，腰的一侧或两侧以疼痛为主症的一种病证。腰痛的病因主要为外邪侵袭、跌扑闪挫、年老体虚等。基本病机为寒湿、湿热、瘀血痹阻经脉"不通则痛"，或肾虚腰府失养，"不荣亦痛"。病理性质为本虚标实，虚实夹杂。本虚以肾虚为主，标实为寒湿、湿热、血瘀阻滞经脉。治疗腰痛，当分清标本虚实。邪实者，治宜祛邪通络，并分清寒湿、湿热、瘀血的不同；正虚者，治宜补肾益精，或温补肾阳，或滋补肾阴。本虚标实或虚实夹杂者，应权衡主次，标本兼顾。治疗本病除内治外，尚可结合牵引复位、推拿、针灸、拔罐、理疗等综合治疗。

【临证参考】

**1. 重视补肾强腰** 腰为肾之府，肾精亏虚，易致腰膝酸软甚或疼痛。临床常用熟地黄、山药、山茱萸培补肾精，杜仲强腰益精，菟丝子、鹿角胶、牛膝以温肾壮腰。肾虚日久，又易致脾气亏虚，甚或中气下陷，临床当佐以健脾，配用党参、黄芪、白术、柴胡等补气升提之品。

**2. 善用活血化瘀药物** 活血化瘀药可用于腰痛的不同证型。初发急性期，常选用小剂量的当归、川芎，养血和血，温通血脉；腰痛日久，屡次复发者，可用活血化瘀药配合搜风通络之品，如桃仁、红花、三七、莪术、虻虫、水蛭、蜂房、全蝎、蜈蚣、地龙等。

**3. 名医经验**　董建华治疗腰痛较剧，遇寒更甚，局部不温，舌暗不红者，川乌为必用之品，配伍麻黄，其力更宏。常用药为川乌 5g，麻黄 10g，桂枝 6g，酒当归 10g，地龙 10g，木瓜 10g，甘草 5g。

### 案例分析

方某，女，49 岁，1963 年 6 月 21 日初诊。

患者腰骶部冷痛重着，"如带五千钱"，不能转侧，活动不利，天阴下雨则疼痛尤甚，纳谷不香，时而嗳气，大便秘结，少腹部胀坠不适，下肢困重。舌苔白腻，脉沉而小滑。处方：川桂枝 3g，淡干姜 3g，炒白术 9g，生甘草 3g，炒薏苡仁 12g，金狗脊 9g，盐水炒补骨脂 9g，十大功劳叶 9g，炒陈皮 5g，姜川连 1.5g。7 月 15 日二诊：服上方 3 剂，腰痛即止。近因受凉，腰痛复甚，左侧尤重，脘痞作恶。舌苔白腻，脉沉细。处方：炒苍术 6g，川桂枝 3g，香独活 9g，生薏苡仁 12g，青防风 3g，左秦艽 6g，炒桑枝 12g，炙丝瓜络 9g，姜半夏 9g，厚朴 3g，广陈皮 5g，炒枳壳 5g。

分析：本案肾虚寒湿停聚，痹阻络脉，拟宜益肾温经为主，以甘姜苓术汤化裁。其中薏苡仁代茯苓，更能祛风利湿除痹。加桂枝散寒温经通络，加狗脊、补骨脂、十大功劳叶益肾；陈皮行气燥湿，气行则水湿行，亦使得补而不滞；极少黄连反佐，不致过于温燥。二诊仍当祛寒化湿和络，补肾少用，重在舒经通络。（张继泽. 张泽生医案医话集[M]. 南京：江苏科学技术出版社，1981）

（杨 昆　陆 慧）

### ？ 复习思考题

1. 何谓痹证？简述痹证的病因病机及病理转归。行痹、痛痹、着痹、热痹及顽痹临床表现特征、治法、方药有何不同？

2. 试述痿证的病因和病机。如何理解痿证的治则治法？简述痿证常见证型的主症及理、法、方、药。

3. 何谓颤证？简述颤证的主要病因、病机及常见各证型的证治。

4. 引起腰痛的主要病因和基本病机是什么？病理性质如何？简述腰痛的临床分型论治。

# 第九章　中医病历书写

ER-9-1
中医病历书写
知识导览

ER-9-2
中医病历书写
课件

## 学习目标

1. 掌握中医内科病历的书写规划和要求。
2. 了解病历的沿革与意义。

## 第一节　病历的沿革与意义

### 一、病历的沿革

病历，又称诊籍、脉案、病史、病案，是指医务工作者在临床工作中用于记载患者疾病发生发展、演变预后、诊断治疗、防护调摄及其结果的原始档案。中医病历有着悠久的历史，是中医古典医籍的重要组成部分。中华民族自古以来就非常重视医案的记录与流传，在浩如烟海的中医古籍之中，保存了大量的历代医案记录和医案专辑。

殷商时代的甲骨文中对疾病的记述，是最早的原始病历记载。西汉时期，司马迁在《史记·扁鹊仓公列传》中写道"臣意所诊者，皆有诊籍"。所谓"诊籍"即为"病案"。书中记载了西汉名医淳于意的诊籍 25 则，是我国现存最早的病历。东晋葛洪的《肘后备急方》、隋代巢元方《诸病源候论》中亦可见一些散在的病案记录。唐宋以后，医案开始盛行，宋代许叔微所撰的《伤寒九十论》是我国第一部病案专著。明清时期，收集和研究病案的工作被重视，如明代薛己《薛氏医案》、清代叶天士《临证指南医案》等，许多医家都提出自己的病案格式，有不少医案名著至今仍被人们借鉴，如韩懋、李梴、吴昆等人提出的病案格式。韩懋在《韩氏医通》"六法兼施章"中提出诊病填写医案一宗。韩懋认为医案应包括望形色、闻声音、问情状、切脉理、论病原、治方术六大部分，并制定了较为正式的病案格式。1584 年，明代医家吴昆在《脉语》中对病案格式进一步概括，规定了七大部分内容。其一是时间、籍贯、姓名；二是望诊和闻诊，用以合脉；三是患者的苦乐、病由和发病时间，观其精神状态和疾病久暂；四是始发病、治疗措施及疗效；五是昼夜孰甚，寒热孰多，喜恶何物，视疾病现状，以辨气血，察阴阳脏腑；六是写出病名定诊断，以及诊断的理论根据，区分标本缓急，确定某脏当补，某脏当泻；七是处方加减及用药目的，写清处方原则，药物配伍方法。吴氏还明确指出病案后应有医者签名，以示负责，使病家验医者之工拙。韩懋的"六法兼施"和吴氏的补充，对病案格式规范化起着重要的奠基作用。

清代医家魏之琇在明代江瓘《名医类案》的基础上，补充该书问世后其他医家的医案，重加校定，按病证分类编纂，取名为《续名医类案》，于 1770 年刊行，迄今仍比较流行。此外，徐大椿的《洄溪医案》、近代何廉臣的《全国名医医案类编》、秦伯未的《清代名医医案精华》等，文字通俗，内容完整，也属比较著名的医案专著。虽然前人在病案格式的研究上做出了努力，但由于历史条件的限制，传统的医案都是以行医者的个人习惯记录的，无论是在格式或内容上都存在较大差异，中医病历的格式仍未能做到统一。

中华人民共和国成立后,以中医为主体的中医医院诞生,基本沿用了西医医院的管理模式与方法,包括病历书写,尚无自己的管理思路及相应的规范要求。1953年原卫生部召开医教会议,将诊籍、医案、病历统一规范为病案,但无统一的中医病案格式。

1982年,中华全国中医学会内科学会以发展中医学术和保持发扬中医特色为出发点,拟定了《中医病案书写格式和要求》,1983年通过国家卫生部中医司发文在全国试行。经过几年的临床实践,初步统一了全国中医病案书写格式。1988年,国家中医药管理局委托中华全国中医学会在《中医病案书写格式和要求》的基础上,广泛征求意见和建议,完成了《中医病案书写规范》,并于1991年在全国各中医医院试行。《中医病案书写规范》首次规定了中医病案首页格式和病案书写规范,突出了中医学术特色,体现了中医理论和病案内容的完整结合。1997年,为适应全国医药卫生体制改革和城镇职工基本医疗保险制度改革的新形势,国家中医药管理局再次组织专家对《中医病案书写规范》进行全面修订,完成了《中医病案规范》,使其更符合中医病案书写习惯,对重复的内容进行删减,减少了无效劳动,提高了病案书写速度。《中医病案规范》中还拟定了"中医病案质量评价标准",对中医病案质量控制起着指导性作用。2002年9月1日起,《医疗事故处理条例》正式实施,给医疗机构和医务人员带来了全新的法治观念和意识,其中就有关于病历信息公开的规定,以及可以直接向人民法院起诉的规定。医疗机构病历资料的书写和管理不仅是医疗工作的重要组成部分,还为医疗纠纷和医疗事故鉴定与处理提供最重要的法律依据。《医疗事故处理条例》明确了患者可以随时要求查阅、复制病历,规定了在发生医疗事故争议时,医疗机构要实行"举证责任倒置"。为此,原卫生部和国家中医药管理局颁布了与《医疗事故处理条例》相配套的文件《中医、中西医结合病历书写基本规范(试行)》,对病历内容进行了详细明确的规定,规范了医疗行为,以适应新的法律法规要求和医改要求。

2010年,原卫生部和国家中医药管理局在总结全国各地执行2002年《中医、中西医结合病历书写基本规范(试行)》情况的基础上,结合当前医疗机构管理和医疗质量管理面临的新形势和新特点,又对其进行了修订,制定了《中医病历书写基本规范》。与2002年相比较,2010年版更能体现中医诊疗的特色,如在中医门(急)诊的初诊、复诊病历记录中都包括中医四诊的内容等。2010年版的《中医病历书写基本规范》自2010年7月1日起正式施行。

## 二、病历的意义

病历的意义重大,是为医疗、教学、科研提供原始档案和资料,也是帮助解决医疗纠纷,判定法律责任等事项的一种事实依据。认真书写病历是提高医务人员业务水平和培养医务人员科学态度的重要途径,是临床工作者必须掌握的基本功,其书写质量直接反映医务人员的学术水平和工作态度。同时,病历建设也是医院科学管理的一项重要内容。病历的具体意义体现在:

1. 病历是医务人员对患者进行诊治的科学记录,不仅记录疾病发生、发展、变化、转归、诊治等全部过程,而且反映了医务人员在诊治过程中的思维活动。所以,病历是保证患者得到正确诊断和治疗的先决条件之一,也是复诊、转诊、会诊等的重要资料。

2. 病历是考察医务人员工作质量、态度和业务水平的重要依据。

3. 病历是临床科研的宝贵资料,通过对病案内容的统计分析,可总结出极有学术价值的科学资料。

4. 病历建设是医院科学管理的一项重要内容,也是处理医疗事故和纠纷的法律依据。

因此,医院和所有临床工作人员及患者均须重视对病案资料,妥善保管,切勿损坏或丢失。写好病历,不仅有助医疗质量的提高,对培养学生独立分析和解决实际问题的能力也起着重要作用。

## 第二节　中医病历书写规范

病历是指医务人员在医疗活动过程中形成的文字、符号、图表、影像、切片等资料的总和,包括门(急)诊病历和住院病历。中医病历书写是指医务人员通过望、闻、问、切四诊,以及查体、辅助检查、诊断、治疗、护理等医疗活动获得有关资料,并进行归纳、分析、整理形成医疗活动记录的行为。

### (一) 基本要求

1. 病历书写应当客观、真实、准确、及时、完整、规范。

2. 每份住院病历中必须有入出院记录、上级医师查房记录、日常病程等,一般应体现三级医师查房。

3. 病历书写中涉及的诊断包括中医诊断和西医诊断,其中中医诊断包括中医疾病名称与对应诊断证候。中医治疗应当遵循辨证论治的原则。

4. 计算机打印的病历应当符合病历保存的要求,存档于医疗机构的病历按国家有关档案管理法规保存。

### (二) 文字、格式、用语及书写要求

1. 病历要求内容完整,重点突出,主次分明,条理清晰,表述准确,语句通顺,标点正确。

2. 除病案首页的过敏物名称和上级医师阅改病历处用红色墨水笔外,其他书面文字书写一律使用蓝黑墨水、碳素墨水笔,门(急)诊病历和需复写的资料可以使用蓝黑色油水的圆珠笔。

3. 简化字应以中华人民共和国语言文字工作委员会 1986 年 10 月 10 日发布的《简化字总表》为准。

4. 病历中每页均应填写患者姓名、病历号和页序号。日期一律按 × 年 × 月 × 日的顺序,用阿拉伯数字填写。

5. 除住院志以外,所有的病历记录均应按记录时间、内容、医师签名顺序书写。记录时间按 × 年 × 月 × 日(× 时 × 分)书写,采用 24 小时制记录。医师签全名位于右下侧,字迹必须清晰易认。计算机打印病历应有医师手写签名。

6. 病历书写应当使用中文和医学术语。通用的外文缩写和无正式中文译名的症状、体征、疾病名称等可以使用外文。中医术语的使用依照中华人民共和国国家标准《中医临床诊疗术语》(最新版)、《中医病证分类与代码》(最新版)和中医药行业标准《中医病证诊断疗效标准》(最新版)等有关标准规范;中药名称的使用依照《中华人民共和国药典》(最新版);西医疾病诊断及手术名称依照国家标准《疾病分类与代码》(最新版)。

7. 病历中的数字按 2011 年 7 月 29 日国家质量监督检验检疫总局发布的《出版物上数字用法的规定》(GB/T 15835—2011)书写。

8. 病历中的计量单位按国务院颁发的《中华人民共和国法定计量单位》《常用人体检验数值新旧单位换算法》《新旧压强单位换算法》书写和使用。

9. 病历书写中要正确使用标点符号,以 2011 年 12 月 30 日国家质量监督检验检疫总局发布的《标点符号用法》(GB/T 15834—2011)为准。

### (三) 病历书写的时限及书写人员资格要求

#### 1. 书写的时限

(1)门诊病历和急诊病历中的各种记录及"有创诊疗操作记录""手术记录""抢救记录""转入记录""接班记录""会诊记录""病程记录"均要求及时完成。"抢救记录"因故未及时完成的应在抢救结束后 6 小时内据实补记,并加以注明。

(2)入院记录应当于患者入院后 24 小时内完成;24 小时内入出院记录应当于患者出院后 24

小时内完成,24 小时内入院死亡记录应当于患者死亡后 24 小时内完成。

（3）"首次病程记录"要求在患者入院 8 小时内完成。

（4）"主治医师首次查房记录"应当于患者入院 48 小时内完成。

（5）"手术记录"应当在术后 24 小时内完成。

（6）"交班记录""术前小结""转出记录""出院记录"要求事前完成。

（7）"死亡病例讨论记录"要求在患者死亡 1 周内完成。

（8）"病历首页"实行按科室（或病区）签署首页制度,要求在出院后 2 周内完成。

（9）日常病程记录中,对病危患者应根据病情变化随时书写,每日至少 1 次,记录时间应当具体到分钟;对病重患者至少 2 日记录 1 次;对病情稳定患者,至少 3 日记录 1 次;对病情稳定的慢性病患者至少 5 日记录 1 次。

（10）阶段小结每月书写 1 次。

**2. 病历书写人员资格要求**

（1）门（急）诊病历记录由接诊医师书写。

（2）入院记录由经治医师书写,首次病程记录由经治医师或值班医师书写。

（3）日常病程记录由经治医师书写,也可由实习医师或试用期医师书写,经在本医疗机构合法执业的医务人员审阅、修改并签名。

（4）手术记录由手术者书写,特殊情况下由第一助手书写,手术者签名。

（5）进修医师由接收进修的医疗机构根据其胜任本专业工作的实际情况认定后书写病历。

## （四）病历的阅改

1. 病历是重要的医疗文书,书写过程中出现错字时,应当用双线划在错字上,不得采用刮、黏、涂等方法掩盖或去除原来的字迹。

2. 上级医务人员有审查修改下级医务人员书写病历的责任。修改时,修改人员在原记录者姓名前签名,并注明修改日期,同时保持原有记录清楚、可辨。

3. 实习医师、试用期医师书写的病历,应当经过本医疗机构注册的医务人员审阅、修改并签名。主治医师、副主任医师、主任医师及科室（病区）主任应经常检查病历书写质量,发现问题及时纠正。

4. 住院病历经各级医师签署首页并归档后,不得再做任何修改。

## （五）其他

1. 对按照有关规定需取得患者书面同意方可进行的医疗活动（如特殊检查、特殊治疗、手术、实验性临床医疗等）,应当由患者本人签署同意书。患者不具备完全民事行为能力时,应当由其法定代理人签字;患者因病无法签字时,应当由其近亲属签字,没有近亲属的,由其关系人签字;为抢救患者,在法定代理人或近亲属、关系人无法及时签字的情况下,可由医疗机构负责人或者被授权的负责人签字。

因实施保护性医疗措施不宜向患者说明情况的,应当将有关情况通知患者近亲属,由患者近亲属签署同意书,并及时记录。患者无近亲属的或者患者近亲属无法签署同意书的,由患者的法定代理人或者关系人签署同意书。

2. 对于某些住院时间短、治疗方法专一的专科专病病例,可申请书写专科专病（表格式）病历。由医院制定专科专病（表格式）病历样本,逐级报省中医管理部门审批后使用。

# 第三节　门（急）诊病历书写格式与要求

　　门（急）诊病历包含患者病情的主要资料,它不仅反映患者病情,也反映医师诊疗患者过程中的思维和行动,因此又是医师工作成绩和质量的具体体现,是衡量医师工作质量和技术水平的重要根据,同时它还是重要的科研资料和具有法律性质的物证文件。随着医药卫生体制改革和城镇职工基本医疗保险制度改革的逐步深化,门(急)诊病历日显重要,医师应及时、认真记录,进修、实习医师书写的门(急)诊病历须由带教医师签名负责。

### (一)门诊病历

#### 1.门诊初诊记录

就诊时间:　　年　月　日　　　　　科别:

姓名:　　　　　　　　　　　　　　　性别:

年龄:　　　　　　　　　　　　　　　职业:

主诉:是指患者就诊的主要症状、体征及持续时间。要求重点突出,高度概括,简明扼要。

现病史:主症发生的时间,病情的发展变化、诊治经过及目前情况。

既往史:记录与本次就诊疾病有关的重要既往病史、个人史和过敏史等。

体格检查:记录生命体征、中西医检查阳性体征及具有鉴别意义的阴性体征。特别要注意舌象、脉象。

辅助检查:记录就诊时已获得的有关检查结果。

初步诊断:如有多项诊断,应当主次分明。

中医诊断:包括疾病诊断与证候诊断。

西医诊断:

治疗意见:指即刻的处理用药措施,内容包括:

(1)中医论治:记录治法、方药、用法等。

(2)西医治疗:记录具体用药、剂量、用法等。

(3)拟行检查治疗项目的具体名称。

(4)饮食起居宜忌、随诊要求、注意事项。

　　　　　　　　　　　　　　　　　　　　　　　　　　医师签名:

#### 2.门诊复诊记录

就诊时间:　　年　月　日　　　　　科别:

记录以下内容:

(1)前次诊疗后的病情变化、中医四诊情况、简要的辨证分析、补充诊断、更正诊断。

(2)各种诊疗措施的改变及其原因。

(3)同一医师守方3次后需要重新誊写处方。

(4)3次没有确诊或疗效不佳者须有上级医师的会诊意见。上级医师的诊疗意见应详细记录,并经上级医师签字负责。

(5)随诊要求、注意事项等。

　　　　　　　　　　　　　　　　　　　　　　　　　　医师签名:

### (二)急诊病历

#### 1.急诊初诊记录

就诊时间:　　年　月　日　时　分　　　科别:

姓名:　　　　　　　　　　　　　　　性别:

年龄:　　　　　　　　　　　　　　　职业:

婚况:　　　　　　　　　　　　　　　地址:

联系人:　　　　　　　　　　　　　　电话:

主诉:患者急诊就诊的主要症状及持续时间。不能用诊断代替主诉。

现病史:主症发生的时间,主要病情的发展变化、诊治经过、重要用药名称及详细用法亦应详细记录。

　　既往史：记录与本次就诊疾病有关的重要既往病史、个人史和过敏史等。

　　中医四诊及体格检查：运用中医术语，记录生命体征、简要的中医四诊情况（特别要注意舌象、脉象），与本病相关的阳性体征及有鉴别意义的阴性体征。

　　辅助检查：记录就诊时已获得的有关检查结果。

　　初步诊断：如有多项诊断，应当主次分明。

　　中医诊断：包括疾病诊断与证候诊断。

　　西医诊断：

　　治疗意见：包括以下内容：

　　（1）有关急诊检查项目及结果。

　　（2）中医论治：记录立法、方药、用法等。

　　（3）西医治疗：记录各种诊疗措施，药物治疗要具体记录用药名称、药物规格、用量、用法等。

　　（4）如有急诊抢救，要记录采用的抢救措施、实施时间、用药及剂量、使用方法等。

　　（5）及时向患者及家属交待病情并记录患者或家属的意见，必要时须患者或家属签字。

　　（6）饮食起居宜忌、护理原则、随诊要求等。

医师签名：

**2. 急诊病程记录**

　　（1）急诊留观记录：凡在急诊观察的患者应随时书写急诊病程记录，要求同住院病案病程记录。内容包括患者的病情变化及证候变化情况、重要的辅助检查结果、上级医师查房意见、会诊意见，所采取的诊疗措施及效果，医嘱更改及理由、向患者及亲属告知的重要事项等。急诊观察患者离院时要记录患者离院时病情、去向及随诊要求。自动离院者要求有患者或患者家属签字。格式与要求同急诊初诊记录。

　　（2）急诊抢救记录：抢救记录是对病情危重需要立即进行抢救的患者的诊疗记录，要求及时书写。因抢救急危患者未能及时书写病历的，有关医务人员应当在抢救结束后 6 小时内据实补记，并加以注明。包括以下内容：

　　1）一般项目：姓名、性别、年龄，因（主诉）于 × 年 × 月 × 日 × 时 × 分入抢救室。送诊者姓名及与患者的关系。

　　2）就诊时的主症、生命体征及阳性体征。

　　3）抢救时间及措施：各种抢救措施的具体使用方法（如呼吸机、洗胃等有关内容的记录）、执行时间及实施后的病情变化；详细记录用药（包括特殊用药）名称、用量、给药途径、给药速度、医嘱执行时间等。记录抢救时间应当具体到分钟。

　　4）参加抢救人员名单，主持抢救医师签名，记录医师签名。

　　5）记录上级医师及会诊医师意见，并注意标注时间。

　　6）向患者交待病情，记录患者家属谈话的内容和患者家属对诊疗的意见，患者家属签字。

## 第四节　住院病历书写格式与要求

　　住院病历是指患者入院后，由经治医师通过问诊、查体、辅助检查获得的有关资料，并对这些资料归纳分析书写而成的记录。

　　住院期间的病历主要包括住入院记录、首次病程记录、上级医师查房记录、日常病程记录、会诊记录、转科记录、出院记录和死亡记录等。

### （一）入院记录

　　入院记录是由住院医师或者实习医师书写，即大病历，应在 24 小时内完成。具体内容如下：

入院记录主诉的
书写规范

**1. 一般情况** 包括姓名、性别、年龄、民族、婚姻状况、出生地、职业、入院日期、记录日期、发病节气、病史陈述者及可靠程度。

**2. 主诉** 是指促使患者就诊的主要症状（或体征）及持续时间。要求规范正确，重点突出，简明扼要，尽量避免使用诊断术语。

**3. 现病史** 是指患者本次疾病的发生、发展、演变和诊疗等方面的详细情况，应当按时间顺序系统记录，并结合中医问诊，记录目前情况。内容包括发病情况、主要症状特点及其发展变化情况、伴随症状、发病后诊疗经过及结果、睡眠和饮食等一般情况的变化，以及与鉴别诊断有关的阳性或阴性资料。

（1）发病情况：发病的时间、地点、起病缓急、前驱症状、可能的病因和诱因。

（2）主要症状特点及其发展变化情况：按发生的先后顺序准确具体地描述主要症状的部位、性质、持续时间、程度、缓解或加剧因素，以及演变发展情况。

（3）伴随症状：描述伴随症状的有关情况，以及与主要症状之间的相互关系。

（4）发病后诊疗经过及结果：如果入院前经过诊治，应按时间顺序记录与本病有关的重要检查结果及所接受过的主要治疗方法（药物治疗应记录药物名称、用量、用法等）及其使用时间、效果。诊断名称应加引号以示区别。

（5）结合中医"十问"，记录目前情况。

（6）与本次疾病无紧密关系、但仍需治疗的其他疾病情况，可在现病史后另起一段予以记录。

（7）记录的内容要求准确具体，避免流水账式的记录。

**4. 既往史** 是指患者过去的健康和疾病情况。内容包括既往一般健康状况、疾病史、传染病史、预防接种史、手术外伤史、输血史、食物或药物过敏史，以及按系统、依顺序描述阴性体征和症状等。

**5. 个人史** 包括以下内容。

（1）患者的出生地及经历地区，特别要注意自然疫源地及地方病流行区，说明迁徙年月。

（2）居住环境和条件。

（3）生活及饮食习惯，烟酒嗜好程度，性格特点。

（4）过去及目前的职业及其工作情况，有无粉尘、毒物、放射性物质、传染病接触史等。

（5）其他重要个人史。

**6. 婚育史月经史** 结婚年龄、配偶健康情况、有无子女等。女性患者要记录经带胎产情况。月经史包括月经量、痛经、生育情况等。

月经史记录格式为：

$$月经初潮年龄 \frac{每次行经天数}{经期周期天数} 闭经年龄或末次月经时间$$

**7. 家族史** 记录直系亲属及与本人生活有密切关系亲属的健康状况与患病情况，有无家族遗传倾向的疾病。

**8. 体格检查** 应当按照系统循序进行书写。重点记录体格检查的阳性体征和有鉴别意义的阴性体征。内容包括体温、脉搏、呼吸、血压，一般情况（包括中医四诊的神色、形态、语声、气息、舌象、脉象等），皮肤、黏膜，全身浅表淋巴结，头部及其器官，颈部，胸部（胸廓、肺部、心脏、血管），腹部（肝、胆、肾、膀胱等），直肠肛门，外生殖器，脊柱，四肢，神经系统等（具体内容见附录）。

**9. 专科检查** 应当根据专科需要记录专科特殊情况。

**10. 辅助检查** 是指入院前所作的与本次疾病相关的主要检查及其结果。应当写明检查日期，如系在其他医疗机构所作检查，应当写明该机构名称及检查号。

**11. 初步诊断（入院诊断）** 是指经治医师根据患者入院时情况，综合分析所作出的诊断。如初步诊断为多项时，应当主次分明。诊断包括中医诊断和西医诊断。中医诊断包括疾病诊断（主要疾病），证候诊断（包括相兼证候）；西医诊断（包括主要疾病和其他疾病）。

住院期间如有修正诊断、确定诊断、补充诊断时,应在原诊断的下方另起一行书写。

**12.** 实习医师和/或住院医师均在靠右下边处签全名。

入院记录格式如下:

入院记录

姓名: 　　　　　　　　　职业:

性别: 　　　　　　　　　入院日期: 　　年　月　日　时

年龄: 　　　　　　　　　记录日期: 　　年　月　日　时

民族: 　　　　　　　　　出生地:

婚姻状况: 　　　　　　　病史陈述者:

病史可靠程度: 　　　　　发病节气:

主诉:

现病史:

既往史:

个人史:

婚育史:(女性患者月经史)

家族史:

体格检查:

专科情况:

辅助检查:

初步诊断(入院诊断):

　　　中医诊断:疾病诊断

　　　　　　　证候诊断

　　　西医诊断:

　　　　　　　　　　　　　　　　　　　　书写入院记录的医师签全名:

## (二)首次病程记录

首次病程记录需在患者入院8小时内由经治医师或值班医师完成。首次病程记录的内容包括病例特点、诊断依据及鉴别诊断、诊疗计划等。诊断依据包括中医辨病辨证依据与西医诊断依据,鉴别诊断包括中医鉴别诊断与西医鉴别诊断。格式如下:

首次病程记录

年　月　日　时　分

患者姓名,性别,年龄,因"……"(主诉)由门诊(或急诊)于　　年　月　日　时　分以"……"(拟诊断)收入病房。

病例特点:

中医辨病辨证依据:

中医类证鉴别:

西医诊断依据:

西医鉴别诊断:

初步诊断:

　　　中医诊断:疾病诊断

　　　　　　　证候诊断

　　　西医诊断:

诊疗计划:

　　　　　　　　　　　　　　　　　　书写首次病程记录的医师签全名:

### （三）上级医师查房记录

上级医师查房记录是根据上级医师查房时对患者病情、诊断、鉴别诊断、当前治疗措施疗效的分析及下一步诊疗意见等的记录。

### （四）日常病程记录

日常病程记录是指对患者住院期间诊疗过程的经常性、连续性记录，由经治医师或者住院医师书写，也可以由实习医务人员或试用期医务人员书写，但应有经治医师签名。书写日常病程记录时，首先标明记录时间，另起一行记录具体内容。对病危患者应当根据病情变化随时书写病程记录。

### （五）会诊记录

若患者住院期间出现病情变化，需要其他科室协助诊治时，需住院医师书写请 ×× 科会诊记录，描述患者所患疾病症状及时长，近期是否口服药物及其他治疗等情况。经由其他科室会诊医师诊治后书写会诊记录并签字完成。

### （六）出院记录

出院记录是对入院期间治疗情况的总结性记录，包括入院期间治疗情况及出院预后调养及服药指导。出院记录必须保存于病历中，并复印或再打印一份给出院患者。若患者出现死亡状况，则要写死亡记录。

## ［附一］住院病历体格检查基本内容

体格检查时应注意光线、室温及体位等。检查时要认真，手法要正确、轻巧，切忌对患者动作粗暴和大量暴露。态度要和蔼，检查应全面、系统，从上到下循序进行，以免遗漏。但对危重患者应根据病情重点进行，灵活掌握，避免由于问诊、体检繁多而增加患者痛苦，延误治疗时机。男性医师检查女性患者之泌尿生殖系统时，应有女医护人员或第三者（亲属）在场。

### 一、生命体征

体温（T）　　　　脉搏（P）　　　　呼吸（R）　　　　血压（BP）

### 二、整体状况

望神：包括神志、精神状况、表情等。

望色：面容、色泽、病容等。

望形：包括发育、营养、体型、体质等。

望态：包括体位、姿势、步态等。

声音：语言清晰度，语音强弱如前轻后重、低微，异常声音如咳嗽、呃逆、嗳气、哮鸣、呻吟等。

气味：是否正常、有无特殊气味等。

舌象：舌体的形质、动态、舌下脉络、舌色、苔质、苔色、有无津液等。

脉象：各种脉象。

### 三、皮肤、黏膜及淋巴结

皮肤黏膜：包括色泽、纹理、弹性、温度、汗液、斑疹、疮疡、瘢痕、肿物、腧穴异常征、血管征、蜘蛛痣、色素沉着等，并明确记录其部位、大小及程度。也要记录皮肤划痕试验结果。

淋巴结：有无瘰疬，若有，应记录其大小、活动度、部位、数目、压痛、质地等。

### 四、头面部

头部：有无畸形、肿物、压痛，头发情况（疏密、色泽、分布），有无疖、癣、瘢痕。

眼：眉毛（有无脱落）、睫毛（倒睫）、眼睑（水肿、下垂、闭合、歪斜）、眼球（活动情况，震颤、斜视）、结膜（充血水肿、苍白、出血、滤泡）、巩膜（黄染、充血）、角膜（混浊、瘢痕、反射）、瞳神（大小，两侧是否等大、等圆，得神、失神、神呆）、对光反射等。

耳：耳郭形状，外耳道是否通畅，有无分泌物，乳突有无压痛，听力情况等。

鼻：有无畸形、中隔偏曲或穿孔，有无鼻甲肥大或阻塞，鼻腔分泌物性状、出血（部位、数量），鼻旁窦有无压痛及嗅觉情况等。

口腔：口唇（颜色、疱疹、皲裂、溃疡），牙齿（龋齿、缺齿、义齿、残根，并注明其位置），齿龈（色泽、肿胀、溢脓、出血、铅线、萎缩），口腔黏膜有无发疹、出血、溃疡及腮腺导管口情况，扁桃体（大小及有无充血和分泌物、假膜），咽（充血及反射等），悬雍垂（是否居中）等。

### 五、颈项

是否对称，有无抵抗强直、压痛、肿块，活动是否受限。颈动脉有无异常搏动及杂音。颈静脉有无怒张。有无肝-颈静脉回流征。气管位置是否居中，有无瘿瘤（如有，应描述其形态、硬度、压痛、有无结节、震颤及杂音）。

### 六、胸部

胸廓：是否对称，有无畸形、局部隆起、凹陷、压痛，有无水肿、皮下气肿、肿块，静脉有无怒张及回流异常。

乳房：大小、有无红肿、橘皮样外观、压痛、结节、肿块等。

肺脏：呼吸类型、动度（双侧对比是否对称）、呼吸速度和特征、肋间隙（增宽、变窄、隆起或凹陷）。语颤、摩擦音、皮下气肿、捻发音。叩诊音（清音、浊音、鼓音、实音，异常应注明部位）。肺浊音界、肺下界、呼吸时肺下缘移动度。呼吸音的性质（肺泡音、支气管肺泡音、管状性呼吸音）、强度（减弱、增强、消失）、有无干湿性啰音，语音传导有无异常。有无胸膜摩擦音、哮鸣音。

心脏：心尖搏动的性质及位置（最强点），有无震颤或摩擦感（部位、时间和强度）。心脏左右浊音界用图表表示。

| 右(cm) | 肋间 | 左(cm) |
|---|---|---|
| | II | |
| | III | |
| | IV | |
| | V | |

锁骨中线距正中线　　　cm

心尖搏动的节律、频率，心音强弱、分裂，肺动脉瓣第二音与主动脉瓣第二音的比较，额外心音、奔马律等。有无心脏杂音及杂音的部位、性质，心动期间的传导方向、何处最响、强度。心包摩擦音有无，心律不齐时应比较心率和脉率。

### 七、血管

动脉：桡动脉的频率、节律（规则、不规则、脉搏短绌），有无奇脉，左右桡动脉搏动的比较，动脉壁的性质、紧张度、硬度。股动脉及肱动脉有无枪击音。

周围血管征：毛细血管搏动征，射枪音，水冲脉，动脉异常搏动，Duroziez 氏征即动脉双重杂音。

### 八、腹部

视诊：对称、大小、膨隆、凹陷、呼吸运动、皮疹、色素、条纹、瘢痕、体毛、脐疝、静脉曲张与血流方向、胃肠蠕动波、腹围测量（有腹水或腹部包块时）。

触诊：腹部柔软、紧张，有无压痛，反跳痛（压痛部位及程度），拒按或喜按。

肝脏：大小、质地、边缘钝或锐、压痛；表面光滑与否，有无结节；肝浊音界；如有肝肿大，应图示。

脾脏：可否触及、大小、硬度、压痛、表面光滑度及边缘钝或锐；脾浊音界；如有脾肿大，应图示。

肾脏：大小、硬度、叩击痛、移动度。

膀胱:可否触及、上界,输尿管压痛点。

叩诊:肝浊音界,有无移动性浊音,包块(部位、大小、形状、软硬度、压痛、移动度),有无肾区叩击痛。

听诊:鼓音,有无移动性浊音,肠鸣音,有无气过水声,血管杂音及其部位、性质等。

## 九、二阴及排泄物

二阴:根据需要进行检查。

排泄物:包括痰液、呕吐物、大便、小便、汗液等。

## 十、脊柱四肢

脊柱:有无畸形、强直、叩压痛,运动度是否受限,两侧肌肉有无紧张、压痛。

四肢:肌力、肌张力,有无外伤、骨折、肌萎缩;关节有无红肿、疼痛、压痛、积液、脱臼,活动度,有无畸形(强直)。下肢有无水肿、静脉曲张;指(趾)甲(荣枯、色泽、形状等)。

## 十一、神经系统

感觉:痛觉、触觉、温度觉、音叉振动觉及关节位置觉。

运动:肌肉有无紧张及萎缩,有无瘫痪(部位和程度,系弛缓性或痉挛性),有无不正常的动作,共济运动及步态如何。

浅反射:腹壁反射、跖反射、提睾反射及肛门反射。

深反射:肱二头肌反射、肱三头肌反射、桡骨膜反射、膝腱反射及跟腱反射。

病理反射:在一般情况下检查弹中指试验(Hoffmann 征),划跖试验(Babinski 征),具有同样意义而检查方法不同者有戈登征(Gordon 征)、查多克征(Chaddock 征)、脑膜刺激征(Kernig 征)。

## [附二] 中医病历书写示例

中医病历书写示例,引自王永炎院士主编的《中医病历规范书写手册》。

### 1. 中医门诊初诊记录示例

就诊时间:×年3月18日14时　　　　科别:中医内科

姓名:×××　　　　　　　　　　性别:男

年龄:40岁　　　　　　　　　　职业:干部

主诉:突发头晕目眩12小时,伴恶心、耳鸣。

现病史:患者昨晚9时看电视时无明显诱因自觉左耳高调耳鸣,继而头晕倒地,睁眼即觉周围天旋地转,闭目则舒,时感恶心,但无呕吐。今晨由家人抬来就诊。现感头晕胀痛,目眩,耳鸣,恶心,口舌干苦,胸闷不舒,不欲饮食。发病时神志清楚,语言正常,无头痛、心悸、抽搐、吐涎沫及恶寒、发热。小便黄,大便干。

既往史:既往身体健康,否认高血压、颈椎病、癫痫、传染病史及其他精神、神经系统疾病史。否认药物过敏史。平素喜食辛辣、烟酒,性情急躁。

体格检查:

T　37.5℃　　　　P　98次/min　　　　R　21次/min　　　　BP　120/75mmHg

神志清楚,语言清晰,诊查合作。皮肤温润,无黄染、水肿。全身浅表淋巴结无异常发现。痛苦面容,面色潮红。倦卧于床,不欲睁眼,眼球水平震颤阳性。左耳听力减退。唇赤。双肺叩诊清音,呼吸音正常,无啰音。心尖搏动及心浊音界正常,心率98次/min,律齐,无杂音。腹平软,无压痛、叩痛、反跳痛。未扪及肝、脾、肾,脾及双肾区无压痛、叩痛。脊柱无异常发现。四肢活动自如,肌力、肌张力正常。

舌质红,苔黄腻,脉弦滑。

实验室检查:

血常规：血红蛋白120g/L，白细胞计数7.5×10⁹/L，中性粒细胞0.68，淋巴细胞0.32。

尿常规：黄、清，蛋白微量，镜检无异常。

初步诊断：

    中医诊断：眩晕

              肝阳上亢、痰热动风证

    西医诊断：梅尼埃病

诊疗方案：

（1）中医治疗：平肝潜阳，清热化痰息风。予天麻钩藤饮合定痫汤加减。

| | | | |
|---|---|---|---|
| 天麻15g | 钩藤12g | 栀子12g | 黄芩10g |
| 牛膝12g | 半夏12g | 胆南星10g | 天竺黄12g |
| 生大黄10g | 石决明30g（先煎） | 磁石30g（先煎） | 代赭石15g（先煎） |

水煎服，1剂/日，共3日。

（2）作甘油试验。

（3）右侧卧位休息，避免强光、噪声刺激。

（4）注意饮食、起居：戒烟酒，忌肥甘，避免劳累和精神过度紧张。治疗期间予半流质低盐饮食。

（5）拟3月21日复诊。

                                         医师：×××

### 2. 中医内科住院病历示例

姓名：×××                职业：干部

性别：男                  入院时间：2009年2月23日9时10分

年龄：59岁              记录时间：2009年2月23日9时30分

民族：汉族              出生地：××市

婚况：已婚              病史陈述者：患者本人

病史可靠程度：可靠      发病节气：雨水前1日

主诉：突发左侧半身不遂，伴口角歪斜5日。

现病史：2009年2月17日由于家庭纠纷而生闷气，次日10时许在工作时，突感心悸、气促、胸部闷痛，即去医务室就诊，予"硝酸甘油"0.3mg舌下含服，"氨茶碱"0.1g口服，半小时后症状略有好转。下楼时，骤然心悸加重，头晕倒地。被扶起时，发现左侧肢体完全不能活动，失语，口角向右歪斜，两眼向左凝视，冷汗频出，双手发冷，喘促，烦躁不安。即送某人民医院急诊，当时查BP 150/120mmHg，心率132次/min，心律绝对不齐，心尖区闻及双期杂音，心电图示"二尖瓣P波，心房纤颤"。西医诊断为"脑栓塞；风湿性心脏病，二尖瓣狭窄并关闭不全，心房纤颤"。予"烟酰胺"200mg加"10%葡萄糖"250ml静滴，1次/日；"维生素E"0.1g，2次/日；"阿司匹林"40mg，1次/日；"三磷酸腺苷"20mg，3次/日；"20%甘露醇"125ml，静滴，1次/8小时。下午6时眼球已无偏斜，但心悸、半身不遂未好转。至2月23日，半身不遂仍无好转，遂由亲友抬来我院求治，门诊以"缺血中风，心痹；脑栓塞，风湿性心脏病"收住院治疗。现左侧肢体不能活动，语言欠流利，口角歪斜，头痛沉胀如裹，胸闷，心悸，气促，难于平卧，咳嗽、咳痰、痰稠色黄，食少，恶心，下肢水肿，夜寐不安，神疲倦怠，尿少。2月18日以来未解大便。

既往史：既往体质较差，1989年2月起有咽部疼痛反复发作及"风湿性关节炎"病史，2000年3月以来无关节肿痛。1999年5月因心悸、气短，曾在某医院经心脏超声检查诊为"风湿性心脏病"，经治（具体不详）未愈，症状时有发作。否认肺结核、肝炎等常见传染病史及其接触史。否认外伤、手术、中毒、输血史。

系统回顾:

呼吸系统:无慢性咳嗽,咳痰,咯血,胸痛,发热,胸闷,气喘,憋气,盗汗,结核病史等。

循环系统:有心悸,气短;无发绀,心前区痛,晕厥,下肢水肿,高血压史及心脏病史。

消化系统:无食欲减退,返酸,嗳气,腹痛,腹胀,腹泻,呕血,黑便,黄疸皮肤瘙痒史。

泌尿生殖系统:无尿急,尿频,尿痛,血尿,脓尿,尿路不畅,夜尿较多,无颜面浮肿史。

血液系统:无苍白,乏力,皮下瘀血,紫斑,紫癜及出血点,无牙龈出血,鼻出血等出血倾向。

内分泌与代谢系统:无多食,多饮,多尿,多汗,畏寒,双手震颤,消瘦,毛发增多,色素沉着史。

肌肉骨骼系统:无游走性关节痛,关节红肿,变形,肌肉痛,肌肉萎缩史。

神经系统:无头痛,眩晕,昏厥,记忆力减退,意识障碍,抽搐,瘫痪,感觉异常史。

免疫系统:无皮疹,发热,关节痛,肌无力,怕光,口干,眼干,黏膜多发溃疡等。

个人史:出生于××市,曾去过广东、东北、苏杭等地。住地潮湿。工作、生活条件一般。喜食辛辣,吸烟12年(约10支/日),嗜酒(约250ml/日)。性情急躁。长期从事管理工作,工作条件一般。否认粉尘、毒物、放射性物质接触史。

过敏史:否认药物、食物及其他过敏史。

婚育史:25岁结婚。配偶健康状况较好。育1男1女,身体健康。

家族史:母年过八旬,健在。父因"脑出血"于×年64岁时去世。

体格检查:

T　36.5℃　　　　P　96次/min　　　　R　21次/min　　　　BP　150/120mmHg

**整体状况**

神志清楚,诊查合作。发育正常,营养较差。急性病容,表情痛苦,神疲倦怠。体型正常(身高约170cm、体重63kg)。被动斜坡卧位。面白颧红,呈二尖瓣面容。语言不清,声音低怯,呼吸短促,咳声时作。未闻及异常或特殊气味。

舌体偏胖,边有齿痕,伸舌向左歪斜。舌质暗,苔中心黄而腻。舌下络脉色紫暗迂曲。脉促。

**皮肤、黏膜及淋巴结**

皮肤颜色、纹理正常,温润,弹性欠佳,无斑疹、蜘蛛痣、疮疡、瘢痕及异常色素沉着、皮下结节、肿块,无瘀斑、紫癜、肌肤甲错及腧穴异常征,皮肤划痕试验阴性。全身浅表淋巴结无肿大、粘连及压痛,黏膜无异常发现。

**头面部**

头颅大小正常,无畸形、肿物及压痛,无疖、癣、瘢痕。毛发稀疏,白发过半,光泽尚可,分布正常。

目窠微陷,双目欠神。眉毛无脱落,无倒睫。眼睑无水肿、下垂、闭合或歪斜。眼球活动自如,无震颤或斜视。结膜红润,无充血、水肿、出血或滤泡。巩膜无充血,无黄染。角膜清澈无瘢痕,角膜反射存在。瞳孔大小正常,双侧等大、等圆,对光反射灵敏。耳郭红润,形状正常。外耳道通畅,无分泌物、耳瘘、耳疮。乳突无压痛。听力正常。无鼻畸形,鼻翼微有煽动。左侧鼻唇沟变浅。鼻中隔居中,无穿孔。无鼻甲肥大或阻塞。鼻腔见有少量稠涕,无异常气味或出血。鼻旁窦无压痛,嗅觉灵敏。唇色暗淡,轻度发绀,无疱疹、皲裂或溃疡。口角向右歪斜,伸舌偏左。牙齿黄垢,排列不整,左下磨牙有1枚缺如,无龋齿、义齿。齿龈稍暗,无肿胀、溢脓、出血、铅线或萎缩。口腔黏膜无疱疹、出血或溃疡。扁桃体无肿大、充血、假膜或分泌物。咽部红润,无红肿充血。腭垂居中。

**颈项**

颈项双侧对称,活动自如,无抵抗强直、压痛或肿块。颈动脉搏动正常,无杂音。颈静脉稍充盈，呈现青筋暴露。肝 - 颈静脉回流征阳性。气管居中。甲状腺无肿大、压痛、结节、震颤及杂音。

### 胸部

胸廓外形正常，双侧对称，肋间隙正常，无局部隆起、凹陷、压痛、水肿、皮下气肿或肿块，无压痛及叩击痛，无静脉怒张及回流异常。双乳房无异常发现。

混合呼吸，速率正常，双侧呼吸活动度对称，语颤正常。双肺叩诊清音，下界正常，呼吸音略低，下部可闻及散在细湿啰音，语音传导正常，无胸膜摩擦音、哮鸣音。

心尖搏动位于左锁骨中线上第 4、5 肋间，无负性心尖搏动及心前区弥散性搏动，无震颤或心包摩擦感。心浊音界向左右两侧扩大：

| 右（cm） | 肋间 | 左（cm） |
| --- | --- | --- |
| 3 | Ⅱ | 3 |
| 4 | Ⅲ | 5 |
| 5 | Ⅳ | 7 |
| | Ⅴ | 10 |

锁骨中线距正中线 8cm

心率 126 次 /min，心律绝对不齐，心音强弱不一，心尖区可闻及收缩期吹风样杂音Ⅲ级，向左腋下传导，并闻及舒张期隆隆样杂音。未闻及心包摩擦音。

### 血管

桡动脉脉率 96 次 /min，脉搏短绌。股动脉及肱动脉无枪击音。未发现其他异常周围血管征。

### 腹部

腹部对称、大小正常，呼吸运动正常，无膨隆、凹陷、皮疹、瘢痕、黄染、异常色素沉着及条纹。无脐疝、静脉曲张、胃肠蠕动波。全身柔软，无压痛、反跳痛、叩击痛及异常包块。叩诊鼓音。肠鸣音 1～2 次 /min，无移动性浊音、气过水声及血管杂音。

肝于右锁骨中线肋下 4cm、剑突下 6cm 可及，质地中等偏软，表面及边缘光滑、无结节，有轻触痛。未扪及胆囊，墨菲征阴性。未扪及脾脏、肾脏及膀胱。双肾区无压痛、叩击痛。

### 二阴及排泄物

二阴无异常发现。

### 脊柱四肢

脊柱生理曲度存在，无畸形、强直、叩压痛，活动自如，两侧肌肉无紧张、压痛。

四肢形态正常，无外伤、骨折、肌萎缩。四肢关节无红肿、疼痛、压痛、叩痛及脱臼，无畸形或关节强直。指、趾甲红润，有光泽，形状正常。双下肢轻度水肿。

### 神经系统

右侧肢体关节活动自如，肌力、痛觉、触觉、温度觉及关节位置觉正常。左侧肢体不能活动。左上下肢肌力均为 0 级，肌张力减弱，浅感觉减退。左侧膝反射亢进，左侧 Babinski 征阳性。右侧肱二头肌反射、肱三头肌反射正常，腹壁反射、跖反射、提睾反射、膝腱反射及跟腱反射均正常。脑膜刺激征阴性。

辅助检查：

血常规：血红蛋白 120g/L，白细胞计数 $7.5 \times 10^9$/L，中性粒细胞 0.75，淋巴细胞 0.25。

尿常规：黄、清，蛋白微量，镜检无异常。

肝功能、脑脊液：均正常。

心电图：二尖瓣 P 波，心房纤颤。

辨病辨证依据：患者起病急，主要表现为头晕倒地，左侧半身不遂，口舌歪斜，发病前曾有生闷气的诱因，可诊为"缺血性中风"；症以半身不遂为主，而神志清醒，故属中经络。患者久有心悸、气短，此次发病又有胸部闷痛，冷汗频出，唇舌暗，舌下络脉色紫暗迂曲，脉促，神疲倦怠，声音低怯，为"心痹"之表现。咳喘痰稠，夜寐不安，食少恶心，大便秘结，苔黄腻等为痰结火郁，热扰心神，肺失清肃，胃气上逆，腑气不通之表现。综观舌、脉、症，主病在心、脑，涉及肺、肝、脾、胃。属痰热动风、瘀阻脑络之缺血性中风；气虚痰结、心血瘀阻之心痹。

中医鉴别诊断：发病时虽头晕倒地、冷汗频出，双手发冷，但神志清楚，且无四肢逆冷，可与厥证鉴别。虽头晕倒地、两眼向左凝视，但无四肢抽搐、两目上视、口吐涎沫、昏不知人等表现，可与痫病鉴别。

西医诊断依据：患者起病急骤，左侧半身不遂、浅感觉减退、鼻唇沟变浅，口舌歪斜，语言不利，左侧膝反射亢进、Babinski征阳性，神志清楚，脑脊液检查正常，无颅内压增高或脑膜刺激征，有"风湿性心脏病"病史，符合脑栓塞的表现；心悸，胸闷，气促，难于平卧，血压正常，二尖瓣面容，肝-颈静脉回流征阳性，心浊音界向左右两侧扩大，心律绝对不齐，心音强弱不一，心尖区可闻及双期病理性杂音，脉搏短绌，下肢水肿，心电图示"二尖瓣P波，心房纤颤"，符合风湿性心脏瓣膜病（二尖瓣狭窄并关闭不全、心房纤颤、心功能Ⅲ级）的表现。

西医鉴别诊断：患者于活动时发病且发病急骤，无高血压、糖尿病等病史，可与脑血栓鉴别；神志清楚，无剧烈头痛、呕吐，脑脊液检查正常，无脑膜刺激征，可与脑出血、蛛网膜下腔出血鉴别。

初步诊断：

  中医诊断：1. 缺血性中风

      痰热动风、瘀阻脑络证

     2. 心痹

      气虚痰结、心血瘀阻证

  西医诊断：1. 脑栓塞（右侧）

     2. 风湿性心脏瓣膜病

      二尖瓣狭窄并关闭不全

      心房纤颤

      心功能Ⅲ级

实习医师：×××

住院医师：×××

**（杨　琦）**

**❓ 复习思考题**

1. 病案对临床医疗和临床科研的主要作用是什么？

2. 病历书写有哪些基本要求？

3. 不同病历书写记录的时限是什么？

4. 独立书写一份门诊初诊病历。

5. 独立书写一份完整的中医内科住院病历。

ER-8-4

扫一扫，测一测

# 附录一
# 方 剂 汇 编

## 一画

一贯煎（《柳州医话》）　　　　　　北沙参　麦冬　当归　生地黄　枸杞子　川楝子

## 二画

二冬汤（《医学心悟》）　　　　　　天冬　麦冬　天花粉　黄芩　知母　甘草　人参　荷叶

二至丸（《医方集解》）　　　　　　女贞子　墨旱莲

二阴煎（《景岳全书》）　　　　　　生地黄　麦冬　酸枣仁　生甘草　玄参　茯苓　黄连　木通　灯心草
　　　　　　　　　　　　　　　　竹叶

二陈汤（《太平惠民和剂局方》）　　半夏　陈皮　茯苓　炙甘草

二妙丸（《丹溪心法》）　　　　　　黄柏　苍术

二陈平胃散（《症因脉治》）　　　　半夏　陈皮　茯苓　甘草　苍术　厚朴

十灰散（《十药神书》）　　　　　　大蓟　小蓟　侧柏叶　荷叶　茜草根　栀子　白茅根　大黄　丹皮　棕榈皮

十枣汤（《伤寒论》）　　　　　　　芫花　甘遂　大戟　大枣

十全大补汤（《太平惠民和剂局方》）　人参　白术　茯苓　炙甘草　当归　白芍　川芎　熟地黄　黄芪　肉桂

丁香散（《古今医统大全》）　　　　丁香　柿蒂　高良姜　炙甘草

丁香柿蒂汤（《症因脉治》）　　　　丁香　柿蒂　人参　生姜

丁香透膈汤（《医学入门》）　　　　丁香　木香　麦芽　青皮　肉豆蔻　沉香　藿香　陈皮　厚朴　人参
　　　　　　　　　　　　　　　　茯苓　砂仁　香附　白术　白豆蔻　甘草　草果　神曲　半夏

七福饮（《景岳全书》）　　　　　　熟地黄　当归　人参　炙甘草　远志　酸枣仁　白术

七味白术散（《小儿药证直诀》）　　人参　茯苓　白术　甘草　藿香　木香　葛根

七味苍术散（《医学入门》）　　　　苍术　黄柏　杜仲　补骨脂　川芎　当归　白术

七味都气丸（《症因脉治》）　　　　熟地黄　山茱萸　山药　茯苓　丹皮　泽泻　五味子

八正散（《太平惠民和剂局方》）　　木通　车前子　萹蓄　瞿麦　滑石　甘草梢　大黄　栀子　灯心草

人参胡桃汤（《济生方》）　　　　　人参　胡桃　生姜

人参养营汤（《太平惠民和剂局方》）　人参　炙甘草　当归　白芍　熟地黄　肉桂　大枣　黄芪　白术　茯苓
　　　　　　　　　　　　　　　　五味子　远志　陈皮　生姜

九味羌活汤（《此事难知》）　　　　羌活　防风　川芎　防风　苍术　细辛　白芷　生地黄　黄芩　甘草

## 三画

|  |  |
|---|---|
| 三仁汤（《温病条辨》） | 杏仁　白豆蔻　薏苡仁　厚朴　半夏　通草　滑石　竹叶 |
| 三圣散（《儒门事案》） | 瓜蒂　防风　藜芦 |
| 三拗汤（《太平惠民和剂局方》） | 麻黄　杏仁　甘草 |
| 三才封髓丹（《卫生宝鉴》） | 天冬　熟地黄　人参　黄柏　砂仁　甘草 |
| 三子养亲汤（《韩氏医通》） | 紫苏子　白芥子　莱菔子 |
| 三物备急丸（《金匮要略》） | 大黄　干姜　巴豆 |
| 大半夏汤（《金匮要略》） | 半夏　人参　白蜜 |
| 大补元煎（《景岳全书》） | 人参　炒山药　熟地黄　杜仲　枸杞子　当归　山茱萸　炙甘草 |
| 大补阴丸（《丹溪心法》） | 知母　黄柏　熟地黄　龟板　猪脊髓 |
| 大青龙汤（《伤寒论》） | 麻黄　桂枝　杏仁　甘草　石膏　生姜　大枣 |
| 大定风珠（《温病条辨》） | 白芍　阿胶　生龟板　干地黄　火麻仁　五味子　生牡蛎　麦冬　炙甘草　鸡子黄　生鳖甲 |
| 大建中汤（《金匮要略》） | 川椒　干姜　人参　饴糖 |
| 大承气汤（《伤寒论》） | 大黄　厚朴　枳实　芒硝 |
| 大活络丸（《兰台轨范》） | 蕲蛇　乌梢蛇　威灵仙　两头尖　麻黄　贯众　甘草　羌活　僵蚕　广藿香　乌药　黄连　没药　大黄　木香　沉香　天南星　赤芍　松香　丁香　乳香　肉桂　细辛　青皮　白术　豆蔻　安息香　黄芩　香附　玄参　何首乌　防风　龟甲　葛根　血竭　当归　虎骨（用替代品）　地龙　水牛角　麝香　熟地黄　牛黄　冰片　红参　制草乌　天麻　全蝎　骨碎补 |
| 大秦艽汤（《素问病机气宜保命集》） | 秦艽　甘草　川芎　当归　白芍　细辛　羌活　防风　黄芩　石膏　白芷　白术　生地黄　熟地黄　独活　茯苓 |
| 大柴胡汤（《伤寒论》） | 柴胡　黄芩　半夏　枳实　白芍　大黄　生姜　大枣 |
| 大黄附子汤（《金匮要略》） | 大黄　附子　细辛 |
| 大黄硝石汤（《金匮要略》） | 大黄　黄柏　硝石　栀子 |
| 大黄䗪虫丸（《金匮要略》） | 䗪虫　干漆　干地黄　甘草　水蛭　芍药　杏仁　黄芩　桃仁　虻虫　蛴螬　大黄 |
| 大黄黄连泻心汤（《伤寒论》） | 大黄　黄连　黄芩 |
| 小半夏汤（《金匮要略》） | 半夏　生姜 |
| 小青龙汤（《伤寒论》） | 麻黄　干姜　细辛　半夏　五味子　桂枝　白芍　炙甘草 |
| 小建中汤（《伤寒论》） | 桂枝　白芍　甘草　生姜　大枣　饴糖 |
| 小承气汤（《伤寒论》） | 大黄　厚朴　枳实 |
| 小柴胡汤（《伤寒论》） | 柴胡　黄芩　半夏　人参　甘草　生姜　大枣 |
| 小陷胸汤（《伤寒论》） | 黄连　瓜蒌　半夏 |
| 小续命汤（《备急千金要方》） | 麻黄　桂心　防风　防己　杏仁　黄芩　人参　甘草　川芎　白芍　附子　生姜 |
| 小蓟饮子（《济生方》） | 生地黄　小蓟　滑石　木通　蒲黄　淡竹叶　藕节　当归　栀子　甘草 |
| 小半夏加茯苓汤（《金匮要略》） | 半夏　生姜　茯苓 |
| 小青龙加石膏汤（《金匮要略》） | 麻黄　桂枝　芍药　甘草　干姜　细辛　半夏　五味子　石膏 |

| 川芎茶调散（《太平惠民和剂局方》） | 川芎　荆芥　薄荷　羌活　细辛　白芷　甘草　防风 |
| 己椒苈黄丸（《金匮要略》） | 防己　椒目　葶苈子　大黄 |

四画

| 开噤散（《医学心悟》） | 人参　黄连　石菖蒲　丹参　石莲子　茯苓　陈皮　冬瓜子　陈米　荷叶蒂 |
| 天王补心丹（《摄生秘剖》） | 人参　玄参　丹参　茯苓　五味子　远志　桔梗　当归身　天冬　麦冬　柏子仁　酸枣仁　生地黄　朱砂 |
| 天台乌药散（《医学发明》） | 乌药　木香　青皮　高良姜　槟榔　川楝子　小茴香　巴豆 |
| 天麻钩藤饮（《中医内科杂病证治新义》） | 天麻　钩藤　石决明　牛膝　桑寄生　杜仲　栀子　黄芩　益母草　茯神　夜交藤 |
| 无比山药丸（《太平惠民和剂局方》） | 山药　肉苁蓉　熟地黄　山茱萸　茯神　菟丝子　五味子　赤石脂　巴戟天　泽泻　杜仲　牛膝 |
| 木防己汤（《金匮要略》） | 木防己　石膏　桂枝　人参 |
| 木香顺气丸（《沈氏尊生书》） | 木香　青皮　陈皮　甘草　枳壳　厚朴　乌药　香附　苍术　砂仁　肉桂心　川芎 |
| 木香槟榔丸（《医方集解》） | 木香　槟榔　香附　青皮　陈皮　枳壳　牵牛子　黄连　黄柏　大黄　芒硝　三棱　莪术 |
| 五仁丸（《世医得效方》） | 桃仁　杏仁　柏子仁　松子仁　郁李仁　陈皮 |
| 五生饮（《世医得效方》） | 生南星　生半夏　生白附子　川乌　黑豆 |
| 五皮饮（《中藏经》） | 桑白皮　陈皮　生姜皮　大腹皮　茯苓皮 |
| 五苓散（《伤寒论》） | 桂枝　白术　茯苓　猪苓　泽泻 |
| 五磨饮子（《医方集解》） | 乌药　沉香　槟榔　枳实　木香 |
| 五汁安中饮（验方） | 韭菜汁　牛乳　生姜汁　梨汁　藕汁 |
| 五味消毒饮（《医宗金鉴》） | 金银花　野菊花　蒲公英　紫花地丁　紫背天葵 |
| 不换金正气散（《太平惠民和剂局方》） | 厚朴　藿香　甘草　半夏　苍术　陈皮　生姜　大枣 |
| 止嗽散（《医学心悟》） | 荆芥　桔梗　甘草　白前　陈皮　百部　紫菀 |
| 少腹逐瘀汤（《医林改错》） | 小茴香　干姜　延胡索　没药　当归　川芎　肉桂　赤芍　蒲黄　五灵脂 |
| 中和丸（《丹溪心法》） | 苍术　半夏　黄芩　香附 |
| 中满分消丸（《兰室秘藏》） | 厚朴　枳实　黄连　黄芩　知母　半夏　陈皮　茯苓　猪苓　泽泻　砂仁　干姜　姜黄　人参　白术　炙甘草 |
| 水陆二仙丹（《证治准绳》） | 金樱子　芡实 |
| 牛黄清心丸（《痘疹世医心法》） | 牛黄　朱砂　黄连　黄芩　栀子　郁金 |
| 化虫丸（《太平惠民和剂局方》） | 鹤虱　槟榔　苦楝根　炒胡粉　枯矾 |
| 化肝煎（《景岳全书》） | 青皮　陈皮　白芍　丹皮　栀子　泽泻　土贝母 |
| 化积丸（《杂病源流犀烛》） | 三棱　莪术　阿魏　海浮石　香附　雄黄　槟榔　苏木　瓦楞子　五灵脂 |
| 化痰通络汤（《临床中医内科学》） | 茯苓　半夏　生白术　天麻　胆南星　天竺黄　丹参　香附　酒大黄 |
| 月华丸（《医学心悟》） | 天冬　麦冬　生地黄　熟地黄　山药　百部　北沙参　川贝母　茯苓　阿胶　三七　獭肝　白菊花　桑叶 |
| 丹参饮（《时方歌括》） | 丹参　檀香　砂仁 |

丹栀逍遥散(《内科摘要》)　　　　当归　白芍　白术　柴胡　茯苓　甘草　煨姜　薄荷　丹皮　栀子

乌头汤(《金匮要略》)　　　　　　川乌　麻黄　芍药　黄芪　甘草

乌梅丸(《伤寒论》)　　　　　　　乌梅　黄连　黄柏　人参　当归　附子　桂枝　蜀椒　干姜　细辛

乌头桂枝汤(《金匮要略》)　　　　川乌　桂枝　芍药　生姜　炙甘草　大枣　干姜

乌头赤石脂丸(《金匮要略》)　　　蜀椒　炮乌头　炮附子　干姜　赤石脂

六一散(《伤寒标本心法类萃》)　　滑石　甘草

六郁汤(《医学正传》)　　　　　　陈皮　半夏　茯苓　甘草　苍术　川芎　栀子　香附　砂仁

六磨汤(《证治准绳》)　　　　　　沉香　木香　槟榔　乌药　枳实　大黄

六君子汤(《太平惠民和剂局方》)　人参　炙甘草　茯苓　白术　陈皮　半夏

六味地黄丸(《小儿药证直诀》)　　熟地黄　山药　茯苓　丹皮　泽泻　山茱萸

双合汤(《杂病源流犀烛》)　　　　桃仁　红花　生地黄　白芍　当归　川芎　半夏　陈皮　茯苓
　　　　　　　　　　　　　　　　甘草　白芥子　鲜竹沥　生姜汁

## 五画

玉女煎(《景岳全书》)　　　　　　石膏　熟地黄　麦冬　知母　牛膝

玉枢丹(《外科正宗》)　　　　　　山慈菇　续随子　大戟　麝香　雄黄　朱砂　五倍子

玉泉丸(《杂病源流犀烛》)　　　　人参　黄芪　天花粉　葛根　麦冬　乌梅　甘草　茯苓

玉液汤(《医学衷中参西录》)　　　生山药　生黄芪　知母　生鸡内金　葛根　五味子　天花粉

玉屏风散(《丹溪心法》)　　　　　黄芪　白术　防风

正气天香散(《保命歌括》)　　　　乌药　香附　陈皮　紫苏叶　干姜

甘麦大枣汤(《金匮要略》)　　　　甘草　小麦　大枣

甘草干姜汤(《金匮要略》)　　　　甘草　干姜

甘姜苓术汤(《金匮要略》)　　　　甘草　干姜　茯苓　白术

甘遂半夏汤(《金匮要略》)　　　　甘遂　半夏　芍药　甘草

甘露消毒丹(《温热经纬》)　　　　滑石　茵陈　黄芩　石菖蒲　川贝母　木通　藿香　射干　连翘
　　　　　　　　　　　　　　　　薄荷　白豆蔻

左归丸(《景岳全书》)　　　　　　熟地黄　山药　山茱萸　菟丝子　枸杞子　牛膝　鹿角胶　龟板胶

左归饮(《景岳全书》)　　　　　　熟地黄　山茱萸　枸杞子　山药　茯苓　甘草

左金丸(《丹溪心法》)　　　　　　黄连　吴茱萸

石韦散(《证治汇补》)　　　　　　石韦　冬葵子　瞿麦　滑石　车前子

石菖蒲注射液(成药)　　　　　　石菖蒲油　氯化钠等

右归丸(《景岳全书》)　　　　　　熟地黄　山药　山茱萸　枸杞子　杜仲　菟丝子　制附子　肉桂
　　　　　　　　　　　　　　　　当归　鹿角胶

右归饮(《景岳全书》)　　　　　　熟地黄　山茱萸　枸杞子　山药　甘草　肉桂　杜仲　制附子

龙胆泻肝汤(《医方集解》)　　　　龙胆草　泽泻　木通　车前子　当归　柴胡　生地黄　黄芩　栀子
　　　　　　　　　　　　　　　　甘草

平胃散(《太平惠民和剂局方》)　　苍术　厚朴　橘皮　甘草　生姜　大枣

平喘固本汤(验方)　　　　　　　党参　核桃仁　冬虫夏草　五味子　紫河车　紫苏子　款冬花　法半夏
　　　　　　　　　　　　　　　　橘红　沉香　灵磁石

| 归脾汤(《济生方》) | 人参　黄芪　白术　茯神　酸枣仁　龙眼肉　木香　炙甘草　当归　远志　生姜　大枣 |
| 归芍地黄汤(《症因脉治》) | 当归　白芍　生地黄　山茱萸　山药　泽泻　茯苓　丹皮 |
| 四七汤(《太平惠民和剂局方》引《简易方》) | 紫苏叶　制半夏　厚朴　茯苓　生姜　大枣 |
| 四妙丸(《成方便读》) | 苍术　黄柏　牛膝　薏苡仁 |
| 四苓散(《丹溪心法》) | 猪苓　泽泻　白术　茯苓 |
| 四物汤(《太平惠民和剂局方》) | 当归　白芍　川芎　熟地黄 |
| 四逆汤(《伤寒论》) | 附子　甘草　干姜 |
| 四逆散(《伤寒论》) | 柴胡　白芍药　枳壳　甘草 |
| 四神丸(《证治准绳》) | 补骨脂　肉豆蔻　吴茱萸　五味子　生姜　大枣 |
| 四君子汤(《太平惠民和剂局方》) | 人参　白术　茯苓　炙甘草 |
| 生脉地黄汤(《医宗金鉴》) | 人参　麦冬　五味子　熟地黄　山药　茯苓　丹皮　泽泻　山茱萸 |
| 四味回阳饮(《景岳全书》) | 人参　制附子　炮姜　炙甘草 |
| 四逆加人参汤(《伤寒论》) | 附子　甘草　干姜　人参 |
| 生脉散(《内外伤辨惑论》) | 人参　麦冬　五味子 |
| 生铁落饮(《医学心悟》) | 天冬　麦冬　贝母　胆南星　橘红　远志　石菖蒲　连翘　茯苓　茯神　玄参　钩藤　丹参　朱砂　生铁落 |
| 生脉注射液(成药) | 红参　麦冬　北五味子 |
| 生姜甘草汤(《备急千金要方》) | 生姜　甘草　人参　大枣 |
| 失笑散(《太平惠民和剂局方》) | 五灵脂　蒲黄 |
| 代抵当丸(《证治准绳》) | 大黄　当归尾　生地黄　穿山甲　芒硝　桃仁　肉桂 |
| 白虎汤(《伤寒论》) | 知母　石膏　粳米　甘草 |
| 白金丸(验方) | 白矾　郁金 |
| 白头翁汤(《伤寒论》) | 白头翁　秦皮　黄连　黄柏 |
| 白虎加人参汤(《伤寒论》) | 知母　石膏　甘草　粳米　人参 |
| 白虎加桂枝汤(《金匮要略》) | 知母　石膏　甘草　粳米　桂枝 |
| 白通加猪胆汁汤(《伤寒论》) | 葱白　干姜　附子　人尿　猪胆汁 |
| 瓜蒌桂枝汤(《金匮要略》) | 瓜蒌根　桂枝　芍药　甘草　生姜　大枣 |
| 瓜蒌薤白半夏汤(《金匮要略》) | 瓜蒌　薤白　白酒　半夏 |
| 半夏泻心汤(《伤寒论》) | 半夏　黄芩　干姜　人参　甘草　黄连　大枣 |
| 半夏厚朴汤(《金匮要略》) | 半夏　厚朴　紫苏叶　茯苓　生姜 |
| 半夏白术天麻汤(《医学心悟》) | 半夏　白术　天麻　陈皮　茯苓　甘草　生姜　大枣 |
| 加味二妙散(《丹溪心法》) | 黄柏　当归　苍术　牛膝　防己　草薢　龟板 |
| 加味四斤丸(《三因极一病证方论》) | 肉苁蓉　牛膝　菟丝子　木瓜　鹿茸　熟地黄　天麻　五味子 |
| 加味四物汤(《金匮翼》) | 白芍　当归　生地黄　川芎　蔓荆子　菊花　黄芩　甘草 |
| 加味桔梗汤(《医学心悟》) | 桔梗　甘草　贝母　橘红　金银花　薏苡仁　葶苈子　白及 |
| 加味清胃散(《校注妇人良方》) | 生地黄　丹皮　当归　黄连　连翘　犀角(水牛角代)　升麻　甘草 |
| 加减泻白散(《卫生宝鉴》) | 桑白皮　地骨皮　甘草　知母　黄芩　桔梗　青皮　陈皮 |
| 加减葳蕤汤(《重订通俗伤寒论》) | 玉竹　葱白　桔梗　白薇　淡豆豉　薄荷　甘草　大枣 |

加味四君子汤（《三因极一病证方论》）　人参　茯苓　白术　炙甘草　黄芪　白扁豆

加味不换金正气散（验方）　苍术　厚朴　半夏　陈皮　甘草　藿香　佩兰　草果　槟榔　菖蒲　荷叶

圣愈汤（《医宗金鉴》）　熟地黄　白芍　川芎　人参　当归　黄芪

## 六画

地榆散（验方）　地榆　茜草根　黄芩　黄连　栀子　茯苓

地黄饮子（《宣明论方》）　熟地黄　山茱萸　肉苁蓉　巴戟天　肉桂　附子　麦冬　石斛　五味子　菖蒲　远志　茯苓

芍药汤（《素问病机气宜保命集》）　黄芩　芍药　炙甘草　黄连　大黄　槟榔　当归　木香　肉桂

芍药甘草汤（《伤寒论》）　白芍　炙甘草

芎芷石膏汤（《医宗金鉴》）　川芎　白芷　石膏　菊花　藁本　羌活

百合固金汤（《医方集解》）　生地黄　熟地黄　麦冬　贝母　百合　当归　白芍　甘草　玄参　桔梗

至宝丹（《太平惠民和剂局方》）　朱砂　麝香　安息香　金银箔　犀角（水牛角代）　牛黄　琥珀　雄黄　玳瑁　龙脑

当归六黄汤（《兰室秘藏》）　当归　生地黄　熟地黄　黄连　黄芩　黄柏　黄芪

当归龙荟丸（《宣明论方》）　当归　龙胆草　栀子　黄连　黄芩　黄柏　大黄　青黛　芦荟　木香　麝香

当归四逆汤（《伤寒论》）　当归　桂枝　芍药　细辛　甘草　通草　大枣

当归补血汤（《内外伤辨惑论》）　黄芪　当归

当归贝母苦参丸（《金匮要略》）　当归　贝母　苦参

回阳急救汤（《伤寒六书》）　人参　附子　肉桂　干姜　白术　茯苓　陈皮　甘草　五味子

朱砂安神丸（《医学发明》）　黄连　朱砂　生地黄　当归　炙甘草

竹茹汤（《普济本事方》）　竹茹　半夏　甘草　干姜　生姜　大枣

竹叶石膏汤（《伤寒论》）　竹叶　石膏　麦冬　人参　半夏　粳米　甘草

华盖散（《太平惠民和剂局方》）　麻黄　桑白皮　紫苏子　杏仁　茯苓　陈皮　甘草

血府逐瘀汤（《医林改错》）　当归　生地黄　桃仁　红花　枳壳　赤芍　柴胡　甘草　桔梗　川芎　牛膝

舟车丸（《景岳全书》）　甘遂　芫花　大戟　大黄　牵牛子　木香　青皮　陈皮　轻粉　槟榔

交泰丸（《韩氏医通》）　黄连　肉桂

安宫牛黄丸（《温病条辨》）　牛黄　郁金　犀角（水牛角代）　黄连　朱砂　冰片　珍珠　栀子　雄黄　黄芩　麝香　金箔为衣

安神定志丸（《医学心悟》）　茯苓　茯神　远志　人参　石菖蒲　龙齿

导赤散（《小儿药证直诀》）　生地黄　木通　竹叶　甘草

导痰汤（《校注妇人良方》）　半夏　陈皮　枳实　茯苓　甘草　制天南星　生姜

阳和汤（《外科证治全生集》）　熟地黄　麻黄　鹿角胶　白芥子　肉桂　生甘草　炮姜炭

防风汤（《宣明论方》）　防风　麻黄　秦艽　肉桂　黄芩　杏仁　葛根　当归　茯苓　甘草　生姜　大枣

防己茯苓汤（《金匮要略》）　防己　黄芪　桂枝　茯苓　甘草

防己黄芪汤（《金匮要略》）　防己　黄芪　白术　甘草　生姜　大枣

| 防风通圣散（《宣明论方》） | 防风　川芎　当归　芍药　大黄　芒硝　连翘　薄荷　麻黄　石膏 |
| | 桔梗　黄芩　白术　栀子　荆芥穗　滑石　甘草　生姜 |
| 如金解毒散（《景岳全书》） | 桔梗　甘草　黄芩　黄连　黄柏　栀子 |

## 七画

| 麦门冬汤（《金匮要略》） | 麦冬　人参　半夏　甘草　粳米　大枣 |
| 麦味地黄丸（《医级》） | 熟地黄　山茱萸　山药　丹皮　泽泻　茯苓　麦冬　五味子 |
| 苇茎汤（《备急千金要方》） | 苇茎　薏苡仁　冬瓜子　桃仁 |
| 苏合香丸（《太平惠民和剂局方》） | 白术　青木香　犀角（水牛角代）　香附　朱砂　诃子　檀香　安息香 |
| | 沉香　麝香　丁香　荜茇　苏合香油　薰陆香　冰片 |
| 苏子降气汤（《太平惠民和剂局方》） | 紫苏子　陈皮　半夏　当归　前胡　厚朴　肉桂　甘草　生姜杏 |
| 苏散（《温病条辨》） | 杏仁　紫苏叶　陈皮　半夏　生姜　枳壳　桔梗　前胡　茯苓　甘草 |
| | 大枣 |
| 杞菊地黄丸（《医级》） | 枸杞子　菊花　熟地黄　山茱萸　山药　泽泻　丹皮　茯苓 |
| 更衣丸（《先醒斋医学广笔记》） | 芦荟　朱砂 |
| 还少丹（《医方集解》） | 熟地黄　枸杞子　山茱萸　肉苁蓉　巴戟天　小茴香　杜仲　怀牛膝 |
| | 楮实子　茯苓　大枣　菖蒲　远志　五味子 |
| 连朴饮（《霍乱论》） | 黄连　厚朴　石菖蒲　制半夏　芦根　栀子　淡豆豉 |
| 连理汤（《张氏医通》） | 人参　白术　干姜　炙甘草　黄连 |
| 吴茱萸汤（《伤寒论》） | 吴茱萸　人参　生姜　大枣 |
| 牡蛎散（《太平惠民和剂局方》） | 煅牡蛎　黄芪　麻黄根　浮小麦 |
| 何人饮（《景岳全书》） | 何首乌　人参　当归　陈皮　生姜 |
| 身痛逐瘀汤（《医林改错》） | 秦艽　川芎　桃仁　红花　甘草　羌活　没药　香附　五灵脂　牛膝 |
| | 地龙　当归 |
| 龟鹿二仙膏（《医便》） | 鹿角　龟板　人参　枸杞子 |
| 羌活胜湿汤（《内外伤辨惑论》） | 羌活　独活　川芎　蔓荆子　甘草　防风　藁本 |
| 冷哮丸（《张氏医通》） | 麻黄　生川乌　细辛　蜀椒　生白矾　杏仁　半夏曲　胆南星　生甘草 |
| | 紫菀　款冬花 |
| 沙参麦冬汤（《温病条辨》） | 北沙参　麦冬　玉竹　桑叶　甘草　天花粉　白扁豆 |
| 沙参清肺汤（验方） | 北沙参　生黄芪　太子参　合欢皮　白及　甘草　桔梗　薏苡仁　冬瓜子 |
| 沉香散（《金匮翼》） | 沉香　石韦　滑石　当归　橘皮　白芍　冬葵子　甘草　王不留行 |
| 良附丸（《良方集腋》） | 高良姜　香附 |
| 启膈散（《医学心悟》） | 沙参　茯苓　丹参　川贝母　郁金　砂仁壳　荷叶蒂　杵头糠 |
| 补肝汤（《医宗金鉴》） | 当归　白芍　川芎　熟地黄　酸枣仁　木瓜　炙甘草 |
| 补肺汤（《永类钤方》） | 人参　黄芪　熟地黄　五味子　紫菀　桑白皮 |
| 补虚汤（《圣济总录》） | 黄芪　茯苓　甘草　五味子　干姜　半夏　厚朴　陈皮 |
| 补天大造丸（《医学心悟》） | 人参　白术　当归　酸枣仁　炙黄芪　远志　白芍　山药　茯苓　枸杞子 |
| | 紫河车　龟板　鹿角　熟地黄 |
| 补中益气汤（《脾胃论》） | 人参　黄芪　白术　炙甘草　当归　陈皮　升麻　柴胡 |
| 补气运脾汤（《医学统旨》） | 人参　白术　茯苓　甘草　黄芪　陈皮　砂仁　半夏曲　生姜　大枣 |

补血荣筋丸(《杏苑生春》)　　　　肉苁蓉　牛膝　天麻　木瓜　鹿茸　熟地黄　菟丝子　五味子

补阳还五汤(《医林改错》)　　　　当归尾　川芎　黄芪　桃仁　地龙　赤芍　红花

补肾祛寒治尪汤(焦树德验方)　　　补骨脂　续断　生地黄　熟地黄　骨碎补　淫羊藿　桂枝　制附片　赤芍
独活　威灵仙　知母　麻黄　松节　牛膝　防风　伸筋草　苍术　炙穿
山甲片

附子理中丸(《医宗金鉴》)　　　　炮附子　人参　白术　炮姜　炙甘草

附子理苓汤(《内经拾遗》)　　　　人参　白术　干姜　甘草　附子　猪苓　泽泻　白术　茯苓　桂枝

附子粳米汤(《金匮要略》)　　　　炮附子　粳米　半夏　甘草　大枣

妙香散(《沈氏尊生书》)　　　　　山药　茯苓　茯神　远志　黄芪　人参　桔梗　甘草　木香　朱砂　麝香

纯阳正气丸(中成药)　　　　　　　陈皮　公丁香　茯苓　茅术　藿香　姜半夏　肉桂　白术　青木香
花椒叶

八画

青娥丸(《太平惠民和剂局方》)　　补骨脂　杜仲　核桃仁　大蒜

青麟丸(《邵氏经验良方》)　　　　大黄　鲜侧柏叶　绿豆芽　黄豆芽　槐枝　桑叶　桃叶　柳叶　车前子
鲜茴香　陈皮　荷叶　金银花　紫苏叶　白术　艾叶　半夏　厚朴　黄芩
香附　砂仁　甘草　泽泻　猪苓　牛乳　梨汁　姜汁　童便　陈酒

青蒿鳖甲汤(《温病条辨》)　　　　青蒿　鳖甲　知母　丹皮　生地黄

苓桂术甘汤(《金匮要略》)　　　　茯苓　桂枝　白术　甘草

苓甘五味姜辛汤(《金匮要略》)　　茯苓　甘草　五味子　细辛　干姜

转呆丹(《辨证录》)　　　　　　　人参　半夏　附子　茯神　生酸枣仁　神曲　当归　白芍　天花粉
柴胡　柏子仁　菖蒲

虎潜丸(《丹溪心法》)　　　　　　龟板　黄柏　知母　牛膝　当归　熟地黄　白芍药　锁阳　陈皮　干姜
虎骨(用替代品)

知柏地黄丸(《医宗金鉴》)　　　　知母　黄柏　熟地黄　山茱萸　山药　茯苓　丹皮　泽泻

金铃子散(《素问病机气宜保命集》)　金铃子　延胡索

金水六君煎(《景岳全书》)　　　　当归　茯苓　半夏　熟地黄　陈皮　炙甘草

《金匮》肾气丸(《金匮要略》)　　　桂枝　附子　熟地黄　山茱萸　山药　茯苓　丹皮　泽泻

金锁固精丸(《医方集解》)　　　　沙苑子　芡实　莲须　龙骨　牡蛎　莲肉

炙甘草汤(《伤寒论》)　　　　　　炙甘草　人参　桂枝　生姜　阿胶　生地黄　麦冬　火麻仁　大枣

河车大造丸(《扶寿精方》)　　　　紫河车　熟地黄　杜仲　天冬　麦冬　龟板　黄柏　牛膝

泻心汤(《金匮要略》)　　　　　　大黄　黄芩　黄连

泻白散(《小儿药证直诀》)　　　　桑白皮　地骨皮　甘草　粳米

泽泻汤(《金匮要略》)　　　　　　泽泻　白术

定喘汤(《摄生众妙方》)　　　　　白果　麻黄　桑白皮　款冬花　半夏　杏仁　紫苏子　黄芩　甘草

定痫丸(《医学心悟》)　　　　　　天麻　川贝母　胆南星　姜半夏　陈皮　茯苓　茯神　丹参　麦冬
石菖蒲　远志　全蝎　僵蚕　琥珀　朱砂　用姜汁、竹沥、甘草熬膏,和
药为丸,如弹子大,朱砂为衣。

实脾饮(重订严氏《济生方》)　　　附子　干姜　白术　甘草　厚朴　木香　草果　槟榔　木瓜　生姜
大枣　茯苓

参术汤（《兰室秘藏》） 黄柏 当归 柴胡 升麻 人参 陈皮 青皮 神曲 炙甘草 苍术 黄芪

参苏饮（《太平惠民和剂局方》） 人参 紫苏叶 葛根 前胡 半夏 茯苓 甘草 桔梗 枳壳 木香 陈皮 生姜 大枣

参附汤（《校注妇人良方》） 人参 熟附子 生姜 大枣

参附汤（《世医得效方》） 人参 熟附子

参蛤散（《普济方》） 人参 蛤蚧

参麦注射液（成药） 红参 麦冬

参附龙牡汤（验方） 人参 炮附子 龙骨 牡蛎

参附注射液（成药） 红参 附子

参苓白术散（《太平惠民和剂局方》） 人参 茯苓 白术 桔梗 山药 甘草 白扁豆 莲子肉 砂仁 薏苡仁

参附青注射液（成药） 人参 附子 青皮

驻车丸（《备急千金要方》） 黄连 阿胶 当归 干姜

## 九画

春泽汤（《医方集解》） 白术 桂枝 猪苓 泽泻 茯苓 人参

荆蓬煎丸（《卫生宝鉴》） 木香 青皮 小茴香 枳壳 槟榔 三棱 莪术

荆防达表汤（《时氏处方学》） 荆芥 防风 紫苏叶 白芷 橘红 杏仁 茯苓 生姜 葱白 神曲

荆防败毒散（《摄生众妙方》） 荆芥 防风 羌活 独活 柴胡 前胡 川芎 枳壳 茯苓 桔梗 甘草

茜根散（《济生方》） 茜草根 黄芩 阿胶 侧柏叶 生地黄 炙甘草

茵陈蒿汤（《伤寒论》） 茵陈蒿 栀子 大黄

茵陈五苓散（《金匮要略》） 茵陈蒿 桂枝 猪苓 茯苓 泽泻 白术

茵陈术附汤（《医学心悟》） 茵陈蒿 白术 附子 干姜 炙甘草 肉桂

茵栀黄注射液（《实用成药手册》） 茵陈蒿 栀子 黄芩

枳术丸（《脾胃论》） 枳实 白术

枳实导滞丸（《内外伤辨惑论》） 大黄 枳实 黄芩 黄连 神曲 白术 茯苓 泽泻

枳实消痞丸（《兰室秘藏》） 炙枳实 厚朴 半夏 黄连 干生姜 麦芽 人参 茯苓 白术 炙甘草

枳实薤白桂枝汤（《金匮要略》） 枳实 厚朴 薤白 桂枝 瓜蒌

柏叶汤（《金匮要略》） 侧柏叶 干姜 艾叶 马通汁

威喜丸（《太平惠民和剂局方》） 黄腊 茯苓 猪苓

牵正散（《杨氏家藏方》） 白附子 僵蚕 全蝎

星蒌承气汤（《临床中医内科学》） 胆南星 全瓜蒌 生大黄 芒硝

胃苓汤（《丹溪心法》） 苍术 厚朴 陈皮 炙甘草 生姜 桂枝 白术 泽泻 茯苓 猪苓

香苏散（《太平惠民和剂局方》） 香附 紫苏叶 陈皮 炙甘草

香连丸（《太平惠民和剂局方》） 黄连 木香

香薷饮（《太平惠民和剂局方》） 香薷 厚朴 白扁豆

香附旋覆花汤（《温病条辨》） 生香附 旋覆花 苏子霜 薏苡仁 半夏 茯苓 陈皮

香砂六君子汤（《时方歌括》） 木香 砂仁 陈皮 半夏 人参 白术 茯苓 甘草

复元活血汤（《医学发明》） 柴胡 瓜蒌根 当归 红花 甘草 穿山甲 酒大黄 桃仁

| 复方丹参注射液（验方） | 丹参　降香 |
| --- | --- |
| 顺气导痰汤（验方） | 半夏　陈皮　茯苓　甘草　生姜　胆南星　枳实　木香　香附 |
| 保元汤（《博爱心鉴》） | 人参　黄芪　肉桂　甘草　生姜 |
| 保和丸（《丹溪心法》） | 神曲　山楂　茯苓　半夏　陈皮　连翘　莱菔子 |
| 保真汤（《十药神书》） | 人参　黄芪　白术　甘草　赤茯苓　五味子　当归　茯苓　生地黄　熟地黄　天冬　麦冬　赤芍　白芍　柴胡　厚朴　地骨皮　黄柏　知母　莲心　陈皮　生姜　大枣 |
| 独参汤（《景岳全书》） | 人参 |
| 独活寄生汤（《备急千金要方》） | 独活　桑寄生　秦艽　防风　细辛　当归　芍药　川芎　干地黄　杜仲　牛膝　人参　茯苓　甘草　肉桂心 |
| 养心汤（《证治准绳》） | 黄芪　茯苓　茯神　当归　川芎　炙甘草　半夏曲　柏子仁　酸枣仁　远志　五味子　人参　肉桂　大枣　生姜 |
| 洗心汤（《辨证录》） | 人参　甘草　半夏　陈皮　石菖蒲　附子　茯神　酸枣仁　神曲 |
| 济川煎（《景岳全书》） | 当归　牛膝　肉苁蓉　泽泻　升麻　枳壳 |
| 《济生》肾气丸（《济生方》） | 熟地黄　山药　山茱萸　丹皮　茯苓　泽泻　炮附子　肉桂　牛膝　车前子 |
| 宣痹汤（《温病条辨》） | 防己　杏仁　连翘　滑石　薏苡仁　半夏　蚕沙　赤小豆皮　栀子 |
| 冠心苏合香丸（验方） | 苏合香油　檀香　青木香　冰片　乳香 |
| 神术散（《医学心悟》） | 苍术　陈皮　厚朴　甘草　藿香　砂仁 |
| 神犀丹（《温热经纬》） | 犀角（水牛角代）　石菖蒲　黄芩　生地黄　金银花　金汁　连翘　板蓝根　豆豉　玄参　天花粉　紫草 |

十画

| 秦艽鳖甲散（《卫生宝鉴》） | 地骨皮　柴胡　秦艽　知母　当归　鳖甲　青蒿　乌梅 |
| --- | --- |
| 真武汤（《伤寒论》） | 炮附子　白术　茯苓　白芍　生姜 |
| 真人养脏汤（《太平惠民和剂局方》） | 诃子　罂粟壳　肉豆蔻　白术　人参　木香　肉桂　炙甘草　当归　白芍 |
| 桂枝汤（《伤寒论》） | 桂枝　芍药　生姜　炙甘草　大枣 |
| 桂附理中汤（验方） | 肉桂　附子　人参　白术　干姜　炙甘草 |
| 桂枝甘草汤（《伤寒论》） | 桂枝　甘草 |
| 桂枝茯苓丸（《金匮要略》） | 桂枝　茯苓　丹皮　桃仁　芍药 |
| 桂枝加黄芪汤（《金匮要略》） | 桂枝　芍药　甘草　生姜　大枣　黄芪 |
| 桂枝芍药知母汤（《金匮要略》） | 桂枝　芍药　知母　麻黄　炮附子　防风　白术　炙甘草　生姜 |
| 桂枝加厚朴杏子汤（《伤寒论》） | 桂枝　芍药　炙甘草　生姜　大枣　厚朴　杏仁 |
| 桔梗汤（《济生方》） | 桑白皮　桔梗　贝母　当归　瓜蒌仁　黄芪　枳壳　甘草　防己　百合　薏苡仁　杏仁 |
| 桔梗杏仁煎（《景岳全书》） | 阿胶　麦冬　百合　杏仁　贝母　枳壳　桔梗　金银花　红藤　夏枯草　连翘　甘草 |
| 桃花汤（《伤寒论》） | 赤石脂　干姜　粳米 |
| 桃仁红花煎（《陈素庵妇科补解》） | 丹参　赤芍　桃仁　红花　制香附　延胡索　青皮　当归　川芎　生地黄　乳香 |

| 桃叶泄春汤（验方） | 桃叶　辣蓼草　连根葱　荆芥　紫苏叶　苦参 |
| 桃红四物汤（《医宗金鉴》） | 熟地黄　川芎　白芍　桃仁　红花　当归 |
| 桃核承气汤（《伤寒论》） | 桃仁　大黄　桂枝　甘草　芒硝 |
| 柴胡疏肝散（《景岳全书》） | 柴胡　陈皮　枳壳　白芍　炙甘草　香附　川芎 |
| 柴胡截疟饮（《医宗金鉴》） | 柴胡　黄芩　人参　甘草　半夏　常山　乌梅　槟榔　桃仁　生姜　大枣 |
| 柴枳半夏汤（《医学入门》） | 柴胡　半夏　黄芩　瓜蒌仁　枳壳　桔梗　杏仁　青皮　甘草 |
| 柴枳清骨散（《医宗金鉴》） | 秦艽　鳖甲　柴胡　地骨皮　青蒿　知母　胡黄连　薤白　甘草　童便　猪脊髓　猪胆汁 |
| 柴胡桂枝干姜汤（《伤寒论》） | 柴胡　桂枝　干姜　黄芩　瓜蒌根　牡蛎　炙甘草 |
| 逍遥散（《太平惠民和剂局方》） | 柴胡　白术　白芍　当归　茯苓　炙甘草　薄荷　煨姜 |
| 健步丸（《中国药典》） | 黄柏　知母　熟地黄　当归　炒白芍　牛膝　制龟甲　陈皮　干姜　锁阳　羊肉　制豹骨（用替代品） |
| 射干麻黄汤（《金匮要略》） | 射干　麻黄　细辛　紫菀　款冬花　半夏　五味子　生姜　大枣 |
| 脏连丸（《中药制剂手册》） | 黄连　黄芩　赤芍　当归　阿胶珠　荆芥穗　炒槐花　地榆　槐角　地黄　猪大肠 |
| 凉膈散（《太平惠民和剂局方》） | 大黄　芒硝　甘草　栀子　薄荷　黄芩　连翘　竹叶　蜂蜜 |
| 益元散（《医方集解》） | 甘草　滑石　朱砂 |
| 益胃汤（《温病条辨》） | 北沙参　麦冬　生地黄　玉竹　冰糖 |
| 益肾蠲痹丸（《朱良春经验方》） | 熟地黄　淫羊藿　鹿衔草　鸡血藤　土鳖虫　蜣螂　老鹳草　炮山甲　蜂房　蕲蛇　僵蚕　全蝎　蜈蚣　地龙　甘草　肉苁蓉 |
| 消渴方（《丹溪心法》） | 天花粉末　黄连末　生地黄汁　藕汁　人乳汁　姜汁　蜂蜜 |
| 涤痰汤（《济生方》） | 制半夏　制胆南星　陈皮　枳实　茯苓　人参　石菖蒲　竹茹　甘草　生姜 |
| 润肠丸（《沈氏尊生书》） | 当归　生地黄　火麻仁　桃仁　枳壳 |
| 调营饮（《证治准绳》） | 莪术　川芎　当归　延胡索　赤芍　瞿麦　大黄　槟榔　丹参　大腹皮　葶苈子　桑白皮 |
| 通关散（《丹溪心法附余》） | 猪牙皂　细辛　鹅不食草 |
| 通幽汤（《脾胃论》） | 生地黄　熟地黄　桃仁泥　红花　当归　炙甘草　升麻 |
| 通瘀煎（《景岳全书》） | 当归尾　山楂　香附　红花　乌药　青皮　木香　泽泻 |
| 通脉四逆汤（《伤寒论》） | 附子　干姜　炙甘草 |
| 通窍活血汤（《医林改错》） | 赤芍　川芎　桃仁　红花　麝香　老葱　大枣　黄酒　生姜 |
| 桑杏汤（《温病条辨》） | 桑叶　杏仁　北沙参　浙贝母　淡豆豉　栀子皮　梨皮 |
| 桑菊饮（《温病条辨》） | 桑叶　菊花　连翘　薄荷　桔梗　杏仁　芦根　甘草 |
| 桑白皮汤（《景岳全书》） | 桑白皮　半夏　紫苏子　杏仁　浙贝母　黄芩　黄连　栀子　生姜 |
| 桑螵蛸散（《本草衍义》） | 桑螵蛸　远志　菖蒲　龙骨　人参　茯神　当归　龟甲 |

## 十一画

| 理中汤（《伤寒论》） | 人参　白术　干姜　炙甘草 |
| 理苓汤（《张氏医通》） | 人参　白术　干姜　炙甘草　桂枝　茯苓　猪苓　泽泻 |
| 控涎丹（《三因极一病证方论》） | 甘遂　大戟　白芥子 |
| 黄土汤（《金匮要略》） | 灶心黄土　甘草　干地黄　白术　炮附子　阿胶　黄芩 |

黄芪汤（《金匮翼》）　　　　　　　黄芪　陈皮　火麻仁　白蜜

黄芪六一汤（《太平惠民和剂局方》）　黄芪　炙甘草

黄芪建中汤（《金匮要略》）　　　　　黄芪　白芍　桂枝　炙甘草　生姜　大枣　饴糖

黄连上清丸（《全国中成药处方集》）　黄连　黄芩　黄柏　栀子　大黄　连翘　薄荷　石膏　菊花　桔梗
　　　　　　　　　　　　　　　　　白芷　荆芥　甘草　川芎　防风　蔓荆子　旋覆花

黄连阿胶汤（《伤寒论》）　　　　　　黄连　阿胶　黄芩　鸡子黄　芍药

黄连香薷饮（《类证活人书》）　　　　黄连　香薷　厚朴

黄连清心饮（《沈氏尊生书》）　　　　黄连　生地黄　当归　甘草　酸枣仁　茯神　远志　人参　莲子肉

黄连温胆汤（《六因条辨》）　　　　　半夏　陈皮　茯苓　甘草　枳实　竹茹　黄连　生姜

黄连解毒汤（《外台秘要》）　　　　　黄连　黄柏　黄芩　栀子

黄芪桂枝五物汤（《金匮要略》）　　　黄芪　桂枝　芍药　生姜　大枣

菖蒲郁金汤（《温病全书》）　　　　　石菖蒲　郁金　炒栀子　鲜竹叶　连翘　丹皮　灯心草　木通　淡竹沥
　　　　　　　　　　　　　　　　　紫金片

萆薢分清饮（《丹溪心法》）　　　　　萆薢　益智仁　石菖蒲　乌药

银翘散（《温病条辨》）　　　　　　　金银花　连翘　豆豉　牛蒡子　薄荷　荆芥穗　桔梗　生甘草　竹叶
　　　　　　　　　　　　　　　　　鲜芦根

猪苓汤（《伤寒论》）　　　　　　　　猪苓　茯苓　泽泻　阿胶　滑石

麻黄汤（《伤寒论》）　　　　　　　　麻黄　桂枝　杏仁　炙甘草

麻子仁丸（《伤寒论》）　　　　　　　麻子仁　芍药　枳实　大黄　厚朴　杏仁

麻杏石甘汤（《伤寒论》）　　　　　　麻黄　杏仁　石膏　炙甘草

麻黄附子细辛汤（《伤寒论》）　　　　麻黄　附子　细辛

麻黄连翘赤小豆汤（《伤寒论》）　　　麻黄　杏仁　桑白皮　连翘　赤小豆　甘草　生姜　大枣

鹿角胶丸（《医学正传》）　　　　　　鹿角胶　鹿角霜　熟地黄　牛膝　茯苓　菟丝子　人参　当归　白术
　　　　　　　　　　　　　　　　　杜仲　虎胫骨（用替代品）　龟板

旋覆代赭汤（《伤寒论》）　　　　　　旋覆花　代赭石　人参　半夏　炙甘草　生姜　大枣

羚羊角汤（《医醇賸义》）　　　　　　羚羊角（山羊角代）　龟板　生地黄　丹皮　白芍　柴胡　薄荷　蝉衣
　　　　　　　　　　　　　　　　　菊花　夏枯草　生石决明　大枣

羚角钩藤汤（《通俗伤寒论》）　　　　羚羊角（山羊角代）　桑叶　川贝母　鲜生地　钩藤　菊花　白芍药
　　　　　　　　　　　　　　　　　生甘草　鲜竹茹　茯神

清中汤（《医宗金鉴》）　　　　　　　陈皮　半夏　茯苓　甘草　栀子　黄连　白豆蔻

清肺饮（《证治汇补》）　　　　　　　茯苓　黄芩　桑白皮　麦冬　车前子　栀子　木通

清胃散（《兰室秘藏》）　　　　　　　当归　生地黄　丹皮　升麻　黄连

清骨散（《证治准绳》）　　　　　　　银柴胡　胡黄连　秦艽　鳖甲　地骨皮　青蒿　知母　甘草

清胆汤（验方）　　　　　　　　　　　大黄　栀子　黄连　柴胡　白芍　蒲公英　金钱草　瓜蒌　郁金　延胡索
　　　　　　　　　　　　　　　　　川楝子　枳壳　木香

清脏汤（《万病回春》）　　　　　　　川芎　生地黄　白芍　地榆　槐角　阿胶　黄连　黄芩　栀子　黄柏
　　　　　　　　　　　　　　　　　当归　侧柏叶

清营汤（《温病条辨》）　　　　　　　犀角（水牛角代）　生地黄　玄参　竹叶心　麦冬　丹参　黄连　金银花
　　　　　　　　　　　　　　　　　连翘

清瘴汤（验方）　　　　　　　　　　　青蒿　柴胡　茯苓　知母　陈皮　半夏　黄芩　黄连　枳实　常山
　　　　　　　　　　　　　　　　　竹茹　益元散

| 清金化痰汤(《医学统旨》) | 黄芩　栀子　桔梗　麦冬　桑白皮　贝母　知母　瓜蒌仁　橘红　茯苓　甘草 |
| 清暑益气汤(《温热经纬》) | 西洋参　石斛　麦冬　黄连　竹叶　荷梗　知母　甘草　粳米　西瓜翠衣 |
| 清瘟败毒饮(《疫疹一得》) | 生石膏　生地黄　犀角(水牛角代)　黄连　栀子　桔梗　赤芍　黄芩　知母　玄参　连翘　甘草　丹皮　竹叶 |
| 清燥救肺汤(《医门法律》) | 桑叶　石膏　杏仁　甘草　麦冬　人参　阿胶　炒胡麻仁　炙枇杷叶 |
| 清开灵注射液(成药) | 珍珠母　水牛角　栀子　板蓝根　金银花　黄芩苷　牛黄等 |

十二画

| 琥珀养心丹(《证治准绳》) | 琥珀　龙齿　石菖蒲　远志　茯神　人参　酸枣仁　当归　生地黄　黄连　柏子仁　朱砂　牛黄 |
| 越婢汤(《金匮要略》) | 麻黄　石膏　甘草　大枣　生姜 |
| 越鞠丸(《丹溪心法》) | 川芎　苍术　香附　栀子　神曲 |
| 越婢加术汤(《金匮要略》) | 麻黄　石膏　甘草　大枣　白术　生姜 |
| 越婢加半夏汤(《金匮要略》) | 麻黄　石膏　生姜　大枣　甘草　半夏 |
| 葛根汤(《伤寒论》) | 葛根　麻黄　桂枝　生姜　炙甘草　芍药　大枣 |
| 葛根芩连汤(《伤寒论》) | 葛根　黄芩　黄连　炙甘草 |
| 葱白七味饮(《外台秘要》) | 淡豆豉　葛根　生姜　麦冬　干地黄　葱白 |
| 葱豉桔梗汤(《重订通俗伤寒论》) | 葱白　淡豆豉　薄荷　连翘　栀子　淡竹叶　桔梗　甘草 |
| 葶苈大枣泻肺汤(《金匮要略》) | 葶苈子　大枣 |
| 椒目瓜蒌汤(《医醇賸义》) | 椒目　瓜蒌　桑白皮　葶苈子　橘红　半夏　茯苓　紫苏子　蒺藜　生姜 |
| 紫金丹(《普济本事方》) | 砒石　豆豉 |
| 紫雪丹(《外台秘要》) | 滑石　石膏　寒水石　磁石　羚羊角(山羊角代)　青木香　犀角(水牛角代)　沉香　丁香　升麻　玄参　甘草　朴硝　朱砂　麝香　黄金　硝石 |
| 黑锡丹(《太平惠民和剂局方》) | 黑锡　硫黄　川楝子　胡芦巴　木香　炮附子　肉豆蔻　阳起石　沉香　小茴香　肉桂　补骨脂 |
| 程氏萆薢分清饮(《医学心悟》) | 萆薢　车前子　茯苓　莲子心　石菖蒲　黄柏　丹参　白术 |
| 痛泻要方(《景岳全书》) | 白术　白芍　防风　陈皮 |
| 普济消毒饮(《东垣十书》) | 黄芩　黄连　连翘　玄参　板蓝根　马勃　牛蒡子　僵蚕　升麻　柴胡　陈皮　桔梗　甘草　薄荷 |
| 温胆汤(《三因极一病证方论》) | 半夏　陈皮　甘草　枳实　竹茹　生姜　茯苓　大枣 |
| 温脾汤(《备急千金要方》) | 附子　人参　大黄　甘草　干姜　芒硝　当归 |
| 滋水清肝饮(《医宗己任编》) | 熟地黄　山茱萸　茯苓　山药　丹皮　泽泻　当归　白芍　柴胡　栀子　酸枣仁 |
| 滋肾通关丸(《兰室秘藏》) | 知母　黄柏　肉桂 |
| 犀角散(《备急千金要方》) | 犀角(水牛角代)　黄连　升麻　栀子　茵陈 |
| 犀黄丸(《外科全生集》) | 牛黄　麝香　没药　乳香　黄米饭 |
| 犀角地黄汤(《备急千金要方》) | 犀角(水牛角代)　生地黄　丹皮　赤芍 |
| 疏凿饮子(《济生方》) | 商陆　泽泻　赤小豆　椒目　木通　茯苓皮　大腹皮　槟榔　生姜　羌活　秦艽 |

## 十三画

| 槐角丸（《太平惠民和剂局方》） | 槐角　地榆　黄芩　当归　枳壳　防风 |
|---|---|
| 暖肝煎（《景岳全书》） | 肉桂　小茴香　茯苓　乌药　枸杞子　当归　沉香　生姜 |
| 解语丹（《医学心悟》） | 白附子　石菖蒲　远志　天麻　全蝎　羌活　胆南星　木香　僵蚕 |
| 新加香薷饮（《温病条辨》） | 香薷　金银花　鲜扁豆花　厚朴　连翘 |

## 十四画

| 截疟七宝饮（《杨氏家藏方》） | 常山　草果　厚朴　槟榔　青皮　陈皮　炙甘草 |
|---|---|
| 酸枣仁汤（《金匮要略》） | 酸枣仁　知母　川芎　茯苓　甘草 |
| 膈下逐瘀汤（《医林改错》） | 五灵脂　当归　川芎　桃仁　丹皮　赤芍　乌药　延胡索　甘草　香附　红花　枳壳 |
| 膏淋汤（《医学衷中参西录》） | 山药　芡实　龙骨　牡蛎　生地黄　党参　白芍 |

## 十五画

| 增液汤（《温病条辨》） | 玄参　麦冬　生地黄 |
|---|---|
| 增液承气汤（《温病条辨》） | 玄参　麦冬　生地黄　大黄　芒硝 |
| 镇肝熄风汤（《医学衷中参西录》） | 牛膝　代赭石　龙骨　牡蛎　龟板　白芍　玄参　天冬　川楝子　生麦芽　茵陈　甘草 |

## 十六画

| 薏苡仁汤（《类证治裁》） | 薏苡仁　苍术　羌活　独活　麻黄　桂枝　防风　制川乌　当归　川芎　甘草　生姜 |
|---|---|
| 橘皮竹茹汤（《金匮要略》） | 橘皮　竹茹　大枣　生姜　甘草　人参 |
| 醒脑静注射液（成药） | 麝香　冰片　栀子　郁金等 |
| 赞育丹（《景岳全书》） | 熟地黄　当归　杜仲　巴戟天　肉苁蓉　淫羊藿　蛇床子　肉桂　白术　枸杞子　仙茅　韭菜子　山茱萸　制附子（或加人参、鹿茸） |

## 十七画以上

| 黛蛤散（验方） | 青黛　海蛤壳 |
|---|---|
| 礞石滚痰丸（《泰定养生主论》） | 青礞石　沉香　大黄　黄芩 |
| 藿朴夏苓汤（《湿温时疫治疗法》） | 藿香　厚朴　姜半夏　杏仁　白蔻仁　生薏苡仁　赤茯苓　猪苓　泽泻　通草 |
| 藿香正气散（《太平惠民和剂局方》） | 藿香　厚朴　紫苏　陈皮　大腹皮　白芷　茯苓　白术　半夏曲　桔梗　炙甘草　生姜　大枣 |
| 鳖甲煎丸（《金匮要略》） | 鳖甲　乌扇　黄芩　柴胡　鼠妇　干姜　大黄　芍药　桂枝　葶苈子　石韦　厚朴　丹皮　瞿麦　紫葳　半夏　人参　䗪虫　阿胶　蜂房　赤硝　蜣螂　桃仁 |
| 癫狂梦醒汤（《医林改错》） | 桃仁　柴胡　香附　木通　赤芍　半夏　大腹皮　青皮　陈皮　桑白皮　苏子　甘草 |
| 蠲痹汤（《杨氏家藏方》） | 酒当归　羌活　姜黄　炙甘草　白芍　防风　生姜　黄芪 |

# 附录二

# 《中医内科学》实践技能考核内容、要求和方法

## （一）基本原则

《中医内科学》实践技能的考核内容、要求和方法应与国家中医执业助理医师资格考试大纲要求接轨，并遵循以下原则。

**1. 实践性原则**　重点考核对中医内科知识的理解与运用，尽可能结合临床操作实际，突出理论联系实际。

**2. 客观性原则**　制订合理的技能评价指标体系，明确各项技能和评分标准。

**3. 保护性原则**　临床技能考核一定要在保证患者安全前提下进行，不能对患者进行有创伤性操作，注意尊重患者的知情权和保护患者的隐私权。

**4. 科学性原则**　病例选择和考核内容应事先经过周密研究安排，采用床边考核与笔试相结合的方式。

**5. 公平公正性原则**　考核病例或考题应随机编号，由考生考前抽签方式决定考核病例或考题。

## （二）考核内容和要求

**1. 临床诊断技能**

（1）中医四诊的方法、内容及运用技巧。

（2）西医体格检查：全身状态检查、皮肤检查、浅表淋巴结检查、头面部检查（眼部检查、咽部与扁桃体检查）、颈部检查、胸廓与胸壁及乳房检查、肺和胸膜检查、心脏检查、血管检查（脉搏、血管、周围血管征）、腹部检查、脊柱与四肢检查、神经系统检查。

（3）常规辅助检查结果分析判读

1）心电图检查：正常心电图、心室肥大、心肌缺血、急性心肌梗死、过早搏动、阵发性室上性心动过速、室性心动过速、心房颤动、心室颤动、房室传导阻滞；

2）普通X线片：正常胸部正位片、阻塞性肺气肿、气胸、胸腔积液、肺炎链球菌肺炎、原发性肺癌、胃溃疡；

3）实验室检查：血液一般检查、尿液检查、粪便检查、肝功能（血清蛋白、丙氨酸氨基转移酶、天门冬氨酸氨基转移酶、γ-谷氨酰转肽酶、胆红素）、乙型肝炎病毒标志物、肾功能（尿素氮、肌酐、尿酸）、血糖、糖化血红蛋白、血清总胆固醇、甘油三酯、高密度脂蛋白胆固醇、低密度脂蛋白胆固醇、血清钾钠氯钙、血清淀粉酶、血清心肌标志物（心肌酶）、肌钙蛋白、抗链球菌溶血素"O"、类风湿因子与抗核抗体、浆膜腔积液、常用肿瘤标志物（AFP、CEA）、甲状腺功能（FT3、FT4、TSH）；

（4）常见疾病的中医诊断（包括病名、证型），西医诊断及中医类证鉴别能力。

**2. 辨证论治技能**

（1）根据四诊检查结果，运用中医基本理论进行辨证分析（病因、病机、病位、病性分析）的能力；

（2）治则、治法的准确性；

（3）选方、用药的准确性、合理性；

（4）调护及诊疗计划的合理性。

**3. 病历书写技能**

（1）病历书写规范，符合国家中医药管理局制定的《中医病历书写基本规范》的有关要求；

（2）条理清楚、语言通顺、重点突出，医学术语运用规范；

（3）病案内容客观、准确地反映患者病情。

**（三）临床病例综合考核内容与考核方法**

1. 考核小组成员由教师和临床中医师或具有中医内科临床实践经验的教师组成。考前由考核小组在临床医院选择若干患者为考核病例（病种范围按照教学大纲要求选择），并进行编号。考核小组事先应集体讨论确定每位患者的考核正确参考答案和评分标准，准备每位患者的常规辅助检查原始资料。

2. 学生在指定考核地点随机抽取规定病种的某一个病例。考核小组成员在现场观察学生接诊、问诊和体格检查操作全过程，根据现场具体情况对学生四诊方法、技巧，体格检查方法和技巧进行现场评分。

3. 学生采集病历资料（四诊、体格检查）结束后，在指定病历书写场所进行完整住院病历书写。

4. 考核小组根据考核内容和评分标准进行综合评分，评定学生技能考核成绩。

5. 病史资料采集和体格检查30分钟，病历书写50分钟。

6. 教师评分时，应依据有关中医病历质量评价标准进行评分。

7. 本方法用于考核学生的采集病历资料（四诊、体格检查）技能、诊断技能、辨证施治技能和病历书写技能的综合实践技能。

**（四）试题卡考核内容与考核方法**

目前，国家中医执业助理医师资格考试实践技能考试分为三站，第一站便是病历书写（占实践技能考试40%的比例分数），用以考核病历书写技能、临床诊断技能和辨证论治技能。因此，本考核内容、考核方法和要求与国家中医执业助理医师资格考试实践技能考试接轨，以病历书写的方式进行。

1. 由中医内科教研室教师根据教学大纲规定中医内科考核病种范围，精心制作简要病例试题卡（答题卡和试题）。试题卡应包含教学大纲中规定的每一个病证，试题卡中辅助检查，仅提供辅助检查所见的具体描述，不提供具体的西医诊断，并制定评分标准，将试题卡编号（题卡式样附后）。

2. 由应考学生随机抽取试题卡一张，要求在50分钟内，在答题卡上完成作答。

3. 按照住院病历书写要求书写一份完整住院病历，并完成病历中全部项目。

4. 完成诊断（包括中医病名、证型，西医诊断，不要求回答具体的西医治疗方案）、辨病辨证依据、西医诊断依据、治法、选方、用药（含用量用法）。

5. 根据考核内容和评分标准进行综合评分，评定学生技能考核成绩。

6. 本方法用于考核学生的病历书写技能、临床诊断技能和辨证论治技能。

## 附一 中医内科实践技能考核说明

1. 中医内科技能主要有临床诊断技能、辨证论治技能、病历书写技能，考核方法有临床实际病例综合考核、试题卡考核方法两种。其中临床实际病例考核为中医内科综合技能考核，这种考核方法能考核学生的病历资料采集（包括中医四诊和体格检查资料）、内科疾病诊断、辨证论治与病历书写等技能，考核内容全面，但考核费时费力；试题卡考核方法主要考核学生病例临床诊断技能、辨证论治技能、病历书写技能，需要教师精心设计和制作大量题卡，但考核方便快捷，目前为国家准入资格考试所采用，亦是目前大多数学校选用的一种考核方法。

2. 若《西医内科学》课程未讲授时，对西医诊断在考核中可以不作要求。

3. 根据《中医执业助理医师资格考试实践技能考试大纲（2020版）》的要求，暂以下列病证为考核范围：感冒、咳嗽、哮病、喘证、肺痨、肺胀、心悸、胸痹、不寐、头痛、眩晕、中风、痫病、胃痛、呕吐、腹痛、泄泻、痢疾、便秘、胁痛、黄疸、鼓胀、水肿、淋证、郁证、血证、消渴、内伤发热、痹证、痿证、腰痛（随着国家中医执业助理医师资格考试实践技能考核大纲的变动，各校应相应调整）。

## 附二　中医内科实践技能考核试题（样卡、样题）和参考答案及评分要点

### （一）中医内科实践技能考核试题（样卡）

中医内科实践技能考核试题卡

| 专业 | | 年级 | | 班 | | 姓名 | | 学号 | | 考核时间 | |

·························································密封线·························································

| 试题编号： | | 得分 | | 改卷人签名 | |
| --- | --- | --- | --- | --- | --- |
| 患者姓名： | | 性别： | | 年龄： | 民族： |
| 婚况： | | | 职业： | | |
| 主诉： | | | | | |
| 现病史： | | | | | |
| 既往史、个人史、过敏史、婚育史、家族史：（记录病历中提供的有关病史及与本病诊断及鉴别诊断有关的内容） | | | | | |
| 体格检查：（除生命体征外，要求记录阳性体征和有鉴别意义的阴性体征）　体温（T）：　　脉搏（P）：　　呼吸（R）：　　血压（BP）：　整体状况： | | | | | |
| 皮肤、黏膜及淋巴结： | | | | | |

头面部：

颈项：

胸部：

血管：

腹部：

二阴及排泄物：

脊柱四肢：

神经系统：

辅助检查：

辨病辨证依据：

西医诊断依据：

入院诊断：
    中医诊断：

    西医诊断：

治法：
    选方用药（含用量用法）：

    医嘱（或诊疗计划）：

### （二）中医内科实践技能考核试题（样题）、参考答案及评分要点

**1. 样题（1）**　试题编号×××

林某，女，32 岁，农民，2018 年 8 月 30 日初诊。

半月前因自觉尿频尿急，尿有灼热感，排尿疼痛，在当地村卫生所给予诺氟沙星治疗后好转。近 3 日来因劳累后症状加重，小便频数短涩，滴沥刺痛，伴有腰痛，发热、恶寒、口苦、呕恶，排尿有灼热感，尿色黄赤，大便秘结，遂来就诊。8 年前顺产 1 男孩，2 年前人工流产后白带较多，时有下阴瘙痒。查体：T 38.2℃，R 18 次/min，P 86 次/min，BP 116/76mmHg。舌质红，苔黄腻，脉滑数。双肾区有叩击痛，腹部上输尿管点有压痛。辅助检查：尿常规白细胞 +++/Hp，红细胞 +/Hp。血常规白细胞 $12.2×10^9$/L，中性粒细胞 82%。

要求：根据上述资料，在试题卡上完成书面辨证论治（60 分钟）。

**参考答案及评分要点**

姓名：林某　　　　性别：女　　　　　　年龄：32 岁　　　　　　民族：汉族

婚况：已婚　　　职业：农民（2 分）

主诉：尿频、尿急、尿痛 15 日，伴腰痛、发热加重 3 日。（8 分）

现病史：半月前因尿频尿急，尿有灼热感，排尿疼痛，在当地村卫生所给予诺氟沙星治疗后好转。3 日前因劳累后症状加重，小便频数短涩，滴沥刺痛，腰痛拒按，发热、恶寒、口苦、呕恶，排尿有灼热感，尿色黄赤，大便秘结，遂来就诊。（6 分）

既往史：白带较多，时有下阴瘙痒史 2 年。无其他重要病史可载。（2 分）

个人史：无特殊情况可载。（2 分）

婚育史：月经 $15\dfrac{3～5}{26～28}$ 2018.8.20，已婚，顺产 1 子，8 岁，流产 1 次。（2 分）

过敏史：无药物及食物过敏史。（2 分）

家族史：父母及配偶健康，否认有家族性遗传性病史。（2 分）

体格检查：（共 10 分）

T 38.2℃　　R 18 次/min　　P 86 次/min　　BP 116/76mmHg

整体情况：神志清楚，诊查合作，发热病容，发育正常，营养中等，体态正常，语言清晰，未闻及异常气味，舌质红，苔黄腻，脉滑数。

皮肤、黏膜及淋巴结：皮肤及黏膜无黄染，未见斑疹及瘰疬，浅表淋巴结未触及肿大。

头面颈项部：头发光泽，眼、耳、鼻及口腔未见异常。颈项无强直，气管居中，无瘿瘤。

胸部：胸廓对称，无畸形；双肺呼吸音清晰，未闻及干湿性啰音；心尖搏动及心浊音界正常，心率 86 次/min，律齐，未闻及杂音。

血管：桡动脉脉率 86 次/min，律齐。股动脉及肱动脉无枪击音。未发现其他异常周围血管征。

腹背部：腹部平坦柔软，腹部上输尿管点有压痛，无反跳痛，未触及包块；肝脾未及，胆囊无压痛（墨菲征阴性）。双肾区有叩击痛。

脊柱及四肢：脊柱无畸形、强直、叩击痛，运动不受限；四肢正常，无浮肿。

前后二阴及排泄物：前后二阴未检（或未见异常），尿液黄赤（或排泄物刻下未见）。

神经系统：生理反射存在，病理反射未引出。

辅助检查：尿常规蛋白少量，白细胞 +++/Hp，红细胞 +/Hp。血常规白细胞 $12.2×10^9$/L，中性粒细胞 82%。（4 分）

辨病辨证依据：患者以尿频、尿急、尿痛，频数短涩，滴沥刺痛为主症，发病与下阴湿热有关，伴有腰痛、发热、恶寒，已婚，因劳累后症状加重。辅助检查：尿常规白细胞 +++/Hp，红细胞 +/Hp。血常规白细胞 $12.2×10^9$/L，中性粒细胞 82%。符合淋证诊断要点，故本病诊断为淋证。（5 分）

平素白带较多，时有下阴瘙痒，多为下阴湿热，湿热之邪侵及膀胱，膀胱气化失司，水道不利，遂发为淋证。湿热蕴结下焦，膀胱气化失司，故见小便尿频尿急，尿有灼热感，排尿疼痛，甚则频数短涩，滴沥刺痛，溺色黄赤；腰为肾之府，湿热之邪侵犯于肾，气机不畅，则腰痛拒按、肾区叩击痛；湿热内蕴，邪正相争，故见发热、畏寒；湿热郁蒸，邪郁少阳胆，则见口苦，呕恶；热甚伤津，肠失濡润，则大便秘结；苔黄腻，脉濡数，均系湿热之征。

综上所述，本证病因为素有下阴湿热，邪入而致湿热蕴结下焦，病理性质以实证热证为主，病位以膀胱和肾为主，主要病机为湿热蕴结下焦，膀胱气化不利。（15分）

西医诊断依据：（共8分）

1）有尿频、尿急、尿痛、腰痛，尿液黄赤等泌尿系统症状，有发热、恶寒等全身症状。

2）体征：体温达38.2℃。双肾区有叩痛，腹部上输尿管点有压痛。

3）辅助检查：尿常规白细胞 +++/Hp，红细胞 +/Hp。血常规白细胞 $12.2 \times 10^9$/L，中性粒细胞82%。

4）女性，32岁，有白带增多下阴瘙痒史，起病急骤。

入院诊断：（共10分）

中医诊断：淋证（热淋）。（6分）

西医诊断：急性肾盂肾炎。（4分）

治法：清热利湿通淋。（4分）

方药：八正散加减。（方剂4分、药物10分，共14分）

萹蓄15g　瞿麦15g　木通6g　车前子10g（布包煎）　滑石30g（布包煎）　制大黄10g（另包后下）　枳壳10g　金银花15g　黄柏15g　栀子10g　柴胡12g　黄芩10g　生甘草6g

水煎服，每日1剂，分2次服。

医嘱：注意休息，多饮水、饮食宜清淡，忌肥腻辛辣醇酒之品，节房室、畅情志，请妇科检查并治疗白带增多下阴瘙痒。（4分）

签名：

**2. 样题（2）** 试题编号：×××

刘某，男，52岁，农民，2020年6月3日就诊。

2020年2月，淋雨受凉发病，初起胃脘不适，继则出现胀痛，有时能自行缓解，常因情绪不好而诱发。曾多次在当地医院服用奥美拉唑、雷贝拉唑、斯达舒等药有所缓解。4日前因与儿子争吵后，胃脘疼痛发作，以胀痛为主，攻撑作痛，连及两胁，胃脘胀满，恶心欲吐，嗳气，得矢气痛减，时有泛酸，口苦，纳差，大便不畅，质软，无黑便，小便正常。身体一贯健康，无烟酒嗜好，否认传染病史和手术外伤史，性格内向，19岁结婚、生育三子均健康，父有"胃痛"史，10年前病故。查体：T 36.8℃，P 80次/min，R 20次/min，BP 120/80mmHg。神志清，时有痛苦表情，形体较瘦。皮肤和目睛不黄，脉沉弦，舌质尖边红，苔薄黄，腹平软，胃脘部有压痛，无反跳痛，心肺正常，肝脾未触及。辅助检查：电子胃镜检查描述胃窦小弯处有一黄豆小圆形溃疡面，边缘光整，底部有灰黄色渗出物，周围黏膜充血水肿，HP（++）。

要求：根据上述资料，在60分钟内，按答题卡上项目逐项完成住院病历书写、中西医诊断（疾病诊断、证候诊断）、辨病辨证依据、西医诊断依据、中医治法和选方用药（含用量、用法）、医嘱。

**参考答案要点及评分要点**

1）病历书写：一般项目（2分）、主诉（8分）、现病史（6分）、既往史（2分）、个人史（2分）、过敏史（2分）、婚育史（2分）、家族史（2分）、体格检查（10分）、辅助检查（4分）（共40分）（注：此类内容与上例类同，此处只列以下参考答案要点）。

2）中西医诊断（共10分）

中医诊断：胃脘痛（肝气犯胃，兼气郁化热）。（6分）

西医诊断：胃小弯溃疡。（4分）

3）辨病辨证依据（共20分）

患者以胃脘部经常发生疼痛为主症，发病常与情绪因素有关，胃镜检查胃小弯溃疡，幽门螺杆菌检查阳性，故本病诊断为胃痛。（5分）

胃痛常因情绪刺激而诱发，此次又因与儿子争吵，情绪不悦，情志不舒，肝气郁结，不得疏泄，横逆犯胃而致气机不畅而作痛。胁为肝之分野，肝胆经脉行身之侧，而气病多走窜游走，故疼痛连胁。气机不畅，肝气郁结犯胃，胃气上逆，故胃脘胀满、纳呆、恶心欲吐、嗳气；矢气则气暂通，故得矢气痛减。气滞胃肠，肠腑传导失常，故大便不畅。舌质尖边稍红，苔薄黄，脉沉弦、泛酸，口苦为肝郁化火之征象。

综上所述，本证病因为情志内伤而致肝气郁结，病理性质因病在气分以实证兼有热象为主，病位以肝胃为主，主要病机为肝气郁结，肝气犯胃，兼气郁化热所致。（15分）

4）西医诊断依据（共8分）

A. 慢性过程有反复发作病史；发作呈周期性，与缓解期相互交替，常因精神情绪刺激而诱发。（2分）

B. 以上腹痛为主要症状，可被质子泵抑制剂奥美拉唑、雷贝拉唑等缓解。（2分）

C. 剑突下局部有压痛点。（2分）

D. 辅助检查：幽门螺杆菌阳性，胃镜检查胃窦小弯溃疡。（2分）

5）中医治法和选方用药（共18分）

治法：疏肝理气止痛，佐以泄热。（4分）

方药：柴胡疏肝散合左金丸加减。（方剂4分、药物10分，共14分）

柴胡10g　白芍15g　香附10g　枳实15g　姜半夏10g　川楝子5g　延胡索15g　广木香6g　黄连5g　吴茱萸3g　蒲公英15g　炙甘草5g

水煎服，每日1剂，分2次服。

6）医嘱：注意保持心情舒畅；注意饮食有节，以软食、易消化食物为主，忌烟酒，忌辛辣煿炙和生冷食物；注意休息保暖。（4分）

# 主要参考书目

1. 张伯臾.中医内科学[M].上海：上海科学技术出版社,1985.

2. 王永炎.中医内科学[M].上海：上海科学技术出版社,1997.

3. 国家中医药管理局《中华本草》编委会.中华本草[M].上海：上海科学技术出版社,1999.

4. 彭怀仁.中医方剂大辞典[M].北京：人民卫生出版社,1993.

5. 王永炎,严世芸.实用中医内科学[M].2版.上海：上海科学技术出版社,2009.

6. 周仲瑛.中医内科学[M].2版.北京：中国中医药出版社,2007.

7. 王阶.中医病历书写基本规范[M].北京：科学技术文献出版社,2011.

8. 王永炎.中医病历规范书写手册[M].2版.长沙：湖南科学技术出版社,2010.

9. 湖南省中医药管理局.中医病历书写规范与质量评价标准[M].北京：科学技术文献出版社,2011.

10. 陈建章.中医内科学[M].4版.北京：人民卫生出版社,2018.

11. 周仲瑛,蔡淦.中医内科学[M].2版.北京：人民卫生出版社,2008.

12. 周仲瑛,薛博瑜.周仲瑛实用中医内科学[M].北京：中国中医药出版社,2012.

13. 张伯礼,薛博瑜.中医内科学[M].2版.北京：人民卫生出版社,2012.

14. 吴勉华,王新月.中医内科学[M].3版.北京：中国中医药出版社,2012.

15. 王新月.中医内科学[M].北京：中国中医药出版社,2013.

16. 田德禄,蔡淦.中医内科学[M].2版.上海：上海科学技术出版社,2013.

17. 张伯礼,吴勉华.中医内科学[M].4版.北京：中国中医药出版社,2017.

18. 吴勉华,石岩.中医内科学[M].5版.北京：中国中医药出版社,2021.

19. 胡鸿毅,方祝元,吴伟.中医内科学[M].4版.北京：人民卫生出版社,2021.

20. 国家中医药管理局中医师资格认证中心中医类别医师资格考试专家委员会.2022中医执业助理医师资格考试医学综合指导用书（上下册）[M].北京：中国中医药出版社,2021.

21. 国家中医药管理局中医师资格认证中心中医类别医师资格考试专家委员会.2022中医执业医师资格考试医学综合指导用书（上中下册）[M].北京：中国中医药出版社,2021.

22. 国家中医药管理局中医师资格认证中心中医类别医师资格考试专家委员会.2022中医执业助理医师资格考试实践技能指导用书[M].北京：中国中医药出版社,2021.

复习思考题答案要点

模拟试卷

《中医内科学》教学大纲